本书受到以下课题资助：

2012年度国家社会科学基金重点项目
"社会建设背景下的社会组织管理创新研究"（12AZD027）

2012年国家社会科学基金重大项目
"社会转型中的公民道德建设工程研究"（12&ZD007）

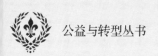

公益与转型丛书

折翅的山鹰：
西南凉山彝区艾滋病研究

周如南◇著

中国社会科学出版社

图书在版编目（CIP）数据

折翅的山鹰：西南凉山彝区艾滋病研究／周如南著．—北京：
中国社会科学出版社，2015.1
ISBN 978 - 7 - 5161 - 4916 - 4

Ⅰ.①折… Ⅱ.①周… Ⅲ.①获得性免疫缺陷综合征—
防治—研究—凉山彝族自治州 Ⅳ.①R512.91

中国版本图书馆 CIP 数据核字（2014）第 228870 号

出 版 人	赵剑英
责任编辑	田　文
特约编辑	胡新芳
责任校对	韩天炜
责任印制	王　超

出　　版	中国社会科学出版社
社　　址	北京鼓楼西大街甲 158 号
邮　　编	100720
网　　址	http://www.csspw.cn
发 行 部	010 - 84083685
门 市 部	010 - 84029450
经　　销	新华书店及其他书店

印刷装订	北京君升印刷有限公司
版　　次	2015 年 1 月第 1 版
印　　次	2015 年 1 月第 1 次印刷

开　　本	710×1000　1/16
印　　张	26.5
插　　页	2
字　　数	452 千字
定　　价	79.00 元

总 序

公益转型推动社会转型

朱健刚

在经历了 30 多年经济体制转型以后，中国进入了社会体制转型的关键时期。在这个时期，一方面，社会结构急需改革，以适应市场经济的发展；另一方面，社会矛盾凸显，社会问题层出不穷，这个时候也急需政府和公民之间能够良性互动，防止矛盾的暴力化倾向，形成理性的公民秩序。

正是在这个关键时期，公民公益成为社会转型的重要动力。未来之中国能否超越传统的革命与改良二元论，以社会力量促使体制变革，从而能够既化解暴力冲突，又实现社会转型？这是我们研究和关注的重要命题。为此，我们诚邀一批行动导向的学者，共同编辑"公益与转型"学术丛书，我们的作者从理论思考和社会实践切入，共同观察当前的公益转型如何促成社会转型，又共同研究社会建设理念如何推动治理变革。在转型时代共同见证和推动国家的善治。

所谓公益转型，也是传统慈善到现代公益的转型。其中从计划慈善体制缝隙中顽强生长出的民间公益最值得关注。在过去的 30 年间，中国的慈善体制长期处于计划体制的阴影中，大部分慈善行为仍然是政府主导，指令摊派，而且慈善行为也常常被过度政治化，这种计划慈善和市场经济已经格格不入，市场经济的发展必然呼吁国家在保障社会救济和社会福利的同时，要让慈善事业回归民间，激发民间慈善的活力，也应该由此改革相对应的社会治理体制。

市场经济推动了普通人更多的身份平等，这也使得公益慈善事业不仅仅是富人的专利，而是成为人人都能参与的全民公益。这种全民公益的实质就是公民公益，它强调普通的公民通过志愿行动来实现公共利益或者公共价值。这种行为方式与市场行为和政府行为的不同是：首先，它是志愿的，而非被迫的，它是普通人自愿地不计报酬地实现自助、互助和他助；其次，它是公共的，而非个人的，作为公共行为，公民公益或者追求公共利益，或者展现公共价值；最后，它是公民性的，这种公民性体现在它试图超越以往国家主义的计划慈善和纯粹个人性的施舍行为，强调公益慈善是人与人之间的互惠关系，是一种情感和价值的礼物交换。除此之外，公民公益还寻求共识，强调以政府、市场和社会合作的方式来解决社会问题，化解社会矛盾。

公民公益对于社会转型有着重要的意义：第一，公民公益可以给普通公民参与公共生活提供一条柔性理性的管道。公民公益是普通人个体面对日常生活中遇到的社会问题和困难而志愿地去寻求方法加以解决的过程。这就使得作为日常生活之地的社区成为公民重要的参与空间。也只有社区的公共生活活跃起来，整个社会才能充满活力。公民公益的重要作用在于激活基层社区，为整个社会治理的多元共治积累社会资本，同时直接带动社区治理的民主参与。

第二，公民公益还可以培育社会组织，推动社会组织的成长。社会体制建设最重要的工作之一就是社会本身有能力自我组织，自我解决社会问题。当前社会组织中最能够迅速成长的就是各类公益慈善组织。人们在社区自愿参与的基础上，为了解决社会问题，很容易跨越社区，逐渐使自己的志愿行为制度化和规范化，这就形成各类专业性的公益组织。这些一线公益组织并不需要行政动员或者政府资源，就可以自我发展，还会逐渐形成整个公益组织的生态价值链条。包括直接服务的民间公益组织和提供资金资助的基金会，也包括国际机构、企业 CSR 和政府的购买服务部门，这些社会组织之间的互动与创新逐渐会形成社会组织的一个自我循环的公益生态。

第三，公民公益还可以直接影响社会政策过程，直接推动社会治理机制的改革。和传统慈善单纯的救助不同，公民公益还强调助人自助，也强调整个社会政策的完善。社会政策直接面对老百姓的民生和发展问题，其政策过程并非由政府单方面促成，而往往是利益相关方通过公益倡导等方式来影响相关法规和社会政策的创新，促进受助群体权益的保障。因此，公民公益也包含公益倡导的内容，通过公益人或公益组织对政府的表达、要求、沟通和对话，使得政府能够调整政策，改善制度，以满足民生和社会发展需要，从而实现社会的善治。

第四，公民公益对社会体制改革最长远的推动是它能不断培育出积极公民。社会体制改革虽然关注制度的改革，但好的制度也需要好的公民来推动和实施，制度才能真正成为可以落实的制度。积极公民是指那些敢于积极担当社会责任的公民，从汶川到芦山，我们都能看到在公益慈善的行动中涌现出来的积极公民。我们今天谈到很多的社会创新家，很多就拥有积极公民的精神。他们最重要的特征是可以以公民价值观为核心，进行资源整合和动员，推动各类公益慈善的行动。公民公益需要通过激活以往的中华公益慈善传统，需要改革当前的教育、传播和知识生产机制，通过这种改革，使得更多的积极公民从公益慈善事业中涌现出来。

社区参与、社会组织、改善治理和培育公民构成了公民公益推动社会转型的四种途径，希望这套丛书能够丰富和拓展各方面的研究。我们相信，社会转型不仅需要自上而下的推动，更需要自下而上的普通人的努力，虽然人们常说，有什么样的国家就有什么样的公民，但从另一面看，有什么样的公民，也将决定我们有什么样的国家。未来中国的转型正蕴藏于每个参与公益的普通人的转变之中。

摘　要

　　本书试图探讨改革开放以来凉山彝族自治州日益泛滥的海洛因和艾滋病问题发生、发展、后果、地方和国家应对以及这些议题背后的文化逻辑和社会动力。其核心问题是，在转型时期的中国，民族地区的彝族如何在国家和社会关系的变动中发生人口流动和文化变迁，这一流动和变迁过程中伴随着怎样的社会调适和文化重构，毒品和艾滋病问题与社会文化结构及其变迁之间有着怎样的潜在联系。通过对凉山民族地区昭觉县竹核片区伍合村的场景描述和历史追述，本书试图说明艾滋病问题既是民族地区自身社会转型失败之痛，也是国家—社会、传统—现代、城市—乡村、汉族—少数民族等多重结构关系调适失败之后果，更是伴随着现代化、市场化和全球化发展的政治经济不平衡在民族地区的集中表现。

　　第一，以区域历史叙事的框架描述了凉山地区的国家化过程。试图结合历史文献和传说对大凉山彝族社会自身的历史与结构进行梳理。这是一种与中央王朝书写的历史并不完全一致的"他者的历史"。在此基础上，我们才有可能重新发现当今彝族社会的运行规则和知识体系，才能理解一些与现代艾滋病相关的地方应对行为背后的文化逻辑。（1）通过对彝文文献、汉文文献和口传历史的解读，试图还原传说时代的彝族演变和王朝时期的国家与地方互动中"中心"与"边缘"的建构历程。（2）试图描绘清末民初时期，在西南中国这一"世界鸦片市场和最大鸦片生产地"的鸦片种植、运输和消费过程中，近现代国家如何与地方社会进行互动。指出鸦片的泛滥有力地支持了边疆地区的少数民族和汉人移民定居者对国家权力渗透的抵制。（3）揭示了共产党新政权建立以后，如何通过意识形态宣传和武力打击结合的方式平息凉山地区的彝民抗争，并通过包括禁毒运动在内的系列运动将国家政权建设深入基层，将社会主义国家形象植入人心，从而建构出民族地区对整体民族国家的认知和认同。

第二,以社会空间理论为分析框架,通过一个村庄的故事叙述对改革开放以来凉山地区毒品(海洛因)的再次出现过程进行了梳理。指出城乡二元体制的松动带来的人口流动,是"问题"出现的背景。人的流动带来的社会结构变迁与社会关系再生产,是"问题"出现的原因。(1)描述了20世纪80年代中后期以来竹核坝的彝族青年的城市生存过程。通过个人故事记录、类型化叙事以及空间分析的手法对他们在都市中的冒险主义生活进行了阐述。(2)指出通过对传统社会资源的异空间移入和对情境中社会关系的再整合的空间实践,外流的彝族乡村青年在都市生活秩序中生产出自我群体的认同和日常生活空间,这一过程伴随着犯罪与毒品的交易与吸食。(3)对海洛因从城市流向乡村的原因、过程和后果进行了论述。同时,基于城市化与国家的民族区域自治政策对位于凉山腹地的竹核坝社会结构特殊性与现代境遇进行反思。

第三,对村庄中因海洛因滥用引起的艾滋病后果进行了宏观把握、微观统计、趋势预测和风险评估。(1)调查到村庄所有死于海洛因、艾滋病或相关原因的年轻人情况,并观察了村庄所有尚在世的艾滋病患者的生存状况。同时对吸毒与艾滋病死者遗留下的残破家庭生活和活在死亡阴影中的存世艾滋病患者家庭生活进行了描述。文章试图指出,艾滋病村庄的社会结构已经残缺。从海洛因到艾滋病,受到伤害的对象包括了个体、家庭、家支、社区乃至整个彝族族群。(2)村庄的艾滋病流行已经呈现出从吸毒的男性感染者通过性途径向配偶或其他性伴侣传播的趋势。(3)指出凉山彝族地区艾滋病流行的文化属性。性的社会网络建构与当地的社会结构、婚姻形式、居住方式、家庭结构、家支制度等因素密切相关。社会文化因素对个体性行为的影响不但体现在性行为中安全套的使用和认知等方面,更重要的是,具有民族和区域特点的性的社会网络也在深刻影响着艾滋病病毒在当地彝族人身体上的流动风险。

第四,从地方文化传统应对艾滋病的角度对凉山地方社会基于传统医学和宗教系统的艾滋病治疗和关怀行为进行描述和分析,发现彝族的民间医疗体系、家支社会结构和生死观在面对艾滋病时的文化反应。(1)对彝族社会"神药两解"治疗模式进行研究。通过对毕摩诊断治疗疾病的方法、工具和逻辑的分析,呈现出神解疾病的地方性知识。(2)对彝族社会艾滋病无歧视的现象进行了分析。认为文化体系中对"洁净"与"危险"的认知思维以及社会结构中的"家支整体主义"是出现无歧视的艾滋病观念的深层原因。（3）通过对艾滋病患者葬礼仪式过程的观察，深入探讨了彝族社会中独特的生死观、鬼神观和祖先观念，指出艾滋病人死亡处理与其他死因处理的异同以及灵魂归属的终极关怀问题。

第五，对基于传统的民间禁毒协会、基于资源整合的精英式非政府组织、国家结构性医疗体系以及国家动员式的禁毒防艾和"文明新生活"运动进行艾滋病防控视野下的解读，呈现出多元主体围绕艾滋病防控主题所展开的社区拯救行动。（1）对自下而上的禁毒组织的出现、发展和转型进行了描述，指出国家权力对地方社会中禁毒和艾滋病防治事务的全盘接管挤压了民间自治空间。（2）以凉山本土最早最大的非政府组织凉山彝族妇女儿童发展中心为例，展现了地方知识分子精英阶层通过资源整合开展民族自救行动的过程，指出中心开展项目的目的在于从社会自救到文化自觉，顺利实现现代转型，拯救民族前途。（3）对国家、州、县、乡、村等不同层级的疾病防控部门的艾滋病应对进行描述。提出要发挥民族主体性，进一步整合国家与民间资源，跨越制度性与结构性的障碍，以问题意识为导向，形成更为有效的艾滋病社会控制机制。（4）考察了声势浩大的"摘帽工程"和"彝区健康文明新生活"运动两项活动。认为国家运动式自上而下的行政动员由于和民众传统文化基础的割裂，有其失败的必然性。我们应当从民间禁毒协会和凉山彝族妇女儿童发展中心的经验与教训中觉醒，重视地方社会民众和文化传统的主体性，倡导社会自救、文化自觉、民族自强的发展理念。

关键词：艾滋病；权力；文化；社会转型

Abstract

This writing discourses the cause, progress and consequences of the increasing heroin abuse and AIDS problems in Liangshan Yi Ethnic Autonomous Prefecture. Further, it focuses on the cultural logics and social forces when the state and the region are trying to respond to the above concerns, since the Open Gate Policy was decreed. The core issues are: 1, the types of demographic migration and cultural change, in order to adopt the social relation changes during the Open Gate and Reform Period 2, social adjustment and culture structural reform during such changing process 3, the hidden relationship between drug abuse and AIDS associating to social—cultural structural changes and rebuild.

Via depicting recent and historic events in Wuhe Villiage of Zhaojue County's Zhuhe District, this writing attempts to explain that AIDS problems is not only the painful consequence of the Autonomous regional failure of social transformation, but also the suffering of relation adjust failure of state – society, tradition – modernity, city – country, Han – Minority. In addition, the above problems in Liangshan Region are a collective reflection of local economic sufferings during the process of modernization, marketization and globalization.

First, the writing descripts the process of nationalization of the region, based on Liangshan's historic framework. It also attempts to comprehend the regional history with the local literature, legends as well as Yi people's understanding of historic structure. As a result, this is an "other's history" that differs from the "official history". With such understanding, one can find out nowadays Yi society's functional regulations and knowledge system; so that the cultural logics behind the actions of responding to AIDS can be understood. 1, via narrative interpretation of Yi and Han literature as well as local oral traditions, one can puzzle the marginalizational process of the area by recover Yi ethnic group's transformation responding to the central China's dynasties. 2, the South – west concern of China became the world's largest poppy plantation and opium consumption area during the late Qing Dynasty and early Nationalite period. Such economic booming actually helped the local minority united with the Han people to resist the penetration of the central government power. 3, after the NewChina was built by the Communist Party of China, the government seized the local resistant via propaganda promotion and military suppression. Later, the basic governmental structure and the holistic cognition of ethnicity and state were formed during the process of War against Drugs. Therefore, the locals started to recognize their identity of socialist citizenship.

Second, based on the social space theory, the writing depicts the process of the re – emerge of drugs (especially Heroin) in the area and find out the population migration, which caused by the loosening township – country system was the prime cause of such phenomenon. That means the social structural change and social relational reform are the causes for the "problems". 1, Description of Zhuhe Yi young people's city life, since 1980s, explains the adventurist lifestyle of the population based on individual stories, typological stories and space analysis. 2, establishment of Yi's young generation's group identity recognition and daily living space, via transplanting Yi's traditional social resource distribution and adjustment into a "new" space. However, this process associates with crime and drug abuse. 3, the discourse of the flow of drugs (city to country) based on its cause, progress, and consequences. Meanwhile, the writing is trying to reassess the urbanizational process and the state's ethnic autonomous regional policy, according to Zhuheb society's unique social and position in modernity.

Third, there is an overall assessment of risk and trend, based on macro survey and micro statistic data. 1, the research targets on the Yi's young people's death toll of the Heroin abuse, AIDS, and/or related causes, in Wuhe Village. Meanwhile, the writing tries to find out the living condition of the AIDS patients, who are still alive in the village. By studying the broken family of the death and the family, which are threaten by death, the author find out that the social structure of the village has already crippled. In other words, the individual, family, kinship system, community and even the entire Yi ethnicity are deeply wounded. 2, the villager's pandemic spreading route switched from male drug user towards their marital partner to male toward their other sex partners. 3, the writing tries to pinpoint such pandemic disease's cultural property. That means the local social cultural elements have crucial influences over the individuals not only on the acknowledgement of condom usage, but also on other aspects of sexual intercourse. More important, the unique local social network of sex has deep influences to the local's risk of AIDS pathophoresis.

Forth, the description and analysis focus on AIDS treatment and care, based on local traditional cultural perspective, which includes traditional medicine and religious system. The author tries to find out how the folk medicine and kinship value of life's cultural responds towards AIDS. 1, Yi society's "ritual – medicinal treatment" model indicates local religious elite's (Bimo) diagnostic methodology, tools and logics. It is a local knowledge of cures based on gods' will. 2, Discrimination – free phenomenon indicates the local's idea of "clarity" and "dangerous" are the fundamental reasons for this phenomenon. 3, via the observation of the burial ritual, the writing discusses the Yi society's unique view of life – death, spiritual world, and ancestor worship. This indicates how the locals rationalized the AIDS patients have different burial ritual and the property of their souls.

Fifth, the writing tries to comprehend a "various methods to solved one problem" theme, in order to complete the mission of community rescue. Such methods include traditional folk drug – banning association, well integrated NGOs, national medical system, and national campaign of "banning drugs for prevention of AIDS" and "civilized new live" against AIDS spreading. 1, bottom – to – top drug banning organizational history indicates how the bureaucratic system attempts to take over the folk organization's function. 2, with the case study of Liangshan's biggest NGO organization—Liangshan Yizu Woman and Children Development Center, indicates that Yi's regional elites' self – rescue awareness is expending for future of the people. 3, debriefing various layers of the governmental medical systematic actions against AIDS, that includes national, prefecture, county, township and village medical system. It shows that, in order to successfully to fight against AIDS, Liangshan needs a well – integrated system, that is a problem – solving oriented, cross – bureaucratic – structure and folk – state – resource sharing system. 4, learning from the failure of the campaigns of "hat – off movement" and "Yi region's healthy and civilized new live", that are cut – off from the local's traditional value and understanding of such problems, one should aware the future movements as such shall respect the over – all interest of the local groups and to promote the ideas of group self rescue, cultural aware-ness and group's self – strengthening for prosperity.

Keywords: AIDS, Power, Culture, Societal Transformation

目　录

第 一 章

导论:问题意识、概念界定与研究视角

第一节 引言

疾病是生命的阴面,是一重更麻烦的公民身份。每个降临世间的人都拥有双重的公民身份,其一属于健康王国,另一则属于疾病王国。尽管我们都只乐于使用健康王国的护照,但或迟或早,至少会有那么一段时间,我们每个人都被迫承认我们也是另一王国的公民。

——苏珊·桑塔格①

传染病在历史上出现的年代早于人类,未来也将会和人类天长地久地共存。而且,它也一定会和从前一样,是人类历史中的一项基本参数以及决定因子。

——麦克尼尔②

不同文化情境中的人都不同程度地倾向于在知识和思维的分类体系中将疾病看作是日常生活的反常与特殊。疾病本身就是进行人群区分的标准之一。这一点,同时作为论文集《疾病的隐喻》作者和癌症病人,与西蒙·波伏娃、汉娜·阿伦特并称为西方当代最重要的女知识分子的苏珊·

---

① [美]苏珊·桑塔格:《疾病的隐喻》,程巍译,上海译文出版社 2003 年版,第 3 页。
② [美]威廉·H. 麦克尼尔:《瘟疫与人:传染病对人类历史的冲击》,台北:天下远见出版股份有限公司 1998 年版。

桑塔格应该有着更为深刻的切身感受和批判欲望。① 疾病本身带来的痛苦是切身体会的肉身之苦，而社会文化意义上的疾病会将病的象征意义加到病痛的身体之上，使得患者在身体和精神上承受双重的压力。象征之力以道德批判的形式施加给患者。桑塔格在《疾病的隐喻》中"一再伤心地观察到，隐喻性的夸饰扭曲了患癌的体验，给患者带来了确确实实的后果：它妨碍了患者尽早地寻求治疗，或妨碍了患者作更大的努力以求获得有效治疗。"② 她相信，"隐喻和神话能置人于死地"。可见疾病的社会与文化建构至少和疾病本身一样对作为社会个体和处于社会结构之中的病人施加着深刻的影响。

虽然疾病是一种个人化的生存体验，但这种身体感知却映射出患病者所处时代与社会结构特征。在考察时加入了对地域、族群、阶层、性别等诸多社会因素的考虑后，我们会发现患病类型、患病概率以及医患经验等方面具有明显的人群差异性，但作为客观存在或文化概念的"疾病"却无可避免地映射在社会群体中的每个个体心理之上并通过个体化或类型化的患病体验影响着患病者与周围社会环境的关系。因此，本书虽然以艾滋病和艾滋病病人为主题，但因为事实上艾滋病患者的日常生活实践是嵌合在多重层面的结构性社会文化因素当中的，所以我选取"疾病与权力"作为成书的主要思考和叙述框架。我们不但去讨论患病主体（包括个体性的与集体性的）与作为整体的地方社会之间的互动，而且引入权力的概念，将个体行动与社会结构置于文化的权力网络和时代变迁中进行解读。

在这个意义上，如果我们同意"文化"是人们生活实践的法则与规范这一定义的话，那么，作为个体身心体验的"疾病"和作为社会事实的"权力"以及作为社会群体认知的"疾病"和作为个体身份抗争的"权力"将在"文化"实践中达成互动并生产出新的社会关系和结构。也就是说，艾滋病患者的"病人"身份将在社区生活中被人们的文化实践建构起来，而反过来，"艾滋病人"这一身份符号的获得和强化或将以

---

① 作为病人的身体感知较平日和常人更为敏锐，相信每个曾有患病经历的人都有感受，只是我们病愈后往往选择遗忘生病的时刻，仿佛它不曾发生过。

② ［美］苏珊·桑塔格：《疾病的隐喻》，程巍译，上海译文出版社2003年版，第7页。

"弱者的武器"① 以及其他面貌出现，成为艾滋病人与社区内外人群交往的工具或策略性资源。

第二节　研究缘起与问题意识:权力的世界与文化的世界

本书思路的确定来源于两个思考。

一　科学主义与人本主义之争

第一个思考发端于对不同学科间张力的体感。多年来的人类学学科训练早已在我的思维模式打上深刻的印记，而当我决定以医学人类学作为研究方向之后，随着和公共卫生学等相关学科接触的不断深入，不同学科之间的话语冲突在作为个体的我身上表现得十分强烈。以干预预防为主要目标的公共卫生学的学科规范是科学主义下的庞大体系，作为门外汉的我自然只是浅涉。而自身学科训练出的人文关怀与反思精神让我常从另一个角度去思考这种话语背后的权力关系，也就是说，在以"科学的"面貌出现在病人面前的公共卫生和临床医学，普通民众，尤其是疾病患者，是否具有与之对话的可能？或者说，病人面对身穿白大褂的医生和诊治器械的时候有可能去平等地交流以使治疗在一种日常的状态下进行？这种疑问首先来自对现代社会医患背后的文化与权力关系的考量。

放眼全球，经常出现同一疾病在不同文化语境中含义大相径庭的情景，然而在全球化和现代性的驱动之下，肇始于西方世界以"科学"面貌出现的临床医学以及其背后强势的知识体系和权力控制技术借助民族—国家形态和科层化机构设置对于地方社会的渗透，使得不同文化语境中的人群开始对同一疾病给出相类似的（至少在主流话语上）解释。这一结果不但是科学主义医学的胜利，而且因其具有复杂而微妙的后殖民时期政治经济背

---

① ［美］詹姆斯·C. 斯科特:《弱者的武器：农民反抗的日常形式》，郑广怀等译，译林出版社 2007 年版。

景而使得权力作为知识生产的本质①成为本书所要考察的重点之一。

在现代医院中,医生使用"科学的话语"对病人的身体行使支配的权力,就像中世纪的僧侣代表上帝对信徒的灵魂实施控制一样,具有不容置疑的权威性。在现代医院里,即使治疗出了"差错",其评判者,不是行政司法,也不是世俗情理,而是那高高在上的"科学话语"。"科学话语"对"医疗"的正确与否具有优先评判权。在这种情况下,病人处于绝对弱势状态,除非极端的情况,由医疗事故引起的诉讼大多以病人的败诉告终。② 20世纪20年代末梁启超死于协和医院一次失败的手术。主刀西医将身患肾疾的梁启超的健康的肾割掉,结果导致不治。这一事件引起中国学界第一次中西医之争,但梁却阻止徐志摩等状告协和医院,以确保科学主义的西医在中国落地生根。在医院里,身穿白大褂的医生们使用着科学的话语,以"科学"的名义对病人的身体进行处置;而就病人来说,不管你是何等人物,都必须心甘情愿地将自己的身体,包括个人的行动自由、身体隐私都交由医生支配,甚至个人意志也被"温柔地剥夺",即使发生严重医疗错误,如果你相信科学,你就得服从医学科学权威的判定。③"梁启超肾病案"典型地诠释了福柯的"权力—话语"模式在医患关系图景中的表现。中西医之争实质上是西方科学主义与中国民族主义的话语与权力之争,而更本质上,是场关于中国现代性道路走向的争论。在中华帝国历经两千多年的王朝变迁之后,西方的冲击注入了引发现代化并导致永久性变化的力量,即"民主主义、科学、民主和其他推动世界文明的要素"。在这些要素的影响下,"中国对西方的冲击做出了虽然迟缓但同样剧烈的反应。"④

事实上,隐喻着东西方文明整体对话关系的中西医之争从五四时期以来从未停止,长盛不衰。1912年,国内第一次中西医之争开始,梁启超和鲁迅等都站在了质疑中医的阵容中。"五四运动"后期,"骂中医"也成了西化知识分子的"饭后运动"。其中,最有名的是鲁迅那句话:"我还记得先前的医生的议论和方药,和现在所知道的比较起来,便渐渐的悟

① 〔法〕福柯:《规训与惩罚》,刘北成、杨远婴译,三联书店2007年版,第29页。

② 谢蜀生:《医学的空间——中国近现代疾病、医学史的人文解读》,《中华读书报》2006年6月21日。

③ 同上。

④ 周晓虹:《中国研究的可能立场与范式重构》,《社会学研究》2010年第2期。

得中医不过是一种有意的或无意的骗子……"① 他接着说道:"……又知道了日本维新是大半发端于西方医学的事实。"近代人对医学与现代性的态度可见一斑。1929 年,余云岫、褚民谊等人又以中医无法证实自己的科学性而提出《规定旧医登记案原则》议案,欲废止中医,引起全国第二次大范围的中西医之争。② 20 世纪 80 年代以来,随着"文化大革命"的结束和思想解放形势的初步出现,民族主义裹挟下的民族医学出现强烈反弹,一时间气功热和"中药万能论"喧嚣日上。在 21 世纪初,西方科学主义临床医学的拥趸对这些现象做出反应。何祚庥、司马南等人提出"中医是伪科学",认为应废除中医,论争再次升级。2010 年的"张悟本事件"则再次迫使人们反思,面对充满"现代"象征意义的西方科学主义医学,民族医学应当如何应对? 这一系列事件隐喻的是中西医之争,更深层的寓意是东西方文化的接触方式,即我们如何在提防全盘西化的危险的同时防止滑入狭隘民族主义的深渊。正如杨念群所言,"治病"已经不仅仅是一种单纯的医疗过程,而是变成了政治和社会制度变革聚焦的对象。个体的治病行为也由此变成了群体政治运动的一个组成部分。③

　　东西方文化的接触研究肇始于费正清(John King Fairbank)的"冲击—回应"(impact - response model)范式④和二战后兴起的"国家—社会"范式⑤两种主流分析路径,二者都将中国作为研究客体,而且建立在

---

① 鲁迅:《呐喊·自序》,人民文学出版社 1973 年版。

② 详见南方日报《历史上 4 次中医存废之争》(http://news. china. com/zh_ cn/history/all/11025807/20090403/15414703_ 1. html)。

③ 杨念群:《再造"病人":中西医冲突下的空间政治(1832—1985)》,中国人民大学出版社 2006 年版。这里需要指出,前面关于中西医论争的叙事是引发文章后面关于疾病与权力关系思考的引言。事实上,造成当今中医地位的不仅是由于医学体系知识论的差异,其被攻击的核心原因在于现代性意义上的行政能力的缺失,这导致中医只具备个人救护资格,而无法转换为集体的保健行动,从而导致了中西医在预防和控制疾病功能上的最大和最终差别。参见赵洪钧《近代中西医论争史》,中西医结合研究会河北分会铅印本 1982 年版。参见杨念群《再造"病人":中西医冲突下的空间政治(1832—1985)》,中国人民大学出版社 2006 年版。

④ [美]费正清、赖肖尔:《中国:传统与变革》,陈仲丹等译,江苏人民出版社 1992 年版。

⑤ 周晓虹等认为,近半个世纪以来围绕国家—社会关系,在海外中国研究领域形成了几十种互为联系又稍有区别的理论模式或亚范式(Baum & Shevchenko, 1999;何宏光、王培刚,2008)。为方便起见,我们可以将这些理论模式归纳成两种亚模式:(1)冲突模式,在这一模式中,或表现为国家对社会的强力控制,或表现为社会的崛起甚而对国家的抗拒;(2)互动模式,即国家和社会之间的相互妥协、渗透和共存。详见周晓虹《中国研究的可能立场与范式重构》,《社会学研究》2010 年第 2 期。

某种相互对立的二元分析结构之上。而在福柯关于"知识与权力"以及葛兰西的"文化霸权"论述影响下产生的东方主义（Orientalism）批判与中国中心观（China - centered approach，或译为中国中心取向）① 日盛的今日，当我们将视角深入到中国少数民族地区乡村的疾病问题，中—西、汉—彝、城—乡的宏大复合结构与彝族内部分层结构（基于性别、教育、年龄、区域、历史、政治等因素）都对作为文化载体的彝族乡民个体及群体在族群历史与记忆、文化实践以及现代性应对上产生深远影响。此时以内部东方主义或西南中国为中心的视野来解读一个"少数民族区域"是否就可以避免现有研究模式主体性缺失的问题？我们如何保证不会陷入另一种权力的话语陷阱或反理论的后现代思维？于是，病理学意义上的疾病现象和治疗实践在多重社会性与文化性结构的影响下被赋予了更加复杂和难以把握的意义。

二　凉山地区艾滋病高发之谜

第二个思考正是来自本书的调查对象。四川省的凉山地区已经成为中国艾滋病传播最严重的地区之一，并日益引起世界的关注。据中国—默沙东艾滋病防控项目主任李崇兴介绍，2009 年中国报告艾滋病疫情超过 5000 例的县

---

① ［美］柯文:《在中国发现历史:中国中心观在美国的兴起》，林同奇译，中华书局 2002 年版。在此书中，费正清的弟子柯文反思了西方研究中国历史学者思维中的种族中心主义给研究带来的扭曲，并批判了存在的三种模式，包括自己导师费正清所倡导的"冲击—回应"模式（impact - response model）、"传统—近代"模式（tradition - modernity model）和帝国主义模式（imperialism model）。第一种模式夸大了西方冲击的作用，第二种模式认为中国将沿着西方的社会发展模式走入现代，第三种模式则认为中国政治结构中的帝国建制及其文化塑造使得中国的历史陷入一种"循环"，西方与东方的接触带给中国输入式的社会结构变迁，从而推动了中国社会的发展。针对上述弊端，柯文在对前三者批判的基础上指出，只有内部取向（internal approach）的中国中心观才能有助于理解中国历史与社会。柯文在全书最后一章（第四章）正面提出"中国中心观"，并把这一看法的特点归纳为四:"（1）从中国而不是从西方着手来研究中国历史，并尽量采取内部的（即中国的）而不是外部的（即西方的）准绳来决定中国历史中哪些现象具有历史重要性;（2）把中国按'横向'分解为区域、省、州、县与城市，以展开区域性与地方历史的研究;（3）把中国社会再按'纵向'分解为若干不同阶层，推动较下层社会历史（包括民间与非民间历史）的撰写;（4）热情欢迎历史学以外诸学科（主要是社会科学，但也不限于此）中已形成的理论、方法与技巧，并力求把它们和历史分析结合起来。"这种对本土情境中个人经验的重视与客观社会、经济过程或结构的结合，给我的彝族社会研究带来视角转换的启发。

已达 4 个，而其中四川凉山地区就有布托和昭觉 2 个县，比例高达 50%。该数据最初得自我和李主任的访谈，在官方报告中也有使用，如中国卫生部疾病控制局的《中国艾滋病防治和挑战》报告。另外两个报告艾滋病疫情超过5000 例的县分别是河南省的上蔡县和新疆维吾尔自治区的伊宁县。这里要指出的是，我做田野调查所在的昭觉县是 2009 年新增的疫情大县。据凉山州疾病预防控制中心内部资料显示，昭觉平均每年新发现 HIV 感染者以超过 40%的增长速度递增。截至 2009 年 6 月份，全县报告疫情数为 5839 例。2010 年 12月 1 日的艾滋病日，时任中国总理的温家宝到昭觉县和布拖县考察艾滋病疫情与防治。因此，选择此地做田野的现实关怀意义也就更为突出。

自从 1995 年 6 月 28 日在凉山首次从云南遣派的静脉吸毒人员中发现艾滋病病毒感染者以来，截至 2008 年，整个凉山地区吸毒人群艾滋病病毒感染率高达 36%。毒品泛滥社区 15—50 岁成年人中 10%—15% 已成为艾滋病毒感染者，局部地区已经进入快速增长期，开始由高危人群向普通人群扩散，凉山州已知艾滋病毒感染者占全省 70% 以上。①

已有研究将民族地区一般人群的艾滋病高感染率和快扩散率归因为社会、经济、文化、宗教以及环境因素，如民族性观念的开放、地区经济的落后等。因为从全球来看，艾滋病高发国家和地区主要的受感染者是贫困人口。种族隔离、长年战乱、殖民历史以及外来资本和企业大量涌入偏远、交通阻隔的山区进行大规模的开发，资本主义生产方式冲击原有农业经济使当地族群丧失原有的经济、社会和文化生存环境及条件，造成前所未有的农村人口外出流动以及对资本主义经济体系的完全依赖等，使得艾滋病在这些地区特别泛滥。② 这种将疾病传播置于社会文化网络中进行批判性解读的思考路径给我们以启示。

但按照这种"冲击—回应"范式的二元逻辑，我们仍然无法在比较研究的视野中对于其他一些同样具有婚前性行为开放传统或经济发展滞后的社会中没有出现同样或类似的高艾滋病感染率的现实提出具有说服力的解释模式。那么，凉山彝族地区艾滋病高感染率背后隐藏的文化独特性因素是什么？或者说，在凉山彝族地方社会的内部视野，也就是人类学所重点关注的地方性知识体系中，艾滋病的出现和带来的影响对于这一族群来

---

① 《凉山彝族乡村艾滋病防治的干预措施》（http：//www.jekmed.com/read.php? wid =1540）。

② 翁乃群：《艾滋病传播的社会文化动力》，《社会学研究》2003 年第 5 期。

说意味着什么？这是深入思考的第一步。

如果我们将与艾滋病高发相关的凉山彝族的文化独特性置于该地区具体社会变迁的时间与空间维度之中，对于国家权力、族群关系与地方社会结构互动的关注将使疾病问题变得更加富有学术价值和吸引力。这种论述需要我们"近乎本能地从本地人的角度理解他们的生活经历和生命体验"①，这就是人类学中常说的"主位"视角。虽然这种视角可能只是一种理想类型。

文化理论认为，文化是类型化并存在分层的。韦斯勒（C. Wissler）对美洲印第安人的研究中发现，当地土著人可以"按照单纯的文化特质"（cultural trait）进行分组，他进而把这些文化特质划分为许多区域，如食物区域、织物区域、陶器区域等等。他认为，"如果我们把各种特质同时加以考虑，并把视线转向社会或部落单位，就能把它们分成适当和固定的团体，这也就是依照文化特质所划分的文化区域，或按文化团体的分类。"② 在《人与文化》一书中，韦斯勒提出了"文化特质"、"文化丛"（culture complex）、"文化类型"（culture type）、"文化区域"、"文化带"（culture zone）和"文化中心"（culture centre）等概念，并在此基础之上系统地构筑了文化区域的理论框架。他认为，"文化区域"中包括若干个"文化丛"，而"文化丛"又包含着许多"文化特质"，因此"文化特质"是文化的最小单位。文化的发展，其实就是"文化丛"由发源地向其周边地区逐步扩散的过程。③ 撇开文化分层理论中明显的文化传播论倾向，文化区域的概念还是可以给我们很多启示。作为中华民族文化的组成部分，彝族地区的文化正是中华民族多元一体文化格局的体现，其所体现的彝族文化内部的"多元一体"特征也同样显著。

彝族文化在自我分类中也有类似的实践法则。调查中，凉山不同地方的彝族人大都强调凉山彝族自我称呼不同，语言和生活习性也不同，做迷信的方式也不同。但书写的彝文相同，都是诺苏的认同与区分。彝族内部差异很大，从使用的语言上就可以分为 6 个方言区和 20 多种土语。其中，

---

① 阎云翔:《私人生活的变革:一个中国村庄里的爱情、家庭与亲密关系（1949—1999）》，龚小夏译，上海书店出版社 2005 年版。

② Wissler, Clark, *The American Indian: An Introduction to the Anthropology of the New World*, New York: Oxford University Press, 1922, Page 217 – 218.

③ Wissler, Clark, *Man and Culture*, New York: Thomas Y. Crowell Company, 1923 和梁钊韬主编《文化人类学》，中山大学出版社 1991 年版，第 172—173 页。

凉山彝族使用的"诺苏语"主要是北部方言,内部分为北部次方言区和南部次方言区。北部次方言又分为依诺(大裤脚话)、圣扎(中裤脚话)和田坝土语区,南部次方言区又分为阿都和索地(小裤脚话)土语区。①

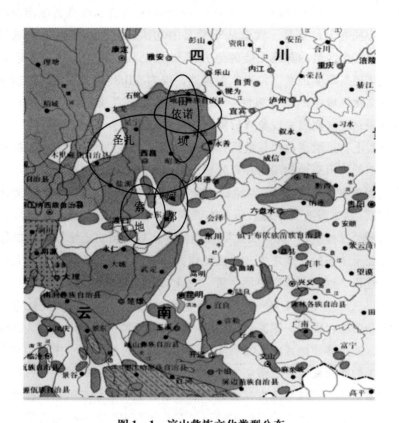

图1-1 凉山彝族文化类型分布

本图在《中国语言地图集》② C10 藏缅语族语言图(部分)基础上制作。

---

① 依诺土语区分布在四川省美姑、马边、峨边、昭觉、甘洛、越西、金阳(部分地区);圣扎土语区分布在四川省喜德、昭觉、越西、甘洛、金阳、普格、西昌、冕宁、盐源、盐边、木里、德昌、石棉、九龙、泸定、雷波和云南部分地区;田坝土语区主要分布在甘洛、越西、峨边,另外在汉源县、雅安地区的一部分地区;阿都土语区分布在布拖县,其次分布在普格县、宁南县、会东县、会理县(部分地区);索地土语区主要分布在会理县、德昌县、米易县,其次分布在普格县(部分地区),另外还分布在云南楚雄金沙江一带。据郝时远主编《中国少数民族分布图集》,中国地图出版社 2002 年 8 月版和维基百科。

② 李荣、熊正辉、张振兴主编《中国语言地图集》,香港:朗文(远东)出版公司 1989 年版。

图1-1昭觉县处于凉山彝族区域文化的腹地和各文化丛重叠地带。在昭觉县本土知识分子的表述中，则成为一种地方中心主义思维下的认知。"依诺从昭觉的竹核乡到古里区，再到美姑、金阳；圣扎从昭觉的竹核乡到南面，包括解放沟、四开乡一直到西昌；阿都从昭觉县城南面的俄尔区到布托县、普格县；索地从昭觉县的北面到越西。昭觉是地域的中心，也是四个区域的彝族交接的地方。"① 无论从现代知识分子与地方精英的论述还是现实出发，位于凉山腹地，曾为凉山州府所在地的昭觉在凉山彝族文化区域中的"代表性"和"典型性"都是突出的。因此，选择此地开展对艾滋病高发现象背后原因的考察是相当合适的。

事实上，虽然凉山彝族地区作为一个区域文化主体，从发生学的观点来看，地处凉山腹地的昭觉和布托成为艾滋病高发地区可能与某些本土性的文化因素相关，但从政治经济人类学的角度来看，这种所谓文化的"纯洁性"从来没有发生过。历史告诉我们，在彝族本身迁徙及其与其他族群的互动过程中，"彝族文化"在政治、市场、历史记忆等因素的影响下一直处于动态的变迁之中，并以此作为环境改变的适应策略。这是历史的建构过程，也正在现实中发生着。在全球化与现代性冲击日盛的今天，凉山不再只是"中央王朝—边陲"不平衡结构中的一端，而是被卷入到更为复杂的现代民族—国家治理过程和世界政治经济体系中去了。在这个意义上，凉山彝族地区的艾滋病问题既是独特的，又与整个中国乃至全球正在发生的社会变迁有着密切的关联。被艾滋病包围了的彝族乡村社会的结构超出了文化实践与地方社会的视野，研究主体需要在国家—社会、传统—现代、全球—地方的理论关怀以及对弥漫其中的权力—话语辨析中审视彝族乡村的艾滋病问题。

自20世纪90年代后期中国知识分子阵营产生分化以来，有关"中国问题"或"中国模式"的探讨经常被放置在一个东方主义的视野中进行。事实上，中国问题是世界体系的组成部分，确实是作为全球化和后殖民主义的后果而出现的。但另一方面，我们在关注到区域性事件的多重结构时，也要警惕对西方现代性和后殖民主义叙事的过度渲染，应将更多的注意力置于地方社会具体的历史文化情境中的人们日常生活实践中去。彝族

---

① 报道人比尔阿久（化名），昭觉县竹核乡人，乡村中学教师。记录时间：2010年8月14日。

地区的艾滋病问题，不是社会主义传统造成的，而是在"社会主义历史性退潮以及新的市场扩张及发展主义"的背景中产生的，这与"冷战"结束以来的全球资本、人口流动，移民权利意识觉醒，以及民族区域的社会危机等基本问题有着深刻而复杂的关系。本质上，这更是地方社会结构转型中的阵痛和失范。如果真的存在现代化道路的走向问题，那么彝族地区如何才能在民族传统文化自觉的基础上实现自己的现代适应？这是对西方命题中现代化道路唯一性的挑战，同时也回应了地方文化应对国家主义和全球化的"另一种现代性"命题。

带着这样两个思考，我开始了以"艾滋病与彝族地方社会"为主题的人类学研究旅程。

第三节　作为社会文化概念的艾滋病:疾病相关研究文献与现状回顾

我的探求之旅从阅读前人有关疾病与社会文化的著述启程。在人文社科领域，关注这个议题的讨论涵盖了人类学、政治学、历史学、社会学、哲学等诸多学科，遑论自然科学中的医学。出于篇幅限制及研究取向的考虑，以下谨对人文社会科学领域对我的研究相关论述做出回顾与梳理。

一　疾病改变历史[①]: 社会与文化角度的疾病考察

(一)疾病历史

无论心理上是接受或者排斥，作为人生命周期中不可或缺的环节，疾病历史悠久而位置稳固地嵌合在人类活动之中。可以说从人类出现以来，疾病就与人类形影相随。人类的行为与疾病之间复杂的互动关系不但生产出了相应的疾病认知知识，而且创造了相应的"疾病文化"。这种因疾病而生的文化体系包括了哲学层面上的认识论、价值观和建立在此基础之上的宗教信仰体系以及实践层面上的疾病应对策略。疾病的历史本质上是社

---

① 此处借用英国历史学家弗雷德里克·F.卡特莱特和迈克尔·比迪斯写的 *Disease and History* 中文译名《疾病改变历史》作为章节的名录。

会史和文化史。

　　然而，传统的疾病史是疾病的自然史。虽然疾病发生在人的身上，但对于"病"和"人"、"社会"的研究的结合却是近几十年才出现的转向。在相当长的时期内，历史学意义上的疾病史被忽略了，而在医史学界的疾病史研究则将关注点放在疾病的原理、症候以及治疗发展上。在古代社会，疾病记录是基于经验主义的，医生们出于治疗疾病的目的去了解疾病在早些时候的存在与治疗经验。古希腊医生希波克拉底（Hippocrates，公元前460—前377）的《论古代疾病》是西方最早的疾病史经典文献，汉代医生淳于意的《诊籍》则是我国早期疾病史研究的重要史籍。然而，这些实用意义上的疾病史研究关注的是疾病本身的自然史过程或对疾病自然史的干预过程。①

　　学术意义上的疾病史研究始于19世纪下半叶。1864年，德国医学家和医史学家赫尔希（A. Hirsch，1817—1894）出版了两卷本的《地理和历史病理学手册》（Handbuch der historisch - geographischen Pathologie）。作者按时间和地域详细论述了各种疾病的历史和地理学分布。1886年，该书被译成英文，成为疾病史研究的经典之作。20世纪以来，疾病史研究日趋繁荣，出现了许多重要的研究著作。如秦瑟（H. Zinsser）的《耗子、虱子与历史》（Rats，Lice and history，1935）、拉特莱特（F. Cartwright）的《疾病与历史》（Disease and History，1972）、麦基翁（T. Mckeown）的《人类疾病的起源》（The Original of Human Disease）、基普尔主编的《剑桥世界人类疾病史》（The Cambridge World History of Human Disease）等。②直到20世纪中期以后，才有少数医史学家转向医学社会史和疾病文化史研究，强调医学史与疾病史研究中的社会意义和文化价值。20世纪70年代，在法国年鉴学派等新编史学理论的影响下，对健康、疾病和医学的社会文化史研究成为西方医史学界关注的焦点，与此同时，历史学家们也开始涉足疾病的社会文化史研究。

　　西方史学界的这一潮流或转向不可避免地影响到海外乃至国内的中国史研究。1975年美国的邓海伦（Helen Dunstan）发表了国际中国史学界

---

①　张大庆:《当代疾病史研究的问题与趋势：从AIDS到SARS》,《科学》2004年第4期。

②　张大庆:《中国近代疾病社会史（1912—1937）》,山东教育出版社2006年版。

最早的具有自觉意识的疫病社会史论文《明末时疫初探》。[1]　随后，大约
分别从 80 年代和 90 年代中期开始，台湾和大陆史学界也逐渐兴起了疫病
医疗社会史研究。[2]　在台湾学者杜正胜、大陆学者杨念群等提倡的新社会
史学观[3]下，出现了以余新忠的《清代江南的瘟疫与社会：一项医疗社会
史的研究》（全国百优博士论文）[4]、曹树基的鼠疫与社会变迁研究系列[5]
为代表的疾病社会史研究成果。

疾病社会史研究的问题包括了疾病史的社会文化意义、生态学观点和
跨文化研究，而其研究取向主要有以下四种：在具体研究中引入被忽视的
疾病与医疗因素以更好地解释某些历史现象；通过疾病与医疗的考察揭示
某些重要而被忽视的历史面相；探求疾病医疗与社会的互动；以疾病医疗
本身内容为切入，在一定问题意识的引导下，讨论、分析或诠释社会历史
发展变迁中的某些重要问题。对于疾病历史的梳理，有助于我们厘清在过
去的时代里，疾病如何与社会文化产生互动，从而启示当今疾病的社会文
化研究路径。

（二）　流行病与社会变迁

宏观上，疾病与人类文明进程关系密切。作为疾病与社会研究关注的
重点问题之一，在历史实践上，流行病的防治被认为是除战争、和平贸易
之外，不同族群之间在互相作用下历史地形成当代世界格局的另一重要途
径。这一结论的基本假定是文化接触和传播也会带来疾病的传播，而事实
上也确实如此。

----

① Helen Dunstan, "The Late Mirtg Epidemics: A Preliminary Survey", *Ch'ing Shih Wen - ti*,
Vol. 3, No. 3, 1975.

② 余新忠：《疫病社会史研究：现实与史学发展的共同要求》，《史学理论研究》2003 年第
4 期。

③ 杜正生：《什么是新社会史，作为社会史的医疗史——并介绍"疾病、医疗和文化"研
讨小组的成功》，载《新史学（台北）》1995 年第 1 期和杨念群等主编《新史学：多学科对话的
图景》，中国人民大学出版社 2003 年版。

④ 余新忠：《清代江南的瘟疫与社会：一项医疗社会史的研究》，中国人民大学出版社
2003 年版。

⑤ 曹树基：《鼠疫流行与华北社会变迁（1580—1644）》，《历史研究》1997 年第 1 期；载
《自然灾害与中国社会历史结构》，复旦大学出版社 2001 年版。曹树基、李玉尚：《鼠疫流行对
近代中国社会的影响》，李玉尚、曹树基：《18—19 世纪云南的鼠疫流行与社会变迁》，载《自然
灾害与中国社会历史结构》，复旦大学出版社 2001 年版。

　　戴蒙德在《枪炮、病菌与钢铁:人类社会的命运》① 中论述了欧亚大陆的病菌在大量消灭世界上其他许多地方的土著民族方面起的关键作用。这些民族包括太平洋诸岛居民、澳大利亚土著居民、非洲南部的科伊桑民族（霍屯督人和布须曼人）。这些以前没有接触过欧亚大陆病菌的民族的累计死亡率在 50% 和 100% 之间。例如，伊斯帕尼奥拉岛（即海地岛）的印第安人口，从哥伦布于公元 1492 年到达时的 800 万左右减少到 1535 年的零。麻疹于 1875 年随着一位访问澳大利亚归来的斐济酋长到达斐济，接着把当时仍然活着的所有斐济人杀死了 1/4（在这之前，大多数斐济人已在 1791 年死于随着第一批欧洲人的到来而开始的流行病）。梅毒、淋病、肺结核和流行性感冒于 1779 年随库克船长到来，接着于 1804 年又发生了一场斑疹伤寒大流行以及后来的许多"较小的"流行病，把夏威夷的人口从 1779 年的 50 万左右减少到 1853 年的 84000 人。这一年，天花终于来到了夏威夷，把剩下的人又杀死了 1 万左右。

　　最著名的例子莫过于欧洲殖民者带给美洲印第安人的瘟疫和病毒，让这一族群几乎遭遇灭顶之灾。德国经济史学家贡德·弗兰克在《白银资本》② 一书提到:在欧洲人携带的瘟疫席卷之下，到 1650 年，中美洲阿兹特克和玛雅文明的人口从原来的大约 2500 万萎缩到 150 万。安第斯山脉的印加文明也遭遇类似的命运，人口从原来的大约 900 万减少到 60 万（Crosbu 1994：22）。北美的情况也是一样，从 500 万减少到 6 万。根据有些人的估计，整个"新世界"的人口从 1 亿减少到 500 万（Libi – Bacci 1992：51）。导致人口减少的主要的杀手是从"旧大陆"来的病菌。"印第安人以前从来没有接触过这些病菌，因此对它们既没有免疫能力，也没有遗传抵抗能力。天花、麻疹、流行性感冒和斑疹伤寒争先恐后地要坐杀手的头把交椅。好像这些病还嫌不够似的，紧随其后的还有白喉、疟疾、流行性腮腺炎、百日咳、瘟疫、肺结核和黄热病。"③

---

　　① ［美］贾雷德·戴蒙德:《枪炮、病菌与钢铁:人类社会的命运》，谢延光译，上海译文出版社 2000 年版。

　　② ［德］贡德·弗兰克:《白银资本:重视经济全球化中的东方》，刘北成译，中央编译出版社 2001 年版，第 98—99 页。

　　③ ［美］贾雷德·戴蒙德:《枪炮、病菌与钢铁:人类社会的命运》，谢延光译，上海译文出版社 2000 年版。

动物身上的病菌给人类社会带来的影响同样不可忽视。这种例子同样多得举不胜举。历史上灾难性的鼠疫最为突出,今天让我们谈之色变的禽流感、猪流感、疯牛病、SARS 和本书的主角艾滋病①也都为人类社会变迁带来持续性影响。

对流行病与社会变迁的关注在以往的文学作品和历史记载中得到大量的反映。修昔底德在《伯罗奔尼撒战争史》② 中曾专门分析鼠疫对希腊的影响,中世纪薄伽丘用 5 年时间撰写的短篇小说集《十日谈》以 1348 年在意大利的佛罗伦萨发生的一场可怕瘟疫为背景。在一场席卷了欧洲大陆和大不列颠群岛的瘟疫时期（1665 年）,劫后余生的笛福通过写实主义笔法撰写的《伦敦大瘟疫亲历记》③ 则对瘟疫这一 "上帝的惩罚和启示" 下人类的生活方式,包括国家力量的应对、民间社会的反应等进行了思考。存在主义大师加缪在其获得诺贝尔文学奖的作品《鼠疫》中描写了一场鼠疫的发生带给社会的动荡。事件设定的时空是 20 世纪 40 年代的阿尔及利亚奥兰市。虽然评论家们认为这是一篇隐喻法西斯占领下的法国的寓言小说,但他对流行病与社会反映的把握如此准确以至于现在看来这是一篇纪实文学。④

在 19 世纪医学家们根据病理解剖学和细菌学知识来构造疾病,即"躯体部位的病变（特殊病灶）——某一器官的功能障碍——临床症状;病原微生物——人体——病理改变——临床症状"⑤ 疾病解释模型出现和推广之前,很多对于疾病的解释更多的是在社会建构论的思维下从社会文化因素去寻找原因。从 12 世纪的麻风病、14 世纪的鼠疫、19 世纪的霍乱

---

① 德国生物学家温纳克（Winnacker Ernst Ludwig）于 1999 年 2 月 4 日发表在英国《自然》杂志上一篇名为《从黑猩猩到大流行》的文章,可能最终揭开了艾滋病病毒的来历。由于最早查出艾滋病病毒的血样于 1959 年来自非洲,所以据此推测艾滋病的源头出自非洲,更确切地说是非洲西部。参见［德］恩斯特·路德维希·温纳克《基因与病毒:生物革命的前沿报告》,朱健敏译,浙江人民出版社 2003 年版。何大一也认为遗传学已经证明了艾滋病毒来自中非、西非的大猩猩,在 80 年前传染给了人类。参见《艾滋病专家何大一:未来十年都难有艾滋疫苗》,《广州日报》2010 年 11 月 30 日 A14 版。当然,在医学界关于艾滋病起源的观点仍然是有争议的,这里不做展开。

② ［古希腊］修昔底德:《伯罗奔尼撒战争史》,谢德风译,商务印书馆 1983 年版。

③ ［英］丹尼尔·笛福:《伦敦大瘟疫亲历记》,谢萍等译,内蒙古人民出版社 2002 年版。

④ ［法］阿尔贝·加缪:《鼠疫》,顾方济、徐志仁译,译林出版社 2003 年版。

⑤ 张大庆:《中国近代疾病社会史（1912—1937）》,山东教育出版社 2006 年 3 月版。

到 20—21 世纪的艾滋病等传染病，都牵扯到广泛的社会文化问题。据张大庆考据，这一时期西方世界在社会建构主义关怀下的疾病相关论述有戴蒙德（J. Diamond）的《枪炮、病菌与钢铁：人类社会的命运》①、罗森伯格（Charles Rosenberg）的《霍乱年代》②、阿罗诺维兹（Aronowitz. R）的《理解疾病：科学、社会与疾病》③、拉什（Rushing. W）的《艾滋病的流行：一种传染病的社会维度》④ 等著作。

二 医学人类学视野中的疾病与治疗

关于医学人类学内部所使用理论与方法，目前尚未有较为统一的观点；因为作为一个学科分支，它的出现也只是上个世纪的事情。但在某种意义上，从人类学出现开始，来自西方的人类学家对非西方社会中的文化与疾病相关内容的关注就是在从事医学人类学的最初研究了。对疾病以及治疗相关的宗教仪式、巫术禁忌、社会结构等地方性知识的观察和解释都在此范畴。如弗雷泽在《金枝》中有大量与医疗相关的巫术描写，甚至在此基础上总结出了基于相似律的顺势巫术和基于接触律的接触巫术。

但已经有前人试图做出归纳的努力，这些都为医学人类学进一步的发展奠定了基础。罗伯特·哈恩（Robert A. Hahn）在《疾病与医治：一个人类学的视角》⑤ 中提出医学人类学有三种理论观点；拜伦·古德（Byron Good）在《医学、理性与经验：一个人类学的视角》一书中对医学人类学领域自 1979 年以来形成的四种理论立场进行了回顾和反思。他从"医患表达"的认识论差异出发，归纳四种研究取向分别是作为民间信仰、认知模式、文化性构造起来的现实和神秘化的医患表达。以下进行简

---

① ［美］贾雷德·戴蒙德：《枪炮、病菌与钢铁：人类社会的命运》，谢延光译，上海译文出版社 2000 年版。

② Charles Rosenberg, *The Choleras Year*, Chicago：the University of Chicago Press, 1962.

③ Aronowitz R., *Making Sense of illness：Science*, Society and Disease. Cambridge：Cambridge University Press, 1999.

④ Rushing W., *AIDS Epidemic：Social Dimensions of an Infectious Disease*, Boulder：West View Press, 1995.

⑤ Robert A. Hahn, *Sickness and Healing：An Anthropological Perspective* Ann Arbor：University of Michigan Press, 1995.

要回顾。①

　　作为民间信仰的医患表达是经验主义传统的延续，它出现在对诸多医学行为科学（医学心理学、病患行为的社会学、公共卫生方面的应用行为科学、流行病学等）的批评中。这一取向的医学人类学者认为病人对疾病的反应不是简单的缺乏信息或"迷信"的结果，而是一套根植于自身文化逻辑结构的适应功能。在这个意义上，科学主义的医学知识和地方性知识体系中的病患认知都被认为是要考虑的因素，并发展出精致的生态学和生物—文化解释模型。

　　其他三者研究取向则建立在对经验主义取向的对话中。将医患表达视为认知模式的认知人类学研究取向可溯源至博厄斯传统，尤其是萨丕尔、沃尔夫、哈维尔（Hallowell）等人。认知人类学家们将文化研究置于"科学"的立足点上，认为研究对象的"语言的结构"和"认知的结构"共同构成当地人看到的世界的基础。古德纳夫（W. H. Goodenough）尤其倡导将文化作为共享的知识，作为调查对象"为了像现在这样行动和制作东西以及以现在这种特殊方式理解它们的经验而必须知道的东西"。这是结构语言学家帕克（Kennith Pike）及乔姆斯基（Noam Chomsky）转换文法观念影响下的结果。② 这种认知研究取向在今天以"主位研究"的名义被我们熟知，其对疾病研究的影响体现在其对疾病分类、病患和治疗的民族理论和病患叙事结构的兴趣对在此基础上发展出的话语分析传统上。但正如批评者所言，这种取向往往陷入对特定文化领域的研究而缺乏对所研究社会的整体性把握。

　　凯博文的研究将医学人类学研究带入一个新的理论高度。凯博文将医疗制度视为一种文化体系，这和经验主义的医学人类学者将疾病看作外在于文化的自然的组成部分观点不同。从这个意义上讲，我们可以把凯博文归为解释人类学家。因为他将文化和病患的关系置于分析的中心，认为疾病并非实体而是解释模型，疾病属于文化，尤其属于专门化的医学文化，

---

　　① ［美］拜伦·古德：《医学、理性与经验：一个人类学的视角》，余成普、吕文江、余晓燕译，北京大学出版社2009年版。以下对医患表达的四种医学人类学研究取向论述主要观点来自该书以及陈华：《寻找健康：医学人类学的调查与研究》，人民日报出版社2006年版。在此特别指出。

　　② Thomas Barfield（ed.），*The Dictionary of Anthropology*，Blackwell Publisher Inc，1997，转引自黄平、罗红光等编《社会学、人类学新词典》，吉林人民出版社2003年版。

而文化不仅是表达疾病的一种手段，它对疾病之被构造为某种人类现实也具有根本意义（Kleinman 1973b；B. Good & M. Good 1981）。对某一病患本质的诸种解释总是带着形塑病患解释的话语的历史，并总是在当地权力关系的环境中彼此竞争（Kuipers 1989；Mishler 1986a；Kleinman 1986；B. Good & Kleinman 1985；B. Good，M. Good & Moradi 1985）。对解释研究传统的批评主要是认为它过度理论化而与应用性工作无关，对人类生物学关注太少，缺乏流行病学或认知研究中的科学精确性或者过于"临床"而与医学结合过于紧密等，最重要的批评是指责那些分析病患现实如何通过解释及表达过程被建构出来的研究者常常将这类现实当作共识性的，而没有提供与病患表达及医学知识相对的某种批判立场。

第四种病患关系的研究取向就是批判主义的医学人类学。这种传统根源于马克思主义以及法兰克福学派和赖特·米尔斯（C. Wright Mills）的批判理论，关注权力差异对社会过程的塑造。几个比较突出的研究主题为：

探讨全球及社会范围内的政治、经济力量如何体现于民族志学者所研究的地方健康状况和医疗建制中。力图从"规范人际关系、塑造社会行为、生产社会意义、调节集体经验的广阔政治、经济权力角度"来理解健康问题。考察健康服务的分布、权力在保健关系和交易中的角色（Waitzkin，1991）以及造成发病率和死亡率分布状况的社会建制和不平等。这种考察凯博文称之为"疾病的社会生产"，马克金雷（Mckinlay，1986）称之为"病患的制造"（manufacture of illness）（Waitzkin and Waterman，1974）。近年来医学人类学家明确利用依附理论和政治经济学理论论述的其他传统来推进研究。

试图就病患表达和医学知识的分析发展出一种批判的或者新马克思主义的取向。将病患表达视为神秘化，尤其是视为潜在的社会关系或权力关系的神秘化的理论经常汲取两大来源：葛兰西的霸权分析和福柯的权力"谱系学"。批判分析既考察由医学语言中弥漫的权力技术术语和隐喻所加工的疾病的社会起源的神秘化，也考察"知识生产的社会环境"A. Young，1982：277）。源自阶级关系的各种苦痛形式可能被定义为病患，被医学化，"被建构为去历史化的自在客体"（objects – in – themselves）（A. Young，1982：275。参考 Taussig，1980；Frankenberg，1988a），并被置于医学职业和国家的权威之下。

三 艾滋病的人类学研究

(一) 全球视野

自从 20 世纪 80 年代艾滋病出现以来，作为全球化时代的全球性社会问题，国际自然科学界与社会科学界的艾滋病研究日益呈现出高涨的热情与关注。在这一席卷了众多社会科学学科领域的艾滋病研究热潮里，人类学者带着自己的学科背景和理论视角参与其中并做出了重要的贡献。

斯柯耶夫曾总结认为，20 世纪 80 年代初艾滋病问题出现后，一些人类学家就开始展开了相关研究。早期研究关注艾滋病相关的意义、象征、性行为等问题。到了 80 年代中期，人类学艾滋病研究的广度和深度加大，开始探讨贫困、政治经济不平等、社会文化变迁与艾滋病的关系问题。90 年代开始，一批富有开拓性的论文和学术论著问世。这些作品结合参与观察、深入访谈、临床病例分析与文献梳理，把艾滋病的流行放在了地方社会文化进程与全球政治经济的大背景中加以分析，在发掘艾滋病流行的地方文化特殊性的同时，探讨了疾病的社会文化生产规律。全球阶级、性别、族群之间的不平等得以揭示，贫困、权力剥夺与社会歧视对艾滋病推波助澜的作用也得到了认识。在国际舞台上，人类学者因其对艾滋病疫情的关注与考察以及他们所从事的理论与应用性研究，成为艾滋病研究与政策倡导中的一股强大力量。到了 21 世纪，理论与实践相结合的优势将使人类学继续为艾滋病防治做出突出贡献。①

理查德·帕克表达了类似的看法。他将人类学在艾滋病方面的研究轨线做了从"个体行为分析"到"文化分析"再到"社会文化与政治经济的综合分析"的三个范式阶段划分。在对艾滋病进行研究的第一个 10 年，人类学者与流行病学者类似，对艾滋病研究仅关注与感染相关的个人行为，并未关注到背后广泛的社会和文化因素。到了 80 年代后期，研究艾滋病的人类学者开始反思个人行为研究范式，开始注意到与艾滋病防控相关的性行为以及形塑性行为的文化系统的重要性。20 世纪 90 年代以

---

① Brooke G. Schoepf, "International AIDS Research in Anthropology: Taking a Critical Perspective on the Crisis", *Annual Review of Anthropology*, Vol. 30, pp. 335 – 361. 张有春:《人类学与公共卫生：理论与实践》,《广西民族大学学报》(哲学社会科学版) 2007 年第 1 期。

来，文化分析方法与社会结构分析方法逐渐被整合，人类学者研究更注重强调政治经济结构对导致艾滋病传播的高危行为等方面的影响，主张应在文化意义中解读导致艾滋病易感性的结构性因素，社会不平等和政治经济学被引入视野。随着研究的深入，人类学者日益意识到艾滋病不只是生物医学问题，而是文化、社会与政治经济的综合问题。当前国际人类学界的艾滋病研究试图在对社会结构性因素与文化情境进行关注和整合的前提下，提出更加丰富的个人主义的行为研究范式。① 至此，批判主义的艾滋病研究基本成为主流理论。国际医学人类学界对艾滋病问题的关注点的转变与医学人类学理论界乃至整个人类学理论取向的转变具有内在的一致性。

从全球社会科学关于艾滋病研究的内容上来看，可以分为理论取向的研究和经验取向的研究两大类。② 理论取向的研究主题包括：关于艾滋病传播和感染的社会流行病学分析；探讨艾滋病风险行为的社会情境——同性恋者、静脉注射吸毒者和性工作者等主导感染群体的社会生活方式——与感染之间的关系的经验研究；关于艾滋病的态度、信仰和舆论研究；艾滋病感染和结构性社会力量（如种族、性别和阶级）之间的关系的研究；对艾滋病感染这一事实作为集体性社会现象的理论分析，如感染者间的社会网络沟通行为及其社会后果、艾滋病和社会互动过程的关系、艾滋病与社会排斥/社会歧视的关系，以及感染者群体中社会认同感的形塑等；艾滋病和其他社会制度，如大众媒体和文化表征体系的关系，以及与社会伦理体系的关系的探讨。经验取向的研究主题则包括：对艾滋病所造成的心理、社会和文化后效的分析和评估；对艾滋病在相关人群和相关社会—地理区域内的流行趋势的监测；与艾滋病的预防、治疗和控制相关的社会干预努力；与艾滋病相关的社会政策问题。③

虽然人类学的艾滋病研究汗牛充栋，但人类学家们往往以参与国际组织或国家的公共卫生合作应用性项目的方式进入该领域并就某一问题发表观点，深入的民族志作品却并不多见。

---

① Richard Parker, "Sexuality: Culture and Power in HIV/AIDS Research", *Annual Review of Anthropology*, Vol. 30, pp. 163 – 179.

② 刘能:《艾滋病、污名和社会歧视：中国乡村社区中两类人群的一个定量分析》,《社会学研究》2005 年第 6 期。

③ 同上。

　　哈佛大学著名人类学家和医学家保罗·法默（Paul Famer）的著作 *AIDS and Accusation*：*Haiti and the Geography of Blame*（《艾滋病与指控：海地与责难的地理学》，括号内的中文为笔者翻译，下同）① 被认为是第一部在贫穷社会进行艾滋病研究的完整的长篇民族志。种族主义和族群中心主义视野下流行于美国的"北美的艾滋病来自海地"的所谓科学的观点即使缺乏论据却也仍在大行其道，其背后的原因是什么？法默用这本书做了回应。它构建了一个拉丁美洲贫穷的村庄在国家主义、民族主义以及国际关系等多重结构交织影响下的历史进程，对艾滋病的政治过程做了详细而精确的描述。这篇被誉为"迄今最有影响的艾滋病田野志"② 是批判主义医学人类学的经典之作。而保罗·法默本人也因其在拉丁美洲和非洲艾滋病重灾区的杰出工作而被评为《时代周刊》（*TIME*）2010 年评选出的"影响世界的一百个人物"之一，2009 年他还与前美国总统比尔·克林顿一起担任了联合国驻海地特使。

　　在南非的艾滋病关注中，也出现一些优秀的民族志作品。罗伯特·索顿（Robert J. Thornton）在其著作 *Unimagined Community*：*Sex，Networks，and AIDS in Uganda and South Africa*（《无法想象的社区：乌干达与南非的性、网络与艾滋病》）③ 中综合运用人类学的研究方法对艾滋病重灾区乌干达和南非进行了比较研究。他探讨了为什么在 20 世纪 90 年代的同一时期，尽管乌干达是非洲拥有最高生育率的国家之一，其艾滋病感染率却在降低，而南非作为非洲最低生育率的国家其艾滋病感染率却在上升。他以民族志为研究方法，揭示了非洲艾滋病难题的新发现。索顿提出，性网络结构的差异是由文化和社会决定的，而不是由个人行为的变化决定，个人行为的变化是艾滋病感染率激进差异的主要原因。结合资本主义、人口流动性和社会地位、政治权威等因素去理解艾滋病的传播，索顿的分析提出了与全球疾病做斗争的新途径。美国《自然》（*Nature*）杂志对该民族志的评价是"做出了一个强有力的个案研究"（Makes a strong case）。

---

　　① Paul Farmer，*AIDS and Accusation*：*Haiti and the Geography of Blame*，Berkeley and Los Angeles：University of California Press，1992/2006.

　　② 翁乃群：《艾滋病与怪罪》，《读书》2003 年第 9 期。

　　③ Robert J. Thornton，*Unimagined Community*：*Sex，Networks，and AIDS in Uganda and South Africa*，Berkeley：University of California Press，2008.

在 *When Bodies Remember：Experiences and Politics of AIDS in South Africa*（《当身体在记忆:南非的艾滋病苦难与政治》）[1] 一书中，法国巴黎第 13 大学人类学教授和福柯研究专家迪迪耶·法尚（Didier Fassin）在福柯权力理论关怀下，描述了全球艾滋病危机中一个悲剧:南非政府无力阻止艾滋病在南非的泛滥。法尚认为，这个悲剧的深层根源是种族隔离历史，而在这之前，则是殖民时代。在南非，每 10 个人中就有 1 人感染艾滋病病毒。南非总统通过资助医药研究项目，质疑阻止母婴传播的价值，反对艾滋病病毒传播论。政府立场导致国家拒绝接受外界免费提供的药品，并拖延了引进医疗计划。支持和反对艾滋病病毒论的人发起了一个全球性的研讨。围绕这个研讨，法尚根据南非总统姆贝基的立场，敏锐地探索种族和种族屠杀问题。根据他在约翰内斯堡城镇收集的真实的人口学和人类学数据定论，他宣称，南非这个史无前例的流行病危机是一个人间悲剧，是人口统计学的大灾难，要理解它，必须要了解这个国家的社会历史，特别是 20 世纪时政府将种族不平等制度化为行政原则和政策的历史。

马修·古特曼（Matthew C. Gutmann）在 *Fixing men：sex，birth control，and AIDS in Mexico*（《被固定的人:墨西哥的性:生育控制和艾滋病》）[2] 一书中展示了在墨西哥瓦哈卡州的男子对待避孕、性和艾滋病方面的认知与行为。在广泛的田野调查基础上，他揭示了当地人在生活中如何做出关于生育计划的决定，如何应对艾滋病这个瘟疫，在不孕、阳痿和不贞问题上如何处理现代医学治疗技术和请民间医生治疗的矛盾。该书对于现代性与地方性交融之下的医疗观念变迁和就医模式选择研究做出了探索性的贡献。

加拿大人类学家桑德拉·海德（Sandra Teresa Hyde）的 *Eating Spring Rice：The Culture politics of AIDS in southwest China*（《吃青春饭:西南中国的艾滋病文化政治》）[3] 被认为是第一部英文世界有关中国艾滋

---

① Didier Fassin, *When Bodies Remember：Experiences and Politics of AIDS in South Africa*, Translated by Amy Jacobs and Gabrielle Varro, Berkeley：University of California Press, 2007.

② Matthew C. Gutmann, *Fixing men ：Sex, Birth Control, and AIDS in Mexico*, Berkeley：University of California Press, 2007.

③ Sandra Teresa Hyde, *Eating Spring Rice：The Culture Politics of AIDS in Southwest China*, University of California Press, 2007.

病传播的重要的民族志研究。① 海德通过 1995—2005 年这 10 年间在云南西双版纳这一旅游胜地以卖淫与艾滋病为主题的田野调查,以"艾滋病的日常实践"为关注点讨论了国家—社会、汉—非汉框架下的文化政治话语建构。我们可以从她的作品中看到福柯的深刻影响。梅谦立认为这部作品的重要特征就是"卓越运用了米歇尔·福柯的人类学框架,其中含有三个概念:政府至上主义、知识系统及个体策略。在社会与政府的对立之外,不同行为主体出于各种复杂多样的动机形成了各自的话语"②。围绕艾滋病,政府官员、性工作者、少数民族等不同的身份符号下的人们发展出不同的艾滋病话语,从而展现了艾滋病丰富的文化政治生态。

台湾地区学者刘绍华 2010 年 11 月份出版的新作 *Passage to Manhood Youth Migration, Heroin, and AIDS in Southwest*(《步入成年:西南中国的劳力流动、海洛因和艾滋病》)③ 是第一部关注中国凉山彝族地区艾滋病问题的民族志作品。她在多年田野调查的基础上,在现代性理论的关注下讨论了凉山彝族聚居区在不同时期国家、市场和资本对彝族社会结构变迁产生的影响和后果。刘绍华的田野点正是我所选的田野点。不过 5 年前她在那里做调查的时候,艾滋病仍然主要在吸毒人群中传播并且尚未进入病症高发期。作为时间上的持续性研究,今日之凉山彝区的艾滋病已经通过性传播和母婴哺乳的途径向非吸毒者的普通乡民扩散,许多艾滋病人也开始进入发病期和死亡期。这一群体性死亡的动态过程给彝族地方社会以及国家的疾病防控制度带来的影响深刻而长远。笔者调查的意义之一也正在于此。

(二) 国内 (大陆) 研究

与硕果累累的国际社会科学界的艾滋病研究相比,国内的社会科学界对艾滋病的研究仍然有较大的提升空间。当前中国的艾滋病研究主流集中在公共卫生和疾病防控等应用领域,人类学乃至整个社会科学的艾滋病研

---

① JingJun, "Book Reviews: An Ethnographic Study of HIV/AIDS in China", *The lancet*, Vol. 370, December 15, 2007, pp. 1995 - 1996.

② [法] 梅谦立 (Thierry Meynard):《Eating Spring Rice 书评》,《神州交流》2008 年 7 月, Vol. 5, No. 3, p. 129。

③ Shao - hua Liu, *Passage to Manhood Youth Migration, Heroin, and AIDS in Southwest*, Stanford: Stanford University Press, 2010.

究仍然被认为处于起步阶段（邱仁宗，2001；夏国美，2002；潘绥铭，2004；李楯，2004；刘能，2005）。国内社科界的艾滋病研究，是在艾滋病日益成为威胁人类健康的重大疾病的大背景下参与进来的，当时艾滋病防治已经成为联合国、各国政府以及各大疾病预防类国际 NGO 关注的重大议题。一些艾滋病领域的国际合作项目，如中英项目、中澳项目、全球基金系列项目等，在设计时都要求本土社会科学研究者的参与，一些人类学者和其他社会科学学者如政治学者、社会学者、公共政策学者等共同以项目参与的形式打开了艾滋病的社会科学研究之门。

　　可以看到，早期中国社会科学界的参与是以被动的方式卷入艾滋病议题的。他们面对的是科学主义下的生物医学强势话语。这种话语以医学术语和数字化表述为重要特征。对作为社会问题的艾滋病的应用研究与干预，传统上以流行病学为主要理论工具。但传统流行病学往往在个体属性与行为特征的层面上展开性途径传播艾滋病风险的研究而忽略了个体层次之上的社会结构与文化情境中的人们对性与疾病的地方性理解与互动实践关系，从而将艾滋病的社会风险问题局限在自然科学主义主导的临床医学与公共卫生学视野内，试图通过针对个体或群体的"行为干预"改变有"高危行为"的个人的生活方式或希望通过对"社会环境"的干预来改变"个体行为"。主要关注高危人群（商业性行为人群、男男性接触者、STD等）的危险性性行为（多伴性行为、无保护性行为、商业性性行为等）。从国际艾滋病研究中对感染艾滋病的高风险行为者计量单位的称呼——个人（person）、人群（people）、群体（group）——可以看出，"研究者们对于这些人是不是形成了社会组织，怎样被组织起来的，一直认识不清或者莫衷一是"[1]，对文化变量的考察更是不多见。

　　方法论上，则以定量研究为主，以公共卫生学理论框架（如健康信念理论、行为改变理论等）为基础开发"量表工具"来设计问卷进行艾滋病知识知晓率、安全套使用率、高危性行为发生率等方面的调查。这些调查为我们提供了艾滋病疫情的一些信息特征，但因为缺乏社会文化整体关怀，其对高危行为现象背后深层社会文化动因探讨的缺失，导致干预建议往往流于"扩大健康知识宣传""加强安全套使用教育"的表面倡导，这已经影响到对艾滋病风险的理解和干预效果。

———————————

[1]　潘绥铭：《艾滋病给社会学带来的新视角》，《社会学研究》2001 年第 1 期。

事实上，无论是艾滋病患者还是普通人群，其日常生活都是嵌合在多重层面的结构性社会文化因素当中的。作为一种产生于社会交往与互动过程中的传染性疾病，艾滋病的获得风险往往与个人体验层次之上的中观和宏观社会因素密切相关，是个体心理、个体行为与社会结构、社会行动共同作用的结果。而此时的中国的医学人类学并未出现，中国医学仍然处于关注民族医药的初级阶段。面对艾滋病问题，已经远远不能达到理解和解释的目的。

虽然如此，但是事实上在这样强大的话语权力面前，中国人类学界对艾滋病进行的深入研究仍然取得了一定成果。通过检索可以发现，过去20年，中国的社会科学家已经在中文核心期刊上发表了数百篇有关艾滋病的论文。景军认为当前与艾滋病相关的人类学研究议题主要包括风险观念、风险行为、人口流动及高危人群的社会组织、血液买卖、吸毒与戒毒等问题。① 以下就对一些关注艾滋病的人类学主要学者和研究成果进行梳理，从中发现问题意识的特点与研究重点的演变轨迹。

庄孔韶等在文化整体观的关怀下完成了记录小凉山彝族利用家支组织、信仰、伦理等地方性文化资源来帮助家族成员戒毒的专题纪录片《虎日》，产生了广泛的社会影响。他在《"虎日"的人类学发现与实践》一文中指出，一些彝族家支头人通过对彝族家支制度及伴随的族群性、信仰系统、习惯法的力量的运用，调动巨大的族群认同道德的力量与族群教育的力量，使一些家支的吸毒者复吸率大大降低，以至吸毒者戒毒的成功率高达60%—70%。② 从而在学理层面上总结出"虎日"模式，即在寻找传毒、吸毒的社会文化原因以及民间自救的有效方法的同时，以人类学的理论为项目切入点，以一种家族仪式为契机，调动和激活凉山彝人来自家族组织、信仰仪式、伦理道德、习惯法和民俗教育等层面的文化资本诸要素，进一步激发出战胜人类生物成瘾性的坚强毅力，有效地提高了地方人民的戒毒成功率，应对"世纪瘟疫"艾滋病。③

---

① 景军：《穿越成年礼的中国医学人类学》，《广西民族大学学报》（哲学社会科学版）2012年第2期。

② 庄孔韶：《"虎日"的人类学发现与实践：兼论〈虎日〉影视人类学片的应用新方向》，《广西民族研究》2005年第2期。

③ 庄孔韶、杨洪林、富晓星：《小凉山彝族"虎日"民间戒毒行动和人类学的应用实践》，《广西民族大学学报》（哲学社会科学版）2005年第2期。

在后来对女性性服务者群体特征的比较研究中，庄孔韶还关注到"作为文化的组织"① 的人类学研究实践，从而在学科建设的高度提出"从组织文化到作为文化的组织"② 的研究方法转向并在这一系列艾滋病相关的人类学研究过程中建设了队伍，带领相当数量的一批青年学者（如富晓星、嘉日姆几、李飞、张有春、雷亮中、赵世玲、和文臻、黄剑波、孙晓舒、刘谦、张庆宁、宋雷鸣）先后进入了艾滋病研究领域。③

景军在参与中英项目的过程中将人类学、社会学理论与实践结合，如在"泰坦尼克定律"和"风险社会学说"的分析框架下对艾滋病流行风险的阶级差异④、人血买卖与艾滋病孪生关系⑤以及艾滋病谣言的社会建构⑥等问题进行了深入探讨并进行了社会学意义上的解释分析。他还注意到艾滋病问题与地方扶贫之间的关系。⑦

翁乃群则考察了艾滋病的文化建构与社会文化背景的关系，认为艾滋病的传播与政治经济结构和社会文化制度有着极为密切的关系。⑧ 在《海洛因、性、血液及其制品的流动与艾滋病、性病的传播》⑨ 一文中，他特别关注了艾滋病性别传播在时空上的不平衡，认为与艾滋病传播相关的海洛因、性、血液及其制品的流动与一系列特定的政治经济和社会文化制度交织在一起，艾滋病问题本质上是社会不平等及社会变迁与社会文化制度不协调的问题。

---

① 庄孔韶、赵世玲：《性服务者流动的跨国比较研究与防病干预实践》，《中国农业大学学报》（社会科学版）2009 年第 1 期；李飞、庄孔韶：《"作为文化的组织"的人类学研究实践：中国三个地区女性性服务者群体特征之比较及艾滋病/性病预防干预建议》，《广西民族大学学报》（哲学社会科学版）2010 年第 2 期。

② 庄孔韶、方静文：《从组织文化到作为文化的组织：一支人类学研究团队的学历线索》，《浙江大学学报》（人文社会科学版）2012 年第 4 期。

③ 景军：《穿越成年礼的中国医学人类学》，《广西民族大学学报》（哲学社会科学版）2012 年第 2 期。

④ 景军：《泰坦尼克定律：中国艾滋病风险分析》，《社会学研究》2006 年第 5 期。

⑤ 景军：《铁默斯预言：人血买卖与艾滋病的孪生关系》，《开放时代》2006 年第 6 期。

⑥ 景军：《艾滋病谣言的社会渊源：道德恐慌与信任危机》，《社会科学》2006 年第 8 期。

⑦ 景军等：《艾滋病与中国扶贫工作》，载靳薇编《中国面对艾滋病：战略与决策》，国际中国文化出版社 2004 年版。

⑧ 翁乃群：《艾滋病传播的社会文化动力》，《社会学研究》2003 年第 5 期；翁乃群：《艾滋病的社会文化建构》，《清华社会学评论》2001 年第 1 辑。

⑨ 翁乃群等：《海洛因、性、血液及其制品的流动与艾滋病、性病的传播》，《民族研究》2004 年第 6 期。

邵京重点关注了中原地区农民有偿献血和大批艾滋病感染者出现之间的关系,通过理解"卖血"这一新的经济文化中出现的社会现象来认识中国经济改革所带来的更深远的社会文化变更。①

兰林友将社会文化分析视野运用在艾滋病防治干预领域,通过对小姐群体的组织文化特征和性行为数据分析,将文化变量纳入地方艾滋病防治工作政策建议和对策制定过程当中。②

张有春等致力于人类学与公共卫生的学科整合③,从生物—文化和社会—文化视角反思医学人类学整体学科的发展,并关注到中国情境中艾滋病话语的污名化问题。④　张玉萍⑤和郇建立⑥等人进一步关注到民族变量、性别变量与艾滋病的关系。

侯远高和张海洋在题为《乡村毒品与艾滋病社会控制的人类学实践与反思》的项目报告中对人类学者艾滋病研究进行了类型化阐述。他们认为,目前人类学者参与艾滋病防治工作的方式有四种:一是以政府部门或非政府机构聘请的专家、顾问身份,提供咨询意见、决策依据或参与项目设计和评估,如景军所做的工作;二是开展实地调查和经验研究,分析艾滋病在不同人群中传播的社会文化原因和高危人群的行为特点以及针对不同群体的防治策略,如翁乃群所做的工作;三是在调查研究的基础上,在社群中采取干预行动,提出具体操作的方法和路径,总结实践经验并加以推广,如张海洋、侯远高、兰林友等人所做的工作;四是用影视人类学的手段记录和演示具体的干预行为和方法,主要是指庄孔韶等人所做的工作。⑦

①　邵京:《记录与思考:农村有偿献血与 HIV 感染》,《广西民族学院学报》(哲学社会科学版) 2005 年第 2 期。

②　兰林友:《中国艾滋病防治的人类学研究:社会文化行为的分析》,《广西民族大学学报》(哲学社会科学版) 2009 年第 4 期;兰林友:《小姐群体特征与艾滋病防治:趋势、挑战及对策》,《中国农业大学学报》(社会科学版) 2010 年第 3 期等。

③　张有春:《人类学与公共卫生:理论与实践》,《广西民族大学学报》(哲学社会科学版) 2007 年第 1 期。

④　张有春:《污名与艾滋病话语在中国》,《社会科学》2011 年第 4 期。

⑤　张玉萍:《少数民族防治艾滋病的思考》,《广西民族大学学报》(哲学社会科学版) 2005 年第 3 期。

⑥　郇建立:《中国艾滋病研究中的民族和性别问题》,《广西民族大学学报》(哲学社会科学版) 2010 年第 6 期。

⑦　侯远高、张海洋:《乡村毒品与艾滋病社会控制的人类学实践与反思》,项目报告。

学界以外，对于艾滋病问题进行关注的另一支重要力量是各种类型的NGO 组织，他们主要在艾滋病相关群体的意识与行为改变方面展开实际干预工作。这些组织包括了国际组织和一些本土 NGO。上述人类学者的一些艾滋病研究成果多是在国际组织项目支持下取得的。

彝族知识分子在对自身族群未来充满关注的使命感驱动下展开了以族群生存与发展为价值导向的文化自觉和民族自救行动。凉山彝族出身的中央民族大学人类学者侯远高等通过成立 NGO 的实际行动与研究相结合，进行了本土知识分子精英干预艾滋病的尝试。本质上讲，艾滋病是一个综合性的社会政治与文化问题，其预防与遏制需要从一个微观与宏观结合的视角去探索基于地方性社会文化脉络的解决方案。对于少数民族地区的艾滋病问题，我们应当构建有效的概念和理论框架来驾驭。有效性体现在对微观社区与宏观社会里发生的事情的有力把握。在构建的过程中，我们既要警惕套用西方概念和理论框架来解释中国社会经验事实的危险，以免陷入西方话语，也要警惕沉醉于地方性知识的搜集和罗列。

四　现代彝学的建构与批判

以往有关彝族的社会研究积累事实上已经构成了彝学体系。除却中国史籍材料中对彝族各种散见的记录不谈，在 19 世纪中，西方的学者、探险家、殖民者、传教士等，就在彝族聚居区考察、探险，写出许多见闻录、探险记等相关著作。这可以看作近代彝族研究的开始。[①] 可以说，彝学研究自西方开始。

阿哲俁濮在《近代以来国外对彝族的研究》一文中回顾了自 13 世纪马可波罗在《东方见闻》中记述的访问建都州（今四川省凉山彝族自治州）的见闻到 20 世纪 80 年代国外人对彝族人的研究历程。[②] 他将所有国外的彝族研究按照社会调查和语言研究的分类方式进行了梳理。这一时期

[①]　黄季平：《彝学研究史：环绕民族认定与源流史诗两个课题的分析》，《政治大学民族学报（台）》第 25 卷，第 167—206 页。

[②]　阿哲俁濮：《近代以来国外对彝族的研究》，载左玉堂、陶学良编《毕摩文化论》，云南人民出版社 1993 年版，第 810—832 页。

的研究以见闻记载为主。笔者整合梳理了阿哲俅濮、黄季平、李列等国外学者进行的关于彝族社会调查研究。主要研究成果如下:

表 1-1 　　　　　　　　近现代国外彝学研究梳理

时间	人物	国别	论著	主要观点
1867 年	杜达尔·特拉格来、安邺、德·拉波特、儒贝尔、托雷尔	法国		西方迁移说,认为彝族人属雅利安人种
19 世纪70—80 年代	杜布益、埃米尔·罗毅	法国	《云南省》《云南亲王史》	介绍云南彝族习俗
19 世纪末	普亚、拉古柏里、德维亚、奥尔良	法国	《从东京到印度》	认为彝族是从陕西迁徙至西南
19 世纪 60 年代	威廉·洛克哈特、布莱斯基顿、威宁	美国		
19 世纪 70 年代	安德森、马加里、格罗夫纳、巴伯、麦克卡迪、吉尔·史蒂文森、索二登	英国	《金沙江:中国藏东及缅甸漫游记》	介绍大小凉山彝族风情
1882 年	亚历山大·浩熙(英国驻重庆领事)	英国	《华南三年》	搜集川黔滇三省彝区资料
19 世纪 90 年代	皮唯、马尔多、波伦、凡尔赛、勒克莱尔、德布莱罗、博厄尔、沙尔雅	法国	《华南和华西土著民族研究》《对俅俅语言的研究》	对彝族从民族学方面进行初步探讨;对彝族语言学、文字学进行探讨
19 世纪 90 年代	戴维斯、柯乐洪、巴贝纳(女)、温盖特(女)	英国	《云南:连接印度和扬子江的链环》	
1907 年	夏瓦纳(法国文学院院士)			考察云南彝族
1940 年	弗朗索瓦(法国驻昆明领事)彭斯·汤策(法国驻思茅顿领事)	法国		考察凉山和云南彝族

续表

时间	人物	国别	论著	主要观点
1902—1903 年	鸟居龙藏（人类学家）	日本	《清国云南倮倮调查》《倮倮族的神话》《倮倮族的体质》等	
1907—1910 年	吕真达（法国殖民军一等医官）	法国	《建昌倮倮》《在云南和东京的崇山峻岭中》	记载了凉山彝族的奴隶制及奴隶制下的三个等级
1906—1909 年	多龙（法国殖民军少校）	法国	《中国非汉民族的历史记载》	对川、黔、滇三省彝区考察
20 世纪初	利特、杰克、约翰斯顿、希洛克、费格生	英国	《滇西北旅行》	
20 世纪初	邓明德	法国	《宇宙源流》《倮倮·历史·宗教·习俗·语言和文字》《云南彝族文字研究》《彝语语法》《法倮字典》	
1917—1948 年（病逝）	张尔昌（传教士）	澳大利亚		将英国传教士伯格理在贵州苗区设计的拼音带到彝族区
20 世纪初	利艾达尔	法国	《阿西倮倮地区》《云南倮倮泼：华南的一个土著部族》	介绍云南路南和昭通彝族
20 世纪初	马尔丹	法国		20 年间从民族学和语言学入手，搜集了四川彝族地区丰富的资料
1959 年	威宁顿	英国	《凉山奴隶》	介绍社会制度和亲属关系

续表

时间	人物	国别	论著	主要观点
1972 年	伊茨	苏联	《东南亚部民族史》	提出彝族来源于新石器时代大溪人—巴人,发展为滇人—东人—乌蛮
1950—1960 年	白乌芳郎	日本	《父子联名制与谱系》《西南中国》《对中国西南少数民族的历史研究》《西南中国诸土司的民族谱系》等	他认为现在彝族中的黑彝来源于唐代的乌蛮,乌蛮属于藏缅语,故南诏王是彝族
1949—1980 年	松本信广、加佐明、藤尽义美、大林太亮、竹村卓二、栗原吾等		《关于哀牢彝的归属问题》《中国西南西组的社会组织》等	
1979 年	乌越宪三郎(人类学教授)			日本人的根在云南,日本民族和云南彝族是同根

　　彝学研究的现代学术确立则开端于中山大学人类学系的杨成志先生。黄季平、李列等人将国内彝学的发展归纳为"开端"(1860—1928)、"现代学术建立"(1928—1949)、"当代调查研究"(1949—1980)和"1980年后的彝学研究"四个阶段。事实上,20 世纪的 20—30 年代,专业的社会学和人类学家开始进入这一神秘地带,对彝族进行社会调查,留下许多重要的调查记录。中山大学人类学系先驱杨成志先生在 1928 年 9 月至 1929 年 5 月,孤身深入凉山①进行民族调查。他结合云南的一些调查撰写的《云南民族调查报告》,被称为"我国西南民族调查的先导杰作",后

---

　　①　1928 年中央研究院院长蔡元培与国立中山大学合派杨成志、容肇祖、史禄国夫妇共赴云南进行民族调查。一个月后其他 3 人返回广东,杨成志独自承担起民族调查的任务,在凉山进行了为期近一年的调查。

来出版的论文集《云南罗罗族论业》被称为"罗罗研究的第一本巨著"。① 此外，袁家骅、李仕安、江应樑、陶云凯、林惠祥、芮逸夫、马长寿、林耀华等诸多民族学和人类学大家都曾进行过彝族社会文化调查和研究。如马长寿在1936—1940年的抗战时期数次深入凉山进行长期田野调查，写出《凉山罗彝考察报告》。林耀华也在1943—1945年间深入凉山，写就的《凉山彝家》于1947年出版，解放后的1975年和改革开放后再次三入凉山进行追踪研究。他们融会贯通，将人类学、民族学、民俗学、社会学、政治学、经济学等数门学科的理论与方法整合运用，写就了一批经典之作。这一时期的彝族研究以社会调查为主。

这一时期，主要学者的彝族考察活动和成果如下表。

表1-2　　　　　　　　民国时期国内彝族考察略表

时间	学者	考察范围	成果
1928—1929年	杨成志	云南、四川	《云南民族调查报告》《中国西南民族中的罗罗族》
1931年	林惠祥		《俫俫标本图说》
1940年	江应樑	凉山彝区	《凉山夷族的奴隶制度》
1936—1937年	马长寿	云南、四川	《西康夷族调查报告》
1941年	庄学本	四川	《凉山罗彝考察报告》
1944年	许益棠	凉山彝区	《雷波小凉山之俫民》
1943—1945年	林耀华	凉山彝区	《凉山彝家》
1941年	曾招伦	凉山彝区	《大凉山俫族通考》
1939年	马学良	云南	《撒尼彝语研究》
1943年	袁家骅	云南	《阿细民歌及其语言》

自从20世纪50年代的民族识别工作中"彝族"作为一个民族被确定以来，以彝族为研究对象的现代"彝学"逐渐兴起，并形成以彝族本民族学者为主力的研究者群体。如果我们从中华民族多元一体的高度来看，20世纪80年代以后彝学作为学科的出现和发展与其他各少数民族研

---

① 王水乔：《杨成志与西南民族研究》，《云南民族学院学报》（哲学社会版）1996年第2期。

究学科的出现和发展几乎同时（藏学、瑶学、满学、蒙古学等），也暗含了改革开放以来的各种时代特征。如刘宝明就认为"彝学是党的十一届三中全会以来逐渐发展起来的一门新兴的社会科学"①。研究队伍的壮大和高学历化、研究成果的积累、一些研究机构和团体的出现被认为是"彝学"作为学科出现的基础，研究内容则包括了彝族历史、文化形成与发展和具体文化事项。彝学的研究意义则站在一个"政治正确性"的高度和原则上展开论述，以促进人们"全面认识彝族文化及其对祖国文化的贡献"②"推动彝族地区的现代化建设"③ 等为出发点。

彝族研究的学术化进程与现代民族—国家的建构过程是同步的。彝族本土学者的研究已经成为当今彝学研究的主流。王菊认为，新中国成立后彝学研究的历史转型经历了从"他者叙述"到"自我建构"④ 的演变过程。根据我对彝族研究文献的解读，情况确实如此。

大致来讲，古代的彝族群体存在于两个世界：一个是"中央"帝国地方志中的角落，当他们出现在王朝管制视野中的时候，会以"蛮夷"的身份被表述；一个是彝族社会流传的经典文籍和代代相传的传说，他们以"祖先"和"英雄"的形象被表述。明清以后近代以前的彝族研究以西方话语为主，话语的诉说者是一群或多或少带有西方中心主义的传教士和探险家；解放前彝族研究的话语诉说者以汉族身份的人类学家、民族学家和社会学家为主，他们受到西方社会科学的训练，并试图用一些来自西方的理论（如功能主义）和方法（社会调查）来描述他们看到的彝族社会；解放后，随着民族识别工作的开展和区域自治政策的实施，尤其是改革开放以来高考制度的恢复，使彝族本土知识分子崛起，日益成为彝族研究的主力，并推动了彝学作为一个学科的出现。这种学术情景一方面带来了"内部视野"下经验材料搜集的贴切翔实。如新中国成立后的第一位

① 刘宝明：《试论彝学研究的对象、意义和方法》，载中央民族大学彝族研究所编《中国彝学》第1辑，民族出版社1997年版，第20页。
② 伍精华：《关于开展彝学研究的几个问题》，载中央民族大学彝族研究所编《中国彝学》第1辑，民族出版社1997年版，第1页。
③ 刘宝明：《试论彝学研究的对象、意义和方法》，载中央民族大学彝族研究所编《中国彝学》第1辑，民族出版社1997年版，第20页。
④ 王菊：《从"他者叙述"到"自我建构"——彝学研究的历史转型（1950—2006）》，博士学位论文，四川大学，2007年3月。

彝族教授、费孝通先生的弟子、"中华彝族文化学派"的创始人刘尧汉认为"在国内由于历史上造成的民族隔阂,汉族研究少数民族,难免受局限。若由彝族写彝族,即写彝区的专题;写自己的家乡、家族、家庭、个人;写自己部落的氏族、家庭、个人。这就十分贴切翔实。……凉山彝族知道我的意图是为弘扬中华彝族优秀文化传统,他们就肯无顾忌地回答问题,这就是民族情感的作用"①。但是另一方面,彝学研究也容易陷入和其他民族分支学科类似的主位迷失,民族情感可能会遮蔽一些理性思维,从而与人类学老生常谈的"主位与客位结合""进得去出得来"的学科规范相背离。事实上,在我看来,这也是一种权力关系的体现。

以研究中国彝族族群认同而闻名的美国人类学家郝瑞在云南石林参加第三届彝族大会时,发现很多前来开会的彝族学者都提出"彝族优越论",甚至抛出"彝族文化传播论"。②当然,如果我们批判族群自我研究的局限,那么作为他者的汉人学者进行少数民族研究,同样难以避免一些民族中心主义思维的影响。为了回应上述表述危机,人类学家们提出了很多新型民族志写作的尝试模式(Fabian,1983;Marcus and Fisher,1986)。这种两难境地在后现代对人类学的批判中已经有充分的讨论,此不赘述。

今天的彝族和其他各民族一样,共同面对着无法回避的全球化和现代化的影响与冲击,并进行着文化自觉和社会调适。在这一过程中,艾滋病问题正如成长中的阵痛,让这个古老而伟大的民族承受着社会转型过程中

---

①　刘尧汉:《总序——弘扬中华彝族优秀文化传统》,载刘宇《凉山彝族土地关系的特点:出租者向承租者服劳役》,云南人民出版社1999年版,第17页。

②　彭文斌问,郝瑞答:《田野、同行与中国人类学西南研究:访美国著名人类学家斯蒂文·郝瑞教授》,《西南民族大学学报》(人文社科版)2007年10期。在文章中,郝瑞提到,参会的彝族学者们提出"彝族文化是中国文明的起源,彝族的文章是最早的,甚至有人提出彝族文字已经有10000年的历史,而且传到印度是8000年,传到埃及是6000年,传到希腊是4000年。……还有人说元谋人是所有东方人,包括中国、日本、中亚、东南亚,甚至美洲印第安人的祖先,但是只有彝族才是元谋人直接的后代等。也有人认为彝族发明的立法——十月太阳历是世界上最早最准确的立法。他们在会议上提出了'世界文明,中国为先;中国文明,彝族为先'"。这让作为"老外"的郝瑞感到"越来越不安",他在会后对巴莫阿依提出两点:"第一,我很了解你们为什么要反对汉族中心主义对边远地区和边缘民族的歧视,他们认为你们对中国的文化没有多大贡献。但是你们要有很好的依据才能提出这些东西,我看有的依据还是很薄弱。第二,你们反对传统的汉族中心主义,但是用'彝族优越论'代替大汉族主义,这不是进步,还是大民族主义。"

的巨大苦难。彝族社会的家庭结构、社会结构和文化意识都受到这一疾病问题的深刻影响。

当今的"彝学"研究体系已经初具规模并生产出大量优秀的彝族文化和社会研究成果。但我认为,对于彝族的关注不能停留在社会文化研究本身,而应当怀着强烈的现实主义关怀从现有的彝族社会文化研究的成果中寻找理解和解决艾滋病问题的思路和方法。韦伯式的"价值中立"原则作为一种理想模型,曾经是科学主义时代的社会科学研究所追求的终极目标。但在经历过后现代的反思之后,我们不由发问,对于"人"的研究如果缺失了价值取向,我们的研究的立足点又从何谈起?因此我认为,人文主义的情感与理性主义的逻辑对于一个合格的人类学者来说都是必不可少的。作为个人的人类学者,自身的价值判断往往影响到整个研究的取向和风格。这是不可避免的,也是必要的。我们需要对人类社会发生的事件有价值判断,包括科学。这正是社会科学的良心之所在,也是魅力之所在。

第四节　概念的界说与反思

"工欲善其事,必先利其器。"在构建"疾病与权力"作为文章的叙事和分析框架之前,有必要对有关的几个核心概念进行简明梳理,并对其内涵和外延进行文本情境中的说明和界定。

一　疾病:以艾滋病为中心的考察

在西方世界,对病痛、疾病以及健康进行定义的尝试不可计数(Faber,1923;Riese,1953;Lush,1961;Meador,1965;Hudson,1966;Niebyl,1971;Boorse,1974;Burns,1975;Engel,1977;Temkin,1977;Tylor,1979;King,1982;Sundstrom,1987)。[①] 在本书情境中,疾病是一个具有理论张力和弹性的概念,是以医学定义上的艾滋病为考

---

① ［美］基普尔主编《剑桥世界人类疾病史》,张大庆主译,上海科技教育出版社 2007 年12 月版,第 39 页。

察中心的结合了现代医学意义上的疾病内容以及彝族地方社会地方性知识认知体系中的疾病考察的一个概念群。而二者甚或更多话语中的疾病及其理解背后的权力格局正是本书考察的重点之一。

西方当代科学主义视野中的疾病认识论将疾病分为传染性疾病和慢性病两大类。对于传染性疾病,西方医学以除去病原体和恢复失去的平衡为主要治疗方法论;而对慢性病则考虑宿主与病原的共生关系。艾滋病对西方医学对疾病的传统分类方式提出挑战。如果说它是瘟疫,它是一种特殊的、缓慢进行的瘟疫;如果说它是慢性病,它又是一种有显著传染性的慢性病。在这个意义上,医学界在对艾滋病的多维性特征把握的基础上,提出艾滋病是一种慢性传染性疾病的概念,并强调"慢性"和"传染性"二者都不能忽视,而且认为它们的次序对于卫生政策和预防策略是重要的。这种观念强调病原学意义上的传播和预防而不是临床控制,强调社会关系中人们的互相影响而不是孤立的个体,强调预防策略的长时段性和全球影响。① 我国卫生部颁布的《中华人民共和国传染病防治法(试行)》将规定管理的传染病分为甲、乙、丙三类,共 35 种。② 卫生部发布的《2009 年卫生事业发展统计公报》③ 显示,2009 年艾滋病居传染病死亡人数之首,达 13281人(这个数字明显被缩小了)。艾滋病的出现,迫使以现代民族—国家为医疗保健和制定疾病预防政策主要主体的当代社会反思已有的疾病防控体系和策略。

---

① 张大庆:《艾滋病:从疾病史到社会史》,《自然辩证法通讯》1995 年第 1 期。

② 分类标准依据根据传染病的危害程度并参照世界卫生组织(WHO)统一分类标准。其中甲类传染病是指:鼠疫、霍乱;乙类传染病是指:病毒性肝炎、细菌性和阿米巴性痢疾、伤寒和副伤寒、艾滋病、淋病、梅毒、脊髓灰质炎、麻疹、百日咳、白喉、流行性脑脊髓膜炎、猩红热、流行性出血热、狂犬病、钩端螺旋体病、布鲁氏菌病、炭疽、流行性和地方性斑疹伤寒、流行性乙型脑炎、黑热病、疟疾、登革热;丙类传染病是指:肺结核、血吸虫病、丝虫病、包虫病、麻风病、流行性感冒、流行性腮腺炎、风疹、新生儿破伤风、急性出血性结膜炎、除霍乱、痢疾、伤寒和副伤寒以外的感染性腹泻病。根据分类,国家疾控体系有相应的应对强度标准,显示了现代国家力量对疾病控制的技术。

③ 2009 年我国卫生事业发展统计公报(http://www.moh.gov.cn/publicfiles/business/html-files/mohwsbwstjxxzx/s8208/201004/46556.htm)。

二 身体:疾病与社会的连接点

在日常语言中,在健康话语中,会常常听到有"一些东西"(厌食、重复性的心理伤害、矿工的肺或恐旷症)不"存在",因为它"只是在心灵中","心身病态"这个概念在这些语境中不起作用,因为按照普通的说法,它还是表示"只在心灵中",这个表述依然保持着心/身这样的一个二元对立。这样,在医学中的这种笛卡儿式划分使得医学在对待身体问题时尽量地不涉及社会或心理原因。

——布莱恩·特纳①

(一) 身体转向:从身心二元到身心互动

本书对于疾病的讨论从身体开始。对身体的关注缘于身体作为疾病的获得来源和体验载体,承担了个人心灵感知与外部生活世界沟通的任务。社会结构的任务与文化情境中的身体与社会、文化的互动是社会实践的重要特征之一。医学人类学是关于身体的人类学这一观点在美国人类学界早已出现。1987 年美国的两位医学人类学家写了一篇文章《有意识的身体:身体人类学导论》(*The Mindful Body*: *A Prolegomenon for an Anthropology of the Body*)②。他们提出:医学人类学基本上是关于身体的人类学。③

然而,身体作为研究对象长期以来被主流社会科学忽视④或被认为属于一种缺席在场(absent presence)。⑤ 当今身体意识的觉醒和身体社会学

---

① [英] 布莱恩·特纳:《身体社会学导论》,载汪民安、陈永国编《后身体:文化、权力和生命政治学》,吉林人民出版社 2003 年版。

② Nancy Scheper - Hughes、Margaret M. Lock,"The Mindful Body: A Prolegomenon for an Anthropology of the Body," *Medical Anthropology*, Vol. 1, Mar 1987, pp. 6 - 41.

③ 冯珠娣、汪民安:《日常生活、身体、政治》,《社会学研究》2004 年第 1 期。该文将 Meindful body 译为"关心的身体";而陈华在其主编的《寻找健康:医学人类学调查与研究》一书中的《论医学人类学》一文中将 Meindful body 译为"感知身体",笔者认为译为"有意识的身体"更为妥当,因为文中作者将"Mind"与"Body"作为相对应的一对概念呈现,在此特别指出。

④ 戈夫曼在《日常生活中自我的表现》中对身体的重点关注算经典社会科学研究中的为数不多的例外。

⑤ [英] 克里斯·希林:《身体与社会理论》,李康译,北京大学出版社 2010 年 9 月版。

的兴起被认为是 20 世纪 80 年代初期以后西方女性主义运动在社会科学研究领域所产生的一种政治后果和社会后果，也是西方工业社会长期深刻转变的后果（文军，2002）。尤其是随着资本主义消费文化的高涨和文化工业的极度发展，身体成为一个消费商品的战场，身体在社会科学领域的重要性和能见度才得以大幅提升。另外，福柯以规训权力（disciplinary power）为主体的讨论进一步激发了社会科学对身体的关注（黄金麟，2006）。他以杰里米·边沁（Bentham）于 1785 年设计的圆形监狱蓝图为类比，将隐含在人类社会中的身体规训机制和策略方案做了梳理（Michel Foucault，1997）。

笛卡儿对身体的论述被认为是理解近代以来身体认识论的关键和批判的起点。笛卡儿在《第一哲学沉思集：反驳与答辩》中写道："我散步，所以我存在，这个结论是不正确的，除非我具有的、作为内部认识的是一个思维，只有关于思维，这个结论才是可靠的。"① 他认为人通过思考意识到了（我的）存在，从而肯定了"我思"的确定性而否定了身体本质与存在的确定性。这种身体与精神的二元对立之下，身体被认为是代表感性、偶然性、不确定性、错觉和虚幻的一面而精神则意指着理性、稳定性、确切性、真理。因此，身体在神学那里，成了罪恶和欲望的来源，而在资本主义那里，身体又被利用而调动起全部的物质性，被聚拢、集结，最终作为生产的机器而爆发。② 就在以人性、理性和思辨为标识的精神日益被重视，并在胡塞尔的现象论和海德格尔、萨特、加缪的存在主义中达到巅峰的时候，身体则被打入另册。

这种笛卡儿式的二元分类在许多学科中得到表现。现代医学尤其是临床医学在对待医学问题时就以身体为治疗对象，较少涉及和考虑社会或心理因素；而社会科学经常在分析人的认识的时候忽略了身体的存在。社会科学古典三大家马克思、涂尔干和韦伯在讨论人类社会重大问题时，身体只被当作一个存在纳入讨论而没有被当作深入观察的对象。马克思在展开资本主义生产体系对人的异化的讨论的时候，将人的身体作为一种生产性

---

① ［法］笛卡儿：《第一哲学沉思集》，庞景仁译，中国社会科学出版社出版 2009 年 12 月版。

② 汪民安：《尼采、德勒兹、福柯：身体和主体》，载［法］让吕克·南茜《身体》，编者前言，吉林人民出版社 2003 年版。

的身体;涂尔干对社会分工发展、集体意识以及个体崇拜(cult of indi-vidual)的论述也和身体的发展相关,他的身体观与古希腊哲学、基督教传统以及笛卡儿的身心二元论立场一脉相承,身体被视为短暂、世俗、充满肉欲危机的生物机体,是一切私心的出发点,而相对于身体存在的是一个职司精神活动及道德教化发展的灵魂;韦伯对新教禁欲伦理的讨论,对理性化发展的焦虑以及对资本主义生产体系所包含的理性计算和组织的探讨,也表明了身体可能具有的危险性以及整个西方文化发展之所以走上科层化和理性化的根本缘由。[①] 在古典社会科学者的讨论中,身体因其潜在的非理性和物质性而被警惕。

尼采在《论道德的谱系》一书中将身体解放出来,他逆近现代西方的实证主义伦理学潮流而动,不用理性来解释和规范人的行为准则,而在谱系学的视野下用身体的目光来看待历史和人的本质。[②] 在尼采那里,善和恶从来不是依据同一标准制定的,它们也从来不是静态的,各就其位的,它们不是从同一个模子中滋生出来的一对稳定偶对。相反,善和恶在漫漫的历史中永不停息地厮杀、翻滚、换位,永不停息地施展着权力嬉戏。[③]"醒悟者自觉者却说:'我整个地是肉体,而不是其他什么;灵魂是肉体某一部分的名称。'肉体是一个大理智,一个单一意义的复体,同时是战争与和平,羊群与牧者。我的兄弟,你的小理智——被你称为'精神的',是你的肉体的工具,你的大理智的小工具与小玩物。"[④]

福柯通过对尼采的继承将身体置于了研究的起点和终点,从而将身体与权力的考察结合。他通过对历史上实施于身体的训诫(包括利用、惩罚、训练、征服等)背后的权力战略(包括调度、计谋、策略、技术)的考察提出,在今天的社会里,惩罚制度应该置于某种有关肉体的"政治经济"中来考察……最终涉及的总是肉体,即肉体及其力量、它们的可利用性和可驯服性、对它们的安排和征服。[⑤] 在福柯那里,人类的各种

①　黄金麟:《历史、身体、国家:近代中国的身体形成(1895—1937)》,新星出版社 2006年版。

②　[德]尼采:《论道德的谱系》,周红译,三联书店 1992 年 5 月版。

③　汪民安:《尼采、德勒兹、福柯:身体和主体》,载[法]让吕克·南茜《身体》,编者前言,吉林人民出版社 2003 年版。

④　[德]尼采:《查拉斯图拉如是说》,尹溟译,文化艺术出版社 1987 年版,第 27 页。

⑤　[法]福柯:《规训与惩罚》,刘北成、杨远婴译,三联书店 2007 年 4 月版,第 29 页。

感觉（如酷刑带来的痛苦）以及权力的斗争都围绕身体展开，而权力的实现也是通过对身体的规训。

不过，有批评认为福柯的"身体"在"权力"面前缺乏主动性和能动性。汪民安提出："福柯过于迅速地将身体和身体外的政治经济学连接起来，身体似乎只有在和权力发生关系时才存在，他没有考虑到身体内部的能量，没有考虑到本能。"① 福柯自己也在《规训与惩罚》中表现出在对"身体—权力"进行论述时对权力主动性的关注和对身体主动性的忽视："这种权力运作无需借助肉体的力量，也无需借助于法律，而是借助于具有霸权地位的各种规范，借助于政治技术，借助于对躯体和灵魂的塑造。"这可能与福柯对身体的讨论主要与对历史的重新审视相关。从这个意义上讲，德勒兹对身体的思索更继承了尼采的"权力意志"的概念。他的"身体"不再是以往的"身—心"对立框架中的"身体/客体"（object），而是"表层"（surface）/身体。② 这种身体以欲望为动力，要冲破权力结构的作用。福柯和德勒兹对尼采的继承，将身体从医学和生物学的分析框架中脱离出来而置于政治、经济、社会、文化的研究视野之中。

结构主义集大成者帕森斯关注价值如何（通过内在化和社会化过程）被共享而现代性理论大师安东尼·吉登斯关心的则是通过反思性来理解人的行为。人的行为首先是自我监督行为，人总是要面对不断的选择冲突。因此，有见识的行为者在不同的目的和合适的手段之间做出选择，其目的与价值有关，手段则与规则有关。但在帕森斯对个别行为与社会系统进行分析的行为社会学中，身体是行为环境的一部分；吉登斯则根据地理学家哈格斯特兰德的理论，将身体看作是对人的行为的时空制约要素。结果，帕森斯和吉登斯都不怎么关心行为者的身体（本身）。③ 但事实上，在当前这样一个被吉登斯称之为"晚期"现代性或"高度"现代性时期，身体正在日益成为现代人自我认同感中的核心要素。这一点，克里斯·希林（Chris Shilling）敏锐地觉察到，并在《身体与社会理论》④ 等专著中进

---

① 汪民安:《尼采、德勒兹、福柯:身体和主体》，载 [法] 让吕克·南茜《身体》，编者前言，吉林人民出版社 2003 年版。

② 姜宇辉:《德勒兹身体美学研究》，华东师范大学出版社 2007 年版。

③ 汪民安、陈永国编《后身体:文化、权力和生命政治学》，吉林人民出版社 2003 年版，第 6 页。

④ [英] 克里斯·希林:《身体与社会理论》，李康译，北京大学出版社 2010 年版。

行了详细的阐述。更有甚者，还有人提出身体应当成为社会学和人类学的组织原则之一。基于这一宗旨，特纳提出"身体性社会"（somatic socie-ty）的概念来描述现代社会系统中的身体如何成为"政治活动和文化活动的首要领域"（Turner，1992a，p. 12，p. 162）。

布迪厄试图在社会理论中将身心统一，因为"一切社会都在系统地利用身体和语言能储存被延迟的思想这一倾向"。① 身体实践不但包括了对社会结构的感知和把握，而且社会结构通过内化进入身体。世界一方面寄居在制度形式中，一方面寄居在身体形式中，从而构成了对社会的二重性解读。②

具体在人类学领域，对人类身体的关注最初是从对异文化中身体的文化与社会属性的关注开始的。马塞尔·莫斯关于毛利族"身体技术"（1935 年）的讨论在社会建构论的指引下对文化的习得性对身体形态的塑造做了一些论述。埃文斯－普里查德对努尔人生活的描述，表达了努尔人身体对地方性时间知识的体系——生态时间和结构时间——的反应。③ 前一个概念表示人们与环境的关系，可以说成是通过努尔人的劳作活动体现出来的一种时间表达法，它的最大单位为年。后一个概念与人们在社会结构中彼此之间的关系相关，它通过一种特别的制度年龄组来体现。个人身体的社会体验与社会交往、社会结构相结合，成为社会实践的主体。玛丽·道格拉斯在《洁净与危险》④ 中，对身体的社会属性做了进一步的阐述，将身体的社会文化象征意义与日常生活实践相结合进行的分析至今为象征主义人类学的经典之作。生物文化人类学主要研究人类生物性与文化之间的关系，它和 20 世纪上半叶之前的体质人类学的基本假定相反。体质人类学从类型学上假定人类的生物性差异导致文化差异，二战以后生物文化人类学开始转向探讨文化在塑造人类生物性上的作用。

国内研究中的身体关注在西方学术界的影响下出现。最初是在哲学与文学领域展开，包括性的话语、女性主义视角等。后来在社会科学领域的消费主义等研究中得到延伸。在题目中含有"身体"概念的博士论文检

---

① ［法］布迪厄:《实践感》，蒋辛骅译，译林出版社 2003 年 12 月版，第 106 页。

② 杜丽红:《西方身体史研究述评》，《史学理论研究》2009 年第 3 期。

③ ［英］埃文斯－普里查德:《努尔人》，褚建芳、阎书昌、赵旭东译，华夏出版社 2002 年 1 月版。

④ ［英］玛丽·道格拉斯:《洁净与危险》，黄剑波等译，民族出版社 2008 年版。

索中，全国博士学位论文数据库中共有 44 篇。除去 14 篇体育学专业的文章，最早出现身体的是浙江大学外国哲学系的张尧均的《隐喻的身体：梅洛—庞蒂的身体现象学研究》。这是哲学或哲学人类学意义上的概念思辨类文章。①

黄盈盈曾在其博士论文中对社会科学身体研究者的身体分类进行过梳理和归纳。她认为最早对身体进行分类的是人类学家玛丽·道格拉斯（Mary Douglas），她在《两种身体》（The Two Bodies）一书中把身体分为生理的与社会的，并强调社会的身体。奥尼尔（John O'Neill）则在《五种身体》②（Five Bodies）中把身体分为世界的身体、社会的身体、政治的身体、消费的身体与医学的身体。弗兰克（Arthur W. Frank）的《重返身体视角：十年回顾》（Bringing Bodies Back in：A Decade Review）把身体研究归结为四类：医学的身体（the medicalized body）、性的身体（the sexual body）、规训的身体（the disciplined body）、说话的身体（the talking body）。特纳（B. S. Turner）结合大的社会历史变迁，从把身体视为社会实践的集合、象征的系统、权力的反思三个角度来回顾以往的身体研究（B. S Turner, 2002）。洛克等（Margaret M. Lock）从个体的身体、社会的身体与政治的身体三个角度来分析已有的研究以及相应的社会思潮与理论思潮（Lock, 2002）。③

粗略归纳起来，根据学术渊源与侧重点的不同，大致可以将 20 世纪 80 年代以来日益显露的身体研究分为两种研究取向；一条主要沿着福柯话语—权力的分析路径，结合玛丽·道格拉斯对身体象征和社会结构关系的考察，着重探求社会、历史与文化如何塑造身体，如何刻写于身体之上，身体如何成为权力、话语争夺和角逐的场域并体现之；另一条则根植于现象学的传统，强调身体活生生的肉身性，沿着马歇尔·莫斯的"身体技术"到布迪厄的"惯习"，关注身体的实践性。

---

① 张尧均：《隐喻的身体：梅洛—庞蒂的身体现象学研究》，博士学位论文，浙江大学，2004 年。

② ［加］约翰·奥尼尔：《身体形态：现代社会的五种身体》，张旭春译，春风文艺出版社1999 年版，第 1 页。

③ 参见黄盈盈《研究综述：身体·性》，《中国"性"研究》2007 年第 1 辑（总 25 辑）。

（二）"病"的身体

其中，批判型医学人类学家洛克（Margaret M. Lock）和休斯（Nancy Scheper - Hughes）在批判医学中笛卡儿式身心二元论的基础上提出的"有意识的身体"（meaningful body）① 概念推进了对患者经验的深入研究。他们认为，人们对自己身体的影像，无论是在健康幸福状态或者是在生病痛苦状态，都可以通过人类的社会文化意义来传递。身体还可以作为自然、超自然、社会文化和空间关系的认知图形。另外，个人和社会的身体是在特殊的社会或者世界体系中权力关系的表达，因此，患者经历构成了一种社会产物。这种社会产物在意义的社会建构分类体系和塑造日常生活的政治经济影响力之间的活动场所被建构和重新建构。②

凯博文在《痛苦和疾病的社会根源：现代中国的抑郁、神经衰弱和病痛》中提出"躯体化"这一概念来指代个体和个体间的痛苦通过一种生理疾病的习惯用语表达出来，包括在此基础上进行的一种求医模式。他认为，躯体化是指代缺乏确定的有机病理情况下的生理不适表现以及由确定的生理病理导致的症状扩大化，这是生活苦难的一种首要表达方式。个体经历的严重个人和社会问题通过身体这一媒介来解释、表达、体现和应对。个体的损失、所遭受的不公正及经历的失败、冲突都被转化成关于疼痛和身体障碍的话语，这事实上是一种关于自我以及社会世界的话语和行动的隐喻。③ 也就是说，内心的问题或社会的问题最终都在身体层面上以疾病或病症扩大化的形式表现出来。在他那里，"心灵—身体—外部世界"三者是互相作用的文化建构过程，身体被置于社会—文化和心理—生理中的核心位置。

艾滋病病毒的获得与身体行为紧密相关。从当代医学研究已知的三种艾滋病传播路径可以得知，一个地方社会文化中对于性、血液交换的态度以及母乳喂养的哺育模式正是这个文化身体观的体现与实践。

---

① Margaret M. Lock, "Decentering the Natural Body：Making Difference Matter", *Configurations*, Volume 5, Number 2, Spring 1997, pp. 267 - 292.

② 陈华主编《寻找健康：医学人类学调查与研究》，人民日报出版社 2006 年版，第 21 页。

③ ［美］凯博文：《苦痛和疾病的社会根源：现代中国的抑郁、神经衰弱和病痛》，郭金华译，三联书店 2008 年版，第 49—56 页。

三 权力：概念的反思

> 权力一直是人人使用而无需适当定义的字眼。它既被视为个人、群体或更大社会结构拥有的一种品质或属性，又被视为个人或集体参与者之间主动或互动过程或关系的指标。[①]
>
> ——丹尼斯·朗

> 很少有什么词汇像"权力"一词这样，几乎不需考虑它的意义而又如此经常地被人们使用，像它这样存在于人类所有的时代。[②]
>
> ——加尔布雷思

（一）问源

自亚里士多德以来，与权力有关的各种概念就始终是政治哲学和社会理论中的核心概念。不过，尽管有关这个问题的论述自古希腊起就连篇累牍，不断地成为各种政治理论与政治实践的焦点；但正如政治学家达尔（Robert Dahl）在 20 世纪 60 年代时所指出的，在绝大多数学者笔下，权力更多是作为一个不言自明的描述性概念在理论中发挥作用，并没有成为经过严格界定的解释性概念，被充分地加以讨论。[③]

谁拥有权力？谁对谁实施了权力？带着对这两个问题的回应，我们可以把权力归结为两类：一类涉及的是建制组织对个人或群体施加的权力，如国家制定的法律法规、国家的具体政策、国家的社会建制，甚至家族制度；另一类涉及个体对个体或群体施以的权力，如某个干部的决策、村干部对村民的要求，甚至家长对小孩的管制都体现了这种个体色彩的权力。[④]

---

① ［美］丹尼斯·朗：《权力论》，陆震纶、郑明哲译，中国社会科学出版社 2001 年版，第 1 页。

② ［美］加尔布雷思：《权力的分析》，陶远华、苏世军译，河北人民出版社 1988 年版，第 1 页。

③ 李猛：《福柯与权力分析的新尝试》，《社会理论学报》（香港）1999 年第 2 期，香港理工大学应用社会科学系，第 375—413 页。

④ 王超：《饮酒与权力》，硕士学位论文，中山大学人类学系 2002 级（未刊稿），第 12 页。

从起源上看,英文中的权力(power)源于法语 pouvoir 出自拉丁文的 potestas 或 potenia,意指能力。因此,能力是"权力"一词的本源内涵。亚里士多德在政体理论中对权力作了间接的分析:主人只是这个奴隶的主人,他并不属于这个奴隶;奴隶则不仅是其主人的奴隶,还完全属于其主人。这种不对称的依赖关系,其基础是奴隶根本不能获得实现其自身目标所需要的资源,因而依附于主人对一切暴力手段的垄断。这种依赖关系的建立,就是权力关系的形成。[①]

(二) 经典社会理论中的权力

社会理论中关于权力的经典讨论始于马克思和韦伯。虽然马克思以及马克思主义经典作家如恩格斯、列宁、葛兰西等人都没有留下专门研究权力的论述[②],但他在黑格尔的影响下重新审视国家与社会关系时,将权力进行了国家权力与社会权力的区分。在对社会关系和社会阶级的讨论中,权力一直是马克思的内隐概念。在马克思那里,权力是一种结构关系,体现了阶级之间的矛盾与对抗。如他在《法兰西内战》中提到的:"中央委员会在它的 3 月 18 日宣言中写道:'巴黎的无产者……已经懂得:夺取政府权力以掌握自己的命运,是他们无可推卸的职责和绝对权力。'"[③] 呼吁无产阶级通过夺取资产阶级政府权力来实现无产阶级意志的国家化。

马克斯·韦伯的权力定义是:"一个人或若干人在社会行为中实现自己意志的机会……甚至不顾参与该行为的其他人的反抗。"[④] 可以看出,韦伯对权力的关注更倾向于权力的意向性,也就是说权力总是和行动者的行动相关。在这里,权力更多是在行动权或个人满足自身需求的能力的层面上展开的。韦伯在国家理论体系中讨论了与权力关系密切的合法性权威议题,并将以政治合法性为基础的权威分为传统型权威(traditional authority)、克理斯玛型权威(charismatic authority)、合法—合理型权威

---

① 秦亚青主编《观念、制度与政策:欧盟软权力研究》,世界知识出版社 2008 年版,第 3 页。

② [希腊] 尼科斯·波朗查斯:《政治权力与社会阶级》,叶林等译,中国社会科学出版社 1982 年版,第 103 页。

③ [德] 马克思:《法兰西内战》,中央编译局译,人民出版社 1961 年版。

④ [美] 丹尼斯·朗:《权力论》,中国社会科学出版社 2001 年版,第 6 页。

(legal – rational authority) 三种理想类型。①

涂尔干和莫斯关于权力的论述则被英国人类学家尼德汉姆（Need-han）在其合著的《原始分类》英译本导言中以推测的口吻指出是受到 19世纪牛顿物理学的影响而在对社会因果关系的分析中被理解为是一种力（force），而社会所表现出来的现象就是这种"原因—力"所产生的效果（effect）。李猛认为这种"原因—力"的思想与历史远为悠久的柏拉图式的本质主义哲学发生关联，并对许多社会分析和政治理论打上烙印，而作为十九世纪重大发现之一的权力理论，一开始就受到这种本质主义深度模式的强烈影响。②

我们可以看到，经典社会科学家对权力的关注将目光投向组织制度或社会个体，在方法论的整体主义和个体主义两极之间摆动，从社会结构与行动者的二元对立中发现权力。在这一框架下，权力的社会理论可以大致划分为精英论（Hunter，1953）③ 和多元论 （R. A. Dahl，1957，1961）。④二者都是建立在讨论个人行动、社会结构与权力的关系基础之上。这种对权力的分类方式和争辩更多的在政治学和社会学领域得到体现。

（三）当代社会理论中的权力

当今社科界对"权力"理解的广泛化与尼采尤其是福柯有关。

在福柯那里，世界不是一元或多元权力秩序下的存在，而是各种弥散性权力四处扩张的场所。福柯将权力关系理论视为过程、事件、关系、策略、效果、网络等，他"将权力既不是看做系统的媒介，也不是个人占有的财产，而是通过贯穿社会关系的线或不断在各种事件中发挥作用的技术"⑤。

---

① ［德］马克斯·韦伯:《经济与社会》，阎克文译，上海人民出版社 2010 年版，第 318—346 页。

② 李猛:《日常生活中的权力技术》，硕士学位论，文北京大学社会学系 1996 级 （未刊稿），第 9 页。

③ F. Hunter, *Community Power Structure: A Study of Decision Makers*, Chapel Hill: UNC Press, 1957.

④ R. Dahl, *Who Governs: Democracy and Power in the American City*, New Haven: Yale University Press, 1961.

⑤ 李猛:《福柯与权力分析的新尝试》，（香港）《社会理论学报》1999 年第 2 期，香港理工大学应用社会科学系，第 375—413 页。

福柯关注的"不是一种特定的权力,即确保公民们被束缚在现有国家的一整套制度和机构之中",也不仅是作为奴役方式的暴力或一套普遍的控制系统,他认为"我们必须首先把权力理解为多种多样的力量关系,它们内在于它们运作的领域之中,构成了它们的组织。它们之间永不停止的互相斗争和冲撞改变了它们、增强了它们、颠覆了它们。这些力量关系相互扶持,形成锁链或系统,或者相反,形成了相互隔离的差距和矛盾。它们还具有发挥影响的策略的一般描述或制度结晶。权力可能的条件就是使得权力的运作及其无远弗届的影响易于理解的观点,它还允许把权力的机制当作理解社会领域的格式"。"权力无所不在:这不是因为它有着把一切都整合到自己万能的统一体之中的特权,而是因为它在每一时刻、在一切地点,或者在不同地点的相互关系之中都会生产出来。权力到处都有,这不是说它囊括一切,而是指它来自各处。"[1] 这种权力的解读几乎把"权力"与"影响"等同,参与者在社会交往基础上产生的互相之间的影响都被视为是权力的表现。前文提到家长对孩童的管制是一种权力,那么同样,孩童通过哭闹或努力学习等策略达成家长对其所要求的玩耍目的的妥协也是权力的体现。按照这种观点,社会就是一个权力系统网。对于权力,我们要考察的"重要之处在于权力是在什么形式下,通过什么渠道、顺着什么话语最终渗透到最微妙和最个体化的行为中去,它沿着什么道路直达罕见的或者几乎察觉不到的欲望形式"[2]。

我们注意到,在福柯对权力的讨论中,权力是一类很难被界定权力主体的权力。他在权力的谱系学分析中揭示了17、18世纪出现的新的权力机制,这种新权力机制与之前中世纪的统治权完全不同,这种新的权力是"无统治者"的权力,是"惩戒"(Disciplinaire)的权力。这种权力代表了现代理性社会的特征,并且不为个人和群体所占有,旨在流动。[3] 权力可能是威权性的,也可能是弥散性的。[4] 文化的权力正是以相对自发的、不自觉的和无中心的方式扩散的权力。"权力应该首先被看做是一种生产性的实践或者说生产性的网络,作为生产性实践的权力,体现了权力作为

---

① [法]福柯:《性经验历史》,余碧平译,上海世纪出版集团2005年版,第60页。

② 同上书,第9页。

③ 王超:《饮酒与权力》,硕士学位论文,中山大学人类学系2002级(未刊稿),第12页。

④ [英]迈克尔·曼:《社会权力的来源》(第二卷·上),陈海宏等译,上海世纪出版社2007年版,第8页。

事件（event）的一面，它具有复杂多变的技术形式，通过社会肌体的各个不同局部点，体现为形形色色的灵活策略，而不是死板的规则；而作为生产性网络的权力，则体现了权力作为关系（relation）的一面，这种'阴暗而结实的网'不断创造出社会成员之间的崭新联系，在不同社会组织之间建立起新的相互作用。"①

在这个意义上，吉登斯表达了与福柯相近的观点，认为权力是在日常生活的绵延中获得实现（吉登斯，1995）。当然，吉登斯所指的权力仍然主要是行政建制权力。他指出，现代国家同以往国家形态不同，它能更突出地渗进人们的日常生活，现代民族国家权力的一个重要变化是从以往暴力明显使用转变为行政权力的普遍使用，这种行政权力的"弥漫"使得地方性社区从以往较为自立的区位走向全民社会行政细胞化。②

无论如何，他们都将对权力的关注目光从"精英论"和"建制论"（结构）转移到实践的生活层面（行动），对权力的实现过程产生兴趣。

关于权力的社会控制表现，福柯通过疾病与权力的关系论述提出了两种模式，即"麻风病模式"和"鼠疫模式"。前者是排斥的模式，后者则是容纳的模式。在中世纪，人们把麻风病人驱逐出生活的共同体，对于他们的基本反应是排斥。在 17 世纪以前对乞丐、流浪汉、游手好闲的人，当时所采取的措施同样也是驱逐和排斥。然而，对付鼠疫的方法则完全不同，人们并不进行驱逐和排斥，而是对鼠疫流行的城市进行严格的分区控制一个庞大的金字塔形的权力结构把监视的目光落到每一个人的头上，这种权力运作模式基本上是 18 世纪以后西方社会权力运作的基本模式。③福柯通过社会对不同时期不同疾病处理的权力运作谱系梳理，揭示了隐藏在知识与权力共谋下的身体政治。

任何对于权力的简化或泛化都会对权力这一概念本身造成损伤，因此在本书中，权力的概念是有限制的概念，作为概念丛中的一个与其他概念

---

① ［法］福柯:《规训与惩罚》，刘北成、杨远婴译，三联书店 2007 年版，第 29 页。

② Anthony, Giddens, 1985, *The Nation - State and Violence*, Cambridge: Polity Press, 转引自朱健刚《国家、权力与街区空间——当代中国街区权力研究导论》，《中国社会科学季刊》香港，2000 年第 2—3 期。

③ 钱翰:《"不正常的人"的谱系——〈不正常的人〉述评》，载福柯《不正常的人》，钱翰译，上海人民出版社 2003 年版，译序第 5—6 页。

共同去描述社会交往的各种形式,而把社会看成一个以不同的形式不断地创造和再创造的网络。

四 疾病、文化与权力的分析框架

将疾病、文化与权力相联系进行论述的理论启示仍然来自福柯。通过对理性统治、临床医学、监狱体系和性问题的研究,福柯强调科学知识使得身体成为一个政治领域,并产生了用以控制身体的政治技术。针对身体的权力有两种基本形式:一种是对人类身体的解剖政治,包括优化它的能力,增加它的用途以及顺从,从而对身体加以规训;另一种是人口的生命政治,包括调节生育率、道德、健康水平,等等。规训的要素充斥整个社会,涉及社会的细微环节。规训社会的发展与其他历史变迁,诸如人口的猛增,学校、医院、军队人数的增加,资本主义经济的发展,是相一致的。身体基本上是作为一种生产力而受到权力和支配关系的干预,但也只有在它被某种征服体制所控制时,它才可能成为一种生产力。①

福柯在三卷《性史》中有这样一个论点:当代政治人类学是生命的政治学。这一论点的根本点是围绕着身体所展开的政治和技术斗争。国家在对身体的调控中,对现代流行的艾滋病的调控中,在替代父母身份的国家调控中日渐重要。对人体的调控是通过医学立法来实施的②,通过类似官僚体制的科层化医疗制度设置与实践来实现的。需要指出的是,正如约翰·奥尼尔所说,针对福利国家的市场化和把一切化约为医疗的趋势,可以进行公民抵抗,而不是福柯所认为的那样,视之为一种独特的规训丛(disciplinary complex)而打发了(O'Neill,1995)。③ "这种权力运作无需借助肉体的力量,也无需借助于法律,而是借助于具有霸权地位的各种规范,借助于政治技术,借助于对躯体和灵魂的塑造。"福柯在身体与权力的关系中对于权力能动性的过重关注使身体成为一个空间而非主体。在这个意义上,自下而上视野中抗争的政治人类学为我们对身体政治的关注提

① 张立波:《身体在实践话语中的位置》(http://www.frchina.net/data/detail.php?id=5786)。

② [英]布莱恩·特纳:《身体社会学导论》,载汪民安、陈永国编《后身体:文化、权力和生命政治学》,吉林人民出版社2003年版。

③ [加]约翰·奥尼尔:《身体五态:重塑关系形貌》,北京大学出版2009年版。

供了借鉴。在权力面前，身体并不是被动地接受权力的训诫与惩罚，从而成为现代理性主义世界的奠基石。

杜赞奇的"权力的文化网络"深具启发意义。他在研究近代华北农村权力结构与社会文化的著作《文化、权力与国家：1900—1942 年的华北农村》中用"权力的文化网络"这一概念来探讨中国国家政权与乡村社会之间的互动关系。他所定义的权力是指个人、群体和组织通过各种手段以获取他人服从的能力，这些手段包括暴力、强制、说服以及继承原有的权威和法统。他意识到了这一定义的笼统性，又补充道：事实上权力是各种无形的社会关系的合成，难以明确分割。权力的各种因素（亦可称之为关系）存在于宗教、政治、经济、宗族甚至亲朋等社会生活的各个领域、关系之中。在这个意义上，他提出"权力的文化网络"（culture nexus of power）来指代不断相互交错影响作用的等级组织（如市场、宗族、宗教和水利控制）和非正式互相关联网（血缘关系、庇护人与被庇护者、亲戚朋友等）。在他的意义上，权力等于社会关系，而文化是权力实践的情境。正如格尔兹所言，"从解释学的观点去看，文化不是决定行为的'权力'，而是使人类行为趋于可解性的意蕴的背景综合体"①。

这种对权力的论述仍然继承了"国家—社会""传统—现代"的分析框架，并沿着马克思、韦伯、帕森斯等人对权力研究的结构化路径展开。同时他明显受到福柯对于"作为生产性网络的权力"理论的影响。杜赞奇创造性地强调组织系统中权力生产的文化及合法性分析，突出文化网络是角逐权力的场所，是接近各种资本的工具，更是正统权威产生、表现和再生的发源地。我们可以通过文化网络审视正统权威、认受性的来源及历史变迁。② 文化网络由乡村社会中多种组织体系以及塑造权力运作的各种规范构成。③ 这些规范不能用市场体系或其他体系概括和取代，它是由各种集团和组织交织而成的天衣无缝的网络，是权威村庄施展权力的基础。任何追求公共目标的个人和集团都必须在这一网络中活动。从历史观点看，这些权力的文化网络中的中心结（以各种形式交叉的社会关系）在

---

① Clifford Geertz, *the Interpretation of Culture*, New York: Basic Books, 1993, p. 20.

② 张和清：《国家、民族与中国农村基层政治：蚂岚河槽 60 年》，社会科学文献出版社 2010 年版，第 42 页。

③ ［美］杜赞奇：《文化、权力与国家：1900—1942 年的华北农村》，王福明译，江苏人民出版社 1996 年版，第 13 页。

不停地移动。① 在杜赞奇的定义中，"权力的文化网络"中的"文化"一词是指各种关系与组织中的象征与规范，这些象征与规范包含着宗教信仰、互相之间的情感、亲戚纽带以及参加组织的众人所承认并受其约束的是非标准。这种象征性价值赋予文化网络一种受人尊敬的权威，它反过来又激发人们的社会责任感、荣誉感——它与物质利益既相区别又相联系，从而促使人们在文化网络中追求领导地位。② 乡村社会中角逐文化网络中的合法性权威的各种主体凭借着对地方社会内部文化资源、外部国家政治资源和市场资源的掌握和运用，在乡村社会关系的生产过程中，进行着互相竞争、妥协与自我调适。文化网络既是多元主体互动的空间，也是多元权力互动的产物。

　　通过上述对权力概念的反思，可以看到，我所使用的"权力"概念既包含了当前的乡村政治研究路径中"国家—社会"的分析框架里经常使用的"权力结构"概念来解释民族地区基层社区中治理权力的多重面向，更超越这一结构性权力概念，赋予权力更深刻的意义，将地方性文化逻辑与文化实践视为弥散性权力表征背后的原因。因此，本书所运用的权力概念同时涵盖了结构性的权力的制度建构"显性"的一面和作为文化关系的权力"隐性"的一面。权力的外延和内涵的清晰得益于福柯的权力泛化以及沃尔夫和西敏司对政治经济学中权力的文化性的讨论。在某种意义上，作为文化关系的权力因与日常生活实践扭缠在一起从而对行为主体的影响更加深刻和无意识，而我们要做的就是将权力这种深刻而无意识的体现通过对疾病与身体的观察发掘出来。

　　最后，借用流心在《自我的他性：当代中国的自我谱系》中的一段话再次重申我以"疾病、文化与权力"为分析框架所要达到的目的：

　　"这些等级性的、弥散的力量至关重要，维系着组织与制度在日常实践中的权力。它们环环相扣，又存高下之分，主次之别，批次不对等。在每一种力量的内部，集结着社会与文化的要素。作为其中的构件，这些要素形塑出了特定的力量。各力量的结合又进而形成既定历史时期独特的社会体系。在某些时刻，所有可能的力量衍生出了某些要素，自我的结构便

---

① ［美］杜赞奇：《文化、权力与国家：1900—1942 年的华北农村》，王福明译，江苏人民出版社 1996 年版，第 17 页。

② 同上书，第 20 页。

是这些要素在特定历史处境下的再结合体，自我系谱由几个结构整体统一而成。"① 本书的目的，就是捕捉这些要素与力量在当代西南中国民族地区的整合机制。

第五节 研究视角与方法

一 村落研究

在谈田野进入之前，我要用一些篇幅解释为什么在这样一个时代，我仍然选择"村落"作为主要研究对象。

在村落研究的传统中，事实上存在着"村落研究"和"在村落中做研究"这样两种研究取向。一直以来，大多数的中国研究专家，都传承了人类学民族志的传统，将村落视为可操作单位，对其进行"麻雀解剖"，以期设计出代表中国，至少代表中国社会的一种"类型"或"模式"。然后试图通过类型比较方法达到对中国整体的认知。费孝通先生在后来的《云南三村》序言中反思《江村经济》，承认《江村经济》做的是社会调查而不是社会学调查。他在《云南三村》中的类型比较努力可以看做是对"利奇之问"的回应。这段学术公案众所周知。利奇（Edmund Leech）质疑费孝通先生的社区研究方法，"在中国这样广大的国家，个别社区的微型研究能否概括中国国情？"② 费孝通坦承"辩论的焦点并不是江村能不能代表中国所有农村，而是江村能不能在某些方面代表一些中国的农村。"但他认为，"如果承认中国存在着江村这种的农村类型，接着可问，还有其他哪些类型？如果我们用比较方法把中国农村的各种类型一个一个地描述出来，那就不需要把千千万万个农村一一地加以观察而接近于了解中国所有的农村了。通过类型比较法是有可能从个别逐步接近整体的"③。

---

① 流心：《自我的他性：当代中国的自我谱系》，常姝译，上海世纪出版集团/上海人民出版社 2004 年版，第 2 页。

② 费孝通：《人的研究在中国：个人的经历》，《读书》1990 年第 10 期。

③ 同上。

在这种类型比较法的信念下,费孝通先生从"江村"又走到"云南三村"走到"中国小城镇模式"乃至"区域社会",为理解中国奉献了毕生精力。这种研究传统至今深刻影响着中国人类学和社会学的实证研究。以华中乡土派为代表的农村研究在费孝通先生的方法基础上运用求同法和求异法进入"村庄集合"时期,通过对多个村庄的研究积累试图推导出乡村治理的一般性解释。以华南学派为代表的区域社会研究取向则在"国家—社会"的理论框架关怀下将村落研究单位扩大至区域社会,试图发现国家、区域社会、村落社区三者的关系。但本质上,无论是"村 +村"的累加还是"村—乡—城镇—城市—区域"的推导,都没有跨越"休谟的铡刀"① 这一鸿沟。

"在村落中做研究"的说法则来自格尔兹。他告诉我们,进行研究的地点并不是我们的研究对象,"人类学家不研究村庄(部落,城镇,邻居……),他们只是在村庄中进行研究"。② 格尔兹在《十九世纪尼加拉瓜的剧场国家》中描述的当地村落,面对的是在不同历史时期流入当地的各种文化(或文明)。在这样的历史实践中,村落形成了具有高度开放性和综合性的文化特征。通过对一个偏僻村落知识考古学般的梳理,格尔兹反思了西方文明的局限性、人类学方法的局限性等宏大问题。而他的关注,似乎和村落本身的日常生活和人们并无多大关系。事实上,这种研究路径也在被一些中国研究者,尤其是希望可以与海外华人研究界进行理论对话的中国研究者实践着。

人类学到底应该研究他们的日常生活体现出来的"集体性格"和人的观念,还是应研究他们与外面的人文世界的联系?"两者都要做!"这是人类学前辈们告诉我们的。③ 但是,"村落研究"在哲学意义上是一种

---

① 大卫·休谟在《人性论》中写道:"……我却大吃一惊地发现,我所遇到的不再是命题中通常的'是'与'不是'等联系词,而是没有一个命题不是由一个'应该'或一个'不应该'联系起来的。这个变化虽是不知不觉的,却是有极其重大的关系的。"参见〔英〕休谟《人性论(上)》,关文运译,商务印书馆 1980 年版,第 273 页。由此,后人将对从"是"的事实(实证)推导出"应该是"的推测性结论(理论)演绎过程的批评称为"休谟的铡刀"。

② Clifford, Geertz, "Thick Description: Toward an Interpretive Theory of Culture", *Interpretation of Cultures: Selected Essays*, New York: Basic Books., p. 22.

③ 王铭铭:《人类学:历史的另一种构思》,载王铭铭主编《中国人类学评论》(第 9 辑),世界图书出版公司 2009 年版,第 54 页。

归纳逻辑,而"在村落中做研究"则是解释逻辑。归纳和解释,都由"做研究的人"这一主体来进行的,因此对研究者的在经验材料归纳能力和理论解释能力两方面都提出了较高的要求,我试图在文章中努力做出二者整合的尝试。

近年来"孙立平(2000)提倡的'过程—事件法',李培林(2004)提出的'理想类型村落法',杨念群(2001)提出'跨区域社会的逻辑'、中层理论,邓正来(1997)提出的'国家—社会'分析框架,徐勇(2009)提出的'将村庄中的国家与国家中的村庄结合起来'"① 等都可以看作是方法论上对"村落研究"和"在村落中做研究"进行整合的努力,他们的工作给予我启示。

在我的研究中,不但要思考整体与局部、一般与特殊、宏观与微观的链接,而且事实上在彝族地区的研究是一种加入了他者文化关怀的研究。作为研究者,要时刻警醒自己将自身的世界当作众多世界中的一个,寻找他者历史与社会的独特运行逻辑(萨林斯意义上的"土著宇宙论"),同时也要"追问流行于不同的地理单位中的宇宙观在互相碰撞的过程中如何保持自身的'不同'"。② 换句话说,彝族社会一方面是一个"独立王国",另一方面处于"帝国—边陲"的"上下"和"中央—地方"乃至"世界体系—地方社会"的权力格局中。正是在自身社会展演与族群互动的双重过程中,彝族社会终成为今天的面貌。而我所要关注的疾病问题,正是嵌合在这一双重乃至多重过程中的表现。

一方面,彝族地方知识体系中的民族医药知识和治疗方法在支撑着"传统"或"他者"意义上的民族文化;另一方面,地方的疾病问题已经成为国家治理技术和世界政治经济体系在地方社会实践和权力展演的空间。如国家卫生医疗体系的科层化设置与民众"文明"规训、医药公司利用"民间医生"经验开发科学药品却给民间医生以"原始"或"迷信"的污名……种种群体互动中的医学实践背后正是知识与权力的分离所带来的后果。

---

① 邓大才:《如何超越村庄:研究单位的扩展与反思》,《中国农村观察》2010年第3期。
② 王铭铭:《人类学:历史的另一种构思》,载王铭铭主编《中国人类学评论》(第9辑),世界图书出版公司2009年版,第55页。

二 民族志的叙事策略

"民族志"的基本含义是指对异民族的社会、文化现象的记述(高丙中,2006)。从最初在海外进行探险的西方传教士、水手、商人关于"土著"的日志到马林诺夫斯基时代的"科学民族志",再到写文化(writing culture)时代,人类学的民族志方法跨越了西方中心主义、科学中心主义的重重障碍,并日益认识到"回归事实"的重要性和困难性。1986年詹姆斯·克利福德和马尔库斯编辑出版的《写文化:民族志的诗学与政治学》一书宣告了后现代主义民族志写作与反思时代的到来。这种反思带来了人类学的表述危机,也带来了人类学继续推进的转机。在认识论发展的基础上,近来西方关于后现代人类学和实验民族志的讨论著述已经汗牛充栋,并出现了实验民族志、对话民族志、反思民族志等试图重新建构民族志研究范式的尝试形式。

同时,人类学面临的对象也在发生变化。当代人类学,面对的不再是相对简单社会或无文字社会中"没有历史的人",而是有文字有历史的复杂社会以及社会间的互动。全球化成为人类学民族志写作中不可避免的维度。当今人类学界的所有辩论都与权力的分配相关,而且在某种意义上反映着人们意识到全球化已经取消了或至少是威胁着要取消世界上的所有的社会做其他选择的机会。[1] 因此出现了沃勒斯坦提出的世界体系和汪晖提出的跨体系社会这样的宏大概念来对全球化时代的事务进行解释。此时的人类学应当如何在全球宏大叙事和地方微观文本之间进行理解和诠释,成为学科向前推进的原点问题。

民族志对于理解中国社会具有高度的重要性,同时却面临严重的身份合法性。一方面,民族志是呈现社会事实与发现或建构民族文化的文体,只有不断地"写文化",一个民族的文化面貌和社会事实才会不断被表述和清晰化。另一方面,从学术史的角度来看,在中国现代学术的建构中,深入扎实的民族志文本却是十分缺乏的。这种缺乏造成了社会科学的知识生产的许多缺陷。因为民族志不发达,中国的社会科学在总体上不擅长以

---

① [美]迈克尔·赫茨菲尔德:《人类学观点:惊扰权力和知识的结构》,《国际社会科学杂志》1998年第4期。

参与观察为依据的叙事表述。在一个较长的历史时期,中国社会在运作中所需要的对事实的叙述是由文学和艺术及其混合体的广场文艺来代劳的。① 在中国的社会科学仍处于"补课"阶段的时候,它的成长却与西方世界掀起的后现代思潮不期而遇,使我国的民族志研究处于"先天不足,后天失调"的尴尬境地。或者说,西方社会科学界民族志发展的时间线性轨迹在中国本土化的过程中空间化为一种混乱格局。即有些人类学研究机构已经进入后现代写作时期;有些还处于斯大林民族理论指导下的民族调查阶段;还有些虽然在理论层面实现了西方学术理论的引述和交流,但却述而不作,信而好"洋",当然,更多的机构和学者是致力于人类学学科的本土化和对中国社会现实的贡献。但这种学术多元格局背后的民族志表述危机并没有得到较好的解决。

正当社会文化人类学日益迷失在后现代主义和文化相对主义的旋涡中的 20 世纪末期,医学人类学却异军突起,展示出旺盛的生命力。② 这一分支学科的发展,也许会为整个人类学的前途带来一些有益启示。当代医学人类学的奠基者凯博文曾经指出,目前国际人类学界最值得注意的变化之一,就是其关注对象正转向当代的主要社会和地区,如中国、日本、欧洲各国和美国等等。而另一重要趋势,是作为社会和文化人类学分支的医学人类学,正逐渐占据日益显著的中心地位。这一动向显示,人类学家正在转而研究影响当代各共同体的重点社会问题,并开始表达出努力转化人类学研究成果,使之能为政策辩议、项目实施和一般传媒所用的意愿。医学人类学已经成为一方联结社会和人文科学、另一方联结健康和政策科学的"桥梁"。③

"民族志""中国研究"和"医学人类学(或者称为人类学的医学研究)"这三个关键词构成了笔者的研究主线。使用被后现代批判得体无完肤的民族志方法,对当代人类学重要研究对象—中国进行以医学人类学为主题的研究,将在三个方面都面临着被审视和责难的可能。

与其他学科相比,人类学弥足珍贵的地方在于它以"非熟悉化"

---

① 高丙中:《汉译人类学名著丛书总序》,载〔美〕克利福德、马库斯编《写文化:民族志的史学与政治性》,高丙中等译,商务印书馆 2006 年版,第 3 页。

② 吴飞:《苦痛作为社会事件:凯博文和医学人类学的关怀》,《南方都市报》2008 年 5 月 25 日阅读周刊。

③ 〔美〕凯博文:《道德的重量(前言)》,上海译文出版社 2008 年版。

(demilitarization) 为特色的技术来挑战在决策中日益占优势的全球化假设，也就是说，我们在以"常识的非常识化"来解构全球化话语的权力的时候，有可能将地方社会的历史与结构自身的逻辑用知识考古学的方法建构出来。但赫兹菲尔德提醒我们，这个美好愿望实现的前提是，"把人类学从它历史地积累起来的和民族主义、殖民主义以及对全球的经济控制这三者的关系中解放出来"①。人类学学科自身的救赎与对学科对象的重新审视是同一过程的。

首先，我试图结合历史文献（大部分是在汉夷"中心"与"边缘"结构中进行的汉语书写）和传说（大多数是彝族中心主义的历史想象和表述文本）对大凉山彝族社会自身的历史与结构进行梳理。这是一种与中央王朝书写的历史并不完全一致的"他者的历史"。在此基础上，我们才有可能重新发现当今彝族社会的运行规则和知识体系，才能理解一些与现代艾滋病相关的地方应对行为背后的文化逻辑。当然，近现代以来，"民族—国家"作为一种强大的外部力量，对彝族社会这一历史上"独立的罗罗王国"的权力渗透和影响如此之大，以至于我们在社会变迁的视角中对地方社会的分析不得不将其作为重要影响变量考虑进来。而在更为宏大的层面上，全球化的事实与想象带来的世界—地方关系重新调整使得我们对地方社会的艾滋病问题理解更为困难，但却不可回避。

其次，我将回归社区日常生活，与我在村庄的朋友们一起"写文化"。一个不容我们忽视的事实是，当前"被研究的人"不再仅仅是学者的研究对象，他们已部分地被纳入到扩大了的讨论范围之中。于是，人类学的内容越来越奔向两个不同的方向：一方面向普遍性的专业讨论发展（事实上是典型的欧美方向），从而给这个学科的课题和被抬高了的理论定位以特权；另一方面则向被研究国家的读者，包括研究地点的读者靠拢。② 巴斯提醒我们，研究者的知识与被研究者的知识之间在逻辑上具有某种相通。在被人类学家以理解真实世界为目的而展开研究的他者世界

---

① ［美］迈克尔·赫茨菲尔德:《人类学观点：惊扰权力和知识的结构》,《国际社会科学杂志》1998 年第 4 期。

② 同上。

中，也存在着试图把握真实世界的地方思考者。① 就我的田野而言，欧美学者、汉族学者和本土彝族学者、本土知识精英和民众都在围绕着凉山地区的艾滋病这一相同问题进行"研究"，但在不同的研究者的阐释和理解过程中，却生产出了不同的知识，从而形成不同面向的话语格局。在我看来，这本身就是一种权力关系的体现。我试图将这种权力的表征进行剖析和再表述。

三　资料获得

具体资料的获得仍然以人类学传统的文献分析、深度访谈、参与观察和问卷调查等方法为主，以期搭建起地方社会文化以时间和空间为经纬的立体结构。同时，在一些事件的描述过程中，夹以"过程叙事"和口述史技术处理，使结构之外更显血肉丰满。

文献的运用此不赘述。访谈和参与观察略作说明。

（一）访谈

通过结构式访谈、半结构式访谈以及开放式访谈获得原始资料。访谈对象覆盖全村以及周边村落，包括：

1. 每一户的入户访谈

对所有可以接触到的艾滋病感染者、吸毒者、外流年轻人进行深入访谈。

2. 村庄精英

（1）正式权力精英：包括竹核乡副书记、竹核乡尼日村村长、木渣洛村村长、木渣洛村文书、大温泉村文书、大温泉社社长、小温泉社社长以及竹核乡与尔古乡民间戒毒协会创办人、原副会长、巡逻队队长等。对尔古乡伍合村村长、书记、前书记、前会计、妇联主任、文书以及伍合社社长、尔觉社社长等人进行焦点小组访谈；

（2）非正式权力精英：各家支的头人、毕摩、德古们。

3. 相关机构负责人

包括凉山州疾病防控中心主任、副主任和凉山妇女儿童发展中心总干

---

① Frederick Barth, *Cosmologies in the Markting*, p. 87.

事、副总干事、工作人员以及默沙东项目办公室主任、昭觉县疾病防控中心美沙酮治疗门诊医师、昭觉县福利院院长、竹核乡中心卫生院若干工作人员、竹核乡派出所工作人员、竹核乡中学校长、竹核乡计生委工作人员、大温泉村卫生站站长、县医院副院长等。

(二) 参与观察

调查前期,我首先与凉山妇女儿童发展中心取得联系,驻扎在其在竹核乡的工作基地。在驻扎基地期间,对乡级政府相关机构进行访谈和整体情况了解。

之后两个月期间,我深入竹核乡大温泉村小温泉社和尔古乡伍合村伍合社踩点。后期居住在两个村内,按照村民生活节奏进行共同生活和深入的参与观察。

入住尔古乡伍合村伍合社时是通过与凉山妇女儿童发展中心的社区工作者以及前两乡禁毒协会的发起人和巡逻队长马海木机建立良好的合作关系,入住其家中,并在其每日陪同下对村民进行访谈和日常生产生活观察。在参与观察期间,我参与农户日常劳动,包括除草、耕地、积肥、收获、挖沟、建房等。真正实现了"同吃同住同劳动"。同时参与村民赶场、就医、婚丧嫁娶聚会、做毕摩仪式、德古调解纠纷、村委会议、家支会议、火把节等场合,完全融入村庄日常生活之中。

(三) 说明

无论是访谈或是参与观察,社区都十分接受我的在场。

在很大程度上,我的社区融合的迅速归功于我的社区配合对象马海木机,他在竹核乡和尔古乡享有较高的威望。

首先,他自身经历丰富。年轻时候曾参与外流人员的盗窃、吸毒等行为,并是其群体的首领,后来成为社区禁毒和防艾不遗余力的推行者。

其次,他是社区精英。曾经当选伍合村村长,后因乡里规定曾有吸毒史的人员不能做村长而改为做了三年的副村长。

最后,他对社区戒毒和防艾有深刻的体会和参与。2001 年 3 月 20 日,在他以及其他人的号召下,竹核与尔古自发成立了民间禁毒协会,享誉海内外;后来他参加了凉山最大的本土非政府组织凉山妇女儿童发展中心，参与过许多项目，具有丰富的经验和广阔的社区人脉关系。

调查期间，我与木机建立了"鲁滨逊与星期五"式的亲密合作关系，每日共同走乡串户。村民基于对其的信任而使我的进入更为快捷。

另外，我以凉山妇女儿童发展中心志愿者结合中山大学博士研究生实习生的身份对访谈对象进行自我介绍，获得良好的效果。

第 二 章

历史、鸦片与国家化:从独立王国到
帝国边陲到民族地区

第一节　族群历史:彝族"历史"生产逻辑中的权力

> 人类学要么是历史,要么什么都不是
>
> ——埃文斯－普里查德①

所有的历史都是根植于结构之中,只有通过历史事件,才能显示出偶发事件的系统化秩序—社会结构（萨林斯,1985:144）。

一　"本土历史"与"他者历史"

列维－斯特劳斯曾指出,西方中心主义的历史观是一种假设社会变迁是相似的、持续的和线性的意识方式。事实上,新中国少数民族历史撰写背后的历史逻辑也是类似的,受苏联斯大林民族理论影响,多以社会进化论为基调,将少数民族的社会发展形态定性为处于原始社会、奴隶社会或封建社会"阶段"。但另一方面,我们又将少数民族的历史作为"他者"的历史,排除在"我们的"历史之外,否认"我们的"和"他们的"历史的同构性。当他们的历史似乎确实牵连进了中国这个"较大的"进步历史宏观叙事中时,他们也仍然被认为生活在不同的历史时空中。而且,

---

① Evans Prichard, *Social Anthropology*, London: Cohen & West, 1951.

他们的历史时空是断裂和不稳定的，以至于我们至今无法从时间的连贯性上和社会结构变迁的系统性上对很多少数民族的历史进行还原。这种历史观不但反映在汉文字书写的以《二十四史》为代表的所谓正史当中，也在今天的主流史学书写风格中延续着。事实上，"他们"也在与汉民族的接触中实践和建构着自己的历史，但他们更应该有自己的历史，一直以来与华夏并非完全相关的、自成逻辑体系的历史。

社会人类学在以田野为方法处理"整体"的时候，往往忽视社区的历史纵深。这在马林诺夫斯基时代的岛屿或部落研究中或许可以理解，但在今天，尤其在当代中国这样具有悠久历史和丰富文字记录而又处于急速变迁的社会中做整体研究时，与历史学疏离的功能主义论调显然无法给予一个满意的解释。

与历史学的结合不是简单地在共时性研究中加入历时性研究。当社会变迁成为人类学研究者无法回避的事实的时候，一些学者"将现实一分为二，一边适用稳定理论，一边适用变迁理论"（Chapman et al.，1989：4）。然而，近来关于历史的研究，已经充分说明结构与历史、稳定与变迁的划分完全是武断的（萨林斯，1985；海斯翠普，1985；1990a 等）。所有的历史都是根植于结构之中，只有通过历史事件，才能显示出偶发事件的系统化秩序——社会结构（萨林斯，1985：144）。

社会学取向的学者倾向于将一个族群作为一个已经客观存在的实体社会进行社会结构与功能的解读，而以往的人类学或民族学则多关注族群归属与民族特色文化。事实上，有时"他们（我们）为什么把自己（他们）叫做什么人"和这种认知背后的逻辑思维和意义可能比"他们是什么人"或"他们应该是什么人"的问题更重要。

自上而下的国家视域下的一次重大社会变革，尤其是近现代国家产生以来，在地方社会的结构渗透之下会产生出不同的解读，并融合在地方性的结构之中，成为地方性历史记忆的组成部分。一个族群或一个区域之所以具有族群或地域认同，共同的历史记忆是维持这种边界的重要内容。这一点上，杜赞奇用"复线的历史"（bifurcated history）① 来回应安德森的

---

① ［美］杜赞奇：《从民族国家拯救历史》，王宪明译，社会科学文献出版社2003年版。

"想象的共同体"①。彝族同样是一个实体与建构并存的族群,而其族群历史也在多元表述中得到呈现。

回归到"彝族的历史"这一本土和彝族中心主义的视角,我们仍然要保持一种警醒,即作为结构与过程混合体的历史本身,是否真的具有某种结构式的"规律"可以被表述?拨开中央王朝表述的"独立王国"蛮夷论(在古代汉文典籍中彝族被视为未开化的蛮夷之一)、社会进化论的历史阶段论(从原始社会、奴隶社会到跳跃进入社会主义社会的分类被作为彝族他者的现代国家体系和汉人社会所信奉)、社会传播论的祖先迁徙论(六祖分支等祖先英雄传说和兄弟传说被作为自我的彝族人所传诵和记忆)的迷雾,我们需要"抛弃对统一标准的幻想,更集中于考察错综复杂的关系及历史的多元叙事"②。

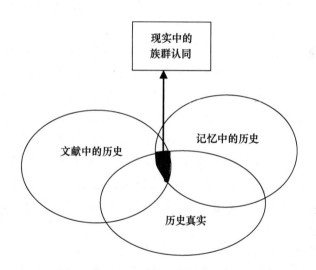

图 2 - 1 文献、记忆、真实与族群认同

在历史上,"彝族"或"彝人"作为一个人群,其迁徙过程和路线是不清晰的。这一历史悠久而文化积淀沉厚的庞大族群共同体的历史大体可

---

① [美]本尼迪克特·安德森:《想象的共同体:民族主义的起源与散布的新描述》,吴叡人译,上海人民出版社 2003 年版。

② 王铭铭:《人类学:历史的另一种构思》,载王铭铭主编《中国人类学评论》第 9 辑,北京世界图书出版社 2009 年版,第 55 页。

以分为三个阶段。对远古时期彝族先民社会的还原，我们可以通过对"本土历史"和"他者历史"两条路径的结合来进行。

　　"本土历史"包括彝文古籍中的祖先故事传说记载和现实社会中的毕摩（神职人员）、克哲（说唱艺术）和头人等口口相传的故事。作为西南各族中最富有历史知识的民族之一①，彝族社会的彝文古籍汗牛充栋，其中记载了大量关于远古时代的传说和族群变迁故事。

　　毕摩掌握着彝族祭祀祖先和鬼神的经典经文。这些丰富的经文中记载着许多有效的历史信息，可以为我们了解彝族社会在古代时期的情况提供材料。克哲是彝族社会中的说唱艺人，他们通常是天生记忆力超群、口才了得的人，在婚丧嫁娶和节庆节日等各种聚会场合进行朗诵、歌唱和对诗，以娱乐众人。这些表演的内容以彝族历史传说和各家支的荣誉故事为主，如某家支举行婚礼，则克哲要将该家支的光荣历史融合到自己的表演中表述出来。因此，克哲也是重要的口述史。

　　"他者历史"主要指与彝族进行族群互动和往来的周边民族中关于彝族的历史记载和记忆，这方面最主要的材料是以汉文记载的大量古籍文献中有关彝族先民的描述。文化表征和族源历史一直被认为是族群归属界定的可操作工具。当今学者们主要使用二十四史和各类地方志与民间文献，摘录相关语句将其作为某一族群演变史表述出来证明族群族属问题。② 王明珂认为，中国文献中有许多对"四方蛮夷"之奇风异俗描述，我们可以从三个不同的角度来阅读、分析这些文献记录。首先，事实（face）：它们反映被描述者（非华夏）客观的生活习俗与文化表征。其次，叙事（narratives）：它们反映描述者（华夏）因自身的文化与认同特质，而产生的对异文化之主观描述与偏见。最后，展演（performance）：此种叙事（无论是否真实）被个人或社会刻意展示、演出，被华夏与非华夏阅读、评论，而成为一种动态的社会记忆，因而在文化的污化（对于异文化）、夸耀（对于我族文化）与模仿（弱势者对于优势者）等展演行动下，进行华夏化过程（非华夏成为华夏的过程）。③

---

　　① 马长寿：《彝族古代史》，上海人民出版社 1987 年版，第 1 页。

　　② 周如南：《白马人族属研究述评兼及族群认同理论反思》，《阿坝师范高等专科学校学报》2010 年第 4 期。

　　③ 王明珂：《羌在汉藏之间：一个华夏边缘的历史人类学研究》，台北：联经出版公司 2003 年版，第 301 页。

在这一批判的启发下，我们至少应该对以历史文献作为佐证的方法在以下三点保持质疑：

其一，历史文献与历史真实的差异。严肃的历史学者使用的历史文献，即所谓正史的叙事是"中心与边缘"逻辑下对边缘族群的书写。在这种视角下的少数族群，是被驱逐的"蛮夷"，其自身处于中原文化边缘地，是失语状态的一群。我们可以从历史叙事中不断发现这种情景。这种叙事手法是传统的以历史事件为叙述重点的方式，这种阐述中没有个体和内部的声音，或者说没有主体。少数族群被叙述成随着事件进行演变的"铁板一块"的群体。文献作为文本，又是一次主观意志创作的过程。需要引起注意的是，历史文本在具体的时空中书写，政治因素也会影响到文献的表述。

其二，应该警醒历史真实与历史记忆的差异。历史真实作为一种已消亡了的客观已不可得，即使我们退一步将文献作为一种真实，其与主观性较强的主体的历史记忆之间仍有不可逾越的鸿沟。历史真实是时空坐标上的痕迹，而历史记忆则更多表现为一种取舍加工后的我族认同的情感依附。在族群认同中，历史记忆往往以神话和传说的形式出现。了解一个族群的认同，历史真实的研究必须要结合群体的和个人的历史记忆来进行。

其三，我们更要认识到除了共同历史根基的认同作用，现实认同是在具体的时空下更为可操作的认同界定工具。生活在同一地域的群体在新的历史条件下，其不断受到政治的、市场的、历史记忆和仪式影响的处于变动之中的实践过程使得认同发生变迁。而对这种变迁过程和原因的解读相对比历史溯源而言，才是理解认同更有效的途径。①

所以，这两条研究路径背后的知识结构充满话语权力博弈带来的张力。彝文古籍和历史传说是基于彝族中心主义的族群历史书写，充满英雄主义的神秘色彩；而汉文古籍中的有关彝族先民的记载是基于汉族中心主义的中心—边缘视野中的书写，表达的是中央王朝对边陲进行整合的过程。

大概而言，彝族人的"本土历史"有几个特点：首先是关注远古创世时期的英雄祖先事迹以及古代与汉人农耕文明互动中的事件；其次是关

---

① 　周如南：《白马人族属研究述评兼及族群认同理论反思》，《阿坝师范高等专科学校学报》2010 年第 4 期。

注自己家支和联姻家支的谱系；最后是关注近现代以来的社会事实和社会记忆。因此我们可以看到，"本土历史"相对于中原地区帝国时代的时间段的族群历史往往是断裂和残缺的，只有家支历史比较清晰，这与这一时期的凉山彝族社会处于土司治理和家支割据的形态有密切关系。因此，对这段历史的把握不得不偏重汉文古籍资料。

二　传说与历史：洪荒时代的想象与真实

按照历史传说、家支谱系口述和《送魂经》可查的当今彝族直系祖先为距今 2000 年左右的居住在兹兹蒲武（今云南昭通一带）的古侯和曲涅两个部落。再往上的历史就众说纷纭。

马长寿依据四川凉山彝族流行的两种彝文经典《勒俄特依（创世记）》和《玛木特依（训世经）》，认为在雯治世烈以前，尚有四个王朝共 33 代，系母系氏族王朝。这四个母系王朝是：尼尔—舍什—姑乌—嫫弥。而凉山彝族每当出兵战争以前，在聚集有关各家支首领举行的集团会议上，由最高首领发表的"集团誓词"中也讲到上古时期的 12 个王朝，这 12 个王朝中有 11 个属于母系氏族社会。

《勒俄特依》是彝文写作的最重要的历史传说古籍之一，虽然成书的具体年代和作者无法考证，但以彝文手抄本的形式广泛在大小凉山彝族地区流行，是凉山彝族社会普遍传诵和认同的经典，也是我们分析彝族宇宙观与祖先记忆的重要资料。

比如在第一章天地演变史中，我们可以发现远古的时间和空间都没有形成运作规则，处于混沌状态。随着时间的流逝，世界逐渐清晰。

> 远古的时候：上面没有天，有天没有星；下面没有地，有地不生草；中间无人过，四周未形成，地面不刮风。似云不是云，散也散不去，既非黑洞洞，又非明亮亮；上下阴森森，四方昏沉沉，天地未分开，洪水未消退。一天反着变，变化极反常；一天正面变，变化似正常。

天地经过十代的演变，才一切毁灭，重新开始。

在人类起源问题上，彝族史诗《勒俄特依》中认为，人类是"雪子十二支"的一支,即由雪演变而来。"雪族子孙十二种,有血的六种,无血的六种。"[1] 无血的分别是草、宽叶树、针叶树、水筋草、铁灯草、藤蔓;有血的分别是蛙、蛇、鹰、熊、猴和人。各类植物、动物还可以细分为几个种类,并有各自生存的空间。比如蛇类长子住在峭岩陡壁下,次子住在阴湿沟谷里,幺子住在沼泽水池边;黑熊住在深山老林里;猴子住在树林和岩上,而人类住在世界上。这种区分实际上是建立在彝族的先民对其生存的地理环境的认知基础上的。

人类作为雪种的一支出现以后,《勒俄特依》记载了猴氏家谱中从类人到人的演变过程。从第一代木武格子到第九代阿昌居子时,阿昌居子"形状虽像人,叫声似猴音。树叶当衣穿,石毛当饭吃。有眼不看路,有嘴不吃饭,有手不做工,如熊掰树梢,如猴爬树顶,能否成人类?不能成人类"。

后来居子生了8个儿子。其中的居子石涉"不设灵、不娶妻、不嫁女",过着群居的生活;另一支居子格俄则"不作帛[2]、不送鬼",此时尚未形成祖先崇拜的习俗。

虽然彝族内部支系庞杂,从远古到分支的说法不一,但西南中国的各地彝族中间都普遍存在洪荒传说。洪荒时代的笃慕是彝族的再生始祖,笃慕娶了3个妻子,生下6个儿子,后来6个儿子分布六方,繁衍出当今彝族各分支。这一交口传诵至今的史诗被称为"六祖分支"事件。凉山的彝族认为这一事件发生在今云南昭通,所以《送魂经》都将其视为祖地。凉山彝族的祖先古侯部和曲涅部就是六祖中的两支。

而通过汉文古籍和彝族人种的体质学特征进行考据进而对彝族历史和源流进行推论性论证的学者们表达了不同的意见。较有代表性的观点包括北来氐羌说、云南土著说、东来楚人说、雅利安人种西来说等。凌纯声等认为彝族来自康藏;向达、方国瑜等人认为彝族来自氐羌;马长寿则提出彝族土著说;19世纪末20世纪初期一些在中国西南地区活动的西方人还根据彝族人种特征提出彝族人是来自西方的雅利安人种,英国人亨·理·戴维斯(Daviesv. H. R.)和法国人吕真达(Legend, A. P.)是这种观点

---

[1] 彝族史诗《勒俄特依》。
[2] "帛"就是后文中提到的"大迷信"。彝族社会中,父母双方都去世后,要请毕摩做仪式将父母的灵魂送到祖先之地去,是彝族祖先崇拜的重要体现。

的代表。当前学界也并无统一意见。

三　独立王国与帝国边陲:王朝时期的"中心"与"边缘"建构

(一)汉藏之间的南诏政权与彝族先祖

远古以来,彝族先民分布在云南、四川、贵州三省相连的辽阔地区。西汉武帝时期,活跃于此地区的彝族先民已经出现游牧部落和定居农业部落的分化。继"六祖"分支后的西南诸部出现基于社会分工的地位分化。由于诸部发展不平衡,彝族先民对濮人的陆续征服促成了乌蛮和白蛮的分化与融合。乌蛮、白蛮之间是一种隶属与被隶属关系。[①]

南诏政权作为于唐代出现在西南地区的一个地方性国家政权,历来引起史学界的关注。其中一个至今仍未解决的疑案就是建立南诏政权的族群的民族归属问题。因为文献资料的缺失以及西南地区民族迁徙与互动的复杂性,学者各有主张。归纳起来,主要有"傣族建国说""彝族建国说"和"白族建国说"。"傣族建国说"来自以德国人圣丹尼斯为代表的国外学者,认为蒙古灭大理后傣族南迁。凌纯声、方国瑜和江应樑等对该观点进行了驳斥。目前争论的焦点集中在"彝族说"和"白族说"。刘尧汉、李绍明、祁庆富、马学良、朱崇先等支持彝族说,方国瑜、杨永新、陈碧笙等支持白族说。管彦波认为,争论主要集中在哀牢夷的族属、乌蛮族属、蒙舍蛮是否属于乌蛮、白蛮化的问题,以及对乌蛮和白蛮的不同解释、南诏发祥地巍山的土著民族等方面。[②] 无论南诏国和彝族的关系是怎样的,这一地方性政权的存在都在提醒我们应当警醒"帝国—边陲"的分析框架对西南民族地区文化多元性和互动复杂性的忽略。事实上,包括藏文明、汉文明以及本土原生性文化在内的各种文化接触背后的权力博弈往往是理解西南中国族群关系和历史真实的切入点。只有意识到在这一地区存在着多元政治、经济和文化的交流与互动,才有可能矫正"中心—边缘"框架解释力不足的问题。

---

① 胡庆均:《凉山彝族奴隶制社会形态》,中国社会科学出版社 2007 年版,第 19 页。
② 管彦波:《百余年来的南诏史研究综述》,载《中国民族研究年鉴》,民族出版社 2004 年版,第 1—12 页。

（二）平叛与安抚：西南中国与中央政权的权力关系

当部落社会民族志模式被运用到国家社会时，不能不考虑到多元并存格局下民间共同体构成与国家一体化构成这两种过程之间的互为参照和影响关系。因此，民族志撰述要考虑到国家、皇权、社会化秩序构成的复杂历史进程。[①]

西南地区在唐朝时期形成的国家政权南诏、大理灭亡后，各地握有权力的部族在形成地方性权力结构的同时不断被纳入中央王朝的地方治理格局，原本独立的地方政治体系逐渐被纳入中央王朝权力和政治结构的间接统治体系，成为地方治理的重要依靠力量。始于元朝的土司制度对中央王朝的地方治理起到重要作用。

土官土司制度是后期封建王朝在西南等边疆地区实行的一项重要统治政策。与前代羁縻制度相比，土司制度对边疆少数民族地区的控制力度更强，并将当地少数民族首领全面纳入封建国家管理系统，授予其代表封建王朝进行地方统治的权力，给予其与流官大体相同的政治和生活待遇。[②] 土司制始于元朝。据龚荫《中国土司制度》，元朝设置的土司职务名称包括宣慰、宣抚、安抚、招讨、长官诸司，土官职务名称有总管、土府、土州、土县等。[③] 多数职务设置在明清两代继续使用。其中，宣慰司是介于行省和郡县之间的高级设置。元朝至元十二年，中央政权在"乌、白二蛮"（黑彝、白彝）居住的建昌（今四川凉山西昌市及周边）地区，"析其地置总管府五、州二十三。建昌其一路也，设罗罗宣慰司以总之"[④]，其他行政机构依次排列。在行政机构的人员设置上，中上级地方政权实行"参用土人"，在基层地方政权实行"以土酋为官"。[⑤]

到明代该地区有势力的彝族集团头领们被纳入了明朝官僚组织体制之中，即被任命为各地区的土司土官，管辖着各自的领地和部民。但占据各地的土著头领们拥有相当强大的势力，这些势力与明朝中央相抗衡，导致

---

① 赵旭东：《权力与公正》（王铭铭序言），天津古籍出版社 2003 年版，第 9 页。
② 方铁：《西南通史》，中州古籍出版社 2003 年版，第 647 页。
③ 龚荫：《中国土司制度》，云南民族出版社 1992 年版，第 23 页。
④ 《元史》卷 62《地理四志第十三建昌路条》，中华书局标点本，第五册，第 1471 页。
⑤ 龚荫：《中国土司制度》，云南民族出版社 1992 年版，第 31 页。

了与明王朝的尖锐矛盾。[①] 在凉山地区名义上归顺明王朝之前，这里实际上是一片相对独立之地。大、小凉山彝族地区存在着以黑彝父系血缘为纽带的家支制度，各个互不隶属又各有固定统治区域的黑彝家支，实际上起着奴隶制政权的作用。[②]

1. 平叛

明朝建立初期，四川并非明朝管辖范围，这里有一个夏政权，建立者为原徐寿辉起义军的一个将领明玉珍。"授元帅，隶倪文俊麾下，镇沔阳"。[③] 元至正二十年（1360年）陈友谅杀徐寿辉自立，明玉珍认为"与友谅俱臣徐氏，顾悖逆如此……"，于是"以兵塞瞿塘，绝不与通……自立为陇蜀王。"1362年明玉珍称帝，定都重庆，国号夏，建元天统。天统五年（1366年）明玉珍去世，其子明昇即位。[④] 明昇是夏国的傀儡皇帝，由其母后听政。摇摇欲坠的夏国开始分崩离析。[⑤] 洪武三年（1370年），明政府对蒙古用兵取得胜利，稳定了北方形势，朱元璋决定兵分两路征服西南。洪武四年（1371年），汤和、周德兴、廖永忠的南路军"率京卫，荆、湘舟师，由瞿塘趋重庆"，傅友德、顾时、何文辉的北路军"率河南、陕西步骑，由秦陇趋成都"。[⑥] 1371年6月22日，汤和在重庆受降，四川平定。

此时的云南在元朝宗室梁王把匝剌瓦尔密的统治之下，大理则归段氏控制，处于半独立状态。据《明太祖实录》，洪武十四年（1381年），明太祖先向梁王劝降同时也向乌蒙、乌撒各蛮部劝降。然而，依仗乌蒙山闭关自立的乌蒙、乌撒为首的彝族诸蛮部依然故我，不事归降。[⑦] 明朝对梁王劝降未果后，为了征服西南的地方性政权和诸蛮部，明太祖于洪武十四年派傅友德、蓝玉等征云南。

---

① ［日］栗原悟：《从明代彝族土司看民族联合的纽带：彝族（罗罗、诺苏支系）史研究报告之一》，《世界民族》1990年第2期。

② 国家民族事务委员会研究室：《统一多民族的中国和中华民族的多元一体》，民族出版社2009年版，第10页。

③ 《明史纪事本末》卷11《太祖平夏》。

④ 汤纲、南炳文：《明史》（上），上海人民出版社1985年版，第73页。

⑤ 《剑桥中国史》第7卷《明代史》，中国社会科学出版社1992年版，第71页。

⑥ 《明史纪事本末》卷11《太祖平夏》。

⑦ ［日］栗原悟：《从明代彝族土司看民族联合的纽带：彝族（罗罗、诺苏支系）史研究报告之一》，《世界民族》1990年第2期。

傅友德在白石江之战中取得了决定性胜利，消灭了梁王的有生力量。曲靖城畔的白石江是南盘江支流，是进入云南的必经之道。

> 征南将军颖川侯傅友德等师至曲靖，击败梁王将达里麻兵于白石江。先是梁王把匝剌瓦尔密闻王师下，普定遣司徒平章达里麻将精兵十余万屯曲靖以备。我师右副将军西平侯沐英谓友德曰："彼不意我师深入，若倍道疾趋出其不意，破之必矣。上所谓出奇制胜者此也。"友德是之，遂进师未至曲靖数里。忽大雾四塞，冲雾而行。阻水而止，则已临白石江矣。顷之雾霁，达里麻见之大惊，仓皇失措。友德即欲济师。英曰："我军远来，形势既露，固利速战。然亟济恐为所扼。"乃整师临流势若欲济。达里麻果拥精锐扼水上。英于是别遣数千人从下流潜渡出其后，鸣金鼓树旗帜。达里麻见之，急撤众以御众乱。英乃拔剑督师济江。达里麻却数里而陈。我师毕济既。陈友德麾兵进战，矢石齐发，呼声动天地，战数合英纵铁骑捣其中坚。敌众披靡，遂大败。生擒达里麻，俘其众万计。友德悉抚而纵之，使各归其业。夷人见归者皆喜慰，而军声益振。遂平曲靖。留兵镇其地，友德自率众数万捣乌撒，分遣左副将军蓝玉、右副将军沐英率师趋云南。①

是年十二月，梁王自缢而死，蓝玉攻下昆明，傅友德攻下位于云、贵、川三省交界处的乌撒（今云南省威宁、镇雄县）。

> 初，大军破曲靖，征南将军颖川侯傅友德自率师循格孤山而南，以通永宁之兵，遂捣乌撒诸蛮。时元右丞实卜闻都督胡海洋等兵进自永宁，乃聚兵赤水河以拒之。及闻大军继至，皆遁去。友德令诸军筑城版。锤方具蛮寇复大集。友德屯兵山冈，持重以待之。诸将欲战，友德故弗许。士卒无不奋勇，思致死力。友德度其可用，下令曰："我军深入，有进无退；彼既遁而复合是，心必不一。并力剿之，破之必矣。若使彼据险自固，未易克也。我军既陈，有芒部土酋率众援之，实卜合势迎战。我军鼓噪趋之，战十余合，其酋长多中槊坠马

---

① 《明太祖实录》。其中标点为笔者添加，如有纰漏，敬请指正。下同，不赘述。

死。我军势益奋。蛮众力不能支,大溃。斩首三千级,获马六百四。实卜率余众遁遂城。乌撒得七星关以通毕节,又克。可渡河,于是东川、乌蒙、芒部诸蛮震眢,皆望风降附。"①

东川(今云南会泽)、乌蒙(今云南昭通)、芒部(今云南镇雄)皆为元明时期彝族诸部世居之地。在明王朝对四川和云南的两次征服战争中,我们可以看到,彝族在地方性国家和中央王朝国家的互动中处于夹缝位置,并为强者所服。云南战争初期,元梁王所使用的军队中,彝族诸部是其重要组成部分。

彝族诸部对明王朝的臣服是迫于武力的暂时屈服,一旦中央军力松弛,彝族立刻反扑。这种以征服战争和反抗叛乱为方式的激烈对抗既是中央政权对边地的开发和控制,也是汉族和彝族的一种互动方式。从某种意义上讲,战争带来的民族间互动与交流,一方面促成文化传播,另一方面也在族群互动中建构和强化了实体主义的族群边界。

洪武十五年(1382年)六月,"征南右副将军西平侯沐英自大理还军滇池,会征南将军颍川侯傅友德兵,进击乌撒"。

明太祖认识到彝族诸部问题的解决单纯依靠大规模征战然后收兵回师的方法是不行的。对于彝族诸部的征战不能采用深入重山、分兵散击的方式,而应当转"游击战"为"阵地战",通过设置兵卫,遥相呼应,将彝族诸部限制在深山里的生存空间中,以防生乱。洪武十五年七月,明太祖将这种征服西南的战略思想传达给正在四川和云南征战的部队:

> 遣使谕征南将军颍川侯傅友德、左副将军永昌侯蓝玉、右副将军西平侯沐英,曰:"近得报,知云南守御诸将军馈饷不足,朕远度事宜:惟云南大理、楚雄、临安、曲靖、普定之地可留兵守御;东川、芒部、乌蒙则未可也;若乌撒既克,亦宜少留兵戍之。其余士马,悉令讨击未服诸蛮。俟其慑服,然后以东川之兵,驻于七星关之南乌撒之北,中为一卫,其馈饷则东川之民给之。若乌撒立卫,则令乌撒之民给之。或七星关或乌蒙或芒部立一卫,各俾本土之民给之。自永宁

---

① 《明太祖实录》,又见《明史纪事本末》卷12《太祖平滇》。

以南至七星关，中为一卫，令禄照羿子等蛮给之。皆俾馈饷岁足。如
是，则兵卫相属，道路易通。无事则分兵驻守，有警则合兵剿捕。若
分兵散守，深入重山，蛮夷生变，道路梗塞，则非计也。符至，诸将
当慎饮食、抚士卒，俟诸蛮悉定，方可班师。"

洪武十六年（1383 年）正月，彝族诸部复叛。征南将军傅友德平叛
后，乌撒等三府划给四川布政使司管辖。

"以云南所属乌撒、乌蒙、芒部三府，隶四川布政使司。先是乌
撒等部诸蛮复叛，征南将军傅友德等率兵讨之，大败其众。进军搜捕
余党，有潜匿者皆捕而杀之。诸蛮慑惧，相率来降。至是悉平。以其
地近四川，故割隶之。"这一役，彝族集团"诸蛮慑惧，相率来降。
至是悉平。"洪武十六年十二月，诸蛮部土酋百余人进京朝贡。洪武
十七年五月，在诸蛮部设立军民府，"改乌撒、乌蒙、芒部为军民
府，而定其赋税。乌撒岁输二万石毡衫，一千五百领。乌蒙、东川、
芒部皆岁输粮八千石，毡衫八百领。又定茶盐布匹易马之数。乌撒岁
易马六千五百匹，乌蒙、东川、芒部皆四千匹。凡马一匹，给布三十
匹或茶一百斤，盐如之。"

至此，自洪武十五年（1382 年）以来，历经近两年的征战，诸蛮部
才逐渐归降明王朝政权。中央政府在诸蛮部地区设置了政治机构—军民
府，统一了赋税和交易价格，标志着彝族地方集团对明朝中央政权的归
顺，大小凉山一带成为明王朝"版图"的一部分。

此一时期全国范围内其他地区的战事已经基本消停，只有在西南地区
与诸蛮部落的战事不断。事实上，长期的西南征战也给新成立的明朝政权
带来了较为沉重的财政负担。洪武十六年（1383 年）十一月，明太祖
"诏：凡征南将校死事者，恤其家属。指挥给米三十石、麻布十五匹、钞
五锭，千户米二十五石、麻布一十二匹、钞四锭，百户米二十石、麻布一
十匹、钞三锭"，以犒军功。

2. 建制与开发

明朝初年西南诸省平定后，朱元璋承袭了元朝的边疆治理制度，进一
步实行汉夷有别的灵活边疆治理方针，对汉化程度较深的地区实行流官统

治，对边缘的少数民族聚居地实行土司治理，在过渡地带实行"土流建治"和"府卫参设"。①

"西南夷来归者，即用原官授之。其土官衔号宣慰司，曰宣抚司，曰招讨司，曰安抚司，曰长官司。以劳绩之多寡，分尊卑之等差，而府、州、县之名亦往往有之。"② 与土司制相辅相成的一项制度是军事卫所建设，隶属各省都指挥使司。土司的军事力量由都司管辖，都司和卫所官员由朝廷任命，土官可以世袭，但士兵由都司调发。

明朝对西南山区实行"军屯""民屯"和"商屯"③。内地汉人农民大量迁入，带来了农耕生产工具和技术，丰富了农作物类别；更重要的是，在族群互动的过程中，汉人和彝人的族群关系得到一定发展。

西南彝族诸部归顺以来，这一成为"新疆"的"异域"之地的风气在王朝政权的教化过程中发生了变迁，尤其是地方上层统治阶层在与中央王朝的接触中，对中原文化、礼俗产生了一定程度上的认同，并主动遣送自己的后代前往国子监接受儒家教化。

仍以《明太祖实录》为例，其中就记载了洪武年间凉山地区建昌卫土司的后代前来国子监读书的事情。洪武二十三年（1390 年），"四川建昌卫土官安配等遣其子僧保等四十二人请入国子监读书，赐袭衣靴袜。"洪武二十四年（1391 年），"四川会川、建昌二府土官遣其子王保等七人入国子监，诏赐纱锭衣衾靴袜。" 书中更是大量记载了土司遣使者或亲自到都城朝贡的事情。

洪武二十四年，"置四川越巂卫"。

洪武二十七年（1394 年），"置四川行都指挥使司于建昌府。以建昌军民指挥使司及建昌、前卫、宁番、越隽、会川、盐井六卫隶之"。

明清以来，中国统治阶层采纳宋代形成的理学文化，将其推广之为治国大纲，试图营造一个全民正统化的社会。④ 随着中央政权在地方建制的稳固和完善，王朝逐渐有意识地通过"设置儒学"的方式将中原地区所奉行的儒家学说和传统道德向边地传播，以达到"教化"的目的。在洪

---

① 方铁：《西南通史》，中州古籍出版社 2003 年版，第 588 页。
② 万历《大明会典》卷 6《吏部五·验封清吏司》。
③ 方铁：《西南通史》，中州古籍出版社 2003 年版，第 604 页。
④ 王铭铭：《逝去的繁荣：一座老城的历史人类学考察》，浙江人民出版社 1999 年版。

武二十八年（1395 年），朱元璋下旨在云南、四川"边夷"之地设儒学，"使之知君臣父子之义，而无悖礼争斗之事"。当然，接受儒学教育的都是边夷土官的"子孙弟侄之俊秀者"。从某种意义上，可以看成是大传统意识向边陲地方社会渗透的表现。

洪武二十八年（1395 年），"户部知印张永清言：'云南、四川诸处边夷之地民皆罗罗，朝廷予以世袭土官，于三纲五常之道懵焉莫知。宜设学校以教其子弟。'上然之，谕礼部曰：'边夷土官皆世袭其职，鲜知礼义。治之则激，纵之则玩。不预教之，何由能化？其云南、四川边夷土官皆设儒学，选其子孙弟侄之俊秀者以教之。使之知君臣父子之义，而无悖礼争斗之事，亦安边之道也。'"

但这种中央政权和大传统意识形态的地方渗透停留在联结国家政权和彝族民众的地方首领层面。由于身份的两面性，土司阶层在凉山彝族社会获得双重资源，从而强化了权力合法性并巩固了统治地位。

美国历史学家大卫·贝洛（David A. Bello）曾将前国家空间分为三重地带：一是君主完全控制并稳定管辖的地带；二是国家权力能够通过驻兵防守重要战略地点而深入的地带；三是国家权力无论怎么也不存在的边远边疆地区。并由此形成国家权力真空。[①] 由于凉山族群结构的复杂性、地理环境的边缘性，历代王朝花费大量精力试图进行直接统治的企图都宣告失败，最终以土司制的形式实现具有层次性的三层统治权力结构递进，空间上分别属于"汉人的王""土司的地方"和"蛮夷"。从生计模式和治理成本来讲，散居高山区的彝族的农业剩余虽不足以形成交换市场，但生态资源仍然可以自给自足。只要身处高山生态，他们就可以抵抗汉人官僚体制的管理和军事控制，因为如果要在凉山设置这些机构的成本极大。当然，他们也没希望扩张到汉人的领地。[②]

---

① ［美］大卫·贝洛：《去汉人不能久呆的地方：瘴疠与清代云南边疆地区的民族管理空间结构》，载陆韧主编《现代西方学术视野中的中国西南边疆史》，云南大学出版社 2007 年版，第 220 页。

② Stevan Harrell, *Ways of Being Ethnic in Southwest China: Studies on Ethnic Groups in China*, University of Washington Press, 2002, pp. 220 – 262.

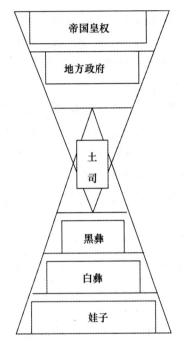

图 2 - 2　二元历史与社会结构

　　由于地处高原,山路崎岖,云南和四川的交通路线有限。在明朝时期,陆路主要有普安入黔旧路、乌撒入蜀旧路、建昌路和粤西路连接云南和内地。其中,建昌路是从昆明至成都的官路,大体上沿元朝旧道而行。路线为:昆明—富明县—武定府—马鞍山—元谋县—黄瓜园—金沙江边—姜驿—黎溪站—凤山营—会川卫(今四川凉山会理县)—大龙站—巴松营—白水—阿庸—禄马—建昌卫(今四川凉山西昌市)—礼州所—泸沽驿—冕山所—通相营—越嶲卫(今四川凉山越西县)—利济驿—镇西驿—河南驿—富林营—黎州安抚司—箐口驿—荥经县。① 但明朝中后期,由于西南地区动荡,凉山境内的路段大部分时间是不能行走的。天启年间奢崇明、安邦彦反叛,"东西道段,因北走金沙、大渡,曰建越路"。但建越(今四川凉山西昌及周边)"多夷患,复不能以时开通"②。

　　可见,虽然凉山地区在明朝时期归顺中央王权,政权也在当地推行了

―――――――――――――

① 方铁:《西南通史》,中州古籍出版社 2003 年版,第 616 页。

② 同上书,第 617 页。

机构建制和殖民运动，并已经开始了小规模循序渐进的改土归流；但在凉山腹地，彝族社会愿意说得过去，仍然是"封闭的世界"，拥有完整的社会系统，中央王权只能通过土司制度实行间接管理，甚至有时会对该地区失去控制，官道都无法通畅。凉山地区在自身社会结构形成、生产技术发展过程中生产着自己的历史，凉山彝族并非"没有历史的人"（Wolf，1982），而只是在"以不同的时间记录历史，以不同的方式建构历史"（C. F. Friedman，1985），并与中央政权的历史书写形成"二元历史"①格局。

3. 改土归流

清朝时期对西南边疆的持续开拓经营促进了地区间政治、经济和社会制度的整合，也促进了西南地方社会中彝族等非汉民族的中国化（sinicization）。何炳棣认为，在包括四川在内的边疆地区实行的土司制度和改土归流政策，使清朝成为"作为地理实体的现代中国形成的最重要时期"。②

与明朝相比，清初的顺治和乾隆希望进一步改善中央王朝与地方边疆的关系，即国家与地方社会的关系。采取的措施主要是一系列的汉化政策，包括对地方上层人士的儒家思想教育等。赫尔曼认为，清初的土司制度改革希望通过思想改造，把"土著民族上层造就成与内地绅士类似的地方精英，把土司改造成清朝官僚"，这样国家就通过将土司纳入官僚体系实现有效而全面的治理。

但是，这种输入式的改革带来地方社会原有社会结构的变动和利益分配的失衡，导致了土司间冲突的激化和土司制度的衰落。地方社会权力陷入混乱和真空，凉山黑彝阶层正是在此时掌握了社会治理的权力，但并未停止互相之间的利益争夺。面临边疆控制失效的危险，雍正年间的清政府出台了强硬的改土归流政策。凉山地区土司制这种半自治的土官制度也是在这一时期开始纳入清王朝的国家官僚结构体制。帝国在凉山地区的建昌（今西昌）、越西、盐井（今盐源）、冕宁和会理等地相继建起了县衙门，这些县衙门逐渐发展成县城，一直持续到今天。然而，在凉山彝族腹地

---

① 安·克努森:《二元历史:一个地中海问题》，载［丹］贾斯汀·海斯翠普主编《他者的历史，社会人类学与历史制作》，中国人民大学出版社 2009 年版，第 92—113 页。

② Ping-ti Ho, "The Significance of Ching Period in Chinese History", *Journal of Asian Studies*, Vol. 26, No. 2, 1976, p. 191.

（昭觉、美姑等地）所做的努力却因为受到当地彝族激烈的反抗而没有成功。[①] 1776年，乾隆放弃了在凉山腹地进行改土归流的企图，分封了四位新土司分别管理这里，在后来这些土司又在和当地彝族的斗争中失败了。[②]

改土归流虽然促使了凉山彝族地区尤其是彝汉过渡区域土司力量的衰落，但随之家支力量崛起并成为地方社会的主要政治力量和社会结构。作为"他者"的凉山地区，以自成体系文化逻辑推动着社会变迁的进程，进入"家支政治"时代。

第二节　鸦片、疾病与权力:西南中国　　近现代国家政权的进入

随着清末民初的国家剧变和社会转型，近现代政治理念和社会管理技术在国家政治制度设计和实践中得到体现。杜赞奇指出，在20世纪前期的中国政治舞台上，不论是在中央还是在地方，政权都在急剧地更替，但国家政权扩张的一个重要方面——深入基层和吸收下层的财源，在整个时期却基本上没有中断。所有的中央和地区政权，都企图将国家权力深入到社会基层，不论其目的如何，它们都相信这些新延伸的政权机构是控制乡村社会的最有效手段。[③]

汉族地区的士绅阶层和民族地区的土司头人作为封建专制主义的象征，被符号化并转变为国家现代革命主要对象，乡村社会治理结构遭到破坏，治理主体出现缺位。通过对保甲制和新县制的复制和强化，国家在乡村社会培养了一批非正式官僚，他们通过链接国家与村落而获利，成为杜赞奇所说的"赢利型/掠夺型经纪人"；与此同时，国家对基层社会的控

---

① 清雍正年间，川陕总督岳钟琪在1727—1729年、四川总督黄廷贵在1732年分别以驻军方式试图实现国家力量在凉山腹地的进入和控制，后被彝民攻破。

② [美]郝瑞:《田野中的族群关系与民族认同:中国西南彝族社区考察研究》，巴莫阿依等译，广西人民出版社2000年版，第91页。易谋远:《试论历史上凉山地区政权的民族性质》，载中国西南民族学会编《西南民族研究·彝族专辑》，云南人民出版社1987年版，第306页。

③ [美]杜赞奇:《文化、权力与国家:1900—1942年的华北农村》，王福明译，江苏人民出版社1996年版，第3页。

制和渗透日益加强。

新中国成立后的社会管理以实现现代民族国家整体意识为目的,运用行政、教育的运动手段对人们灌输国家意识形态。通过把行政组织建立在基层,将国家意志通过科层制的社会组织结构渗透到每个社会个体的意识当中,从而实现了政治影响从间接转化为直接。合作化时期、公社化时期的每个人都被组织到一个社会组织当中,那种以亲属和家族关系整合的村落社区不复存在,党在基层社区的一元领导得以实现。这一时期这种适应了高度集中政治经济体制的社会管理体系有效实现了国家和政党权力对个体的直接控制。至此,国家权力通过扩张改变了乡村社会结构并建立起了纵式权力结构。

一 清末民初的凉山地方社会

始于元朝、兴于明代的土司制度在清朝经历了较大规模的改土归流,实际上西南地区的改土归流政策在明朝中后期就已经开始推行。到了清朝初期,随着清王朝政权在全国范围内的基本稳定,为了加强中央对地方的控制,中央政权开始在西南地区实行大规模的改土归流。云南彝族聚居区的土司治理格局多被取消,但四川大凉山彝区由于自身政治经济体系的完整性和特殊性,国家权力一直未能实现对其的直接统治,仍以土司任命的方式实现间接治理。

英国著名传教士伯格理在《在未知的中国》一书中记载了他 1903 年进入大凉山时的见闻:

> 在若干代人甚至几个世纪的岁月里,扬子江北面群山里的野蛮人同定居在这些强硬的袭击者家乡附近的汉族人,一直都处于战争状态。
>
> 在这里终于遇上了中国内地诸多最吸引人的奥秘中的一个。恰恰位于北京统治的疆域的腹心部位,虽然绝对不是省级建制,但其地域之广阔却相当于欧洲的一些国家。在这里居住着一个实际上自治的民族。在这个部族的地域内,汉族人心甘情愿地退居于第二等级的地位,但当在汉人自己的区域内,在与他持相同看法的人群里,就可能会对这些山里人表示出轻蔑的态度,称他们为"蛮子"和"罗罗",

此类称呼则最遭这些部族人的憎恨。

……

　　为使他们的出击不要太频繁，朝廷官员实际上一直在认真进行着彻底征服他们的努力，这个几乎是独立的地区毕竟正位于他们辖区的核心部位。当每次袭击结束后，官员们即开始布置总是无法立即见效的针对下一次袭击的防范。作为对军事防范行动的补充，以往还经常采取收买敌方以为己用的做法。就是付补助金给山里人的首领们，以使他们保持平静。随之这些山中的部落也送一些特产朝贡中央朝廷，同时，官员们代表朝廷赐给他们相当大数额的补助金或赏赐品。①

　　西方简单医疗技术伴随着传教士布道而进入"未知的中国"。在传教士们看来，彝族社会是"一个整体缺乏任何现代医药救助的人群"。② 这里没有现代医疗技术、设备和场所，更没有掌握了现代医疗知识的医生。在西方人眼中，当地的卫生状况和人们的健康情形是糟糕的。他们往往通过小的药品或救助手段使得一些当地流行的病状出现好转。如伯格理和邰慕廉在云南昭通的彝族地区传教时，通过用药水对幼儿的眼睛进行冲洗，治愈了许多幼儿眼睛发炎的本地常见病。这种救助行为不但感动了孩子们的父母，而且让当地彝族人对西洋医疗技术感到好奇和赞叹。"有时我们这里许多病人蜂拥而来，曾经有一天处理了多达一百名病号。"③ 在某种程度上，这种伴随布道的医疗行为是西方文化与彝族文化接触的一个侧面。

　　在伯格理的记载中，当时的彝族社会中已经有很多人采用吞食鸦片的方式进行自杀。如1891年1月4日日记中，他写道："两周来，我已经治疗了十个服鸦片自杀的病人。""6月23日，我最近救治了一个服鸦片自杀的病人，六个人死去，只救活了五位。其中有一位妇女竟吃了半磅重的鸦片。"④

---

① ［英］伯格理等：《在未知的中国》，东人达等译，云南民族出版社2003年版，第185—186页。

② 同上书，第477页。

③ 同上书，第125页。

④ 同上书，第626—636页。

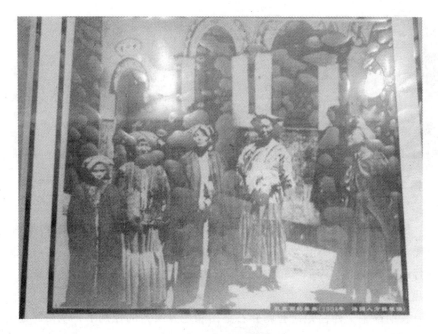

图 2 - 3　教堂前的彝族群众

　　20 世纪以来，国家权力不断对凉山彝族地区进行渗透。云南、贵州的彝区已经实现了近代国民政府保甲制度与土司制度的整合。地方社会的土司既是地方实际统治者，又兼具近代"国家经纪人"身份。国家体系通过对非官僚化地方精英的吸纳，实现对乡村地区的征税和要求该地居民服役等资源获取行为。然而直到民主改革前，凉山彝族社会地方治理结构的特点仍然是基于血缘群体关系的家支政治。与此同时，近现代国家意识形态的灌输也在潜移默化地进行着。在凉山彝族奴隶社会博物馆中看到的国民政府开办的学校留下的教材显示，对于"国家历史"和"国家地理"的强调，都在塑造着当地尤其是上层统治者的国家整体意识。

　　民国十三年（1924 年）一月，在中国国民党第一次全国代表大会宣言中提出："国民党之民族主义，在两方面之意义：一则中国民族自求解放，二则中国境内各民族一律平等。"①

---

　　①　朱子爽：《中国国民党边疆政策》，国民图书出版社 1944 年 7 月版，第 37 页。

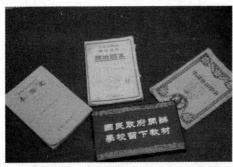 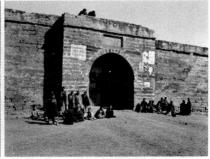

图 2 - 4 国民政府开办学校留下的教材   图 2 - 5 1938 年的四川凉山昭觉城①

民国二十八年（1939 年），国民党 24 军军长刘文辉建立了西康省，刘氏自任省主席（省长），省政府驻地雅安，全省 4 个行政区，西昌为第三行政区，又称"宁属"，地方最高权力机构为宁属屯委会，驻地城内大水井北圣宫。

长期以来，西昌地区在蒋介石集团和地方实力的控制下，境内封建势力割据称雄，拥兵自立，各霸一方。特别是在国民党中央和地方统治者直接或间接的支持下，广种鸦片。

二 鸦片贸易、世界市场与军阀割据：解放前的西南烟毒

对于中国而言，鸦片意味着一段屈辱的历史。从世界政治经济史的角度来看，鸦片战争是中国近代史的开端，从此中国日益陷入半殖民地半封建社会深渊。

（一）鸦片前史

鸦片被认为最早产生在炎热干旱的中东国家。当时一些不为人知的土著发现，在罂粟连续一年的生长期中，有 7—10 天的一个阶段，在此时期它能产生一种食用后减轻痛苦的物质。鸦片只能在罂粟生长期的这个时间段内，即花瓣凋谢之后和种子荚果成熟之前生产和采集。O. 瑞和 C. 科塞在《毒品、社会与人的行为》一书中生动地描述了采集鸦片的方法：鸦

---

① 昭觉城建于 1901 年，城的直径只有一百几十米，民间用"一灯亮四门"形容它的小。当时城内居民仅有几户，共几十人。（庄学本摄）

片收割者在傍晚穿梭于田间，用一种尖锐的爪式工具轻轻切开而不是切穿尚未成熟的种子荚果。在晚间，一种白色的物质就会从切口处分泌出来，经过氧化变成棕红色，从而成为树胶。次日清晨，这种树胶被小心地从荚果上刮下来收集在小球中，这种生胶构成历史上使用的鸦片药品的基本成分，并且从这种物质中提炼出吗啡和海洛因。①

鸦片本身最早是作为药品和贡品在中国存在的。《旧唐书列传》第198卷载:"乾封二年拂霖遣使献底也伽。"底也伽中就含有罂粟成分。宋代中国医家已经开始尝试用罂粟来治病消灾，明代时期中国掌握了从罂粟割乳浆制作鸦片的技术。这一时期的鸦片主要来自东南亚。《明会典》记载:暹罗、爪哇、榜葛赖等地多产"乌香"。乌香即鸦片。东南亚诸国经常将乌香作为朝贡品献给中国皇帝。至清朝中期以后，鸦片制作技术普及民间，罂粟开始大量种植，加上英国的鸦片走私及后来的两次鸦片战争，鸦片开始成为国家根基的重要腐蚀力量。②

(二) 贸易与战争

自清雍正年间鸦片由印度传入中国市场，鸦片贸易就将中国不断卷入世界政治经济体系。在这一时期，吗啡被认为是有效的止痛剂和鸦片瘾的治疗药品。1906年在德国汉诺威，药剂师助手弗里德里希·赛特纳（Frederich Serturner）出版的实验报告表明，他分解出了鸦片首要的活跃成分。等量的这些活性物质具有10倍于鸦片的效力。赛特纳以睡梦之神墨菲斯的名字将其命名为吗啡。后人在进行探索鸦片秘密的工作中，陆续发现了30多种不同的碱性物质，其称为可卡因，希腊语意为"罂粟头"。③

1836年吗啡被收进《伦敦药典》（*London Pharmacopoeia*）。到了19世纪40年代，吗啡广泛被西方世界接受。④ 在西方世界看来，土耳其鸦

---

① ［美］O. 瑞、C. 科塞:《毒品、社会与人的行为》，夏建中等译，中国人民大学出版社2001年版，第326页。

② 胡宜:《送医下乡:现代中国的疾病政治》，社会科学文献出版社2011年版，第95页。

③ ［美］O. 瑞、C. 科塞:《毒品、社会与人的行为》，夏建中等译，中国人民大学出版社2001年版，第330页。

④ ［英］理查德·达文波特－海因斯:《搜寻忘却的记忆:全球毒品500年》，蒋平等译，译林出版社2008年版，第61页。

片比东印度鸦片质量更好,因为"上等土耳其鸦片获得的吗啡量几乎是同等重量的东印度鸦片产出的三倍。"正是部分因为这个原因,几乎没有印度鸦片进口到英国,印度鸦片的消费局限于中国和其他亚洲国家。①

尽管1799—1800年北京发布皇家法令禁止鸦片运输和销售,生长于印度中西部独立的马拉地土著邦的马尔瓦鸦片仍然通过走私贸易流入中国,主要是从葡萄牙口岸果阿到达澳门。1811年,美国一条双桅船给珠江运来第一批土耳其鸦片。1817年一条东印度公司的船随后而来。马尔瓦鸦片此时约330英镑每箱,这把孟加拉鸦片的售价,从顶峰的888英镑压低到440英镑以下。自此以后,鸦片贸易竞争非常激烈。② 鸦片走私规模日益扩大,并从东南沿海扩散至内陆地区。

第二次鸦片战争后,西方军队占领了广州,并在随后签订了《天津条约》。英国要求为外国人扩大商业设施,对关税体制做出了修正,包括鸦片的关税率,从而鸦片进口被正式认可。③ 仅从鸦片贸易看,至1917年英国名义上停止对华输出鸦片为止,外国共向中国推销、走私鸦片、吗啡、海洛因和红丸等毒品,折合鸦片约7023119箱,价值6616345219银元。到20世纪初,中国成为世界上罂粟种植最多、鸦片产量最高、吸食鸦片最多的国家。④

作为一种商品,鸦片和鸦片贸易隐喻着西方处于上升时期的商业资本主义对东方世界的侵入,并最终演变成一场帝国危机。西方学者将鸦片贸易视为清代中国未能像同时代的对手大英帝国那样使自身适应现代西方经济、政治和文化体制的结果。中国学者则多认为是帝国主义势力强行把鸦片贩卖到中国,从而导致战争的爆发。⑤ 鸦片作为成瘾消费品的自身属性,也是其成为东西方贸易产生摩擦的重要媒介因素。但作为政治和经济后果,它导致了清王朝对局部地区治理的失控和贸易逆差。

---

① *Anthony Todd Thompson*, The London Dispensatory, 1831, p. 479.

② [英] 理查德·达文波特 - 海因斯:《搜寻忘却的记忆:全球毒品500年》,蒋平等译,译林出版社2008年版,第61页。

③ 同上书,第103页。

④ 胡宜:《送医下乡:现代中国的疾病政治》,社会科学文献出版社2011年版,第95页。此数据是胡宜综合苏智良《中国毒品史》《禁毒全书》《中国历史上的洋烟、土烟与吸毒研究》《中国古代的罂粟与鸦片》等书中的数据统计得出。

⑤ [美] 大卫·贝洛:《西南鸦片流毒:19世纪早期清政府在云贵川三省的禁烟》,载陆韧《现代西方学术视野中的中国西南边疆史》,云南大学出版社2007年版,第300页。

(三) "世界鸦片市场和最大鸦片生产地": 西南地区的鸦片种植与消费

1. 鸦片种植与消费的政治经济学

在西南中国,虽然最初这一地区的鸦片贸易远远落后于东南沿海,但到 19 世纪末,云南和四川的罂粟种植者实际已从英属印度手中夺得了鸦片贩运的控制权,使清朝的西南地区成为服务于世界的最大鸦片市场和最大的鸦片生产地 (David Edward Owen, 1968, 265—268; 林, 1985, 208—211)。[1]

这一时期,西南和东南之间存在着鸦片走私的重要交通路线,从而使沿海和内陆的鸦片生产、运输和消费联系起来。最初是从沿海将价格相对较高的印度鸦片运往西南,但在 1820—1832 年间,更加便宜的西南鸦片则开始反向向北、向东渗透,鸦片的流向与先前相比发生了反方向的转变。(《军机处录副档法律大类禁烟》,道光十二年 [1832 年] 二月九日,746—749)[2]

鸦片带来的巨大利润,是这种经济作物在西南中国地区广泛种植的重要动力。在这一鸦片生产、运输与消费扩大化的过程中,凉山彝区也深刻卷入其中,成为一处重要的鸦片市场和生产地,甚至一些地方官吏公然鼓励鸦片种植。由于鸦片的经济价值高于传统粮食作物,彝族人是出于经济理性而自发选择种植鸦片。而民族地区作为具有高度自治权力的社会空间,其鸦片生产较少受中央王朝禁令的影响,从而成为主要输出地之一。

实施上,清朝政府从帝国整体利益考虑,对那些主权含混、刚依附于清朝但尚未完全整合的"中间地带"(meddle ground) 有既得利益要维护。清政府实施禁烟是对其运用统一的政治体制来控制那些现实中更加复杂的、动态的和多样性的帝国地域的一次重要考验。追寻清朝在西南地区的禁烟和少数民族以及汉人的反抗这一博弈轨迹,可以看到鸦片泛滥是如何有力地支持了边疆地区的少数民族和汉人移民定居者抵制国家权力的渗

---

① [美] 大卫·贝洛:《西南鸦片流毒:19 世纪早期清政府在云贵川三省的禁烟》,载陆韧《现代西方学术视野中的中国西南边疆史》,云南大学出版社 2007 年版,第 303 页。

② 同上书,第 309 页。

透的。①

鸦片在当地的吸食固然与其成瘾性相关,它通过作用于神经系统改变大脑活动从而造成生理和心理成瘾;但西南地区的鸦片消费与该地区处于真实或想象当中的"瘴气"医疗心理有一定关联。西南多瘴气,它实际上既是汉人在边疆对环境不适应的身体反应和疾病体验,也是少数民族建构出来处理与"遥远的王"的统治关系的话语策略,因此处于真实与想象之间。由于西南地区气候和生态环境的特点,汉人易受疟疾感染的脆弱性阻碍了被西南纳入帝国直接控制的版图,也迫使清王朝只能间接地控制边界以内的这些地区,即通过土司制度来实现对西南的间接治理。

"瘴"是中国南方特有词汇,而"疟"则是中国北方的相似词汇,二者皆指各种发热的病。② 古时西南地区的瘴气被认为是疟疾发病的重要诱因。而后来的医学调查表明,疟疾是由恶性疟原虫引起的。疟疾的发病症状不只带来戍边和拓疆汉人身体的不适,也在心理上带来影响。《清实录》中写道:"查沿边虽有瘴气,讹传太甚,人心遂因疑生畏。"③汉人和少数民族普遍相信吸食鸦片能够预防瘴气和疟疾等疾病,是治病的良药。因此,这种地方性疾病与鸦片的消费在当地存在一种互相依存关系。

2. 民国军阀的鸦片经济与治理

1911 年中华民国成立,清朝设置的驻藏大臣离职,导致中央政权在西藏的控制处于混乱,驻藏川军哗变流散。达赖十三世土登嘉措在英国的支持下,主张西藏独立并开始武力进攻西康地区。1918 年攻占了十数县。北洋政府特设置川边等特别区,是为西康正式建省的前身。

护法运动后,西南数省脱离北洋政府控制,自成一派。北洋政府时期的军阀混战,在四川地区尤以二刘之战规模最大。1933 年,刘文辉战败退守西康地区,部队供应陷入困境。因此,他以开征烟税为由,大开烟

---

① [美]大卫·贝洛:《西南鸦片流毒:19 世纪早期清政府在云贵川三省的禁烟》,载陆韧《现代西方学术视野中的中国西南边疆史》,云南大学出版社 2007 年版,第 302—303 页。

② [美]大卫·贝洛:《去汉人不能久呆的地方:瘴病与清代云南边疆地区的民族管理空间结构》,载陆韧《现代西方学术视野中的中国西南边疆史》,云南大学出版社 2007 年版,第232 页。

③ (清)《高宗实录》卷 836,第 31 页。

禁。据新中国成立初期的数据，西康地区的烟地占耕地面积的 48% 以上。[1] 1933—1938 年间，西康各县正式成立禁烟科、股专门办理种、售、运、吸各类烟税事宜。其中，"雅安、康定、西昌三县为鸦片集散地。"[2]当时的西昌城乡处处有供瘾客抽烟的烟馆，遍布城内大街小巷，成为一大行业。"从东门到四牌楼、下南街，经顺城街、马水河街，到武侯祠，专数挂有招牌的烟馆，仅这几条街就有六十多家，比饮食杂货铺还多。不挂牌的流动烟馆，就无从数起了。"[3] 由此可见民国时期凉山地区吸毒贩毒之公开性和普遍性。

地方军阀对鸦片贸易的开禁隐含着地方对中央权力的反抗。1934 年，蒋介石派贺国光率领参谋团入川，指挥四川军事政治，包括禁烟。[4] 由此，国民党势力渗入四川。

民国二十八年（1939 年），国民党 24 军军长刘文辉建立了西康省，由南京国民政府宣布成立。正式建省后，在康定成立西康省禁烟局，下设总务、文书、储运、侦缉等股，另有武装缉私队。蒋介石政府希望通过禁烟扼住刘文辉军的经济命脉。但缉私队名义上为禁烟，实际上为征收地方政府巧立名目的各种税。比如，贩运烟土有"烟厘印花税""出境税""过境税""落地税"。吸毒的按家产分甲、乙、丙三类，发给牌照。按月征收"牌照税"。县府发鸦片种子给保甲，保甲按户发给农民。只要发了种子，不管种与不种，收烟时一样征税。[5]

《昭觉县志》记载，清末鸦片传入昭觉。光绪三十三年（1907 年）法国人多龙进入凉山考察经过昭觉时，看见交脚和竹核"有一片盛开罂粟花的田地"。至民国时期，鸦片种植和出售已经泛滥成灾。鸦片成为昭觉传统商品之一，彝民用此来换取商品、白银和枪支弹药。县政府虽明令

---

① 西南区禁毒禁烟委员会：《西南区 1950 年禁毒禁烟工作总结》，重庆：《新华日报》1951年 3 月 15 日。

② 余彦富：《旧西康烟祸见闻记》，载《近代中国烟毒写真》（下卷），河北人民出版社1997 年版，第 71 页。

③ 林如渊：《西昌鸦片祸害一瞥》，载《近代中国烟毒写真》（下卷），河北人民出版社1997 年版，第 97 页。

④ 谢藻生：《忆四川烟祸》，载《近代中国烟毒写真》（下卷），河北人民出版社 1997 年版，第 1 页。

⑤ 余彦富：《旧西康烟祸见闻记》，载《近代中国烟毒写真》（下卷），河北人民出版社1997 年版，第 73 页。

禁止,不时派兵铲除烟苗,但多系敲诈彝民财物而已,禁烟成效不大。

> 我县地壤凉山,历年种植烟土,造成严重现象,街市以此为货币,吸烟者达50%。本年汉人区已完成禁种,接近汉人区之彝区亦没有发现种植。运售在黄琅、海脑、蛮溪口较盛。(张义臣:《十月份综合报告》,1950年10月26日,第70页)

可以看到,"汉人区""接近汉人区之彝区"和"彝区"作为具有政治经济和文化意义的地理空间区分,差异也体现在鸦片种植的控制程度上。汉区和近汉彝区的鸦片种植首先得到控制,只有深彝区鸦片种植无法禁止,这实际上反映了国家政权力量的深入程度。

> 大量贩运大烟者为距政府较远地区,如阿侯家、瓦库家、阿陆家等,他们经常携带大批大烟到接近汉区或现在不种大烟地区出售。(中共昭觉县委会:《禁烟禁毒计划》,1954年7月17日,第70—71页)

在凉山地区,鸦片不但是商品和日常消费品,而且承担起货币职能,成为市场上流通的商品等价物和家支间冤家械斗的赔偿金。由此可见鸦片嵌合凉山地方政治经济之深,在社会运作的各环节都扮演着重要角色。彝区种植的鸦片丰收以后需要寻找市场进行销售,以获得货币收益。在政府力量的控制下,已经不种植鸦片的汉区或近汉彝区成为凉山彝区鸦片的重要销售市场。

第三节　一跃跨千年:民主改革、禁毒运动与
凉山地方社会的国家化

> 1952年10月7日,四川省凉山彝族自治区(后改为自治州)在昭觉成立了,广大奴隶和劳动群众从此获得解放,过上了当家做主的新生活。①

---

① 骆强编辑:《凉山解放,建立政权》,《凉山日报》2009年9月26日。

一　现代国家化：新中国政权在凉山地区的建立

抗日战争时期，蒋介石在西昌设有西昌行辕，驻地府街，西昌临解放时的行辕主任是国民党二级上将贺国光。1949 年随着解放战争在全国胜利，12 月 9 日刘文辉宣布起义，24 军在西昌布防的 136 师师长伍培英率部于 12 日晚连夜撤出西昌，经越西、汉源进驻雅安。贺国光赶走了 136 师，收整了屯委会，宁属 9 县就成了自己的天下，北有大渡河，南有金沙江，预料解放军难以攻打进来。

由成都逃到台湾的蒋介石，在刘文辉起义后的第三天，给贺国光发来一份急电，委任他为西康省主席，命他尽快重新组建西康省，省政府设在西昌，配合胡宗南固守西昌以待时局变化。① 在新中国已经成立的大背景下，国民党政权与共产党政权对于在大凉山统治合法性上的争夺很快出现结果。

1950 年 1 月 1 日，国民党西昌警备司令贺国光在西昌组建西康省政府，西南军政长官公署长官胡宗南率随员飞抵西昌。2 月，胡宗南、贺国光等在西昌召开各守备司令应变会议。3 月，中国人民解放军第 62 军 184 师、第 15 军 44 师等部，奉命解放西康宁属地区。3 月 26 日，胡宗南、贺国光逃离西昌，飞往台湾。3 月 27 日，中国人民解放军 44 师 132 团解放西昌。4 月 6 日，在西昌军管会派出所的罗正洪、毛筠如的敦促下，国民党 27 军副军长岭光电率残部 400 余名官兵向中国人民解放军西昌军管会投诚，昭觉解放。②

昭觉县于 1950 年 4 月解放，同年 10 月凉山工作团进入，宣传民族平等团结和民族区域自治政策。1951 年 3 月中旬，中共西康区委批复中共西昌地委同意建立昭觉县彝族自治区人民政府。

1951 年 4 月、1952 年 11 月分别召开昭觉县第一、二届各族各界人民代表会议，其代表除从党政干部和部队官兵中推荐产生外，彝族土司、土目、诺合、曲诺等头人也作为代表，由县委、县人民政府，根据威望、势力等统筹邀请参加。第一次人民代表会议到会代表南至金沙江畔，北至甘

---

① 《短命的西康政府》，《凉山日报》2005 年 3 月 26 日。

② 凉山年鉴编辑部：《记录凉山》（http://newht. lsz. gov. cn/LSZC_ Z/jl. aspx）。

相营、普雄，西至玄生坝，东至牛牛坝。美姑河的彝族 31 支代表 273 人，其中土司 14 人、土目 13 人、黑彝 184 人、白彝 62 人、汉族 19 人。另外，军队代表 14 人，工作团干部代表 10 人。西昌、盐源、盐边、宁南、德昌、冕宁等地派有 33 名代表到会祝贺。[①]

4 月 22 日，昭觉县彝族自治区人民政府宣布成立，协商推举瓦扎木基为县长，推选 31 名政府委员。大会还通过了工作任务、组织条例、民族团结、民族贸易、清匪肃特等决议。在强势的政治干预下，"黑彝""白彝""娃子"等凉山彝族地区原社会结构中的社会等级身份逐渐消解，化约为社会主义革命时期民族地区的"奴隶主"和"奴隶"阶级关系，并在阶级斗争的思维下以"人民"与"阶级敌人"的二元概念进行区分。

二　"暴乱"与"平叛"：凉山纳入现代国家体系的过程与记忆

1935 年 4 月红军长征经过凉山是彝人与中国共产党第一次有意义的接触。但是直到 1950 年和 1951 年作为统治者再次回到凉山，这里几乎没有什么地下党活动。[②] 新进入的共产党政权对于大凉山地区的实际控制经历了一段时间的反复和动荡。这一过程中充满冲突和矛盾，矛盾的核心就是带有国家意识形态的自上而下治理模式与凉山地方自成逻辑的自治模式冲突。

面对有组织的国家权力介入带来的某些家支利益损失，地方一些家支势力也进行了有组织的抗争。一些地方头人，其中有一些是共产党政府中的官员，组织叛乱，反对激进的改革剥夺他们的财富与权力，或更重要的是剥夺他们的荣誉。他们拒绝侮辱。[③] 国家政权迅速以阶级话语将失败的抗争者表述为"反革命分子"，通过与"人民"的区隔实现抗争者的政治符号化和他者化并在"敌我矛盾"的框架下进行打击。

凉山州范围内比较大的反抗有"五五暴乱"等事件。1950 年 5 月 5

---

① 四川省昭觉县志编纂委员会：《昭觉县志》，四川辞书出版社 1999 年版，第 368—370 页。

② ［美］郝瑞：《田野中的族群关系与民族认同：中国西南彝族社区考察研究》，巴莫阿依等译，广西人民出版社 2000 年版，第 93 页。

③ 同上书，第 94 页。

起,越西县大树堡、洗马店和田坝等地先后发生"匪特"暴乱,波及越西县9个乡,"被其裹胁"参与者达千人。8月中旬,德昌、会理和西昌县等部分地区,也先后发生大规模暴乱。西昌全县24个乡,有13个乡卷入了暴动。[①]

1951年1月11至13日,凉山工作团在昭觉召开凉山彝民代表座谈会,会议通过《大凉山彝民团结公约》,并成立大凉山人民调解委员会,负责调解一切纠纷。会后,各支头代表、头目纷纷自动认缴公粮。[②] 这一时期,凉山地区的权力结构正处于变动甚或动荡之中。在全国性政权已经建立的大背景下,共产党派来的凉山工作团的工作环境相对好转,作为实权机构的大凉山人民调解委员会,在当时担当了地方社会控制和管理的任务。虽然"解放"和"民主改革"的大形势不可逆转,但一些失去利益的传统地方控制势力仍准备放手一搏,以武装抗争的形式表达对既得利益被剥夺的不满。

据《昭觉县志》记载,从1955年到1958年,部分"奴隶主"发动反对民主改革的武装叛乱。截至1960年1月先后经历大小战斗574次,歼敌9065名,缴获枪支4819支。其中,发生在昭觉县较大的战斗如下表所示:

表2-1 昭觉县主要武装叛乱数据

平叛名称	反叛家支	范围	成果
比尔战斗(1955年)	阿侯家、苏呷家	昭觉县比尔、竹核区	歼灭1535名,缴枪493支
竹核战斗(1956年)	马家、阿陆家	昭觉县竹核、尔古	歼灭547名
配合麻姑梁子战斗(1956—1957年)	罗洪木呷	凉山各县	歼灭2851名
则普平叛(1957年)		昭觉县、美姑县、普雄县	歼灭881名,争取496名
古里平叛(1957年)		昭觉县	歼灭2848名,争取2342名

---

① 骆强:《凉山解放,建立政权》,《凉山日报》2009年9月26日。
② 凉山年鉴编辑部:《记录凉山》(http://newht. lsz. gov. cn/LSZC_ Z/jl. aspx)。

1956 年起，昭觉人民政府掀起四轮镇压反革命运动。

表 2 - 2　　　　　　　　　　　昭觉县镇压反革命数据

时间	成果	备注
1956 年 7 月至年底	逮捕 117 人	其中反革命 9 人
1957 年 11 月—1958 年 12 月	逮捕 625 人	反革命分子 505 人，其中彝族 454 人，死刑 12 人
1959 年	逮捕 694 人	缴获黄金 897 克，白银 17806 两
1960 年	打击 341 人	逮捕 190 人

　　彝族民众对于这段历史的记忆往往与自身家族的发展历程结合起来进行叙事。我所调查的昭觉县竹核乡派出所警察马曲则回忆道："共产党出现前，我爷爷在黑彝内部战争中被杀。爷爷生了我爸爸和叔叔两人。那时很多黑彝为了争白彝死去。有人抢我的地盘，我的人，就会发生战争。当时这里的黑彝中，我们马家和罗火家人最多，势力最大。这里的四大家族是罗火家、阿猴家（最厉害）、古计家和我们马家。马家后来居上，成为势力最强的一支黑彝。"

　　"1956 年昭觉县土改时期，我们黑彝的土地就被收了回去。从土改一直到'文革'时期，有很多黑彝被人杀死。从前黑彝的奴隶、娃子们把黑彝杀了，所以我们黑彝有些跑去外面，有的改姓，隐姓埋名起来。那时有好多人被杀，有个人杀了一家七口。瓦渣木机①跑去中央，说'要有政策，不能屠杀黑彝'。中央听取了瓦渣木机的建议，政策下来了，才挽救了很多人的性命。"

　　这段记忆性叙述中，瓦渣木机是一个较为关键的出场人物。作为新政权下的首任凉山州主席，他联结着"中央"与"地方"，并作为地方代表向中央要求出台政策。我们注意到，中央政策"挽救了很多人的性命"，这时的国家已经成为地方社会命运的实质掌控者，大凉山不再是"独立的罗罗王国"。

　　"我父亲在屠杀黑彝期带着家支的人跑去山上当了土匪。结果只

---

① 1952 年 10 月 1 日，西康省凉山彝族自治区成立后，瓦渣木机（彝族）当选为自治区主席。

有我父亲活下来,其他人都被共产党的军队打死了。"他的叙述中隐去了父亲在新政权下做"土匪"而导致"其他人都死了"这一后果出现的具体过程。但根据文献我们可以知道,共产党政权入驻以来遭遇了多次地方武装力量的反抗并最终将其消灭。这段历史通过亲历过这一事件的当事人及其子女的记忆沉淀,与当前现实保持着某种联系。"现在我的汉人朋友到我家,我母亲都会害怕,说是汉人娃子来了,要躲起来。"

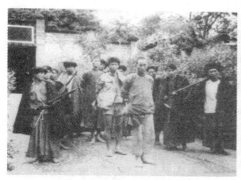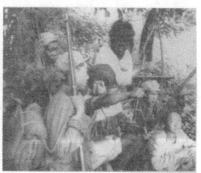

1950 年第 62 军进入西康剿匪。图为彝族同胞捕获窜入凉山的匪徒　　西昌潭潭族自卫队员给剿匪部队指路

图 2 - 6　配合剿匪的彝族人①

对于新政权成立后在凉山以国家力量推行社会主义制度过程中出现的汉彝冲突和被激化的黑白彝冲突,马曲则认为是因为"有些汉人来改革,刚开始黑彝不了解政策,不同意改革,这些汉人就在中间挑拨,后面就干起(打起来)。内部是娃子,外部是工作团的干部"。顿了一会儿,他说:"不过现在就没什么了。只是父母那一代人心里还有阴影,怕汉人,怕制服(部队),因为他们杀黑彝。那时打仗打了六年,黑彝四面点火,也烧死很多部队。"

共产党政权的进入对当地由土司和黑彝进行地方治理的传统权力格局产生了瓦解作用,原来的地方治理结构也随之发生变化。(土司)—黑彝—白彝—娃子的纵式权力结构被新政权表述为"落后的奴隶制度"的体现,并将原有社会结构按照阶级标准划分为"奴隶主"和"奴隶"两个对立阶

---

① 邓高如等:《横断山梦:西南大剿匪》,解放军出版社 1998 年版,扉页图。

层,试图通过阶级斗争的方式实现"农奴翻身"和"无产阶级专政"。

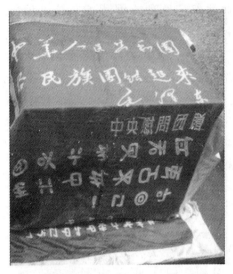

图2-7　中央慰问团的慰问锦旗

在1947年秋制定的《土地法大纲》表达了彻底消灭中国乡村社会土地资源集中和社会阶层分化的决心:

......

第二条:废除一切地主的土地所有权。

......

第六条:......乡村中一切地主的土地及公地,由乡村农会接收,连同乡村中其他一切土地,按乡村全部人口,不分男女老幼,统一平均分配。在土地数量上抽多补少,质量上抽肥补瘦。使全乡人民均获得同等的土地,并归个人所有。

在1955—1957年的民主改革时期,来自国家社会主义建设计划的政治经济结构进入凉山地方社会,凉山彝族社会的等级制度和家支割据被当作奴隶社会残留受到政治力量的强力清除。生活在等级制度和家支关系中的彝人被动卷入现代民族国家进程,原有社会结构被"改造"后发生重大变迁。在一系列的阶级斗争运动中,原来的地方社会统治群体——黑彝不但在政治身份上成为落后的象征,经济上他们所占有的土地和牲畜等财产也在外来民主改革干部的主持下被分给原来附属于自己的白彝和娃子们。黑彝阶层的各家支世代积累的财富被强行上缴,黑彝从统治阶层变成了被改造的对象。白彝则根据改革前占有土地的数量被划定了中农、贫农等阶级身份。

三　意识形态与国家政权的社会控制

共产党政权对彝区农村的治理政策与对汉区农村的政策并无本质上的

差别，都是在阶级斗争的指导思想下对"人民群众"进行成分划定后推行他们所理解的社会主义式平均主义，只是在考虑到了民族关系的少数民族地区的土改政策进行得更为谨慎一些。在土改运动的过程中，共产党政权试图摧毁旧有的传统文化权力网络根基，将来自遥远西方的社会主义观念移植到每个地方社会情境中并使之生根发芽苗壮成长。后来毛泽东推崇的人民公社概念就是这一思想的体现之一。但政治的集中并不能使一个政权长期稳定地确立其在国家领土中的合法性和正当性，只有社会、文化、经济与政治上的形态呈现出一致性，政权的合法性才能被称为确立。

（一）意识形态符号建设

国民党统治时期，由于大汉族主义的盛行，导致国家的地方治理问题以民族矛盾的形式表现出来。汉彝关系一度紧张。西昌解放后，刚刚成立的西昌军事管制委员会立即用彝汉两种文字郑重宣布，废除一切对彝族压迫性的旧制度和各种苛捐杂税、债务；同时还以政府的名义宣布彻底取缔、更改那些限制和带侮辱性的碑记和地名，如"平夷堡""归化堡""锁夷桥""倮倮沟"等改名为"平等堡""康乐堡""解放沟"，消除了历代反动统治者推选大汉族班底、歧视少数民族的遗迹。①

（二）介入地方公共治理

> 在解放前我们彝人是不敢到汉区来的，终年四季躲在高山上过活，街不敢上，城不敢进。……我们这次出来的十四位代表，大多数是先打过木刻，烧过羊骨头，问了吉凶福祸，才小小心心地走出彝区。（川南彝族参观团：《解放后的凉山彝族情况》，《新华日报》1951年1月24日。）

新政权在对凉山地方公共事务的管理过程中树立了国家威权与合法性。比如，在传统彝族社会中，拉娃子被认为是家支之间的事。但是新政府的介入，往往打破地方社会原有的习惯法实践，从而使事情进一步激化。《凉山彝族努力社会的变革资料摘编》中记载了大量凉山地区发生的

---

① 骆强：《凉山解放，建立政权》，《凉山日报》2009年9月26日。

中央政府与地方社会冲突及其解决,可从中解读国家政权如何进入并强化在凉山地方的政治权力合法性。以下为其中一例:

> 三月十九日晚四时,恩扎家侯普支都火房拉居与青吉家黑彝莫洛,带白彝一人,长枪两支,在中山坪工作团所辖已建政地区之楠木坪,将白彝暗度玉图全家五人及财产一并捆走,玉图之弟干干等三十余人当即向我工作组报告。我中山坪工作队副队长彝干拉史劝阻无效,反而持枪威胁。此事报告工作团部,经研究并取得副团长丁久月哈(侯普支当事人)同意后追赶,于二十日八时在烂坝子双河口追上,即以彝语喊话,令其转回协商处理。拉居等不但不理,反占有利地形向我射击,部队当即将其包围,当场击毙青吉莫洛,白彝逃遁,拉居重伤于二十二日死去。(中共凉山工委办公室:《关于烂坝子打死都火拉居事件的简报》,1954 年 5 月 22 日。)[1]

由于拉娃子的黑彝和白彝以开枪的方式对工作团武装力量的阻挠进行反击,最终被击毙。这是国家政权力量进入地方的一种激烈方式。在拉居等死亡后,政府也拒绝以凉山社会传统的打死人后以"打牛赔命价"或"委员代赔命价"的方式进行补偿,并定性"抓奴隶"行为是"错误的",从而对凉山社会中的家支政治和习惯法系统进行了全面压制和颠覆。

在民主改革期间,甚至发生彝族进城抢汉人干部进行买卖的行为。但是,多数冲突最终以地方社会妥协的方式得到解决。

> 金古拉格、倮俄比木惹、某色补史、马海索古等(均系黑彝马达娘、马拉则的娃子)四人,于一九五三年十二月到昭觉将凉山政府市建会的工程师陈金荣和干部吴家尚抢去出卖。金古拉格等四人经教育后承认错误,并已将抢去的两个干部取出来送还给政府。(昭觉县人民政府:《对金古拉格等四人抢走干部的处理书》,1954 年 6 月 1 日,第 68 页。)

---

① 韦清风等编《凉山彝族奴隶社会的变革资料摘编》,中国社会科学院民族研究所印,第 67 页。

　　地方治理权力的博弈体现在地域空间控制权的争夺上，共产党政权用"建政"和"非建政"的话语对国家力量已经控制的地区和尚未进入的地区进行区分。在建政地区，国家治理方式成为地方事务处理的主要准则，将一些凉山地区传统的事务处理方式定性为"非法"并进行治理。

　　虽然新政权进入后以强大强势的力量扎根并试图全面改变彝族社会结构与社会关系，但由于文化差异和语言沟通障碍，凉山彝族长期以来形成的文化思维和行为方式是不可能在短时间内被彻底改变的。这时武力就成为维护政权在地方合法性的重要辅助，有时甚至以制造"恐怖政治"的效果达到树立政府权威的目的。彝族的传统社会文化在这种外来的强大国家威权压力之下，被压制在民间层面或地下空间而得到延续。

四　禁毒运动：体现社会主义制度的优越性

　　一个新政权合法性的确立，通常是建立在对前政权的批判之上。孔迈隆指出，新政权往往通过构建旧秩序的落后形象，来证实新政权国家身份的合法性和合理性（Legitimacy）。[①] 在新中国成立初期的文献中，鸦片作为旧社会的象征，与国民党的"黑暗"统治意象进行联结，被表述为国民党政权在凉山地区进行剥削和压迫的象征物化符号。

　　　　国民党匪帮消灭少数民族的企图，在川南彝区有许多血腥事实：抗战以后，蒋匪帮借"开发边区"的美名，在雷、马、屏一带设了许多"垦场"……他们在"改善彝族生活"的虚伪空号下，在"垦场"上公开种植鸦片，并且鼓励彝民种烟。种了烟，就要征收好几道烟税。彝民缴了税，国民党反动派政府却又借口禁烟，派兵进攻凉山。彝胞在暴力下，无奈何只好拿出很多银子跟匪军"说和"了事。（《历史的转变：川南彝汉民族关系日益亲密》，《新华日报》，1951

---

　　① Myron Cohen, "Culture and Political in Modern China: the Case of Chinese 'peasent'" *Daedalus*, Vol. 122, 1993, pp. 151 - 170.

年 3 月 15 日。)①

另一方面，彝区鸦片问题确实严重。据新中国成立初期的数据，西康地区的烟地占耕地面积的48%以上。②

> 现在这个问题——鸦片问题，西南区是全国最严重的地区，军政委员会准备提一个提案，实行政务院禁烟法令，坚决执行，不执行不得了啦！西南我们估计有六七千万两，今年丰收了，今年鸦片烟丰收，这个问题牵涉到少数民族问题很大。原则上我们国家没钱来收，收也不好，收就鼓励将来再种，要有意识地使种烟分子吃一点亏。（邓小平：《关系西南少数民族问题的报告》，1950 年 7 月 21 日。)③

新中国成立以来，政府一直将鸦片视为旧社会的遗毒进行坚决打击。1950 年 2 月 14 日，中央人民政府政务院发布了由总理周恩来签署的《中央人民政府政务院严禁鸦片烟毒的通令》。7 月份西昌军事管制委员会向全地区各县发布了禁烟告示。12 月，西南军政委员会发布了《西南区禁绝鸦片烟毒治罪暂行条例》，号召西南地区全面禁止种植和吸食鸦片。由此，西昌专区展开了禁烟肃毒运动。随着 1952 年中央人民政府政务院颁布的《中华人民共和国惩治毒贩条例》出台，禁毒工作有了全国性的法律依据。

昭觉县自 1951 年开始开展禁烟禁毒工作。1 月 7 日，凉山工作团邀请彝族上层人士 273 人举行座谈会，专门讨论禁烟禁毒工作。7 月昭觉县人民政府制发了《禁烟禁毒四条规定》：对少数民族着重宣传教育，说服动员，使其自觉停止种、售、贩、吸鸦片；严禁汉族居民种植、贩运烟毒，并取缔烟馆，对烟民实行登记，发动群众劝导，监督其戒烟。1952

---

① 韦清风等编《凉山彝族奴隶社会的变革资料摘编》，中国社会科学院民族研究所印，1981 年版，第 57 页。

② 西南区禁毒禁烟委员会：《西南区 1950 年禁毒禁烟工作总结》，重庆：《新华日报》1951 年 3 月 15 日。

③ 韦清风等编《凉山彝族奴隶社会的变革资料摘编》，中国社会科学院民族研究所印，第 70 页。

年 7 月，制定《禁烟禁毒计划》，成立县禁毒委员，各区相应建立禁烟禁毒小组，宣传动员，说服群众不种、不运、不吸食鸦片。我们看到，民族地区在制定禁毒计划时，也注意到对不同民族区分对待：对待彝族，"主要放在宣传动员说服群众自愿不种、不运、不吸"，而"对汉人则要求严格做到不种、不运并做到禁吸"。

随着生产建政的发展，县、区、乡纷纷订立《禁烟禁毒公约》，实行禁种禁运政策。1954 年 11 月 17 日，昭觉县人民政府发布了《关于加强处理烟毒问题的指示》，实行"限制到禁绝"政策。经过民主改革，鸦片烟种植、贩运、吸食基本得到禁止。[①]

新政权的禁毒工作是以运动的形式开展的。新中国成立后卫生运动的开展，不但是公共卫生意义上对人身体上细菌和病毒的清除，更隐喻着现代民族国家政权对原有不合理社会制度和现象的清除，以此来建构自身权力的合法性和整体国家意识。对鸦片、娼妓的打击与传染病预防、反细菌战、五讲四美、创建文明卫生城市等卫生运动一脉相承，在相似的政治逻辑下开展。这种现代国家动员式运动，将"国家以前政府从未尝试过的方式向社会渗透"[②]。

小 结

在凉山彝族地区，国家的在场并不是一种当然。凉山历史自有其结构和逻辑，并与中央政权的历史书写形成"二元历史"结构。在本章节，我以区域历史叙事的框架描述了凉山地区的国家化过程。

在第一节《族群历史：彝族"历史"生产逻辑中的权力》中，我解构了所谓的"彝族历史"建构过程中的权力关系，指出"本土历史"与"他者历史"的区别和联系；并通过对彝文文献、汉文文献和口传历史的解读，试图还原传说时代的彝族演变和王朝时期的国家与地方互动中"中心"与"边缘"的建构历程。

---

① 《昭觉县志》，第 432 页。

② [美] R. 麦克法考尔、费正清：《剑桥中华人民共和国史：革命的中国的兴趣（1949—1965）》，谢亮生等译，中国社会科学出版社 1998 年版，第 70 页。

　　在第二节《鸦片、疾病与权力:西南中国近现代国家政权的进入》中,我试图描绘清末民初时期,在西南地区这一"世界鸦片市场和最大鸦片生产地"的鸦片种植、运输和消费过程中,近现代国家如何与地方社会进行互动。本节指出,鸦片的泛滥有力地支持了边疆地区的少数民族和汉人移民定居者对国家权力渗透的抵制。

　　在第三节《一跃跨千年:民主改革、禁毒运动与凉山地方社会的国家化》中揭示了共产党新政权建立以后,如何通过意识形态宣传和武力打击结合的方式平息凉山地区的彝民抗争,并通过禁毒运动将国家政权建设深入基层,将社会主义国家形象植入人心,从而建构出民族地区对整体民族国家的认知和认同。

第 三 章

凉山腹地:竹核坝里的伍合村

第一节 跨越边界的社区

20 世纪 80 年代以来,在成都的凉山彝族人自发围绕火车站、火车南站等交通枢纽形成聚居区。当时的火车站还处于成都郊区,一些彝族年轻人于此聚族而居,以盗窃和贩毒为生。在到达村庄之前,我先在成都火车南站遇到了我将要展开调查的彝族人。

在广州踏上田野行程时,系里的老师们表达了对我的研究主题的肯定和对我完成此课题的担心。"彝族地区以前相当封闭和独立。即使现在,你作为一个汉人进入做调查还是比在其他地方难的,因为他们比较难打交道。"一位老师好心地提醒我。我对这种提醒表示感激,心里却在想,新中国成立半个多世纪以来,强大而持久推行的民族政策和扶贫发展政策应该足以将这种民族对立和民族差异在很大程度上进行了消解。而且根据我之前从学术文献和大众媒体中得到的信息,凉山在解放后"发生了翻天覆地的变化"。虽然我的学术训练素养提醒我这种表述可能是一种意识形态下的过度赞扬和幻想,但我仍然抱着没有理由的乐观,相信"少数民族地区"肯定在朝着好的方向发生变化。

一入成都,我即从之前的幻想被拉回到现实。

晚上去成都南站乘火车去西昌。

在成都南站外面,看到很多彝族人聚集在一起,或蹲或卧,三三两两,交头接耳。这里是很多彝族人滞留的地点。火车站的公共空间基本上被他们占据并拓展为私人生活空间。有人在花园边上睡得很香;有女性在旁若无人地给怀里的孩子喂奶;有人则席地而坐,很有胃口地吃着盒饭。经过的行人不得不小心地绕行,以免行李与他们发生碰撞而引起纠纷。(摘自《田野日记》,2010年7月14日)

在候车室等车的时候,我对初次见到或者说初次关注到的彝族人进行了观察。他们较少有单独行动的,至少是三两人聚在一起。穿着上,年轻男女多穿时尚服饰,老年人尤其是年老女性往往身穿民族特色服装,女穿百褶裙,男披察尔瓦。也有些老年人穿着20世纪80年代以前流行的草绿色军装,带着军帽。中年妇女往往背着孩子,孩子在沉睡,脸上涂抹着污垢。偶尔的目光相对,可以看到他们凌厉的眼神似乎带着警惕,并不是在表示友好。

登上从成都到西昌的火车,我所在的卧铺对面是要到攀枝花的一家三口,他们在成都的亲戚家玩了几天后准备回家。闲聊时听说我要去大凉山,也对我的安全问题进行了提醒。他们还跟我讲起一些有关彝人的故事。

以前火车经过凉山的时候,列车员都会提醒大家要看好行李,因为有些彝族的偷儿会顺手牵羊,这种事情经常发生。有些运货的列车经过凉山也很小心,经常有爬火车的,火车上拉的钢材啊,煤炭啊什么的,都往下扔。他们都是一群一群地爬火车,为了偷东西,摔死了也不怕。现在国家扶贫力度大了,生活上过得去了,加上治安力度也大了,他们才没那么不要命了。但是小偷这回事你还是要小心。

一语成谶。

五点半钟,火车到达西昌站。初夏的清晨空气中还透着寒气,但却比广州清新很多。我提着行李去坐公车转乘到汽车站。刚一只脚踏上公车前门,突然感觉到左腿裤袋处一阵触动。我赶紧把手伸进去一摸,手机不见了。我转过身去看,身后是一个30多岁的彝人男子。他装作若无其事地扭头看着别处。我确定是他拿了手机,于是跟他说:"把我的手机还回来。"他装作没有听见,转身要走。我提高了声音，说:"拿来!"后面一些要乘车的人多了起来，他有些慌张，憨憨地咧开嘴笑了下，从上衣夹克的内袋里拿出我的手机，讪讪地放到我手里。

凉山以这种方式欢迎了我。

再转汽车，终于到达昭觉县竹核坝子（乡），我准备做田野的地方。在刚到的几天踩点时间里，我每天在村里游逛，了解各户家庭基本情况时，发现年轻人很少在家，村里多是老人、孩子和已经成家的中年人。作为一个社区来讲，如果其相当一部分成员并不在社区空间内，而在外部城市空间寻求着自己的社会位置，那么，这个社区的结构是不完整的。因此，村庄"结构性"研究固然重要，但是如果对村庄里的人的外溢这一事实视而不见，研究自然是不完整的。这时，我不由想起成都火车站的那些年轻彝人。我意识到，我将要调查的村庄是一个跨空间的流动社区，一头在竹核，一头在成都。

乡村社会的经济、政治和日常生活很大一部分是依赖乡村之外的城市空间的。因此，很多村庄里的事情在村庄里反而是不能被理解的。村民们的故事发生在村里村外。

这里既不再是传统意义上的封闭社区，可以像马林诺夫斯基和布朗①那样单单运用结构功能论进行麻雀解剖，更不是完全的现代空间，可以尝试网络研究的方法进行分析。这是一个"跨界的流动社区"。如果经验主义的叙事和文本分析仍然有效的话，它们也将成为我在村庄做研究的重要工具。

首先走进伍合村。

第二节　村落的历史地理学:伍合村的位置与历史沿革

一　地理区位：位于凉山腹地的竹核坝子

伍合村是四川省凉山彝族自治州昭觉县的一个村落，从地理空间上

---

① 20 世纪 30 年代到燕京大学访学时，结构功能主义之父拉德克利夫·布朗最早正式提出，在中国进行人类学考察的最佳场所是村庄（Liu, 2004）。

看，这里是大凉山的腹地。大小凉山位于青藏高原东缘的横断山脉北段，地处四川盆地与云贵高原之间。其东、西、南三面被金沙江环绕，北以大渡河为界，形成相对封闭的地理单元。境内河川密布、群峰耸峙、峡谷壁立，平均海拔 2000—2500 米，面积 7 万多平方公里，自古既是凉山彝族割地称雄的场所，又因扼制安宁河谷而成为内地连接云南和西藏的交通要道。

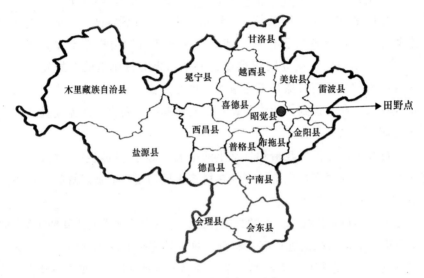

图 3 - 1　田野点位置示意

昭觉县地处大凉山腹心，方圆 2699 平方公里，下辖 47 个乡（镇），267 个村，彝族占总人口 96%。其地理坐标为东经 102°22′，北纬 28°04′，西南距州府西昌 100 公里。1978 年西凉合并（西昌专区与凉山彝族自治州）之前，昭觉是凉山州府所在；目前它仍是连接凉山东部 9 县，并且是通过宜宾去往省府成都的交通枢纽。昭觉县地形以山原为主，占总面积的 89%，一般海拔 3000—3500 米，地貌起伏、河流纵横、草场广阔、水草丰茂、宜农宜牧；其余平坝一般海拔在 1900—2400 米之间，坝区河网密布，低处可种水稻，构成当地主要农业区。

竹核乡距县城 13 公里，面积 62.19 平方公里，是凉山腹心"十坝"之一，交通便利，132 省道从中穿过，向北直达美姑县城，向南联结昭觉县城。在《招魂经》的记载中，竹核坝子是彝族先祖孤纻（古侯）、曲涅两大部族迁徙分道扬镳之地。《招魂经》以此区域将古代之旅行为划分两段落:前段所经七十村落为孤纻、曲涅二氏共行路程;自此以往,"左为曲涅路,右为孤纻路,曲涅、孤纻走二路"。[①]

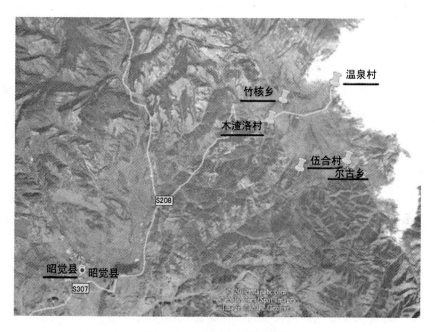

图 3-2　伍合村卫星地形图

马长寿曾结合越西曲涅之后新基家支、越西跑马坪马家毕摩和吉克家毕摩所诵的《招魂经》,考察曲涅后人迁徙路线。从"海诺各之"到"脑莫耶"共 147 个地名,是为越西田坝曲涅后裔的迁徙路线。其中,竹核莫波为地 61 个地名。[②]

这里海拔 1900 米,平坝四周为海拔 3000 多米的高山。气候垂直差异明显,年平均气温 11 摄氏度,无霜期 200 天,年均日照 1876 小时,年均降雨 1020 毫米。冬季干寒而漫长,夏季温凉多雨,属川西高原雅砻江温

① 马长寿:《凉山罗彝考察报告》,四川出版集团巴蜀书社 2006 年版,第 180 页。
② 同上书,第 163—185 页。

带气候。①。

二　历史沿革：从土司领地到现代国家的乡村

（一）土司的世界

元朝初在凉山地区推行土司制度时，今昭觉县地域为建昌罗罗宣慰司下属的沙马宣抚司领地。沙马土司下有所属土目5家，分别是那多土目、厄乌土目、咱烈山土目、撒凹沟土目和结觉土目。今竹核乡为结觉土目属地。沙马土司在彝族历史上被称为沙马兹莫。② 土司的管辖地区范围和大小并非一成不变，而是处于变动之中。这种变动与土司自身实力的消长以及和周边其他土司或黑彝势力的关系密切相关。

《元史》中载："所居乌蛮自别为沙麻部，以酋长所立处为中州。"元至元十年（1273年）附元在凉山彝族沙马部活动区域（在美姑、昭觉一带）设中州，隶罗罗宣慰司管。明初时，沙马土司尚为是建昌卫军民指挥使所属四十八马站火头之一。明末，沙马土司传至日博拉日时绝嗣，就招赘贵州水西土司安岗之子阿之立阿日，由其改姓沙马后承袭土司一职。后来阿都土司绝嗣，沙马土司又继承之，"两司合一"，强盛时成为跨今美姑、昭觉和金阳三县的大土司，传袭至民国时期。③

至于中州在何处，方国瑜在《彝族史稿》、蒲孝荣在《四川政区沿革与治地今释》中皆认为在今天的瓦岗（雷波县雷池），而朱圣钟通过对沙马土司驻地的迁徙路线研究，认为中州应在今美姑县的沙马马陀，而非清末才迁徙至的雷波县雷池。沙马土司驻地最早在美姑县的沙马马陀，在明朝中期遭到黑彝攻击而迁至拉木阿觉。在清乾隆年间，沙马土司再次遭到黑彝阿陆家和马家的攻击而不断迁徙。先后迁徙地有格多觉马、尔世窝

---

① 侯远高、张海洋等：《凉山彝族农村性病/艾滋病传播根源分析》，凉山彝族妇女儿童发展中心，《昭觉县竹核调查资料汇编》（未刊），第5页。

② 兹莫和土司是两个既有联系又互相区分的概念。龚荫指出，兹莫是彝族自古以来的世袭首领，是最高的社会等级，土司来自元代以来封建王朝在少数民族地区任命的世袭官员。不过封建王朝在任命土司时，往往将此官职授予原有的兹莫。因此，当地彝人常将土司和兹莫混淆起来一同称呼。一般来说，兹莫不一定是土司，而土司基本上是兹莫（详见龚荫《中国土司制度》，第351页）。沙马即是原乌蛮沙麻部，归顺元朝后，以兹莫为土司，故在汉文书写的史书中，皆称沙马兹莫为沙马土司。

③ 龚荫：《中国土司制度》，云南民族出版社1992年版，第352页。

苦、古里拉达、雷波雷池等。沙马土司到达雷池一带的时候已经是清末时期。[①] 龚荫等也持此观点。其中，古里拉达在今昭觉县。沙马土司退走后，原来所管辖领地上的土地和百姓为黑彝阿陆家和马家所占。

现在竹核乡派出所做警官的马曲则是当年占据该地的黑彝马家的后人。他回忆说：

> 以前这里是土司的地盘，土司特别多。四开乡的是列列兹莫土司、古尼的是沙马兹莫……土司以前就是你们汉族的皇帝封的，后来是国民党封的，都是彝族的。我们黑彝都归土司管，后来土司被我们打跑了。
>
> 我们原来在这一带算是富了，家里有很多金坨坨，银坨坨，都被白彝、娃子抢去了，他们也不会上交。共产党来之前，黑彝的娃子是自己找来，或买来，或抓来的。到了后，有人欺负他，我们保护他。很多黑彝为了保护自己领土死去。阿猴家来一批批抢坝子，被马家打死完了。共产党没到之前，昭觉县城的巴齐家，也就是现在改了汉姓姓张的黑彝，和乌坡乡莫波家的黑彝，都被我们马家的打跑了。
>
> 我的爷爷是马家的头人，他 38 岁的时候病死了。他死后，家支就开会，父亲作为头人的儿子来继承了头人的位子，但那时的父亲只有三四个月，也被赋予了头人的权力，但决定权由奶奶来代为行使。
>
> 这时共产党就来了。没来前这里是我们马家的天下。

（二）近现代以来的国家建制变迁

清雍正六年（1728 年），清政府派兵平凉山诸部落叛乱后，裁撤建昌监理厅，改设宁远府。清宣统二年（1910 年），清政府在宁远府增设昭觉县。这是历史上，昭觉县作为中央政权的地方建制正式出现。

民国初期的 1912 年 1 月—1913 年 2 月，宁远府仍辖 4 县 2 厅 1 州。4 县为西昌县、冕宁县、盐源县和昭觉县。1913 年 2 月—1914 年 6 月，昭觉县属上川南道辖的 26 县之一，当时道治雅安县。1914 年 6 月—1928

---

① 朱圣钟：《关于四川凉山彝族土司几个问题的考证》，《中南民族大学学报》（人文社会科学版）2007 年第 2 期。

年,上川南道改为建昌道,昭觉县为其所辖 28 县之一。①

民国二十六年(1937 年),昭觉县设县政府直属区。民国二十七年(1938 年),在冕宁县成立西康省宁属靖边司令部,西康省主席、24 军军长刘文辉委任邓秀廷为中将司令,邓委任昭觉地区彝族头人分别为彝务团长、营长。民国二十八年,昭觉县设保甲 1322 个,至民国三十五年(1946 年),只剩保 79 个、甲 462 个。民国三十四年(1945 年)7 月设置了 20 个乡公所。民国三十八年(1949 年),增置 4 个乡公所和 2 个代行乡公所职能的彝族支系。

1950 年,解放军派代表到竹核争取逃到这里的昭觉县长及国民党官兵投诚,同时,召开竹核彝族头人开会,宣传中国共产党的民族政策,宣布昭觉及竹核解放。昭觉县先后设普陀(布托)、光华(解放沟)、蒿姑、竹核、山岗、八且等政治指导区。1951 年 4 月昭觉县彝族自治区人民政府成立;6 月 2 日成立了竹核自治区人民政府,辖 14 乡。

昭觉县解放以来,在区公所以下陆续设置乡镇政府,至 1955 年 2 月,先后设有 48 个乡人民政府。1955 年 3 月后各乡人民政府陆续改制为乡人民委员会,竹核区所辖立惹、说脚、尔古 3 个乡合并成立竹核乡。经过 10 年区公所建立和变迁,至 1962 年,全县共辖竹核、古里等 7 个区公所。

1958 年,人民公社化运动席卷凉山,农业生产合作组织逐渐代替村组行政组织,实行人民公社的乡,改以生产大队为农村行政单位。竹核公社作为全县第二个成立的公社在 1960 年出现。1961 年人民公社实行三级所有,队为基础管理体制,一律以大队为农村行政组织。

随着"文化大革命"的到来,各区基层政权相继瘫痪,公社、乡、镇纷纷成立革命委员会,随之以革命委员会代行基层政权职能。1968 年 10 月 22 日,竹核区革命委员会成立,主持 10 年"文革"期间竹核片区的乡村社会治理。1972 年 2 月,各乡革命委员会改制为公社委员会。全县共有 62 个公社委员会和 1 个镇革命委员会。1979 年 2 月 28 日,昭觉县各区革命委员会被废止,恢复 1962 年形成的 7 区区公所基层组织建制。

1982 年 2 月,随着"文革"的结束,革委会退出历史舞台,恢复为人民公社管委会。1985 年 1 月,再改恢复为乡人民政府。全县共 62 个乡

---

① 凉山彝族自治州地方志编撰委员会:《凉山州志》2000 年。

人民政府，1 个镇人民政府。① 竹核乡也在此时恢复乡政府建制。

1995 年，竹核撤区并乡建镇，不久又恢复竹核片区工委建制，下辖 8 个乡。2008 年片区工委撤销。

从国家建制沿革可以看出，我们话语中的"竹核"在不同的历史时期具有不同的国家政权意义和政治空间边界。在结构性制度层面之外，生活在竹核坝子里的乡民更多地生活在文化和社会交往的日常生活空间中并形成认同。我所重点调查的伍合村和书中出现的其他几个附近村庄都位于竹核坝子。伍合村虽然在行政建制上属于尔古乡，但村民在文化和社会心理归属层面上普遍认同"竹核坝子"。

语言上，凉山彝族分"依诺""所地"和"圣乍"3 个方言群。竹核属于"依诺"和"圣乍"两方言交界地带。当地居民称他们属于依诺地区，但语言却更接近"圣乍"方言。社会交往上，由于竹核坝子天然地形成一个相对封闭的区域，其间的两乡（竹核乡、尔古乡）民众来往频繁，多有婚姻联结与走动，在村落等级之外形成一个较大的社区共同体。②

第三节　村庄景观、政治与日常生活

一　村庄的空间景观

（一）村庄建设

村口已经在 20 世纪 90 年代通了公路，是县交通局投资修建的。伍合村内有两个社通了公路，分别是火洛社和尔觉社。由于海拔高度问题，还有三个社没通公路。村支书说，县交通局已经答应准备在 2011 年 9 月修尔布社和伍合的公路，各社修 1.5 公里。这两个社的进村公路如果修下来，预算要 20 万元。因为暂时县交通局的经费尚未下拨，村里准备号召这两个社每家每户预收 50 元或 100 元，筹资先搞公路建设。等县里拨下

---

① 《昭觉县志》，第 383—384 页。
② 周如南：《民族地区的艾滋病传播与防控：以凉山彝族地区艾滋病与地方社会文化调查为例》，《南京医科大学学报》2012 年第 1 期。

来的钱到位后再还给村民。

村里也通了自来水管，引下来村后山上的水源直接到户。水管铺设由昭觉县水电局牵头，村民投工投劳建设完成。饮用水工程让每个村社都通了水管，但火洛和尔布两社仍然只通了一半的村民，还有待进一步建设。水龙头是每10户或每2—3户有一个，根据聚落特点和地势来分布。通水后，每个社实行独立管理。每家出5元钱组成管理基金，用来支付修水龙头等后续支出。

伍合村是较早通电的村之一，1972年实现通电。当时的电线杆还是木杆，2002年全部换成水泥电杆。伍合村安的不是农网电而是扶贫电，只安装到村。农网电是每家每户都安电表拉线，钱由国家出。扶贫电则只将电拉到门口，要村民自己买电表，买线。如果自己家不安的话，则全社只有一个"国家安的"总电表，不好分摊电费。当地电费0.45元每度。根据农业季节性，用电的额度也有高低峰期，其中每年的12月至次年3月农闲时节是用电量较高的时间段，因为农活不忙，兼过彝族年和汉族年，很多人会在家看电视和烤电火。

2006年全村统一修建了水渠，资金由农业局下属的农防办出。农防办以25元每天的价格请技术工来指导挖水渠，村民投工投劳完成了建设，为水田浇灌提供了便利。

伍合村在1976年搞过改土改田，1985年后没有再改土改田。现在因山地水土流失较多，2002年开始施行退耕还林政策。全村拥有林权证的林地共计4902亩。退耕还林以前国家有50元每亩的直补，退耕还林后退耕还林地每亩补240元，非退耕还林地每亩耕地从2009年开始有67.3元每亩的直补，覆盖全村900亩。

2009年起，伍合村开始推行林权改革，进行林地产权的区分。地方政府将当地林权区分为集体林、国有林和私有林。伍合村有国有林200亩，是禁止砍伐和买卖的；集体林共1000多亩，其中80亩属于村里，300亩属于其他集体林，同样不能随意砍伐，而要递交申请并得到批准后才可以砍伐；私有林1500亩，归村民个人所有。在林权改革时，国家给每家每户颁发了林权证书。

伍合社的社长说："林权改革后，人人有林权证。"但个人所有的树也不能随便砍伐买卖，砍树要向林业局申请。产权清晰后，方便了山林的自我管理。伍合村在村里设了一名山林管理员，每个社两名管理员，按土地比例由林地产权人摊钱，一亩8元。管理员主要监督乱砍滥伐，监督村民在砍伐树木时只能砍枝,不能砍根。多数村民认为林权改革带来了一些好处。首先林地被法律认可为私人财产,带来直接经济利益以及间接收益。以前村民贷款只能用存折贷款,现在林权证可以用来抵押农业生产贷款。每年3月份,村民拿户口本、身份证和林权证,由村委会担保签字,就可以向农村信用社贷款最多4000块买化肥、种子等农业生产必需品。年底,村委会和信用社一起来收贷款和利息。这种针对农村地区的专项贷款利息较低,2009年为8.6厘,现在为9.8厘。

1985年伍合村开始推行计划生育政策。当年的老干部们回忆起来,直说当时彝区执行计划生育很难,大多数人还是想方设法要多生孩子。现在随着生育成本的提高,很多人因为自己养不起孩子而自觉少生。马海木机说:"现在这个坝子里一个村一般只有几户超生。现在大家都知道越生越穷的道理。"另一方面的原因是,随着国家治理理念的变化,当地计划生育政策的执行风格也在转变。温泉村的阿牛木嘎说:"1986年前的计划生育执行真的是强制性的,现在人性化多了。现在的政策我们彝族能生三个,能生二男一女最好,一男二女也可以,如果生三个女儿就伤心了!我们这如果超生第四胎,在2009年后要求罚款12400元,但实际上交三千到五千就行了。要是超生五胎,国家要罚24800元。我们村现在很少生第四胎的,生第五胎的更是没有了。"

伍合村到县城14公里,距竹核乡镇3公里,尔古乡镇1公里,赶场要到竹核乡所在地。村内有村小学上1—4年级的课,有3名民办老师。

(二)村庄景观

从高山处向下俯视,伍合村的村社大多分布在山腰上,这种地形在当地被称为"二半山"地形。坝子、二半山和高山地带都是当今彝族村落分布的区域,而在传统彝族社会,他们主要居住在高山上。由于二半山山势有缓急,所以村民往往根据地势在山顶或半山腰三五户、十几户地聚族而居,聚居的平地称为"堡子"。

伍合村的住宅结构特征是典型的凉山彝族民居,传统彝族住宅是草瓦泥墙,以茅草、竹板为屋顶,墙体以夯生土墙为主。室内空间区分为三部分,中间为厅堂,内置锅庄炉灶,兼具厨房、客厅功能,两侧为卧室,粮食有时也放卧室。在人畜未区分的房屋内,靠门的一侧是牲口圈,中间搁置夹板,辅以木梯,将木柴和粮食放置在阁楼上。现在一些人家开始用瓦顶和砖墙建房子，同时在院子里建牲口圈和厨房，将这两项功能空间移至室外，以保证住宅的清洁。

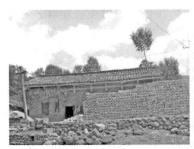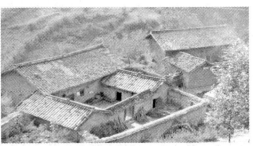

图3-3　改良后的砖瓦房外形与结构

随着当地发生的社会变迁，越来越多的人到县城砖厂买砖瓦建房，砖瓦结构的房屋在村庄里日益增多。由于伍合村主要是马海家支聚居，这里的建房成本以建筑材料支出为主，建筑时多以家支内部换工的方式完成，主人家在施工期间负责帮忙的亲友伙食。随着市场概念在当地的深入，也在村庄内出现以货币形式购买建筑劳工力的现象，但尚未成为主流，仍以换工和帮工为主。

表3-1　　　　　　　　村内八户抽样家庭的居住数据

	马海拉曲	马海拉达	马海里格	马海马日	马海伍三	马海电件	马海格则	马海木洛	马海说古	马海尔日
住房面积（平方米）	54	63	67	59	137	53	48	124	65	60
住房价值（元）	2500	5500	6000	5800	18800	4300	3800	10100	5500	10000
住房类型	土坯房	砖瓦房	砖瓦房	砖瓦房	砖瓦房	砖瓦房	土坯瓦房	砖瓦房	砖瓦房	砖瓦房

砖瓦房又可以分为红砖瓦房和青砖瓦房。红砖是砖厂烧出来的方砖，质量较好；青砖瓦房使用的是空心水泥砖，这种砖价格便宜，但是三五年后墙体很容易出现裂缝，且温度调节功能不如红砖房，当地人说住水泥砖房是"冬天比外边冷，夏天比外边热"。因此，使用红砖建房在当地是比

土坯和青砖更高档的材料选择,代表着家庭财产足够丰厚。有些人在建好房子后还会在外墙涂一层水泥以巩固墙体。某种程度上,从土坯房、青砖房和红砖房的建筑景观上可以侧面地了解村庄各家庭的生活情况。

实现了人畜分居的房屋与院落空间格局一般如图3-4图所示:

锅庄仍然是每个家庭家屋中必备的物品,很多日常生活事件,比如毕摩仪式、待客取暖等需要紧紧围绕锅庄展开。锅庄只是三角火塘,由于烧木柴,事实上对房屋内的空气污染十分严重。加之传统彝族房屋没有窗户和通风口,烧饭烤火时往往烟熏火燎,整个房间烟雾弥漫。

由于家屋多为矩形,其内部功能区隔往往通过室内隔断的方式来实现。隔断方式根据家庭经济情况选择材料,可以使用彝族风格的木板墙,也可以使用竹篱笆,有的甚至没有明显区隔。彝族风格的木板墙以白色为主,上雕刻具彝族民族风格的图案,如酒壶、葫芦、鲜花、羊角、牛角等。

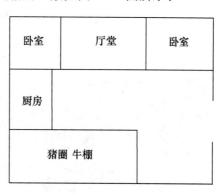

图3-4 一般家居空间格局

房屋内部一般采用木结构处理屋顶承重,这种多柱落地穿斗结构在当地称为内拱,是一种美观而实用的当地建筑技术。

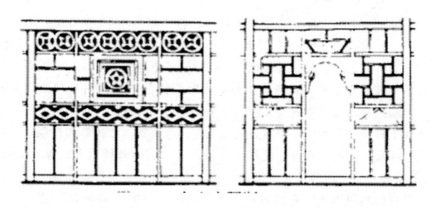

图3-5 室内木隔断图案举例①

---

① 陈实:《彝族建筑风格初探》,《四川建筑》1994年第1期。

很多人家的门楣上会挂着做毕摩仪式时宰杀的牛角和羊角,代表一种辟邪的期望和对吉祥的追求。毕摩在彝族社会的日常生活中扮演着重要角色,即使在"文革"的时候,村长、村支书白天"批斗"毕摩,晚上还是一样将他们请到家里去"做迷信",奉为上宾。国家行政体系与意识形态控制之下的行为与民间层面的认同行为并行不悖,显示出了两种不同层次的行为逻辑在个体以及地方社会体系之中的糅合。

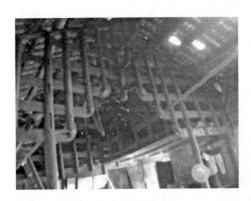 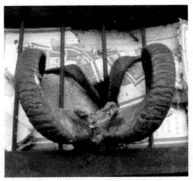

图 3 - 6　房顶架构　　　　　图 3 - 7　门楣上的牛角和羊角

二　村庄的时间节奏

(一)逢九赶场

川滇大小凉山地区曾使用十月历,将一年分为 10 个月份,每个月 36 天,一年共计 360 天,另有 5—6 天是过年时间。十月历以十兽计年、季、月、日、时,所以彝族传统时间都是以十为单位。有学者认为这种十进制的纪年方式与华夏族上古时期流传的后羿射日神话关系密切。如何新认为后羿射日反映的就是一种上古通行的十月纪时历法,而彝族十月历发现者之一的陈久金则认为,西南各少数民族如白族、纳西族、傈僳族、哈尼族等曾使用十月历。后来凉山彝族用十二兽来纪时,《勒俄特依》等彝族流传下来的史诗中都有彝族十二兽历的传说。当前伍合村仍然使用动物来表示日子。竹核坝子里的"赶场天"逢九成集市,也和这种计时法有关。这成为村落之上的坝子空间、时间节奏重要的维度之一。

赶场是坝子的日常节日,赶场地也成为互通有无、联络感情和休闲玩耍的公共空间。赶场地在坝子偏西南的一个空地，紧挨着省道，交通方便。每逢赶场天，坝子内外十里八乡各个村落的村民在早晨八九点钟就开始陆续准备赶场。来这里赶场的不但有竹核乡的，附近尔古乡等的人也都会到这里来。汉族和彝族的当地和流动商贩们早已来到赶场地摆设好商品。这里主要经营日常用品，包括食品、药材、酒、蜂蜜、烟丝、农具、农药、装饰品、衣服等。商贩们在赶场空间按照横排竖列的方式摆放商品。这里最多的是卖二手衣服的，几乎占据了赶场地 1/3 的空间。

　　在这里可以看到彝族传统工艺和文化的展示，因为民族服装、手工银饰甚至祖传的宝剑和战衣都成为商品被贩卖。而一些毕摩也在赶场天蹲坐在角落等待乡民的邀请，以获得收益。原本与当地道德经济相匹配的主要作为自我消费和仪式性消费的牲畜和家禽也成为市场交易的重要内容。商品化不但将基于经济理性的市场和货币观念带入凉山腹地，而且重塑了当地的社会关系和价值体系，从而对地方社会结构变迁带来深刻影响。

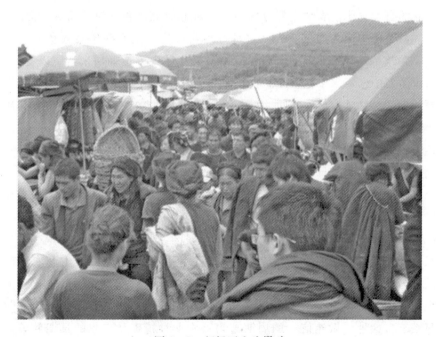

图 3 - 8　赶场天人头攒动

（二）村落时间

与外部国家力量和市场经济因素影响下出现的赶场天的繁华热闹相比，村落的时间安排则体现出村民日常生活的节奏。

初次进入村落空间，就会较强烈地感知到与现代都市生活节奏不同的时间安排。村落生活的时间安排会时刻提醒着你这里的生活运行逻辑。现代社会以 24 小时为时间刻度的钟表不再唯一重要，植物的生长周期、动物的作息规律以及日月运转情况被更多地用来定位生活时间。比如"当梨花开的时候，我们就每家每户开始做'迷信'"的表述是因为梨树是当地较为常见的一种果树，由于"梨花开"和"做迷信"都是村落时空中重要的生活要素，从而在村落中的行为模式与植物的生长规律之间产生联系。

"任何文化、任何社会都必须为生活创造出某种节奏感来。而通过赋予时间以不同的价值或重要性，也就很容易地产生出类似于'平常'时间和'非常'时间相互交替那样的节奏了。"① 一年中来讲，农忙周期和节假日是影响村落生活时间节奏的要素。农业周期主要遵循农作物耕作和收获的自然规律。农忙主要分两段：耕种和收获。耕种时正值春节之后，有些滞留家中较久的年轻人就耕种之后再外出，也有些年轻人从外地回家，尤其是一些子女少的家庭，但更多的年轻人不选择回来。所以春耕，田里多是中老年男子在忙碌。收获作物的时候，回乡的年轻人也不多。寒暑假期间，是学校放假时间，村子里会因儿童而热闹起来。火把节和彝族年则是外出年轻人们回家看望父母亲人的重要时刻。其中，彝族年是凉山地区最重要的节日时分，这时乡村社会中的成员大多会回归，家庭结构和社会结构都达到平日所未有的充实。对家支家庭而言，家支成员的婚丧嫁娶也是外出年轻人回家的理由，因为在这些仪式过程中，到场参与人数往往彰显着一个家支的社会威望和地位。

每年 2 月份至当年的 10 月份是农忙时间，此时的村落生活基本上按照生产节奏开展，从而在以年计的村落时间周期中划分为农忙和农闲时段。与此相适应的，毕摩仪式时间多以农闲时间为主。"做迷信"比较集中的时候是每年的 3—4 月份和 7—8 月份。一个处于播种季节，一个是收获季节。这种"做迷信"的周期与当地农业种植以及丰收的日期和节奏

---

① 周星：《关于"时间"的民俗与文化》，《西北民族研究》2005 年第 2 期。

相吻合,互相映照,成为彝族农村社会日常生活节奏的写照。

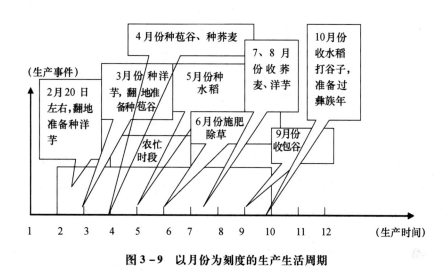

图3-9 以月份为刻度的生产生活周期

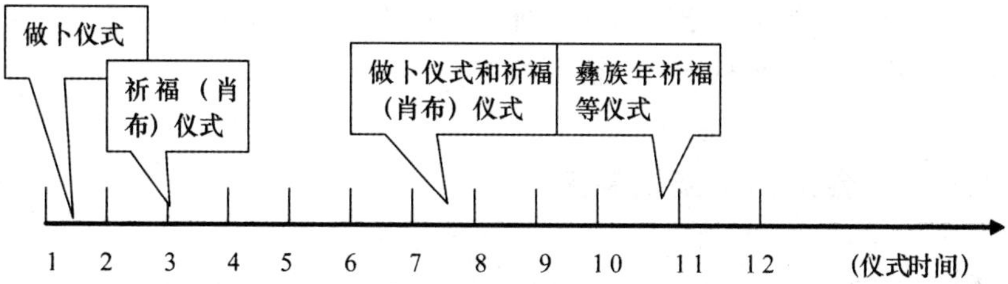

图3-10 仪式时间分布

　　1—2月份是做送祖"大迷信"(彝语为"做啵")的时间,即如果家中父母都已过世,则在此时间段内请毕摩算好时间,将父母的灵魂送回祖地云南昭通。3月份是花开春耕时节,每家每户都要请毕摩做一场祈福仪式,祈祷一年风调雨顺,家人平安健康。7—8月份是庄稼收获季节。伍合村的经济结构是半农耕半畜牧模式,家家养羊和牛,高温的时候都放到高山凉爽的区域进行放养。7—8月份是牛羊回栏时间,此时做祈福仪式,一是庆祝丰收的喜悦,二是将长时间在野外生活的牛羊身上沾染的"不洁"进行洁净除污处理。此也可以做送祖做卜。11月份是彝族年,此时因为很多外出的家庭成员回家团聚,一些家庭选择在此时做祈福仪式,但和 3 月份以及 7—8 月份的每家每户做迷信的壮观相比，此时也有家庭选择不做仪式。在日常生活时间，会有以户为单位的单独毕摩仪式进行。比如家庭成员生病、与人产生纠纷、最近运气不佳、即将外出做事等都会成为临时请毕摩做仪式的缘由。

可以看到，村落时间的维度主要是农作物的生长时间周期以及围绕农作物和牲畜生长周期而产生的仪式时间。村落时间节奏生动地体现了当地的社会经济生活特点。同时，村落的时间节奏主要受家庭成员的日常行为模式影响。每天子女上学放学、父母种地收工，都使家庭和村落生活充满节奏感。

同时，我们可以从村庄生活节奏的特点中发现国家经济改革带来的传统生活变迁。随着城乡互动的日益频繁，现代时间观念也随着流动的彝族乡民，日益渗透进彝族乡村生活中来，成为乡村生活节奏的一个重要参考变量。这种变迁首先表现在村落生活时间的多元化趋势。原本相对封闭的乡村社会中，生活节奏主要受到农作物季节性周期的影响而明显地区分为农忙和农闲时段；现在，随着彝族农业人口外出和就业方式的多样性，远在社区之外的学校上放学和假期安排、城市工厂招人淡旺季等外部社会时间节奏也成为影响乡村社会生活的因素。

三　社会结构与亲属制度

伍合村是竹核片区尔古乡下辖 4 个行政村之一，现任村长勒伍阿呷 50 岁，伍合社社长是 52 岁的马海阿尔惹。2008 年基层建制改革，撤区设乡，但竹核工委虽已改成协调办，仍然实际管辖着包括尔古乡在内的下属 8 个乡。

伍合村下面又分伍合社、尔觉社、火洛社和瓦库社 4 个自然村（官方称呼为农牧服务社，简称社），这里生活着十几个家支的 1449 人。其中伍合社几乎全部是马海家支。拥有 147 户、659 人的伍合社只有 4 户其他家支的家庭，是高山上举家搬迁下来的迁徙农民。马海家支是白彝，关于马海的由来，马海木机说："我们的祖先从前是马海土司家的平民。马海土司是凉山四大家族①之一。土司被黑彝赶走后，我们继承

————————

①　温泉村的阿牛羊铁说，凉山四大家族分别是阿叔巴齐、马家、海来兹莫和马海兹莫。

了土司的姓。"

凉山地区的社会结构中的两大显著特点是家支制度和黑白彝制度。前者为血缘意义上的社会整合方式，后者为地方社会的阶层区分，类似印度的种姓制度。彝族的祖先崇拜意识通过文化的实践表达出来。凉山彝族不但重视祖先祭祀的仪式体系，更关注作为社会结构基础的家支内部联系以及家支与凉山地方社会的整体关系。英国人类学家福特斯（M. Fortes）在非洲研究的基础上指出在存在宗族等社会组织的地方社会中，如果要理解他们的信仰体系、宗教仪式等展示性社会行为，必须将社会行为置于社会结构中进行意义解读才能理解。"在这些社会中，权威和权力通过由亲族关系和继嗣关系衍生出来的社会关系所创造，并由此得以行使。在这个意义上，祖先象征着社会结构的永久连续性。"[①] 从某种意义上讲，凉山彝族地区的社会结构是一种基于纵式多中心主义的金字塔形差序格局和横向族群等级分层的复合结构，中心就是父系传承机制下的家支祖先认同。同一祖先下的家支在不同的世代会再次裂变衍生出新家支，并产生新的家支祖先。但这些后期先祖之间的关系结构犹如金字塔状，同属于最初的先祖的后代。历代家支成员就在"背家支"等集体实践行动中传承着关于祖先延续的记忆和家族历史，并由此产生和强化不同层级和强度的家支内部认同。

"家庭"是彝族地区中最小的社会单位，彝语为"兹耶"，即家庭类别中的核心家庭，包括父、母、子三角结构。彝族人的"家"的概念通过父系继嗣和幼子继承机制进行裂变和传承，财产和生产资料往往多留一些给小儿子，而小儿子也会承担起赡养父母的责任。前面的儿子在结婚不久后要分家出去（最迟在女方怀孕、结束不落夫家时期后），父母会分一些财产过去。小儿子结婚后不分家，和父母一起住，或者是新婚夫妻住大房，在旁边盖个小房子给父母住，但新组成的家庭会和父母分灶吃饭，父母单独开灶，年迈后再与小儿子合灶。父母去世后，剩余财产归小儿子继承。如果全生女儿，就通过入赘婚招赘一个女婿入户养老并继承财产，彝族对入赘女婿并无歧视。

① M. Fortes and G. Dieterlen, "Some reflections on ancestor worship in Africa", *African System of Thought: Studies presented and discussed at the Third International African Seminar in Salisbury*, Dec 1960, Oxford University Press, 1965.

在传统彝族社会，家庭远没有家支的意义重大。家支彝语为"兹维"。周星对家支的定义是"拥有同一父系祖先，成员间彼此可通过父子联名制的族谱而相互认同的奉行外婚制的血缘集团"①。家支而非家庭是凉山地区社会交往尤其是公共事务交往的重要单位。一个人在凉山地区的社会地位往往由其家支地位决定。

家支一般聚族而居，但传承到一定代后，迫于人口的压力需要同辈兄弟开枝散叶，另寻家园。此时，家支分出的分支可称为家族，再经过数代传承，则家族可称为家支。在彝语中，并没有家支和家族的区分，只有和汉语"家支"对应的"兹维"一词。马尔子认为"兹"在当地分类体系中，是指7代以内的家支关系，而"维"是7代以上的家支关系。② 说明彝族人对家支内部仍然有细化和区分。凉山彝族社会的家支制度结构可以用下图表示。

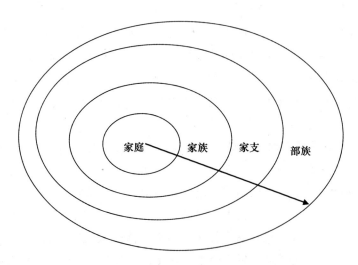

图3-11 凉山彝族社会家支制度内部结构

（一）家支的裂变与聚合

马海木机向我讲述了他自身的家支延承脉络：姆乌斯杰—斯杰阿由—阿由阿史—阿史拉火—拉火北希—北希阿祖—阿祖吉勒—吉勒吉或一吉或

① 周星:《家支·德古·习惯法》,《社会科学战线》1997年第5期。

② 马尔子:《浅谈凉山彝族德古》,《凉山民族研究》（创刊号）1992年。

尔吉—尔吉吉莫（最早来到伍合村的祖先，生有三子。两子传承居住此地，一子迁出）—吉莫金则—金则阿久—阿久比克—比克尔则—尔则拉吉—拉吉杰诺—吉诺阿甲—阿甲唯祖—唯祖乌拉吉—乌拉吉伊祖—伊祖毕摩—毕摩罗摩—罗摩书博—书博木机。从最初到达伍合村的马海家支祖先算起到马海木机这一代已经传了 15 代，而从开支祖先算起，则已有 24代。一直以来都没有分新的家支亚支出去。

再以木栅洛村 75 岁的老毕摩吉克给哈为例说明凉山彝族家支的裂变与整合机制。吉克家族是坝子里远近有名的毕摩世家，这一家支世代传承，代代有毕摩，吉克给哈 10 岁就跟随父亲念经，15 岁可单独做仪式。

吉克家的祖上有 7 个兄弟，其中两族到金沙江流域繁衍，剩下五族分别是大哥吉克尼森、二弟吉克阿曲、三弟吉克吉布、四弟吉克吉罗和五弟吉克杰克等，留在昭觉、美姑一带。

吉克给哈的祖先吉克阿曲是七兄弟中的老二，吉克家支原为黑彝的一支，因吉克阿曲与白彝联姻，其后代降为白彝。从家支谱系上看，从吉克阿曲传至吉克给哈，已历经 13 代，分别是阿曲合则—合则阿哲—阿哲阿吉—阿吉布由—布由瓦齐—瓦齐由作—由作吾牛—吾牛尔多—尔多由嘎—由嘎尔达—尔达由普—由普给哈。

温泉村阿牛家支也经历了原家支开支的裂变。阿牛家原和黑彝马家同源。后来传到阿牛时，同样因与汉人联姻，其后代降为白彝，并以阿牛为姓，不再继承马家家支谱系。

> 阿牛家不能和阿牛家、马家结婚。住的再远的同家门也不可结婚。马家是黑彝，但是阿牛家和马家原是一家，只是我们这一支的祖先被马家赶出来，阿牛家才降成白彝。阿牛家没有马家的实力大，马家原先也住这。有人问起我们阿牛家是哪家的，我们就说是马家下面的（白彝）。

"马家和阿牛家是一家"的表述背后有两个家支在同祖上的渊源关系。据小温泉社"最有学问"的阿牛洋铁说，阿牛家祖上是黑彝家的，也姓马。一直到了第 17 代祖先名叫兰尼阿祖时，他娶了一个汉人女孩做妻子，儿子叫阿祖阿牛。因为阿祖娶了汉族，不被其家支所容，他的哥哥弟弟把他的家庭赶出家支，不准继承原来的马姓。于是，阿祖阿牛的后人都以这位名为阿牛的祖先的名为姓，传承下来，以后的都叫阿牛，是为阿牛家。所以算起来，马家和阿牛家是一家。阿牛洋铁的家支谱系为：母乌丢奥—丢奥—丢奥兰尼—兰尼阿祖—阿祖阿牛（降为白彝）—阿牛即史—即史君则—君则牛则—牛则阿普—阿普及各—及各普则—普则乐则—乐则吾日—吾日禾尼（迁至竹核）—禾尼阿果—阿果禾曲—禾曲必图—必图拉哈—拉哈曲铁—曲铁洋铁。

上面的两个家支分裂和聚变的例子里还包含了社会阶层流动的信息。跨越黑彝和白彝的阶层通婚禁忌或彝族和汉族的族群通婚禁忌的结合往往成为家支裂变和社会等级下降的重要影响因素。

（二）家支的传承与边界

在温泉村的阿牛家眼中，"外传阿牛家"和"改姓娃子"虽然在今日的居住格局上与阿牛家处于同一空间并在日常生活中有邻里意义上的频繁交往，但在家支传承的社会继嗣机制和祖先认同的社会集体心理层面，并不被算入自己的家支。彝族在家支关系的再生产过程中将他者排除在外，以保持自身家支血统的纯粹性和正统性。

阿牛比诺说："现在这些姓阿牛的，从前是娃子或者自己搬来的，他们自己会有自己算家支的算法，与我们的家支算法接不上。他们都是新中国成立土革后，自己改的姓。背起来不同的。现在的大温泉村除了阿牛家，还有马家（黑彝）、曲比家（搬来了三代）、曲莫家（搬来四五代）、阿里家、什一家、杰杰家、三古家、勒格家、诺布家、马卡家、尔古家、杰多家、布各家、阿尔家。现在村里的马家是1999年搬来的，搬来之前已有人和当时的村长打关系。马家是黑彝，有关系，后来马家的做了村长。"

埃文思－普理查德在《努尔人》中将非洲无政府的努尔人部落群体区分为政治性群体和家庭性群体两种结合类型。政治性群体包括部落和有时会形成松散联盟的部落集群（congeries of tribes）；家庭性群体包括家、家户和联合家庭，社会关系纽带主要是一种亲属性的秩序，合作生活是常见的生活方式。其中，政治性群体的部落可以裂变为一级支（primary section）、二级支（Secondary section）和三级支（tertiary section）。三级支由许多村落构成，这些村落是努尔地区最小的政治单位，由家庭性的群体构成，包括村舍、家宅和棚屋。① 与努尔人社会结构类似，当前凉山彝族地方社会也在无国家时期发展出政治性群体和家庭性群体两种结合类型。但是政治性群体中的自然村落、行政村落、乡镇社区更多的是在现代国家行政建制的结构中整合而成的；而家庭性群体则是依照血缘结合形式形成的亲属性秩序，表现在以父系继嗣为原则的家支成员大聚居和家庭小散居格局。家庭型群体会和政治性群体在一定程度上出现重合。比如伍合社虽然几乎全部是由马海家支成员组成，但在政治性意义上，它仍然以行政村下的社级单位名义存在。

　　从乡村治理的角度观察，这里的村庄在正式权力体系，即基层政权结构之外，存在着十分强大的非正式权力运作机制。这种权力的合法性来自历史传统。土改前等级制的社会结构所塑造的黑彝、白彝和娃子等社会等级身份区分，在新中国成立后数十年的社会改革之后，仍然保持着社会控制与社会区分的生命力。从白彝的角度来看，他们更愿意推出具有"高贵"社会意义和"关系"社会资本的黑彝成为村庄公共事务处理的正式权力持有者。伍合村原来的村长马曲则也因其黑彝身份而被村民推选为村长，虽然其家已经安在县城较少回到伍合村。同时，在非正式的家支结构中，黑彝、白彝都有清晰的族群边界。

（三）整体主义中的个人：后家支时代的家支角色

　　从土司到家支再到革命话语下的生产队最后到发展话语下的家庭（生产性单位），虽然核心家庭成为"联产承包责任制"的主体，但伍合村人的生活仍然具有整体主义性质，尤其在仪式及外出等情境下，家支式的整体主义逻辑成为其获得社区威望及社会资本支持的重要策略。这种集体主义逻辑是基于个体主义的有机团结。家支在仪式生活、生产性和生活性交往中都表现出对其成员强大的整合力量。家支整体主义以家支治理为核心，并与村落社区治理产生重叠。家支成员往往从增进群体的社会威望和利益出发，以家支整体为重。这一整体性原则包括了父系继嗣、幼子继承、内部转婚等内部机制，以维持家支整体的利益边界和传承。

---

① ［英］埃文思－普理查德：《努尔人》，华夏出版社 2002 年版，第 4—7 页。

四 人口外流的经济学：伍合村的经济

从区域文化经济类型来看，作为凉山地区少有的较为平坦和广阔的小平原，竹核坝子的彝族与周边高山高寒地带的彝族生计模式有所差异。[①]竹核坝自然条件优越、地势平坦、土地肥沃，在凉山彝区最称富庶。这里是昭觉县水稻主要产区。当地彝族有句俗语"昭觉大米，不如竹核米汤"，意思是竹核的稻米营养丰富。竹核乡属于低中山河坝温湿稻作一熟区，当地水田实行一年一熟冬季坑土制（秧田）或一年稻麦两熟制，旱地实行小春作物轮换种植的一年一熟制或玉米间黄豆的一年两熟制。

乡民生计以种植业为主，粮食作物有水稻、玉米、马铃薯、荞麦、大豆等，经济作物有大烟叶、油菜、花生、药材、蔬菜类植物，并有苹果、核桃、花椒等经济林木。由于地处交通沿线，当地乡民已经习惯种植蔬菜，主要品种有青菜、白菜、萝卜、莴苣、南瓜、葱、蒜等，大面积种植的有萝卜、圆根（蔓菁）、卷心白、菜豆、莴苣等。其中的圆根和菜豆是凉山彝族传统品种。

牲畜品种主要有羊、牛、马、猪、鸡、鸭等，其中劳力牲畜主要是牛。昭觉县有两条河流在此汇聚，河堤上栽种大片白桦。灌溉水渠有竹核渠、尼日堰，两条干渠长 3.5 公里和 1.5 公里，是竹核乡农林灌溉的主要来源。

截至 2011 年，伍合行政村下辖四个社共计 358 户，1449 人。实有耕地面积 1720 亩，其中水田 626 亩，旱地 1091 亩，25 度以上坡耕地面积共 1246 亩。林地面积 5800 亩，牧草地面积 2100 亩，荒山荒坡面积350 亩。粮食作物播种面积 320 亩，全村粮食总量 680 吨，是省定贫困村。

其中我所重点调查的伍合社是伍合村最大的社，包括了原伍合社和新划出来的尔布社[②]，共计 147 户，659 人，平均每户 4.3 个人口。实有耕

---

① 周如南：《民族地区的艾滋病传播与防控：以凉山彝族地区艾滋病与地方社会文化调查为例》，《南京医科大学学报》2012 年第 1 期。

② 后文中的伍合社如无特殊说明，皆指大伍合社中的小伍合社，特此说明。如包括尔布社，会做特别指出。

地面积733亩，其中水田267亩，旱地466亩。可以计算得出，伍合社人均水田4分，旱地7分。耕地资源与人口数量之间矛盾日益激化，这就是劳动人口大量外流的经济诱因。

表3-2 伍合村人口数据

	户数（户）	人口（人）	劳动力（人）	乡村从业女性人数（人）
伍合村	358	1449	784	512
伍合社（伍合社 + 尔布社）	147（61 + 86）	659（259 + 400）	358	268
尔觉社	79	289	156	97
火洛社	76	281	152	84
瓦库社	56	220	118	63

表3-3 伍合村耕地数据

	耕地面积	水田（亩）	旱地（亩）	农作物面积（亩）	粮食作物面积（亩）	总产量（吨）
伍合村	1720	625	1091	3216	1740	683
伍合社	733	267	466	1131	708	282
尔觉社	324	153	171	718	363	145
火洛社	369	103	266	689	317	122
瓦库社	294	106	180	678	352	134

表3-4 伍合村畜牧业生产数据

	大牲畜（头）	牛（头）	马（匹）	生猪（头）	羊（只）
伍合村	544	397	147	1480	2605
伍合社	207	141	66	537	730
尔觉社	115	78	37	346	660
火洛社	107	80	27	321	680
瓦库社	115	76	39	276	529

家庭联产承包责任制在伍合村实行以来，核心家庭逐渐成为村庄生产的基本单位。村里没有任何形式的合作经济组织，农业生产中的帮工以家支和邻居互助为主要纽带，是一种基于情感的道义经济。

表 3 – 5　　　　　村内八户抽样家庭的生产生活基本数据

	马海拉曲	马海拉达	马海里格	马海马日	马海伍三	马海电件	马海格则	马海木洛	马海说古	马海尔日
家庭结构	夫妻与三个以上孩子	夫妻与三个以上孩子	夫妻与两个孩子	单亲与孩子	夫妻与三个孩子	单亲与孩子	夫妻与三个以上孩子	夫妻与三个以上孩子	夫妻与三个以上孩子	单身或夫妇
是否参加专业性合作经济组织	无	无	无	无	无	无	无	无	无	无
是否参加合作医疗保险	是	是	是	是	是	是	是	是	是	是
是否参加过商业保险	无	无	无	无	无	无	无	无	无	无
住房面积（平方米）	54	63	67	59	70	53	48	60	70	60
住房估价（元）	5000	6500	7000	6800	12000（砖木）	6300	4800	5800	15000	10000
年末大牲畜存栏数（头）	2	2	2	2	2	1	3	2	2	3
猪（头）	4	1	4	2	2	1	1	5	2	2
羊（只）	6	6	0	2	2	0	13	5	6	5
家禽（只）	30	2	11	13	12	9	10	10	20	17
生产性固定资产：生产用房面积	40	50	40	50	19	30	50 有彩电	40	60 音响一套,彩电一台	50 彩电一台
役畜	2	1	1	2	2	0	0	2	0	0
产品畜	1	1	0	0	2	0	0	0	0	0
厕所	0	0	0	0	旱厕	0	0	旱厕	旱厕	旱厕

续表

	马海拉曲	马海拉达	马海里格	马海马日	马海伍三	马海电件	马海格则	马海木洛	马海说古	马海尔日
家庭结构	夫妻与三个以上孩子	夫妻与三个以上孩子	夫妻与两个孩子	单亲与孩子	夫妻与三个孩子	单亲与孩子	夫妻与三个以上孩子	夫妻与三个以上孩子	夫妻与三个以上孩子	单身或夫妇
生活主要燃料	柴草	柴草	柴草	柴草	柴草	柴草	柴草	柴草	柴草	柴草
耕地总面积（亩）	8	6	14	7	8.3	5	8	3	9	4
水田（亩）	4	2.5	3	3	3	2.2	3	3	3	1
林地（亩）	2	1.5	3	2	3	4	3	2	3	3
果园（亩）	0.2	0	0	0	0	0	0	0	0	0
粮食播种面积（亩）	13	7.3	11	8.5	8.5	5	7	11	10.5	5.5
稻谷（亩）	4	2.3	3	3	3	2.2	3	3	3.2	1
玉米（亩）	5	2	3	2	2	1	2	3	3	2
薯类（亩）	1	2	4	3	3	1.5	2	2	4	2
借入现金（元）	1800	0	0	0	3000	0	2500	0	0	0
年末存粮）（斤）	500	360	450	420	650	260	650	545	595	305
生活用粮（斤）	250	200	225	200	250	150	350	250	300	150
畜牧存粮（斤）	50	40	75	100	150	30	50	125	75	35
种子存粮（斤）	200	100	120	100	200	70	150	150	170	100
希望得到的扶贫项目	基本农业建设	儿童入学和扫盲	基本农业建设	儿童入学和扫盲	基本农业建设	基本农业建设	基本农业建设	基本农业建设	基本农业建设	修建及扩建道路
其他	养殖业	基本农业建设	扩建和改建公路	电视接收设施	修建扩建道路	儿童入学和扫盲	儿童入学和扫盲	修建及扩建道路	修建及扩建公路	儿童入学和扫盲

　　从抽样数据和访谈可以知道,伍合村没有专业性经济合作组织。畜牧业方面,每个家庭会养大牲畜(牛、马)一到两头,用来运输和耕地。每家会养几只羊、猪和十几只鸡,这些牲畜和家禽基本上用于自我消费,很少流通到市场上去换取货币。随着市场概念的不断深入,赶场地也已经在几年前出现牲口市场,但牲畜家、禽仍然以自我消费为主。过彝族年的时候,每家都要杀过年猪(彝族人称"留不住的肉");日常接待客人时,也要根据客人的尊贵程度来杀鸡(两只脚)、羊、猪(四只脚)或杀三牲(牛羊猪或牛羊鸡)来待客;婚丧嫁娶也是杀各种牲畜最多的时候;做毕摩仪式时也要根据毕摩要求来杀牲畜、家禽。这几种消费情况事实上消费了大部分自家养殖的牲畜,并没有将养殖作为产业进行经营并通过市场流动换取货币。从某种意义上讲,由于彝族的消费可以绕过货币交换,所以牲畜可以直接作为消费对象,这也是小农经济的重要表现之一;但在彝族社会,这种消费更是嵌合在文化结构当中,有其自身的民族特点。

表3-6　　　　　　　　　　　　农业生产结构及技术应用情况

	马海拉曲	马海拉达	马海里格	马海马日	马海伍三	马海电件	马海格则	马海木洛	马海说古	马海尔日
耕地面积(亩)	8	6	14	7	8.3	5	8	3	9	4
山地面积(亩)	1.5	1	1	1	1	1	1	0	0	0.5
园地面积(亩)	0.2	1	1	0	0	0	0	0	0	1
土地流转情况	-2	-1.5	-3	-2	-3	-4	-3	-2	-3	-3
水稻播种面积(亩)	4	2.3	3	3	2.2	3	3	3.2	1
玉米播种面积(亩)	5	2	3	2	2	1	2	3	3	2
大豆播种面积(亩)	1	0.5	1	0.2	0.3	0.2	0	1	0.3	0.5
薯类播种面积(亩)	4	2	5	3	3	1.5	2	3	4	2
蔬菜种植面积(亩)	5	2	3	2	2	2	2	2	2	2
水果种植面积(亩)	0.5	0	1	0	1	0.5	0.5	0.5	0.5	1
粮食产量(斤)	5780	3750	7280	4825	4770	2405	4500	5425	5265	3020
其中:水稻(斤)	1250	1000	1500	1250	1250	1000	1500	1300	1000	1050
玉米(斤)	500	500	750	550	500	150	500	600	750	450
大豆(斤)	30	0	30	25	20	5	0	25	15	20
薯类(斤)	4000	1000	5000	3000	3000	1250	2500	3500	3500	1500

续表

	马海拉曲	马海拉达	马海里格	马海马日	马海伍三	马海电件	马海格则	马海木洛	马海说古	马海尔日
蔬菜类（斤）	100	300	500	700	750	350	300	800	400	450
水果（斤）	300	0	70	0	150	300	100	800	170	350
薄膜覆盖面积（亩）	3	2	2	1	1	1	2	2	3	2

　　伍合村没有企业，在村集体土地上建有一家毛纺厂，是"县城的老板"开的。另外坝子上有被称为"全县效益最好的工业企业"的昭觉水泥厂。但除了偶尔在建设时期提供十分有限的临时打工岗位外，水泥厂对村民来说并无关系。村支书说，村里上报的年经济收入人均为1200元每年，其实只有800元。除种植和养殖外，村里的收入主要靠外出打工。现任的伍合村村长勒吾说，夏天的时候很难找到男劳力，都出去打工了。老村长吉牛尔坡则从家支的角度对人地矛盾的社会结构因素进行了解释：

　　　　彝族的家支就是大鱼吃小鱼的关系。家支强大了就压小家支。所以我们彝族都要生更多的孩子，因为你家支人少了怕受欺负。①人嘛就越来越多，地嘛又不会多，所以每个人分的地越来越少了。靠种地养不活，都出去打工去了。我当民兵连长时，伍合村才800多人，现在1700多人。以前我在的那个社（尔布社）才26户人家，现在100多户。人口发展太快，地还那么多，所以人口外溢，只能出去打工。

　　从统计的耕地面积和播种面积对比来看，一些家庭存在轮值和抛荒现象，而另一些家庭则会租种和垦荒。这主要是由于耕地质量的不平均情况和家庭劳动力人口数量决定的，属于正常变动。自耕地产量基本够吃，略有结余。村民在日常生产生活活动中对基本农业建设和儿童教育问题的需求最为迫切。

　　我第一次到竹核坝子时，坝子里竹核乡和尔古乡两个乡在家的年轻男姓只有共计近百人。

---

　　①　根据当地现行的计划生育政策，夫妻双方都为农村户口的彝族可以生三胎，从第四胎开始罚款。

在接下来的一章，我们将追随坝子里外出的年轻人，观察一个身处都市空间的彝人社会网络的再造与城乡间的互动过程。

小　结

在第一节《跨越边界的社区》中，试图通过进入田野过程中的自身经验指出，改革开放以来地处凉山腹地竹核坝子里的伍合村已经不再是独立王国中的封闭村庄，而是不断卷入国家体制和现代市场体系，成为现代性影响下的跨越边界的社区。在这种空间流动的日常生活实践中不断形成新的生活模式和发生新的社会变迁。

在第二节《村落的历史地理学：伍合村的位置与历史沿革》中，简要描述了伍合村在凉山地区的地理位置以及历史沿革，一方面交代了田野地点的基本空间情况，另一方面梳理了田野点的时间变迁轨迹。

在第三节《村庄景观、政治与日常生活》中，对村落内部的空间格局、时间节奏、社会结构以及亲属制度进行了较为详尽的描述和分析，尽力展现伍合村结构性的社会真实存在。最后在人口外流的经济学分析视角下，指出在当地的自然环境、生计模式以及生产效率的制约下，人地资源紧张与矛盾导致了以改革开放为契机的劳动人口外流，为第四章交代背景知识。

第 四 章

毒品、犯罪与社会空间的生产：
城乡之间的海洛因流动

> 空间是任何公共生活形式的基础。空间是任何权力运作的基础。
> ——福柯（1982）①

在调查中我发现，伍合村的彝族村民对于外出"找钱"的人有一个看似专业术语的统一称呼："外流人口"。这种称呼不但出现在村民的口语中，也出现在当地政府相关机构或非政府组织的报告中②。"外"明显是站在乡村本土的视角的一种心理方位表达，从这些彝族乡村的角度出发，走出乡村社会去往城市中谋生的人群进行的是由"内"而至"外"的社会空间流动。与此相应地，我们会发现很多城市政府机构在相关行文表述中，经常使用"外来人口"这一词汇，这是站在城市的本土视角对从乡村流出来到城市的人群的形容，从城市的角度出发，这些人是"外来的"，因而在表述上也表达出一种"内""外"之别。这种表述背后其实隐藏着城乡二元结构的对立、共生与互构。

空间的文化意义不但体现着国家制度层面和地方社会结构中的价值体系，而且反映出社会关系的联结与再生产。彝族青年在流向城市的潮流中，不但占据了火车站附近等处的有形空间，而且通过对传统社会资源的异空间移入和对情境中社会关系的再整合的空间实践，在

---

① 米歇尔·福柯、保罗·雷比诺：《空间、知识、权力：福柯访谈录》，载包亚明编《后现代性与地理学的政治》，上海教育出版社2001年版，第13—14页。

② 比如，笔者在参与尔古乡的人口普查工作时，发现人口数量统计中有一项"外流人口"的专门分类，而在凉山妇女儿童发展中心的调研报告中，也多次出现对外流人口的描述。

成都的都市生活秩序中生产出自我群体的日常生活空间。本章节我将运用空间生产理论对改革开放以来，竹核坝子里外流年轻人的都市生活进行解读。

第一节 空间理论:从列斐伏尔到中国研究

一 空间的缺席

英国社会学家厄里（John Urry）曾经指出："从某些方面来看，20世纪社会理论的历史也就是时间和空间观念奇怪的缺失的历史。"[①] 空间在社会理论视野中的长期缺席，是历史决定论的后果。大卫·哈维（David Harvey）在对经典社会学者的批判中指出："马克思、马歇尔、韦伯和涂尔干均具有以下的相同点：他们在考虑时间、历史与空间、地理问题时，总是优先考虑前者，而认为后者是无关紧要的，往往视空间和地理为不便的语境和历史行为发生的地点。"[②] 事实上，虽然早期的社会科学者并未将空间置于社会理论探讨的中心，但他们大多将空间作为一个隐藏的概念运用在理论建构的过程当中。大卫·哈维认为，涂尔干（Durkheim，1915）在《宗教生活的基本形式》中已经指出，空间与时间是社会构造物（social construon）。其后的人类学家的作品，诸如哈罗维（Hallowell，1955）、列维-斯特劳斯（Levi-Strauss，1963）、霍尔（Hall，1966）以及晚近的布迪厄（Bourdieu，1977）和莫尔（Moore，1986）都确证了这个说法：不同的社会制造了性质有所差别的空间和时间概念。[③]

---

① ［英］约翰·厄里：《关于时间与空间的社会学》，载布莱恩·特纳编《社会理论指南》，上海人民出版社 2003 年版，第 505 页。

② David Harvey, "The Geopolitics of Capitalism in Gregory and Urry (eds)", Social Relationship and Spatial Structures, 1985, p. 143.

③ David Harvey, "Between Space and Time: Reflection on the Geographical Imagination", Annals of the Association of American Geographers, 1990, p. 418. 大卫·哈维：《时空之间：关于地理学想象的反思》，王志弘译，载包亚明编《现代性与空间的生产》，上海教育出版社 2003 年版，第 375 页。

二　空间的回归

空间作为一个核心概念进入到社会理论讨论之中以列斐伏尔（Lefebvre）在 1974 年出版的《空间的生产》（法文版）为标志。这本书在 1991 年才姗姗来到英文世界。列斐伏尔从西方马克思主义日常生活中批判哲学的角度出发，指出空间参与了整个社会关系和历史结构的生产过程，认为"空间作为一种互动性的或者追溯性质的产物，它介入于自我生产之中，……就其生产性地位作用而言，并作为一个生产者，空间成为生产关系和生产力的一个组成部分。"[①]"我们所面对的并不是一个，而是许多社会空间。"[②] 他将空间分为三重，分别是空间实践（spatial practices）、空间再现（representation of space）和再现的空间（representational space）。从空间认知的主体经验而言，则有日常生活空间（lived space）、感知的空间（perceived space）和想象的空间（conceived space）与之对应。[③]

列斐伏尔以后，关于空间理论的阐释沿着两条路径展开：一方面，吉登斯、布迪厄等在现代性架构下检视空间与社会的交互关系对于研究社会结构与社会过程的重要性；另一方面，后现代社会理论家采用一系列地理学概念和隐喻来探索日益复杂和分化的社会世界。[④] 前者的论述包括吉登斯对权力生产与时空结构关系的关注以及布迪厄在阿尔及利亚田野基础上对"社会空间"及其背后的"社会资本"和"惯习"的运用；后者的论述则以哈维、詹明信、福柯为代表，如福柯对权力与知识的空间化趋势的考察（Philo，2000；Sojia、何雪松，2005）等。

福柯认为，西方经验中的中世纪存在着一种层级性的地点整体：神圣地点与凡俗地点，围护地点与开放、暴露地点，城市地点与乡村地点

---

① ［法］列斐伏尔：《空间的生产》，新版序言，载张一兵主编《社会批判理论纪事》，中央编译出版社 2006 年版，第 180 页。

② Henri Lefebvre, *The Production of Space*, *Translated by Donald Nicholson - Smith*, Oxford & Cambridge USA：Blackwell Press, p. 86.

③ Ibid. , pp. 26 - 38.

④ 何雪松：《社会理论的空间转向》，《社会》2006 年第 2 期。

（所有这些都牵涉了人们的生活）。当时的宇宙论中，有一个超天国地点相对于天国，依次，天国地点又相对于现世地点。事物有它的自然基础（natural ground）和稳定性。就是这个完整的层级、对立与地点的交错，构成了可泛称为中世纪空间的定位空间（space of emplacement）。① 这种文化情境中的空间认知和分类，不但是了解其所生存的环境的知识积累，而且是形成社会亲疏、流动与应对的实践原则。与西方经验类似的，彝族社会也在自身文化情境中形成了具有自身特点的空间观。例如在世俗世界之外，彝族人相信有一个众神与祖先居住的神圣空间存在。虽然随着现代性的冲击，这里的空间俗化和多数地方社会的境遇一样不可避免，但这时空间的社会生产性与历史传承性共同发挥着作用，生活中一些结构性的空间分类原则仍"未被我们的制度与实践摧毁……私密空间对公共空间；家庭空间对社会空间；文化空间对有用（useful space）空间；休闲空间对工作空间……凡此种种，都仍被隐然存在的神圣化（sacred）所滋养"。②

　　空间不但在进行社会生产，同时也在进行历史传承。共时性上，空间首先是权力运作的物理性场所，置于其中的行动主体通过社会联结与互动而产生新的社会关系，这种社会关系通过在空间上的映射而对空间进行了重新塑造和再生产。历时性上，空间的权力隐喻则通过社会集体实践、记忆、传承与创造而结构化。比如，空间背后的权力隐喻可以追溯到法国大革命时期。当前我们所熟知的映射了政治态度和社会运动的"左"和"右"的表述最初来自法国大革命时期的 1789 年国民大会对席位的安排。那时，共和派和激进派坐在大会主席的左侧，而保皇派和保守派则坐在右侧③。这种历史记忆中空间的隐喻只是物质空间最为显性的一个表达例子。西藏活佛世界中对"高"和"低"这对空间隐喻的重视也很典型。民众在与活佛同处一室时，活佛必然要在物理空间上处于"高"的位置。多数时候，民众通过谦恭的俯身实现高、低区分，有时则需要通过增高活佛坐垫的方式达到。中国传统社会对

---

① ［法］米歇尔·福柯：《不同空间的正文与上下文》，载包亚明编《后现代性与地理学的政治》，2001 年版，第 19 页。

② 同上书，第 20 页。

③ ［美］苏珊·桑塔格：《疾病的隐喻》，程巍译，译文出版社 2003 年版，第 84 页。

"内"和"外"采用不同原则的区分（差序格局）对待与吉普赛人对"内"和"外"的处理逻辑（玛丽·道格拉斯，1991）几乎一致。而在更为宏大的层面上，"东方"和"西方"这对表示空间方位的词组背后的权力事实与想象则更为复杂，以至于萨义德认为空间本身就是权力的另一面。

三　中国社会研究中的空间

汉语世界的社会科学界中首先关注到空间理论的是建筑学者和都市社会学者夏铸九，他在 1993 年编辑出版了《空间的文化形式与社会理论读本》和《空间、历史与社会：论文选 1987—1992》① 两本书，对国外空间理论研究进行引入并结合台湾地区社会建设的实际进行论述。人类学者黄应贵也在 1995 年主编了《空间、力与社会》② 的论文集，对台湾地区本土的社会空间研究文章进行集结，进一步推动了空间研究影响的扩大。项飚在其于田野调查基础上写就的《跨越边界的社区：北京"浙江村"的生活史》③ 一书中，发现浙江村这个城市中的聚落既不同于西方意义上的"市民社会"，也不同于中国传统的"民间社会"，从而在"国家与社会"的研究框架下提出"新社会空间"的概念。张鹂在《都市里的陌生人》④ 这一同样关注浙江村的民族志作品中，将西方世界列斐伏尔的空间理论引入到中国经验的论述当中，结合来自外部的集权主义政府权力和内部生产的民间权力来观察浙江村中社会空间的生产逻辑与过程。在下一节对于城市空间中的彝族青年社会生态描述，我也尝试将他们的生存区域视为社会空间进行观察。

---

① 夏铸九、王志弘编《空间的文化形式与社会理论读本》，台北：明文出版社 1993 年版；夏铸九：《空间、历史与社会：论文选 1987—1992》，台北：《台湾社会研究业刊（03）》。

② 黄应贵编《空间、力与社会》，台北："中央"研究员院研究所，1995 年版。

③ 项飚：《跨越边界的社区：北京"浙江村"的生活史》，三联书店 2000 年版，第 499—500 页。

④ Li Zhang, *Strangers in the City*, Sanford University Press, 2001.

第二节　跨界流动的社区:都市里的族群政治与空间生产

一　国家城市化进程中的进城彝民

第六次人口普查数据显示,流动人口的数量在过去 20 年里持续大幅增加。大陆 31 个省份人口中,居住地与户口登记地所在的乡镇街道不一致且离开户口登记地半年以上的人口,同第五次全国人口普查相比,增加 116995327 人,增长 81.03%,达 2.6 亿(国家统计局,2011)。

从国家与社会的理论视野来看,流动人口的城市生存意愿与国家系列政策制度设计的制约之间的张力导致“流动人口”作为问题而出现。

在人口流动规模和动向方面,可以从雷文斯代、厄文特里的“推—拉”理论、托达罗的期望收入理论、舒尔兹的“三态理论”等(周大鸣,1997a;文军,2001)个体主义理性选择解释范式进行分析。而从整体主义来看,刘易斯的二元经济结构论和新制度经济学派的制度和结构解释对国家治理下的制度设计和社会结构变迁的关注,则给我们以个体行为的整体解释启发。在当前中国,社会主义时期的计划经济体制遗留的户籍制度以及相应的一系列社会保障制度设计既是流动人口潮流出现的制度性动因,也是导致流动人口难以实现城市融合的制度性制约。面对日益庞大的迈向城市的流动人口,国家政策制度已经呈现出相对滞后的态势,只有同时从微观层面把握新移民群体的行动和心态特征和从宏观层面把握制度结构与个体行动之间的张力,才能更好地理解城市中的流动人口生态。在这个意义上,凉山彝族乡村地区青年们的外出正是转型期中国这个时空坐落的见证和书写。

(一) 马海木机的故事:改革开放后的第一代进城青年

改革开放是凉山彝族地区乡村青年走出去的契机。在 20 世纪 80 年代后期,随着城乡二元结构的松动,在农村人口与土地资源关系紧张的压力下,凉山彝族乡村社会的青年纷纷涌到城市谋生,成为改革开放时期的第一代进城彝族青年。

自发迁居农民、外出务工经商人员和城市"三无"盲流人员①是凉山彝族外流人口中的三种主要类型。本书重点关注的是第三种，他们也是外流人员中人数最多、比例最大的类型。

自发迁居农民是在原住地人口增长和生态环境恶化的压力下被迫迁徙的外流人口。他们举家搬迁寻找可以耕作的田地和可以定居的村庄，仍然从事传统农耕和畜牧业。迁居农民有两种类型，一种是就近搬迁，一种是投奔亲友。随着迁居人口规模的扩大，该类型外流人口呈现出流动范围扩大化的趋势。如1998年四川省报告显示，攀枝花市境内有凉山户籍人口3万多人，大部分属于迁居农民。迁居农民与本土农民、本地政府之间的矛盾不断激化，曾导致过本地政府强制将迁居农民押解回原籍的极端事件发生。

外出务工经商人员随着体制的松动也不断增加，虽然在外流人员中占少数，但却是城市化进程中转型最成功的群体。随着私营经济在中国特色的市场体制中得到承认，经商和务工成为农村户籍人口实现社会地位流动的重要途径。务工彝族是农民工群体的组成部分，经商人员是在城市中的自我雇佣者。改革开放以来，城市中的个体户和私营企业主最初大多来自于社会边缘群体，比如农民工和失业青年。因为这些人不被纳入正规就业的制度中，是被排斥在社会边缘的一群人。与城市中"有单位"的就业群体相比，他们被局限在次级劳动力市场的非正式就业岗位，通过自谋职业的方式获得生存机会，后来逐渐发展成没有发生劳动关系的小业主或自雇的小商贩或小摊主，属于自我雇佣。

人口最多、比例最大的外流人员就是所谓"三无"盲流人员。这一略带贬义的词汇却精准地指出了该庞大群体的主要特征：首先是"三无"②，其次是盲流。昭觉县公安局的数据显示："该县1992年长期在外流窜作案的盲流有2000—3000人。这些人中绝大多数都是18岁至30岁的青年，男女都有。外出的盲流多为未受过教育的文盲青年。"③ 正是此类外流人员，成为在城市中吸、贩毒品和制造犯罪的主力军。

---

① 侯远高、张海洋等：《凉山彝族农村性病/艾滋病传播根源分析》，载凉山妇女儿童发展中心《昭觉县竹核调查资料汇编》（未刊），2006年。

② "三无"是指没有合法身份证件、没有正当职业、没有合法收入。

③ 侯远高、张海洋等：《凉山彝族农村性病/艾滋病传播根源分析》，载凉山妇女儿童发展中心《昭觉县竹核调查资料汇编》（未刊），2006年。

脱离了传统乡村社会束缚的青年，还没从获得自由的欢呼声中出来，就立刻面临着城市生存的压力。他们试图拥抱城市，但城市拒绝了他们。由于缺乏基本的生存技能以及在生活习惯、语言、民族心理方面的文化差异，他们无法顺利融入城市社会而被社会排斥为边缘群体。在边缘化的过程中，他们形成自己在城市中的社会网络和生活社区。在以盗窃、抢劫、贩毒为生的边缘化生活里，他们沉沦于毒品，麻木于犯罪，过着"酒神"式的狂欢生活，却没有未来。

较早进入城市的第一批竹核年轻彝族小伙子如今已人到中年。如果没有因为毒品和艾滋病而丧命或进监狱的话，现多数都回归到了村庄结婚生子从事农业劳动。在与他们的聊天中，依稀可以追寻当年混在城市的艰辛与风光。

如果要描述乡村外流人员的城市立足过程，马海木机的故事是一个具有典型性的例证。44岁的马海木机一波三折的人生经历是这批改革开放后第一代进城的彝族青年流动史的缩影。

1. 放羊的童年

马海木机的父亲马海舒布是远近闻名的摔跤选手，母亲吉则曲西是特布洛乡人。夫妻两个育有四个孩子。

"我四岁的时候，父亲去世了。他是在鱼池救一个小孩溺水死去的。其实他平时会水，但那时是冬天，他急着救人，没脱衣服就跳进水里。我们彝族穿在身上的衣服很多，吸水后太重了，他把小孩拖到岸上后，自己没了体力沉底了。他救的那个人是尔布社的曲比一休尔，现在他们一家搬去攀枝花住。

当时我妈妈只有27岁。家支商量在家支内转婚的事情。我的叔叔那时马海阿吉26岁，已经订婚，但还没结婚。于是他退了婚事，和我妈妈结婚，又生了两个妹妹和一个兄弟。两个妹妹一个嫁去特布洛乡，一个嫁去乌坡乡，弟弟大果今年28岁。我也跟着妈妈，由叔叔照顾。

我10岁的时候，知识青年上山下乡，有一群知青到我们村来住。他们有空的时候教我们小孩子拼音。上小学一年级时我的成绩很好。后来看到家里生活困难，我想去放羊，有工分拿。当时放的是整个社的羊。我和一个奥莫家的老头奥莫萨博一起放全社200多只羊，分别放，一人放 100 只左右。在高处山上放羊的时候，我看到山下的学校里同学们在做操，想接着下来读书，但已经接手了放羊工作，走不开了。

有一次我忍不住，跟家里说还要读书，知青也支持，劝我父母，于是我又回来读小学。到三年级时，我下决心不读了，专心跟着奥莫萨博去放羊。奥莫是我们伍合村唯一的苏尼，白天他让我帮他放羊，自己悄悄地去给人"做迷信"。晚上不敢做，因为干活的人都回来了，人多。白天人干活时去。每次做完迷信，他都带只鸡腿给我吃，特别香。

后来合作社分组，按组分了七个生产组。有两个组还因为争肥沃的土地打起来。两三年后，包干到户政策就下来了。我们村按一个劳力七分水田，一亩一旱地的标准分，我家分到水田两亩三，土地三亩。奶奶去世、姐姐出嫁后，分的土地归我和大果兄弟两个了。这时候不给生产队放羊了，各家放各家的羊。我就放自己家的五只羊、一头母猪和三头牛。"

公社化时期，由于家庭生活的困难，木机不得不辍学为集体放羊。和他一起放羊的老苏尼经常被村民悄悄地请去做仪式，集体主义的生活背后是传统毕摩文化的延续。家庭联产承包责任制政策的实行，一方面解放了生产力和生产关系，另一方面减轻了国家对农民的人身束缚。虽然户籍制度等结构性障碍仍然存在，但已经为流动人口大潮的到来埋下伏笔。

可以看到，土地包产到户时，伍合村每个劳动力只有七分水田和一亩一分旱地，对比今天伍合社人均四分水田和七分旱地的耕地，虽然80年代初的人均耕地是现在的几乎两倍，但仍然是一种人地关系紧张的状态。

可以说，伍合村所在的竹核坝是一个人口过密地区。由于缺乏历史数据，我们对历史上竹核地区的人口数量缺少认识。但历史上以"打冤家"形式出现的家支政治本质上就是不同势力对人口和土地资源的争夺，从侧面反映出人口与土地的压力。因此，一旦约束放松，结构性剩余的劳动力资源将涌向非农就业渠道。而城市则是实现非农就业的最佳空间，虽然在初期，这种人口流动方向是一种基于实践理性的集体无意识。

2. 初探成都:"看看成都,见见世面"

1984 年我 16 岁时,我和两个小伙伴整天一起在山上放羊,玩耍。我们三个是同龄人,他们一个叫马海给则,现在已经吸毒死了,另一个马海哈古也得了艾滋病。你们汉族节日过"五一"、"十一"时,我们就想去昭觉县城玩。于是在放羊时,挖点药去卖,卖钱后去县城玩一圈。长大些后,身上有力气,就砍干柴去县里卖。我们最喜欢跑县城,没钱花就想到砍柴卖。我有时自己砍,有时收村里的柴,3 分一斤。卖给水泥厂就 5 分或者 4 分 5 一斤,有时拉去昭觉卖。有次昭觉过节,100 斤卖了 5 块钱。后来就在农闲的时候做贩柴生意。

"五一"、"十一"时,县城很热闹,我们就去县城耍。有一次在县城听人说成都比昭觉还热闹。小时候听老人讲故事说我们的祖先就是从成都被汉人的兵赶到凉山的,于是想去看看成都,见见世面。当时竹核已经有一些小伙子在成都混世界,其中包括村里一个叫马海铁哈的,还有下面大温泉村阿牛家的十多个小伙子以及马一莫等黑彝。他们回来村里的时候皮肤变得很白,穿着西装,还提着皮包,我们觉得很潇洒,更加想去成都了。我摸了摸口袋,身上有卖柴卖到的七块五。于是三个人一起出发了。

听人说普雄县有火车站,爬火车可以到成都。于是走路从昭觉去普雄。半路上有一辆汉人拉木材的卡车经过。我们翻上卡车走了一段。后来被司机发现把我们骂下来。我们就坐在路边等车。下一个卡车经过的时候又翻上去,被发现后就又被赶下来。这样被赶了几次,终于在第二天下午倒腾到普雄火车站。我问车站里的人:"你们去成都坐什么车?"问好时间就等车。这时看到一辆烧煤拉货的火车边上有梯子,就翻上去。这辆火车是从攀枝花拉钢材到成都的。下午四点多我们坐上去。半夜的时候停站,到了阳高站,还没到成都。我们被火车上钢材的铁屑吹的眼睛都睁不开了。车一停我们以为到成都了,就翻下来。

下来出了阳高站,碰到几个彝族的小伙子,他们吓唬我们:"你们是不是从峨眉来的?"我们说"不是"。他们又问"带多少钱!"我们很害怕就跑进车站,又翻了一辆往回走的火车。到了甘洛站下车。

半小时后，又翻了一辆火车到普雄。我们又走路回昭觉。

半路走到一个叫支吾阿角的地方，已经是晚上了，三个人又饿又累，就准备去求宿。我们敲开路边一家人的门，他们看我们三个小伙子，担心是坏人，不肯收留。我们就决定分头找住宿的地方，我往山上爬，爬到一个黑彝古吉家，就是和刘伯承结盟的小叶丹家支。古吉家的老婆是补约乡阿侯家的，认识我们马海家的老人。她就很热情，说我们是亲戚，还杀鸡给我吃，招待得很好。第二天我们三个再碰头，他们两个在下面投宿吃土豆，很羡慕我有鸡肉吃。于是三个人又一路坐卡车返回家里。

在马海木机的故事里，他数次和村里的伙伴爬火车去成都，只是为了"开眼界"。当时交通尚未发达，从地处凉山腹地的竹核乡到成都市，最快的交通方式是从普雄火车站乘火车。木机和伙伴"听人说普雄县有火车站，爬火车可以到成都。于是走路从昭觉去普雄"。这曲折蜿蜒的山路，在后来的20余年里，成为竹核青年们通往梦想之路。他们从这条山路走到普雄火车站，火车沿着成昆线把无数和马海木机一样的青年人运往铁路沿线的西昌、攀枝花、昆明、成都等城市。他们又从一个个城市走向更远的城市，直至全国各地。

"汉人拉木材的卡车"是搭乘深山里的彝族青年到外面世界一个重要的现代性符号，它实际上也是国家与地方社会互动的表现。新中国成立后的民主改革以来是国家权力实质进入凉山地区的时期。国家力量对西南少数民族地区的开发以林场的木材资源利用为重要策略，通过修路和木材等资源输出，将闭塞的凉山地区与外部世界相联系。但是，在那个时代的彝族与汉人世界的联系以"外部"国家力量对彝族封闭世界的渗透和控制这种单向度连接为主。在以"以资源支持社会主义国家建设"为由，以公路、铁路建设为手段的开发过程中，国家逐渐将凉山地区纳入共产党政权的实际管辖之下。国家与地方认同关系在"社会主义建设"和"民主改革"的国家话语权力形塑下，发生了整体上的改变，构建出了新的国家与地方社会秩序格局，从某种意义上讲，这是一种空间、权力与资源的重新配置。

木机的第一次成都之行是失败的。他对成都毫无概念，对交通路线毫无认知，甚至对自己奔向成都的行为的意义也是不清楚的。在下错车、遇到几个抢劫青年后,他们吓得坐上了回程的车。对他们而言,外面的世界既陌生又刺激,因而充满好奇和想象。

3. 混在成都:"以为这辈子就在成都了"

　　回家后我们消停了一年,老老实实在家放羊干活。1985 年过彝族年的时候,一批去过成都附近村的小伙子回来了。感觉他们很有钱,我们就问怎么赚钱的。他们说是在城里偷的。汉人太富了,就去偷。现在在成都吃得好穿得好,还有收音机听。我们心里又痒了,准备再去成都,这次我、马海给则、马海哈古还有马海拉铁,四个人一起去。我们知道附近沃尔乡有一批小伙子在成都混得很好,就去找他们。

　　这次爬火车终于到了成都。我们四个站在成都火车站附近的大街上待了一天,语言也不通,路也不认识,没敢到处跑看高楼,更不敢偷东西。我们觉得成都真没意思,城市太大,又很陌生,想回家。于是第二天就爬火车回来了。

　　1987 年,我和马海哈古两个人再次出去。到了成都还是找不到人,就蹲在火车站附近的路边。城里的汉人见到我们就给钱,因为我们穿得太破了。那是冬天,我们披着带补丁的察尔瓦。这样我们意外地攒够了买回程火车票的钱,就买票回来了。因为翻车也不方便,而且太冷了。那时候我们也不知道坐火车怎么买票,就天天在车站售票处看,后来知道了。那时火车票才 14 元一张。

　　几个月后,农闲。家里没事干,就只放几只羊,很无聊,觉得还是外面好。当时就想着要出去,但没想好做什么。1989 年春天,我马海哈古和尔布社的阿牛曲则、阿牛拉尔、给则什则五个人再次爬火车到成都。当时到的是成都南站,出站后就顺着路一直走,走到川医(华西医科大),就住在学校外公路边的草丛里。有些汉族人经过看到我们,就给钱。我们拿着钱去买包子,买面吃。觉得这样来钱挺舒服,就靠施舍维生。

1985 年、1987 年和 1989 年木机和伙伴们三次在农闲时到成都"耍"。已经混在成都的彝族青年的成功给乡村社会带来巨大的示范效应。木机他们看到了进城的彝族青年"在成都吃得好穿得好,还有收音机听"。于是"心里又痒了"。

　　1985 年他们终于第一次到了成都，但这次成都之旅没有收获。他们的活动范围只是火车站附近，在街上待了一天后，"语言也不通，路也不认识，没敢到处跑看高楼，更不敢偷东西。我们觉得成都真没意思，城市太大，又很陌生，想回家。于是第二天就爬火车回来了。"第一次的城市接触是失败的，语言的差异、空间的陌生让他们感觉到成都"真没意思"。

　　但 1987 年木机们的成都之旅有两个收获，一是被当作乞讨者获得城市人的施舍，二是习得了如何购票乘坐火车。前者隐喻着他们日后城市空间中的身份不平等，而后者则是一种现代性的获得。在成都无所事事的生活中，早期一些在城市中站稳脚跟的彝族同乡开始拉他们"入伙"。

　　　　有一次，我们几个在面馆吃面的时候，几个昭觉县俄尔乡的彝族小伙子走进来，请我们 20 多个昭觉来的吃饭。大家就混熟了。他们问我们，你们来成都干什么？我们说就来见识下大城市。他知道我们靠乞讨生活后，就请我们吃饭。他们说自己是干盗窃的，挣钱快，问我们要不要跟他们干。我们这群人里有几个就跟他们走了，我没答应，觉得偷东西不好，就想回家。于是 1989 年夏天，在成都待了半年后，我又回到家里。3 个月后，跟俄尔乡小伙子偷东西的几个人回来了，包里也装了很多钱。

　　　　第二年的 3 月份，我和马海哈古到峨边县去打野笋。哈姑有亲戚在俄边干这个，很来钱。我们也拿刀和背篓去打，然后卖给城里人，能卖七八毛钱一斤。那次我挣了 400 块，哈古挣了 600 块。这是我第一次挣这么多钱。后来我在赶场的时候认识了三个卖银子的，分别是尔格曲哈、尔格什克和古吉由达。古吉由达是个黑彝。他们三个走乡串户收银子坨坨，再去成都卖给藏族。我和他们聊得来，说也想跟着干，但没钱。他们就带着我一起吃，慢慢的我学会了卖银子。在凉山收一个银子坨坨给 280 块，到成都卖 320。一个银子坨坨有七八两重。我就穿梭在成都和家乡间做银子生意。

　　　　6 月份我又回到成都卖银子。这次我不打算回去了，开始在成都混。慢慢地认识一些成都的汉人朋友还有甘孜州在成都的藏族朋友，他们会做生意。我们在成都的彝族同胞也很多，尤其是过年后的冬天，村里没有农活干，年轻人都跑出来了，但大部分是去偷东西。有人从成都拿手表回家卖，也能赚钱。我在成都也学会了卖表、衣服。他们偷来的东西就给我们负责卖掉，只要能换钱的东西都卖。后来我认识一个藏族小伙子，他很勤快，我们就两人合伙卖，卖出了点小名气。

卖的都是我们彝族偷来的东西，他们爬楼爬房子偷来的包、手表、录像机、股票、公债券……能卖钱的都拿去卖。买的都是成都的汉族人和藏族人。我就在火车站附近卖。见到人就问："要不要便宜的东西？朋友偷来的。"手表主要卖给城里的汉族人和藏族人，他们自己用。录音机卖给藏族的大车司机，他们拿回家用。汉族有的单位也找我们买。

我们负责卖的和他们负责偷的每天晚上在成都的南门站等各个汽车站、火车站附近定点交易。他们偷东西也有自己卖的，但不如转手卖快，赚钱容易。那时汉人有打工的，在工地出体力，但我们彝族干不来。其实我很想干，但语言不通。我的汉语是在成都混这么多年慢慢学会的。

我在成都时，不光卖东西，而且成了他们的"大哥"。彝族在外面也经常打架，他们内部打的时候，我就做协调人，像村里的德古，还有一个是俄尔乡的阿语克博。因为我们两个会背凉山州很多家支，他们就听我们的。他们打架的时候，我把他们的家支一背，把双方的关系一讲，他们就明白大家都是亲戚。后来我们就在成都的彝族里说了算，喊他们打就打，停就停。

因为人多，偷的多，卖的多，赚的也多，来钱很快，就没节约。我们卖得很随便，值十块钱的就卖五块，赚钱就好。钱来得太容易了。有时一天几千，最低一千，白天卖，晚上随便花，吃饭、喝酒、跳舞、找小姐、找女朋友要，什么都干。当时成都只有两家舞厅，一家在火车北站附近，另一家是人民中路红星路段的天外天舞厅，新南门汽车站旁边还有家火锅店。我们经常去跳舞，吃饭。我有段时间要了一个汉族女朋友，她劝我节约，我听不进去，只会花。反正赚钱容易。那时候我在家里已经订婚了，但从没考虑过回家生活，以为这辈子就在成都了。

来到成都，木机等人靠乞讨为生。这时有先于他们已在成都立足的凉山彝族青年拉他们入伙，"说自己是干盗窃的，挣钱快，问我们要不要跟他们干"。有几个青年加入了他们。几个月后，"跟俄尔乡小伙子偷东西的几个人回来了，包里也装了很多钱"。由于国家结构性制度障碍的存在和城市人群的社会排斥，彝族青年的城市适应多以"非正式、非合法"谋生的方式为生存策略。而在彝族的文化概念里，对陌生人的盗窃并不触及文化价值中的道德底线，尤其是对汉人的盗窃，在彝族社会中甚至是被默许的。虽然木机拒绝了盗窃，但仍然承担起"销赃"的下游产业。城市里的彝族人寻找到了生存之道并形成"模式"和"产业"。

木机"慢慢地认识一些成都的汉人朋友还有甘孜州在成都的藏族朋友，他们会做生意。我们在成都的彝族同胞也很多"。利益作为共同的价值框架超越了族群边界，促进了新的社会关系和社会认同再生产。

由于木机对彝族传统文化的熟知，他在成都的彝族青年群体中树立了个人权威，成为握有权力的首领。对于传统社会空间文化资源的运用和移入，成为在现代城市空间彝族群体结构中上升的政治资本。

在城市扎根站稳后，持有大把通过非法行为轻而易举获得的现金货币，他们大肆地挥霍着金钱和青春，在消费商品的同时消费着自己的身体。"晚上随便花，吃饭、喝酒、跳舞、找小姐、找女朋友耍，什么都干。"在欲望得到满足之后，他们陷入虚无和空虚的世界，为毒品的身心入侵提供了环境。

4. 走向毒品："成都第一批吸毒的彝族人"

有去昆明的彝族从昆明提了些海洛因到成都，把我们这些在成都的有钱彝族人集中起来，说现在昆明人都吸这个，带来让大家开开眼界。大家都很好奇，想试试吸。我也吸了一口，一下就吐了，受不了，其他人也受不了。他就把海洛因退回去昆明了。那个时候我才知道这种白色的粉末叫"海洛因"。以前只在电视上看过，警察天天在电视上宣传。我认为就是有名的烟土鸦片。凉山以前种鸦片的很多。

后来三番五次有带白粉的彝族老板来找我们，我们都说味道不好，没买。第三次来的是我们竹核乡的一个阿妈，她跟我说："在昆明的布拖小伙子都说吃了舒服，睡得香。你们还不习惯，慢慢就好了。"我现在还能想起她的话和表情，我很恨她，就是像她这样的毒贩子害死了多数年轻人。她后来因为贩毒被判了11年，听说现在放回来了。

　　第四次到我们住的旅馆来贩毒的是昭觉县城的几个美女,她们被认识的小伙子给控制起来了,让她们向我们贩毒。这几个女的天天来找我们聊天,要在一起。有一个说:"我男朋友一次能吸两百块钱的。"大家也觉得很珍贵,就去尝试。一个带一个,在美女的攻势下,我们那批彝族人全都吸了。这是成都第一批吸毒的彝族人,我是第一批里较晚的。

　　当年那批美女,现在有的已经枪毙,有的被判无期。

　　云南下关连接着金三角地区,这里自鸦片贸易以来一直存在着一条贯穿凉山的鸦片商道。当年凉山地区鸦片种植繁盛的时候,也曾经流向云南群体。① 随着金三角地区成为全球最重要的鸦片生产和交易基地之一后,毒品开始出现逆向流动,从金三角顺着成昆线不断流向铁路沿线城市。作为混在成都"有钱的彝族",木机他们成为早期贩毒者眼中的潜在消费群体。贩毒者的兜售、作为大众媒介的电视信息对毒品形象的符号建构、族群历史中关于鸦片的记忆共同作用于在城市中快乐地生活却又没有未来的马海木机们,他们轻易地接纳了毒品,同时也接纳了毒品带来的毒瘾和艾滋病。

　　5. 从上瘾到禁毒:被毒品嵌入的人生

　　再后来吸毒市场打开了,很多人上瘾,更多人来卖。因为毒瘾大,慢慢发展到普遍用针注射。有几个小伙子在注射的时候打到动脉上,当场就死了。我有一次也差点用针。我的兄弟马海拉铁跟我说说:"吸毒用针管,心里就不烦了。"我拿起针,突然想起那几个打针打死的就把针管扔了。

　　再后来海洛因市场混乱,货的质量不能保证了,纯度不够,还有黑心的卖假白粉,用石灰粉冒充。有人买了后稀释到针管里打到身体里,打到手上,手臂就肿,然后腐烂,打到股静脉就当场死亡或者慢慢死去。1997—1998年因吸毒死的多是当场死亡,注射死。现在想来那时可能已有艾滋病发病死的,只是我们不知道艾滋病是什么。到

---

　　① 竹核坝子里黑彝马家的头人说,竹核种植鸦片的历史至少有100年。最初是从汉区传入的。由于家支政治中的冤家械斗时有发生,凉山地区没有形成鸦片交易市场,只能过金阳到云南贩卖,以换枪支弹药。也有来自西昌的汉人商客带布匹和盐巴来换鸦片,贩卖去西昌。

2003 年村里有人在监狱查出艾滋病被遣送回家才知道。

　　我也上瘾了，毒瘾越来越严重，毒品用量越来越大。天天都要吸，每天的量不一样，但或多或少都要吸。这时不得不回家了。我当时毒瘾很大，人很瘦，身体虚得都站不住。没有力气了，半死不活的时候，就开始想念家乡，就回来了。

　　1998 年回来村里，我也不想钱了。钱全在成都吸毒吸掉了，我恨毒品。回到村里我就在家戒毒，第一次觉得可能戒不掉，果然受不了，没成功。第二次戒了，靠毅力成功了。之后我就专门干"地下工作者"，劝身边的朋友和亲戚不要吸毒。

　　1999 年伍合村村干部选举，我的威望很高，被选成村长。乡干部觉得我之前吸毒，怕影响不好，就让我做副村长。副村长干到2000 年，我做副村长的时候，看到村干部他们吃钱，就很生气，不干了。在 2001 年自己拉人成立了民间禁毒协会。2005 年侯远高老师的凉山妇女儿童中心成立后，我就成为中心的社区工作者。

　　从烫烧吸毒到注射吸毒似乎成为吸毒的彝族青年们在毒瘾加深后的必然行为轨迹。大批深陷毒瘾的人转而静脉注射这一更为经济的吸毒方式以求得更大的快感。马海木机因为突然想到"几个因为打针死的"，而在针尖将要刺入血管时扔掉了针具，从而拯救了自己的生命。

　　1998 年因毒瘾太大无法在成都谋生，马海木机返回家乡。在家支成员的支持下，他经过几次的努力终于戒掉了毒瘾。"改邪归正"后的马海木机在 2001 年后成为竹核坝子禁毒的中坚力量，并通过对家支制度、毕摩文化和社会价值的传统文化资源动员，开展了民间自发的禁毒战争。这段故事会在后面的章节中详细论述。

　　马海木机讲述的"混在成都"的个人经历是那个年代彝族青年的缩影。事实上，无数的彝族乡村青年在 20 世纪 80 年代以来涌入城市。伍合村的男性基本上在十五六岁都会出去"闯世界"，以实现自己的梦想。流向城市成为了竹核坝里彝族青年的"成年礼"，具有一种仪式性意义。

（二）都市里的冒险主义：边缘化生存

　　从 20 世纪 80 年代起，外流城市中的竹核乡村彝族青年开始从事犯罪行为。1991 年至 1996 年，成都市共受理凉山彝族盲流人员的犯罪案件

6774 件，并先后对盲流聚集地进行 340 次突击清查和整治，拘捕各类嫌疑人 6000 余名，遣返 5050 人。1999 年至 2000 年 4 月，成都市又遣返 1800 人。1996 年至 2001 年，凉山州公安局共组织接收遣返"三无"外流人员 151 批 8727 人。[①]

竹核坝子里当年的青年人，现在的中年一代男性，他们的犯罪率和死亡率很高，几乎和外流率一样高得惊人。很多人在聊天时都表示自己曾经盗窃、抢劫甚至有进监狱的经历，而他们在说出这些事情的时候淡然的表情表明他们认为这种种行为是可以接受的。那么，这种行为背后有什么文化逻辑在支撑？

村庄里很多如今的中年人——当年的外流青年向我讲述了他们混在城市时期的边缘化生存境遇。在我看来，彝族青年的城市适应过程不是国家治理视野下具有强烈的价值判断意味的"盲流"和"犯罪"那么简单。这也是一场行动者在陌生世界里构造社会关系，生产社会空间的革命。

表 4－1　　　　　　　　竹核乡吸毒和艾滋病数据统计[②]

行政区划		人口	户数	吸毒人员	HIV 感染者	外流未归人员	曾经外流 1 个月以上人员	拐卖和外嫁
村	社	（人）	（户）	（人）	（人）	（人）	（人）	（人）
木渣洛	4	1247	364	145（死 31 劳教 50 多）	51	23	112	42
大温泉	4	1464	374	86（死 16 劳教 30 多）	34	56	160	
历日	3	1190	202	67（死 9 劳教 20 多）	38	32	134	
合洛	4	1311	335	54（死 5 劳教 20 多）	2	23	65	
拉雅	2	1249	200	37（死 2 劳教 6）		13	55	
瓦拖	2	835	326	21（死 5 劳教 14）		12	33	
莫洛	3			39（死 11 劳教 4）	2		75	
热口	4	1245	319	25（劳教 21）		10	23	
合计	26	8493	2120	469	127	169	636	110

①　侯远高、张海洋等：《凉山彝族农村性病/艾滋病传播根源分析》，载凉山妇女儿童发展中心《昭觉县竹核调查资料汇编》（未刊），2006 年。

②　侯远高、王晓莉、罗芳：《凉山彝族高危人群分类研究》，载于凉山妇女儿童发展中心《昭觉县竹核调查资料汇编》（未刊），2006 年。

1. 城市谋生

对彝族乡村青年来讲，城市生活不但意味着居住空间的改变，更重要的是流入者必须面对新的社会情境与规范。迁移行为意味着与原有社会情境的脱离，失去长期生活实践中建构起来的社会网络与社会支持，也离开他所熟悉的社会价值体系与规范，同时在新的环境里应对一系列不熟悉的突发事件并不断调适自身与社会的关系，从而达到社会适应和社会融入。城市融入意味着在城市新环境中重新建构出新的社会关系和社会网络并将日常生活嵌入关系结构当中进行生活实践。这种进入不但是个体层面上的社会空间融入，而且包括社会制度、社会心理等多重层面的适应和整合。迁移进入一般要经历震撼、焦虑和适应三个阶段，而个人的、社会的因素都会影响到具体的适应过程。

侯远高等人指出，文化特点鲜明的少数民族农村流动人口在城市里的境遇与汉族流动人口有很大区别。他们由于受教育的程度较低，许多人甚至缺乏起码的汉语沟通能力。他们原有的、观念习俗和行为模式，也与城市生活规范和公民社会的法律意识格格不入。这些文化上的障碍使他们不能融入主流社会，只能在城市中形成自己的聚落和小圈子。另一方面，主流社会对他们的到来也缺乏制度和心理上的准备。人们对这些人的防范和歧视比对其他农民工严重。自身的局限加上社会歧视使这些人就业率很低。除少部分人能从事一些特色行业经营（办特色餐馆、贩卖山货、捡垃圾）外，多数人很难找到营生。因此，他们只能从事报酬低、工作条件恶劣的劳动。这与他们从电视上看到的现代城市形成极大反差。更多的人甚至只能通过非正当职业为生。因此，他们涉足高危行业多，犯罪率高，成为城市生活中的隐患。[①]

三种"找钱"方式

29 岁的阿牛古则家住在伍合村下面的温泉村，他原来有一个由家支亲戚介绍的老婆。23 岁结婚后，他很不喜欢这个老婆，新婚一过就外出 5 年。回来后，他提出离婚，赔给老婆的娘家家支钱后了结。他说，自己和老婆的结合是村里的人帮忙介绍的，但是不怨恨介绍这个老婆的人，因为

---

① 侯远高、张海洋等：《凉山彝族农村性病/艾滋病传播根源分析》，载于凉山妇女儿童发展中心：《昭觉县竹核调查资料汇编》（未刊），2006 年。

媒人是"自己人"。外流在外的5年主要待在东莞。他在东莞加入当地一个专门盗窃的帮派，以盗窃为生。他说，外流的彝族在城市里，找钱的主要方式无外乎三种：

一是抢。一般都是两三个人去抢。我问他，你认为这是犯罪吗？他很无所谓地表示，被抓了就倒霉，要判刑，没被抓就继续过，没什么了不起。抢是最有本事的，因为需要胆子。没胆子的人做不来这个事情。没胆的人，在外面混不上，每年待在家里，没什么好赚头。但也不会太看不起不会找钱的人，因为他可能觉得乡村是他自己的家，不想出门。还有一种情况就是家里只有一个男性后代的话，就承担了全部赡养老人的义务，也比较不能离开家。总之，"各有各的活法"。

有什么就抢什么。一般是在偏僻的地方，一个人经过的时候就动手。我们随身都带着刀，如果对方听话就不拿出来，不听话就拿。受害人如果叫喊或者反攻的话就捅上去。

以前在东莞的时候，看到有几个汉人，去一个厂子偷东西，被保安发现了。他们把保安杀死后，把头挂在厂门口。还是汉人比较狠。但是我们认为杀人不算威风，杀人还要跑路。能抢到钱才是最有本事，主要目的是拿钱。

二是偷。一般是两个人合作，最保险。一个放风，一个行动。现在偷东西一定要有放哨的。主要是偷单位，白天踩好点，一般选有玻璃窗的工厂。晚上一个站外面，一个人进去。

现在汉人太黑了，有的对小偷采取打死或活埋的处理方式。所以一个人去偷东西是很危险的，可能被人发现后打死了也不知道。如果两个人去偷东西，里面的人被抓了，外面的人就会扔石头进入，让抓小偷的人知道这次盗窃并不是一个人的行动，就不敢贸然把小偷打死，而是送到派出所，这就保护了里面偷东西的人。偷东西一般是找玻璃窗，晚上去。

我在1991、1992年第一次接触毒品。当时是在家吸的，朋友带来的。1993、1994年的时候，就去成都了，在成都吸。凉山在成都的很多。后来经常在家里和成都两边跑。在成都的时候，主要靠偷，就是"爬房子"，有时自己，有时两个或三个人一起。搭档没有固定的，很少一个人去偷，一般至少两个人。爬不了房子的就去"摸包包"。

也有人专门去偷人，是指偷钱包做扒手。在外面找钱最没人愿意干的是扒手，干这个"风险高又没收入"。

三是打工。"打工就是帮别人干活，只要能干的活，什么活都干。打工的也有，但多数在偷抢。又没胆，又在外混不上的，就每年待在家，家里种地没什么好赚头。这种人我们看不起，因为他们不会找钱。当然他可能觉得在自己的家里安逸，各有各活法吧."阿牛古则说。

和我聊天的时候，有人叫喊他去搬砖，他拒绝了。他说，搬砖至少要三个人合作才能完成（一个搬起砖，一个负责中间传递，一个负责在地上码砖），而搬一块砖只给五分钱，"五分钱还要三个人来分，太累太不划算，还不如我偷一次来得快"。在这种理性的经济学算计之下，他鄙视地撇撇嘴巴，放弃了身边靠出卖体力挣钱的机会。

村民们的打工行为与一种当地称为"带工头"的职业人有关。一些早期出去在城市里工厂打工的彝族人，在工厂里熟悉后，会回到大凉山带年轻人去工厂。一般是带 18 岁至 22 岁的年轻人到东部沿海地区打工。因为女性手快，工资要求低，年轻女工尤其受欢迎，她们大多来到广州、深圳等地的工厂。

伍合村有三个带工头，34 岁的马海尔给是其中之一。他讲述了带工头的生活："我们就是先出去打工，和外地厂子的老板熟了，他们觉得我们好，就让我们多介绍工人进厂。有的外国人投资的大厂招人的标准比较高，要看长相、个头，不讲普通话的不要。但是进去了工资也高。小厂就随便些，但是工资也低些。"带工头回到村里招人的时候就是发小广告，说明进工厂的待遇。一般是按小时计酬，比如五块钱一个小时。这样很快就能招到人。招到后，带着五六十个人过去。先给大厂选，选不上的送去小厂。

带工头送人过去是有提成。他带去的工人干活，给带工头按小时提成。一个人一个小时抽 5 毛或者 7 毛钱的佣金。带工头是要和厂里签合约的，如果带工头带的工人跑了他们要负责找。有一次，一个带工头带去东莞的电子厂 400 个人，结果全跑了，跑去深圳打工，因为"那边给的钱多"。

"看不起打工的"

伍合村的马海日哈今年30岁,和多数彝族青年一样,他在15岁的时候就加入外流大军,到城市中接受"成年礼"。他曾经到过成都、新疆乌鲁木齐、山西太原、兴安等五六个城市。事实上,很多村里的彝族青年去过的城市更多。刚开始我对他们高频率的流动性感到惊奇,后来意识到这其实是他们寻求城市适应的一种策略,同时也是一次满足想象的旅程。他们希望寻找更好的生活,同时看到更多外面的世界。

马海日哈说,他到太原完全是因为坐错了车。在去太原之前,他在成都待了几个月,家支的亲友管吃管住,他在成都学会了"偷包包"。他听说山西兴安也有一个家支的亲戚在那边偷东西,也想去"耍"几天。结果坐过了火车,到了太原。

在太原游荡了十几天他都没有找到一个彝族老乡。后来在火车站广场上遇到一个彝族,觉得格外亲切。我问:"你怎么知道他是彝族?"日哈觉得这个问题很奇怪,说:"一看就知道。我们彝族和你们汉族不一样。我们走路驼着背,穿的衣服比较脏,不像你们汉族,穿旧衣服也干净。最重要的,一看他的脸的肤色就知道,黑。"他遇到的彝族是布拖县的,两人通过互通家支攀上了亲戚关系。

日哈说:"我问他在太原生活怎么样。他说在一个建筑工地上当小工。我跟他到工地上耍了一回。那时天又热,看他干搬砖和泥的活,很辛苦。当时我很看不起打工的,因为我一天可以偷几百几千,他累死累活才一个月挣几百。我在太原偷到七千,就又坐火车回到成都。成都的彝族亲戚朋友多,生活安逸。"

2. 城市里的黑帮:混在东莞的阿牛古则

29的阿牛古则现在是个单身汉,他23岁时结过一次婚,但因为感情不好,他结婚后就外出混了5年,回来后就找德古把婚给离了。他的老婆是村里的亲戚介绍的,他说:"我只是讨厌这个老婆,但不恨介绍的人,介绍人是自己人。"

当阿牛古则听说我来自广东,原本充满戒备的眼神放出一些光芒,对我说:"我也一直在广东。"于是我和他聊起他的经历。他在2006年第一次走出封闭的彝族乡村世界,来到广东的东莞打工。他说当时是自己一个人去的。我对他的胆识表示了赞赏。他告诉我,本来是打算去昆明找老乡打工的，后来坐错了车，就到了东莞。

在东莞东火车站一个人下车后，他就遭遇了在陌生人世界的第一次诈骗。他看到车站旁边的小饭馆有人吆喝卖饭，就坐进去吃了一碗米粉，一瓶啤酒。他的钱包里有170块，就从里面抽了10块钱给饭馆老板，老板拿着钱在手上抹了一下，说："这个钱有问题，你换一张。"这样一连换了六张。阿牛古则觉得事情蹊跷，事后拿出钱来看，发现被饭馆老板抹过的钱都已经不知在何时被换成了假钱。

"骗人的都是本地汉人。"讲起此事，阿牛古则仍然耿耿于怀。他接着讲了另一个被骗的故事。他在火车站附近找了个公用电话，往老家打了个6分钟的长途电话报平安，收费的时候，老板要价60块。他与之争论，却被老板叫来的人轰了出去。"东莞的骗子真多，不光是我，我认识的人也有很多被骗经历。我的一个哥们，吃饭后去买一包5元的烟，一摸包，发现钱包被人拿走了。但一个人在外，斗不过人家。"成为骗抢者往往从被骗抢开始，这种非此即彼的逻辑颠覆了他们在传统社会中的世界观，从而走向"以暴易暴"的循环。

来到东莞这个完全陌生的城市之后，他需要立身之地。事实上，这里已经有很多彝族人在东莞打工。2008年震惊国内外的东莞凉山童工事件正是发生在这里，显示出了日益庞大和渐成体系的凉山劳动力贩卖市场运作的冰山一角，也从侧面表明了身在东莞的凉山彝人数量之多、规模之大。由于彝族人在外常以家支和同乡作为支持的重要资源，因此他找到自己非正式的社会支持网络并不是十分困难。

很快他就遇见一些家支亲戚和同乡。有些"规矩的彝族"人在工厂打工，他被同一家支的一个带工头介绍进一家工厂工作。"我当时到了东莞石排村，就有人介绍进工厂，留了电话。因为在东莞的彝族太多了，第一次去还安排不了进厂。进不了厂就睡在路边，等招人的时候再进。"

在老乡中介的介绍下，阿牛古则到了一家电子厂工作。几周后，他觉得劳动强度大，工资收入低，于是辞职不干了。混在东莞的日子，没有收入是无法生存下去的，他

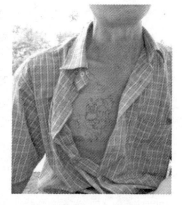

图 4 - 1　阿牛古则向我展示他胸前文的青龙图

加入了街头帮派。他所加入的是一个叫"青龙帮"的帮派,说到这里,他给我看他胸前的文身,是一条龙。

这个帮派一共有十几个成员,彝族和汉族都有。他所加入的青龙帮主要以盗窃为主。新成员加入的时候有一个入门礼"考胆",就是去偷一下抢一下,"不敢干的话,他们不要"。

这个组织里汉族多,大家按照入会的年龄排次序。老大、老二、老三这样排下来,一共十六个,我排第八。我们也不是很严格的,人数可增可退。比如我家里有事,不想干了,就回来了。过段时间他们会联系我,我就会回去。

只有老大、老二可以带人。他们做指挥,我们分组去行动。老大做事要很公平,有威望。比如有段时间我不在东莞,但因为老大信任我,回去后我还是继续当老八。如果他不信任的话,我回去就要从下面小弟混起。

帮派内部的钱财由"老大"统一支配消费,他们不但在抢劫和盗窃中具有配合精神,在消费活动中也有很强的集体性,"经常四五个一起找鸡"。

大家偷回来的钱物都要交给老大,由他掌管和分配,有钱大家一起花。不能说你没偷到就没的花。我们的钱主要用来吃饭和去舞厅,有时候去网吧打电脑游戏。我们还经常四五个一起去找"鸡"。在外挣钱快,消费起来也有地方。钱想花哪花哪。我有钱一般拿来买烟、酒、零食。只要喜欢就买。在外朋友多,也经常下馆子。喝酒后常常和朋友去舞厅跳舞,有时会找妓女。都是发廊站街的,一晚上五六十元,有的只要二十元一炮。我从来不带套的。有些小姐叫我们带。我坚持不带,带了一点感觉都没有。找小姐主要在舞厅、发廊,时间不固定,想了就去找。有时一周找二三次,有时没钱或忙了,几周不找,这个随意。

他们圈子里的每个人都吸毒。吸毒一般至少两个人一起吸。"吸毒"甚至成为强化群体认同的符号,"到哪都有一帮一起吸毒的朋友"。

我还在太原、成都待过，到哪都有一帮一起吸毒的朋友。我的胳膊已经打得没血管了。在注射的时候加入"安定"（一种药水）和海洛因一起注射，这样感觉很好。将"安定"注入针管，把针管在静脉上一拉一推，感觉马上出来，舒服得升天了。如果只推海洛因进去，要推十几下才会有感觉。当毒瘾比较深的时候，只推海洛因很浪费钱，而且危险，抵抗力低的人可能当场死掉。我见过很多打针过敏死的，一般是因为用量太大，但用量小了又没感觉。

我对他们这一团伙的具体作案细节进行了了解。

（你怎么进行偷抢？）

早晨的时候，很多老人到公园去练太极拳，就会把包放在旁边的椅子上。这时我就会装成一个晨跑的人，经过放着包和衣服的椅子时，很容易就把包拎起来夹在外套里面包着离开了，没有人看到。包里一般会有手机和钱包等物品。

晚上的时候，城市的人吃完晚饭有散步的习惯。比如说有两个女孩，戴着金项链或者金戒指这些贵重物品，或者手里拿着好的手机，我们就会三四个人围过去。拿刀对着她们，小声说："把东西拿出来，不要叫。把钱、手机和项链全部拿过来，包你没事。如果你叫出声，万一出什么事了我们就不能保证了。"我们三四个人围着她们，每人都拿一把刀，一般都没有敢叫出声的。那些女孩都吓得发抖（做惊恐状），说："你们……你们要什么，这个给你，这个也给你。"如果有人犹豫着不拿财物出来，我们就恐吓她们："你不要以为我们不知道你家的房子在哪里，如果你敢叫，我们就到你家里去，把你家抢了。"其实我们也不知道她们家在哪里，都是吓唬她们嘛。人在江湖，身不由己啊，哈哈。

（为什么不去打工？）

打工？哎，没搞头，很辛苦，又挣不到什么钱。

（有没有失手的时候呢？）

肯定有失手的时候啊。马有失蹄，人有失手啊。2009 年的时候，我在东莞的石排公园那边散步。我和两个汉族的兄弟三个人去逛。有一对父女两个，一个老爸一个女儿，坐在椅子上休息。我们三个就围上去，一人拿把刀，架在他的脖子上。那个老爸说："你们要杀就杀，我没钱！"我们说："给不给，不给就砍了你。"他说："不给，我没钱。"就大叫："抢劫了！"这时可能是这个地方有摄像头照到，外面有几个保安就跑过来。我们就看到了，觉得不对劲了，就跑了。肯定要跑了，不跑的话被抓住判了五六年。那个老爸挺凶的，我以前没见过。

还有一天晚上，有一对情侣走在路上。我们坐在椅子上看着他们走过来。他们好像是有所发觉，那个男的就拿着个电话打。当我们围上去的时候，不知道原来他们已经打过电话了。这时一个巡逻车就带着警报器"呜呜呜"地过来了。我们就跑。

有时候就是很容易把钱得到，有时候也没那么容易，要看运气。我们不是每天出去找钱。如果今天晚上可以搞到两三千块，那第二天你就可以休息。老大会给我们放假，还给我们一包油（对海洛因的称呼）。

（为什么要跟着老大？三五个人一起行动不行吗？）

在外面没有老大是混不成的。如果我们被抓进去了，老大就自己跑去派出所保释我们出来。如果老大不保释我们，我们跟着他，叫他老大干嘛。我们被抓了老大就去给派出所送钱，我们就可以被放出来了。

他们生存在城市治安的空隙中，通过偷窃或暴力威胁将城市中"他者"的财产归为己有，同时也成为城市市民眼中的"他者"。

（三）都市中的族群政治

现代都市社会是多族群社会。中国改革开放以来人口的城乡流动、东西流动和各民族地域间的流动是多族群都市社会形成的重要原因。城市流动人口的组成在文化和族群性上与本地人之间以及各族群之间往往有着显著的差异，这种差异随着城市流动人口的复杂化和深入互动已经造成了诸多的族群暴力冲突事件。从某种程度上说，族群政治是所有由异质人口构成的现代社会的基本特征。

马海木机之所以能够成为混在成都的彝族人中的"头人"，一方面是因为他对传统文化资源的掌握，包括背家支、做德古等，另一方面是因为他在都市里的族群政治中取得了主动权。

木机给我讲了他与汉人以及维吾尔人发生矛盾的故事。

有一次，我在一个火车站附近的面馆吃饭，突然觉得裤子口袋有动静。回头一看，一个汉族小伙子在摸我的包包。我一把抓住他的手，说："你干什么？"这时，另外两个年轻人围过来，我知道他们是一伙的。我也不怕，因为火车站附近有我很多兄弟。我就在门口用彝语大声喊人，我说的是："老乡们，这边有几个汉人小偷欺负人，你们快过来帮忙！"几十个彝族小伙子就围过来，他们害怕了，连忙向我道歉，然后溜走了。

由于车站附近人员混乱复杂，各路偷摸群体在初期会发生一些乌龙事件或对地盘的争夺。这时，双方往往通过实力的比拼来解决冲突。人数众多、团结、够狠的一方往往成为胜者，从而赢得更多的生存空间和"领地"。"丛林法则"在这片世界成为唯一的生存原则。

与维吾尔族人的冲突与解决：

成都的大街上有很多卖葡萄干的维族人。我刚去的时候不知道他们喜欢讹人。有一次和两个朋友站在一个维族人的葡萄干摊子前尝了几个葡萄干。正要走的时候，买葡萄干的维族人拉着我不让我走。我说："你放手，不然我不客气了！"他叽里呱啦的就是不让走，旁边几个摊子的维族人也围上来，手里还拿着刀子。我们几个也拔出刀子。我听说维族人怕血。我在自己的手臂上划了一道，血流了出来。这几个维族人真的就怕了，不再拉扯，嘟嘟囔囔的放我们走了。

混在成都的彝族青年人内部也会经常发生争斗。由于都是年轻人，有些还来自凉山州不同的县区，平时经常一起喝酒，难免一言不合打起架来。木机说：

彝族小伙子之间也经常打架。我们竹核的和他们昭觉县的一帮小伙子就经常干。我觉得大家都是彝族人，出门在外还是要团结。就给他们数家支，告诉他们之间的亲戚关系。还讲彝族的历史，说明我们是同一个祖先，同一个民族，应该团结，不然会被其他民族的欺负，也会被警察欺负。

在城市空间中，马海木机事实上在彝族人群体内部中扮演了传统社会中"德古"的角色，起到谈判、商议和劝解的作用。在这种实践"德古"角色的过程中，马海木机在彝族群体中的威望也不断建立和增加。

马海木机成为当年混在成都的彝族群体中的权威不但建立在他摆平族群内部、族群之间的冲突和矛盾基础上，还在于作为非正式权威者，他有一定的与国家正式权力进行沟通的能力。他认识金牛区、成华区几个派出所的警察。木机说："金牛区的派出所有一个布拖县的彝族小伙子，我以前也不认识。有一次去保人出来，看到他是彝族，和他聊了起来。大家论起家支，还有点亲戚。后来我就经常请他吃饭，给他送点礼物。以后我再去保人，大家都认识了，也容易些。"通过传统社会关系与国家制度内人员拉近关系，从而在城市社会中建构出一定的保障资源。"有几次要严打遣返，还是这个警察提前告诉我的，我们就先躲起来了。"与政府人员的私人联系得到的信息，化解了马海木机一伙人的危机。但是这种关系的建构是工具性策略，由于社会位置的差别，双方的互动很不全面，而"彝族警察"也不会为"盲流老乡"做出太多违背原则的事情。所以，后来随着调离，他与马海木机的关系就渐渐疏离了。但是对马海木机来说，这种关系在彝族青年群体内部的象征意义更大，这意味着他"有关系"，从而强化了自身的威望。权力机制的政治—经济解释倾向于强调非个人的官僚机构和社会机制的重要性，它经常忽略或降低非正式的社会网络和个人品质在政治和社会权力生产中的作用。马海木机在城市这一空间中的非正式权威身份同时体现韦伯定义的三种权力：传统、个人魅力、官僚机构权力。"社群权威的社会网络包括亲属关系、乡土网络和互惠关系，同时也将他们的男性气质——本事——考虑在内。"[①]

更多的边缘生存者在面临代表国家力量的警察时，则既无法建构关系网络，也不能进行公然对抗，他们选择"弱者的武器"作为生存策略进

---

① Li Zhang, *Strangers in the City*, Sanford University Press, 2001.

行对国家权力惩罚的隐性抗争。这种"弱者的武器"包括对自己身体的摧残等手段。

伍合社身患艾滋病的古自一吾在 2004 年前也混在成都"爬房子"。他说：

> 当初朋友带我去成都的时候说是打工，不"爬房子"，我就跟朋友去了，去了还是爬房子。我们是四个人一起干。白天踩点，晚上行动。晚上三点半四点钟就干活了，两个负责探风，两个进去找东西。带的工具有扳钳、电筒、绳子、袋子。我们踩点以单位为主，也去民居。一般一个月做七八次，只拿钱和电脑、金钱、首饰。

当他遇到警察，他用自残的手段逃避国家法律的规训与惩罚。自残的背后是，他们只是制造自残的表象呈献给警察，事实上却通过手段规避了监禁的风险。

> 经常干这个难免遇到警察。我有一次就被抓了，但是晚上五点被抓进去，第二天中午十二点他们就放了，因为我在拘留所吞打火机，公安害怕，就把我放了。后来拉出来，没事。我们对付警察就用这个方法，是以前偷过东西的朋友告诉我的。其实打火机的气在之前就放了。还有的吞刀片，其实在吞之前已经把刀刃磨平了，吞进去没事。

二　少数族群都市生存的空间政治学

城市社会学家卡斯特尔（Castell）在对城市问题（urban qestion）的讨论中指出，城市问题是指城市的各阶级和阶层不再只是在生产过程中发生冲突，而且也围绕着城市空间及其资源进行竞争（Castells，1977，1983）。在空间与资源争夺的过程中，各群体通过对可以动员的资源进行整合实现自身的组织化以在更多的资源争夺和权力博弈中取得优势。空间本质上"是政治的"，它并不是某种与意识形态和政治保持遥远距离的科学对象（scientific objects），相反地，它永远是政治性和策略性的。空间一向是被各种历史的、自然的元素模塑铸造，但这个过程是一个政治过程。空间是政治的、意识形态的。它真正是一种充斥着各种意识形态的产物。因此，有一种空间政治学存在。[①]

列斐伏尔认为，如果我们同意空间是被社会性地生产的，那么我们的首要任务便是检查空间中社会关系和网络的生产，而不是观察在空间中的静止的物。社会与文化网络资源的寻求是来到陌生都市空间中的乡村彝族青年首先要做的事情。从个体主义视角出发，社会支持可被视为是个人通过社会联系所获得的能减轻心理应激反应、缓解精神紧张状态、提高社会适应能力的影响。社会联系是指来自家庭成员、亲友、同事、团体、组织和社区的精神上和物质上的支持和帮助（李强，1998），也有研究将社会支持网络与社会联系等同。一般认为，社会支持以社会网络的存在与互动为前提。社会支持网络可分为正式的社会支持与非正式的社会支持两部分（杜玉祯，1996；周月清等，1995）。正式支持包括社会结构中所能提供的支持系统，如医疗及社会服务；非正式支持则包括家人、朋友、邻居、亲戚、教会、社团等日常生活中的人际互动。肖水源等将社会支持分为两类：一类为可观的、可见的、实际的支持，包括物质上的直接支持及社会网络和团体关系的存在和参与；另一类是主观的、体验的或者情感支持，指的是个体感觉的尊重、被支持、被理解的情感体验和满意程度（肖水源，1986；景军等，2006）。具体到混在成都的彝族青年，寻求基于传统社会的原生性关系和建构新空间中的情境性社会网络往往是城市外来者的主要适应策略，因为他们在城市中所能寻求的正式制度性社会支持十分困难，甚至受到的是制度性社会排斥，因此非正式的社会支持网络成为身在成都的彝族青年们应对制度性障碍、社会性障碍和文化性障碍的重要社会资本。

格兰诺维特、边燕杰关于强关系和弱关系力量的假设（格兰诺维特，1973；边燕杰，2001）、林南的社会资源理论（林南，2001）、布迪厄、科尔曼的社会资本理论（James Coleman，1988）以及波特的结构洞理论（波特，1992）都是对社会网络的阐释，他们多从个体行为与结构性社会整体发生互动的角度进行理解[②]。事实上，在结构功能解释之外，社会网

---

① 亨利·列斐伏尔：《空间政治学的反思》，载包亚明编《现代性与空间的生产》，上海教育出版社2003年版，第62—67页。

② 周如南、周大鸣：《情境中性的社会网络与艾滋病风险：凉山地区通过性途径传播艾滋病的风险研究》，《开放时代》2012年第2期。

络本身也是一种文化实践的产物和过程。李培林认为在中国市场转型过程中，与现代性原则格格不入的传统社会网络，却作为一种非正式制度（Informal Institution），发挥着节约农村—城市劳动力迁移成本和有效配置资源的作用（李培林，2006）。张继焦也注意到这种乡村社会网络关系的城市植入性，将进城农民的社会网络称之为"城市版的差序格局"，认为一方面对来自农村或小城镇的新移民来说，都市是一个未知的和捉摸不定的生活世界。以血缘、地缘和业缘等为基础的纽带关系，是外来者最亲密和可靠的社会基础，也为他们在城市中实现基本的生存提供了条件。但是另一方面，他们不可能只在熟人圈里生存，还需要按城市的规则建立新的就业、投资和经营等关系，以及朋友、婚姻、交换等关系。为了在城市里生存、适应和发展，他们必须要和"陌生人"打交道，必须不断建立新的社会联系和关系网络。[1] 同时关注到了乡村原社会网络的城市应用和城市中新社会网络的建构。

我也试图从原生性传统社会网络的城市移入和情境性工具社会网络的城市建构两个方面对混在成都的彝族青年的社会网络进行解释。他们的城市社会网络呈现出两大特征，一是以家支血缘和凉山地缘为基础的原生性交往为主，二是通过城市日常生活关系建构出了新的社会关系网络。彝族青年有时会利用和整合城市空间中新的社会关系网络，通过关系网络实践进行利益与信息的共享与互惠，并进一步扩大自身的城市生存资源。但是我们注意到，后者多是一种出于工具理性的交往行为。一旦关系互动双方中的某一方做出另一方期待以外的行为，这种社会网络就会面临解体危机。相对而言，基于血缘和地缘的交往仍在他们的社会网络中处于核心位置。

（一）认同与进入

目前学界针对流动劳动力的研究主要集中在三个方面：一是从输入地角度，对农村劳动力的来源、迁移目的、就业方式、行业职业、收入、工作和生活环境、权益维护及社会网络、适应过程、对输入地的影响等角度进行研究；二是从输出地的角度，对农村劳动力外出就业的原因、信息来

---

① 张继焦：《差序格局：〈从"乡村版"到"城市版"：以迁移者的城市就业为例〉》，《民族研究》2004 年第 6 期。

源、选择、方式和外出人员特征、从事行业、工种分布以及外出后对家庭和家乡的影响、个人的现代性习得等方面进行研究（杜鹰，1997）；三是从宏观角度探讨和建构我国农村转移的流动劳动力迁移理论，研究农民外出务工的意义及我国乡村都市化道路的选择等问题（黄平，1997）。随着我国经济社会发展，社会结构持续发生变迁，流动人口的城市融入问题在城市化进程的时代背景下日益突出。

80 年代中后期，在成都市区逐渐形成了来自凉山不同区域的彝族聚居空间格局。昭觉县城的彝族聚居在成都北站，竹核坝里的彝族则在南站附近，而布拖县的彝族多外流到昆明市火车站附近。为什么会形成这样的格局？彝族人本身似乎从没有想过这个问题。我问过马海木机，他说可能是因为有各自不同家支的亲戚老乡已经在那边，所以后面去的人就投奔过去了。马海木机回忆说，以前最早是有个别昭觉的彝族人在成都会府街的旧货市场买旧衣服带回凉山卖，他们回来后说成都如何如何好，于是成群结队的彝族乡民在 80 年代中后期跟着他们到成都看世界。他们逐渐在旧货市场附近的街道和社区聚居成群，白天四处流荡，晚上露宿街头。他们的成群引起了当地社区城市居民的很大意见，后被警察驱赶至武侯区的郊区一带，之后在金牛区和成华区的交界处也有彝族人的活动。火车南站和北站附近是其中最为集中的几个据点。

很自然，流出地传统的亲友关系是人们关系发展的起点。80 年代中后期，无论是在城市二手服装市场从事旧衣服倒卖，还是已经开始小偷小摸，甚至混迹都市无所事事，他们都按照亲友关系聚合在一起。按照社会支持理论的理解，在陌生空间中亲友聚合的功能能够减低人们在流动中所谓的"心理成本"。[①]

（二）空间分化与扩张

"打工""找钱"是彝族年轻人表述他们在城市里做的事情的常见词汇。事实上，他们口中的"打工""找钱"所指的含义远远超出这两个词表面意义，内容更为丰富。"打工"并非仅指在资本市场中出卖劳动力获得货币报酬的经济行为，而是作为和"务农"相对的概念出现的，主要是强调性质上的非农性，实际上包括了他们在城市中所有谋生方式；而相

---

① 项飚：《跨越边界的社区：北京"浙江村"的生活史》，三联书店 2000 年版，第 448 页。

应地，"找钱"也往往包括了合法的和非法的所有能够挣钱的方式。

在当代中国，彝族青年"找钱"的生活应当被放置在一个更加广阔的社会情境中进行理解。中国的社会发展主要由两股相互作用的力量构成：一股力量是国家对社会治理模式以及社会政治工程的变革；另一股力量则是社会主义国家的日益资本化和市场化，国家将其冠以"追求现代性"或者"为了全球化"之名，并且提出了要"与全球接轨"的口号（潘毅，2007）。而一些缺乏城市合法化生存能力的彝族青年则被排斥在国家政治和市场转型过程之外。即便如此，凉山彝人的城市流动态势仍然从80年代中后期的"链式流动"进入到90年代的"集体流动"①（mass migration）并结构化为具有仪式意义的青年人"成年礼"。

随着在城市空间和立足，彝族青年需要寻找谋生路径。这时在亲友聚合的人群中逐渐出现分工和分化。根据劳动力市场分割理论（Labor Market Segmentation Theory），劳动力市场可以分为初级市场（Primary Segments）和次级市场（Secondary Segments）两种类型。内地农村和民族地区流动到城市或经济发达地区来谋生的农民或少数民族往往受到城市内部的产业部门分割的差别对待，如公共部门、专业技术部门和政府垄断部门等均因为准入限制而与这些群体无缘。同时他们还要受到农民身份的限制和作为城市外来人口的种种排斥和歧视。② 当今中国户籍制度、生产资料所有制、劳动人事制度划分以及单位和地区切块划等结构性制度性制约因素约束下的城乡二元劳动市场和基于职业技能需求等因素而形成的两级劳动力市场共同建构了多重劳动力市场分割格局。由于自身素质和制度性因素的制约，加之文化差异，多数外流乡村彝族青年处于多重劳动力市场分割格局中最为边缘的位置，并难以以个体化的抗争行动推动该结构性格局产生改变，因而无法通过城市正规劳动市场寻得就业和生存机会。

面对来自国家社会主义政治经济结构和资本运作逻辑的双重作用，外流到城市中的彝族青年不但没有发生社会身份的同步转变，反而在城市社会中被隔离出来。他们的城市进入并不是充分进入，而是在多重劳动力市

---

① "集体流动"的概念由 Peterson（1958）提出，指当某地区少数人开了流动的先河之后，这一流动和迁移行为将在该地区半自动地持续下去。在集体流动中，决策并不来自个体对成本—收益的理性算计，而是来自一种基于文化结构的"社会动力"（social momentum）。参见项飚《跨越边界的社区：北京"浙江村"的生活史》，三联书店2000年版，第216—217页。

② 蔡禾：《城市进程中的农民工》，社会科学文献出版社2009年版。

场分割下局限在城市生活的边缘空间。他们面前只有两条选择，或者从事一些临时性强、劳动强度大、社会地位低下的工作，成为非正式就业的主体，或者通过非法途径谋生。此时，盗窃、抢劫以及后面的贩毒都成为流入城市的彝族青年在排斥型社会结构中生存不得不从事的非法谋生方式。偷抢成为他们的日常生活内容。这些非法谋生方式进一步强化了他们自身都市生存的边缘性。

虽然在城市就业和社会保障方面，国家以制度性缺席的面貌"不在场"，忽视了对这部分群体的责任，但一旦该群体无意识地走向非法生存，他们立刻在国家治理的视野中成为被打击的对象。这种以国家治理为名义的打击作为外部力量对彝人生存空间的形塑带来重要影响。

流向成都的凉山彝族青年聚居而成的空间具有阶段性。在80年代至90年代初期，他们主要聚居在火车南站附近的南站综合市场、南站广场、机场路东延线、长寿苑小区。1993年以后，随着成都警方对火车南站聚居区彝族人的打击和遣返，凉山彝族的城市聚居出现分散趋势，小规模聚集在火车南站附近以及火车北站周边的驷马桥、荷花池、小沙河、吉龙乡、五块石等地。他们多数住在车站、街道附近的公共场地或十几块钱的小旅馆里，有一些会在附近社区租房住。

生活方式上，混在成都的无业彝人已经出现分流。其中一部分人模仿了汉人的打扮，并学会了汉话；也有人继续披着察尔瓦，戴着头巾，只和彝人用彝语交流。混在成都的彝人，尤其是顽强地保持着民族传统生活习惯的那部分彝人，随时将察尔瓦披在身上就地躺在广场、街边、绿化带、候车室等任何平坦的公共空间进行休息，正如我在竹核坝里所看到的一样。在乡村社区，很多彝人习惯在屋檐下、马路边蹲坐，时间仿佛是不存在或者是无价值的，他们一蹲坐就是一天，有时几个人握着啤酒瓶聚在一起聊天，不聊天的时候就闭目养神。在城市中的一些无业彝人也保持了这种生活模式，与身边繁忙的都市生活仿佛是两个世界。

可以看到，有些外流彝人是主动进入城市空间，但却被动地生存其中，无法融入城市生活，只能在传统生活模式的延续下继续滞留城市空间，形成与都市社会完全不同运作逻辑的二元空间结构。这一彝族人生产出的空间既不同于乡村社会中以国家基层治理与家支政治为特征的彝族传统社会空间，也不是在国家城市体制内享受权利与责任。他们的都市生活空间是基于一种混合逻辑，却又自成系统地存在。虽然在物理空间上地处城市当中，社会关系与社会资源却依靠远方的凉山农村。

（三）城市空间的再生产

一方面，在都市谋生需要依靠集体的力量。来到城市的彝族青年，最先寻求的是家支亲友的社会网络支持。这是一种在陌生空间中对自身原有社会属性背后的社会资源的动员策略。他们试图寻找熟悉的社会网络并将自己镶嵌其中以获得适应城市生存的依靠。进入城市的彝族人在早期仍然多数生存在家支与亲戚的社会关系网络庇护之下。在城市中，两个互不认识的彝族人相遇时，往往通过"自报家门"来与对方建立联系并确认彼此的亲疏程度。这将成为日后交往过程中重要的行为原则。

另一方面，一些彝族青年也希望混在城市的时候能够有进一步发展的可能。但在国家制度性障碍和自身实现向上的社会流动能力缺陷面前，他们只能从非正式甚至非法的途径中实现财富的获得，这在某种意义上是一种现代性的获得，也是一种现代空间的生产。福柯指出："权力应该首先被看做是一种生产性的实践或者说生产性的网络。作为生产性实践的权力，体现了权力作为事件（event）的一面，它具有复杂多变的技术形式，通过社会肌体的各个不同局部点，体现为形形色色的灵活策略，而不是死板的规则；而作为生产性网络的权力，则体现了权力作为关系（relation）的一面，这种'阴暗而结实的网'不断创造出社会成员之间的崭新联系，在不同社会组织之间建立起新的相互作用。"[1]

他们通过亲友网络圈子的叠加和重构将基于家支的血缘性社会网络扩大为城市空间中以"凉山"或"昭觉"为认同符号的地缘性网络。韦伯指出，共同语言及共同的生活规范到处都会孕育族群亲和力（ethnic affinity）。由于传统彝族生活在家支和家支关系的亲属网络当中，是无时无刻不悬挂在基于亲属制度的亲密关系网络当中，他们在城市这一陌生空间仍然可以通过"数家支"的方式寻找到两个互为陌生人的彝族人之间的基于血缘、地缘或历史的联系。彝人在陌生世界里使用着相同的语言，认同着相同的族群根基，并在盗窃、抢劫、分赃、吸毒等共同行为方式和被国家暴力机器打压遣散的共同都市遭遇中强化了整体认同，塑造了"都市里的无业彝族青年"这一群体形象。

---

[1]　［法］福柯：《规训与惩罚》，刘北成、杨远婴译，三联书店2007年4月版，第29页。

在城市的边缘化生活空间中，他们也与其他民族的底层成员建立关系并产生互动，一方面，在情感和理智的交织下族群间的冲突不可避免。具有比较强烈族群意识的族群，在如何对待其他民族方面往往有着鲜明的排斥态度（马戎，2008：81）。这是出于种族、文化优越感和对资源垄断的需要。另一方面，族群在互动过程中，尤其是同处都市底层社会的各族群在互动中，也会跨越族群边界建构出有机团结式的兄弟情感，甚至通过拟制的亲属关系网络来整合现代城市空间中的交往原则。阿布尼尔·科恩（Cohen）曾指出：族群是和权力联系在一起的，任何认同都可以看做是与一定权力的争取有关，族群之间的关系就是权力问题，就是政治原因，是隐性的，是主观的。为了争取权力和资源，在实践过程中，不同族群层次会利用相应的层次概念来表达（Cohen，1974；巫达，2000）。在马海木机的故事里，他"慢慢地认识了一些成都的汉人朋友，还有甘孜州在成都的藏族朋友"，同时"在成都的彝族同胞也很多"，在这里，彝族、藏族、汉族之间产生了基于生存和情感需要的兄弟情谊成为"朋友"，并共同"做生意"。在"都市里的黑帮"小节中，我们看到混在东莞的阿牛古则所加入的以盗窃、抢劫为生的"青龙帮"十几个成员里，彝族和汉族都有。在这里，虽然存在族群政治，但族群身份并不是唯一主要的群体区分标准，利益最大化的工具理性往往也成为生存混合逻辑中的重要组成。阿牛古则所在的"青龙帮"按照入会的资格排顺序，通过分工和配合共同完成盗窃和抢劫。获取的钱财则由"老大"掌管和分配。这种团伙自发地形成了核心空间，与外部社会空间保持距离。在内部，则有严密的组织结构，并在共同从事盗窃、抢劫的非法生产活动和共同吸毒、共同嫖妓等消费活动的过程中强化团伙的整体感。这种边缘化的都市生存不由让人想起威廉·富特·怀特（William Foote Whyie）在《街角社会》[①]里描述的意大利人贫民区的社会生态。

互惠政治是移民在城市中创造和重组自身社会空间的首要机制。通过亲缘、地缘和其他社会网络，城市流动人口中出现的互惠被高度商品化，它通常被用市场交换价值来衡量，并且与国家权力商品化的增长紧密相连。这些看似传统但高度商品化的互惠网络使新的治理模式成为可能。既

---

① ［美］威廉·富特·怀特：《街角社会：一个意大利贫民区的社会结构》，商务印书馆1994年版。

然农村移民不被当作城市的组成部分，非正式的互惠关系就成为规范和维持流动人口中的公共秩序、市场关系和社会关系的主要渠道。在中国，被定义为城市的外来者、陌生人的包括彝人在内的乡村流动者，被拒绝承认是城市成员，也无法享受城镇居民享有的大量权利。他们在官方计划体制之外创造一个新的具有深远的社会和政治影响的社会空间。这种空间变迁不仅是物理空间的变迁，而且是整体的、动态的、变迁后社会主义的各个方面的变迁，它将重塑中国社会的经济和文化轨道。[①]

三　吸毒与贩毒：伴随海洛因的都市生活

城市中彝族青年的聚合，甚至帮派本身的形成并不是为了盗窃和抢劫，他们的聚合与组织首先是为了在都市中"共同享乐生活"。而"盗窃、抢劫不过是达到这一目的所采取的手段"[②]。随着改革开放的市场活跃，作为地下经济产业链条的海洛因国际贸易冲破国境全面从金三角渗入西南中国，这些都市中的地下社会很快成为主要的海洛因市场之一。

（一）毒品的来源地与流行

"下关"是在贩毒者口中不断出现的一个地名，他们以平淡的语气诉说着一个个"从下关拿货"的故事。云南大理白族自治州的下关镇在大理市郊，连接着金三角地区，这里自鸦片贸易以来一直存在着一条贯穿凉山的鸦片商道。当年凉山地区鸦片种植繁盛的时候，鸦片是从凉山流向云南市场。[③] 由于该地区为彝族聚居区，他们往往依靠沿途分布的家支和亲戚家的支持来完成鸦片运输和贩卖。随着金三角地区成为全球最重要的鸦片生产和交易基地之一后，毒品开始出现逆向流动，从金三角经云南向四川及内地扩散。

金三角兴起于20世纪60年代，位于泰国、缅甸和老挝三国交界的边境地区的金三角，因地貌呈三角形而得名。该地区和位于巴基斯坦、伊

---

① Li Zhang, *Strangers in the City*, Sanford University Press, 2001.

② 项飚：《跨越边界的社区：北京"浙江村"的生活史》，三联书店 2000 年版，第 369 页。

③ 竹核坝子里黑彝马家的头人说，竹核种植鸦片的历史至少有 100 年。最初是从汉区传入的。由于家支政治中的冤家械斗时有发生，凉山地区没有形成鸦片交易市场，只能过金阳到云南贩卖，以换枪支弹药。也有来自西昌的汉人商客带布匹和盐巴来换鸦片，贩卖去西昌。

朗、阿富汗交界边境地区的"金新月"以及位于南美玻利维亚、秘鲁、哥伦比亚交界边境地区的"银三角"并称世界三大毒品产地。这里的鸦片种植和贩卖屡禁不止的深层原因也嵌合在当地结构性贫困当中。贩毒暴利的诱惑让无数农民铤而走险进行鸦片种植,而军人的控制则进一步推动了成熟毒品贸易渠道和市场的出现。

在20世纪60年代,金三角地区罂粟满地,海洛因加工厂密布山林,成为世界头号鸦片生产基地。每年经金三角贩运的海洛因占世界总量的60%左右。[1] 80年代开始,随着泰国、缅甸、老挝等国政府出台"禁种令"以来,金三角地区的罂粟种植面积开始下降。根据联合国毒品和犯罪问题办公室数据,1998年东南亚地区鸦片种植面积占全球种植总面积的67%,到2007年这一比例数字跌破13%。随着种植面积的减少,鸦片产量也从1998年的1435吨下降到2007年的472吨,降幅达67%,占全球鸦片产量的5%。[2] 三个国家种植罂粟的产量和面积也各有差异。鸦片价格受到当地经济作物如烟草、橡胶、茶叶价格波动的影响。当旱情和病虫灾害等影响到合法经济作物的产量时,经济压力会倒逼当地农民鸦片种植面积。因此,彻底解决毒品生产源头问题的根本在于实现当地人经济收入来源的多元化和合法化,解决当地贫穷问题,否则难以根除毒品生产带来的利润诱惑。如缅甸掸邦东部的佤地区在2005年强制推行了全面禁种罂粟的政策,"导致当期农户经济收入损失达70%以上"。[3] 因此,即使在当地政府大力打击之下,鸦片种植仍然屡禁不止,源源不断地为世界输出毒品货源。"金三角"的毒品北上传播路线主要从云南经四川扩散至内陆西北地区,东行传播路线则从广西往东南沿海省份扩散。从80年代中期开始,凉山州作为金三角毒品向北扩散的中转站和通道,毒品开始流经并渗入成昆线铁路沿线的攀枝花、西昌、成都等城市再继续扩散至更广的地域。90年代中期,凉山州的涉毒犯罪开始爆发式增长。"全州1991年以前的五年中,平均每年涉毒案件不足40例,1999年则升到2560例。

---

① 孙光勇:《虽有改观却难以根除:探访金三角,那里依然"有毒"》,《世界博览》2011年11期。

② 课题组:《"金三角"地区毒品形势系列调查报告(六):金三角毒源变化及其毒品走私态势预测》2007年第4期。

③ 课题组:《"金三角"地区毒品形势系列调查报告(六):金三角毒源变化及其毒品走私态势预测》2007年第4期。

布拖县 1997 年破获涉毒案件 80 例，占当年刑事案件的 53.33% 。"①

　　由于历史上鸦片贸易通道的存在，海洛因轻易地调动起凉山地区历史地形成的鸦片交通路线和鸦片交易市场，在新时期重新活跃起来。凉山与云南省接壤，离金三角地区近且交通便利，这里很快成为海洛因的运输通道和中转点。毒贩们多利用此路交通沿线地理位置复杂，多山川河流的特点，翻山越岭走小路运输毒品。当毒品来到身边，城市中的彝族青年将它与历史上的鸦片记忆联系起来。

　　在都市中对现代媒体传播信息的误读也是他们走向尝试毒品的诱因。马海木机回忆说，他们这一伙人最初对毒品的好奇和崇拜是从电视这一大众媒体形式接收信息开始的。他说：

> 以前要在成都的时候，没事做就在旅馆里看电视。电视上经常播放破案片，那些贩毒的都穿着西装戴着墨镜，看起来帅气得很，钱也都放在皮箱里，还敢拿枪和警察对着干。我们觉得特别威风。就说做人就要这样。电视里吸毒的人表情也很享受，我们都想知道是什么感觉。后来毒品贩子找到我们的时候，我们就拿来试试。

　　这些电视画面中展现的世界和输出的信息丰富了生活在都市的彝族乡村青年想象力，他们希望通过模仿和尝试来体验电视的生活。

　　一方面，语言交流的障碍则是造成信息接收片面化和扭曲化的一个重要原因。马海木机说："那时看电视，都是说汉语的，我们听不太明白，就看画。"电视剧固然一方面通过典型人物的塑造来完成故事情节的叙事，另一方面仍有一定的社会说教功能。比如毒贩的被捕，是在表达"正确"与"错误、"罪责"与"惩罚"的辩证关系。但初入都市的彝族青年并不能完全听懂和理解这种信息，他们更多地被画面中的"威风"和"舒服"信息吸引。马海木机说："电视里都是有钱人才吸毒，我们觉得时尚，很羡慕。"

　　现代媒体已经成为形塑公众现代社会想象的重要公权力之一。媒体建构的意义本身由我们的语言概念、符号、影像所生产，受众将这种媒体生

---

① 马林英：《凉山毒品问题现状、趋势及对策研究》，《西南民族学院学报》（哲学社会版）2000 年第 21 卷。

产出的意义嵌入自身社会结构与情境之中,通过解读和注释,实现了意义的再生产。公众对这种媒体生产的知识和意义的接纳,本质上也是一种支配与反支配交错的权力过程。可以说,通过媒体再现,媒体和受众对事件进行了编码、解读和再读,最终共谋地完成事件意义的生产和再生产。媒体再现不但是文化符号过程,而且往往具有重要的社会文化后果(李艳红,2006)。符号力量所生产的知识一旦纳入受众群体共享的知识结构当中,就会成为群体日常生活中所实践的价值判断和话语体系。

但这种作为外因的媒体对毒品形象的塑造和误读并不能完全解释混在城市的乡村彝族青年群体中的海洛因流行。我们需要进一步从心理与社会的深层结构中探讨毒品流行背后的原因。

身处汉人为主的都市社会,彝族乡村外流人员在语言表达能力、谋生技能和社会心理适应方面都必然经历一个"文化震撼"期。在这一个体融入整体的过程中,原有文化情境中的社会关系与知识体系全然失效,只能在新环境中重新建构自身与社会的互动关系并不断调适。这一过程伴随着离家带来的孤独感、社会排斥带来的边缘感等负面情感。

社会适应的失败和社会排斥的强化形成的社会歧视将该群体挤压在都市社会的底层,他们在无奈当中只能选择处于灰色地带甚至采取非法的谋生方式以求生存。偷盗、抢劫成为一些混在都市中的乡村彝族青年的主要日常生活内容。事实上,在原来的乡村社会生活中,这些行为并非得到鼓励,而是在家支和地方社会的道德约束下被谴责的。但在都市陌生人社会,带着无法融入其中的绝望、愤怒与悲哀,偷、抢被认为是一种带有抗争意义的表达。"偷汉人东西不算偷""偷有钱人的东西不算偷"这些表述常常被他们提起。同时,即使在自我心理层面上可以接受这种谋生行为方式,但这种高危行为可能带来的后果也施加给行为者一定的心理压力,紧张情绪往往贯穿行窃乃至销赃的整个过程。正如凉山妇女儿童发展中心的侯远高在接受《凤凰卫视》的杨锦麟访谈时所言,毒品作为穷人的麻醉剂,能够"让他们从精神上享受到另外一种满足和幸福"。海洛因不但缓解了偷盗、抢劫等行为带来的紧张情绪,而且使他们暂时逃离现实社会中的歧视和排斥等结构性障碍,在身体和精神上享受到片刻的欢愉和快感。

（二）从烫吸到注射：毒瘾的深渊

1. 毒品的种类

从成分上讲，凉山地区历史上曾经流行的鸦片与当前流行的海洛因之间既有渊源又有区别。

鸦片是罂粟植物直接采集加工而成，吗啡和海洛因是鸦片的提纯物和加工品。

吗啡是从鸦片到海洛因的过渡毒品。1906 年在德国汉诺威，药剂师助手弗里德里希·赛特纳（Frederich Serturner）出版的实验报告表明，他分解出了鸦片首要的活跃成分。这些活性物质具有 10 倍于鸦片的效力。赛特纳以睡梦之神墨菲斯的名字将其命名为吗啡。后来在进行探索鸦片秘密的工作中，陆续发现了 30 多种不同的碱性物质，并称之为可卡因，希腊语意为"罂粟头"。[①]

1874 年，两种乙酰组织被连接在吗啡上，生产出 20 倍乙酰吗啡，其品牌被命名为海洛因（Heroin）。1898 年拜耳实验室将海洛因投放于市场。作为与吗啡在药理学上完全一样的海洛因，因为加入的两种乙酰组织增加了其分子的类脂化合物溶解性，使其分子可更快地深入人脑，产生大约为吗啡 3 倍效力的效果，从而成为可卡因的非上瘾性替代品。[②] 海洛因的成瘾性随着后来人们的使用和滥用才被逐渐认识到。

村里的吸毒者们回忆，80 年代中后期海洛因刚在成都流行的时候，是一种鸦片提炼物和西药的混合物，他们称其为"2 号"。后来还出现了"3 号"和"4 号"。在马海木机的圈子里，他们主要吸"4 号"海洛因。按照号码对海洛因进行分类是根据成分和纯度的标准进行的。其中，"2 号"化学名为二乙酰吗啡，是一种在加工时加入盐酸、咖啡碱的淡灰色固体；"3 号"海洛因是加入各种西药的加工品；"4 号"则是提纯增白后的白粉，刚出产地时纯度较高，但是层层毒贩往往在其中掺加滑石粉等，当吸毒者拿到货的时候可能纯度已经变低。

据马海木机回忆，80 年代到 90 年代初期的时候，在城市里他们尝过

---

① ［美］O. 瑞、C. 科塞：《毒品、社会与人的行为》，夏建中等译，中国人民大学出版社 2001 年版，第 330 页。

② 同上书，第 331 页。

的毒品除了主流的"4号"，还有可卡因、冰毒、摇头丸和吗啡。这些毒品都集中在火车南站和火车北站的驷马桥一带，很方便买到。凉山彝区流行的也是"4号"，一般是从昆明流入成都，由成都的彝族人带回乡村地区的，也有一部分是直接从云南进入凉山地区。他感叹说，现在的毒品都不分型号了，而且纯度差了很多。因为"贩毒的人越来越聪明，掺假掺得厉害"。

2. 吸毒的感受

温泉村的阿牛拉诺21岁的时候在北京当过兵，退役后没有回家乡，就混迹在北京市的魏公村。"1995年的时候去了北京，就住在魏公村。那里住了很多彝族，都是朋友和老乡。我们彝族经常全国到处跑，有时一个人出去，有时几个一起出去。认识的人多，在外面，只要是彝族大家随便就认识了。"后来我在访谈中发现，竹核坝子里有好几个人都曾混在北京的魏公村，这是除了成都火车站之外另一个比较大的彝人都市聚点。

魏公村是北京市著名的城中村，现在已经在旧城拆迁和新城建设的大潮中消失于无形。但在改革开放初期，这里是一个多民族杂居的重要聚落。由于在20世纪的50年代该地附近建起了中央民族学院（今中央民族大学）等机构，一些少数民族群体开始陆续聚居于此，形成维吾尔族、藏族、彝族等多个少数民族杂居的城中村空间。因为新疆维吾尔族人相对较多，当地人和学术界多将魏公村称为"新疆村"。人类学界一直保持着对这种城市中外来人口聚居区的兴趣，项飚的《社区何为：对北京流动人口聚居区的研究》[1]、杨圣敏和王汉生的《北京"新疆村"的变迁：北京新疆村调查之一》[2]、周泓的《魏公村研究》[3] 等一系列著作都在这里展开，此村俨然已是学术名地。

阿牛拉诺最初是从他在魏公村的维族兄弟那里知道毒品这一事物的。1993年的时候，他在魏公村结识了一些维族朋友，大家一起吃饭喝酒，称兄道弟之后，几个维族人聚在一起吸毒。阿牛拉诺觉得很好奇，因为每

---

① 项飚：《社区何为：对北京流动人口聚居区的研究》，《社会学研究》1998年第6期。

② 杨圣敏、王汉生：《北京"新疆村"的变迁：北京"新疆村"调查之一》，《西北民族研究》2008年第2期。

③ 周泓：《魏公村研究》，中国社会出版社2009年版。

个吸毒后的人都表现出很舒服的样子。他也试着要了一点毒品进行尝试，后来就上瘾了。当时的毒品价格比较低，800元可以买到8包，现在1克都要350元。

"吸毒后的十几分钟里，脑子有点兴奋，手脚轻快。看到什么都想做，感觉身上很有力气。"他这样描述吸毒后的感觉，"什么烦恼都没了，像飞起来一样。"回忆起海洛因的味道，他的眼睛里闪出一些光芒。

我在村里经常可以看到一些懒散的躺在墙脚晒太阳的年轻小伙子，在和他们聊天的时候，有些人就有气无力地说："现在浑身没力气，又没钱去买药（海洛因），就这样歇着喘气，连吃饭的胃口也没有。"

3. 烫吸和注射吸毒的场景

由于和坝子里的一些年轻人成为朋友，他们在吸毒的时候也接纳了我的在场，甚至邀请我来"尝尝味道"。我谢绝了他们的好意，在他们看来，这只是一种正常的社交而已。因此我多次参与观察了青年人聚在一起吸毒的场景。但是，他们拒绝告诉我谁是村里的毒贩。因为处于严打期间，他们说不让我知道是"为我好"，万一贩毒者被抓，我可以逃脱告密的干系。我接受了他们的解释。后来我通过其他的访谈接触到了村里的一些贩毒者，事实上相当比例家庭的女性都在从事零包贩毒活动，贩毒者就在身边。这就是为什么每次想吸毒的时候，这些年轻人总是很快可以买到海洛因。

锡纸烫吸

刚接触毒品的彝族青年通常采用烫烧锡纸的方式吸毒。他们会买一包烟，据说"边抽烟边吸毒，感觉很好"。

有一次，阿牛阿里等三个人带我到地处村庄偏僻角落的一所废弃旧房子，他们要在那里聚吸。这所房子黑暗潮湿，地上铺着干稻草，几个凌乱的烟头和烧过的锡箔纸散落在地上，甚至有一支使用过的仍残留着已经发黑的血液的针管。

他们首先把烟的包装撕开，从里面取出锡纸。将买来的海洛因小块放在锡纸上，将锡纸折叠，用打火机将海洛因碾压成粉末。然后阿牛阿里从锡箔纸上撕下一条纸，用手碾成小铲状。他用纸铲铲起一些海洛因粉末，放到大张的锡箔纸上。然后点燃打火机从背面来回燎烧锡箔纸。

只见锡箔纸上的海洛因粉末突然变成一股灰色浓烟。阿牛阿里立刻贪

婪地用嘴巴将烟吸进肚子。他眉头紧皱，肌肉抽搐，似乎在享受又似乎在
受苦，而此时他的眼睛已经开始迷离。

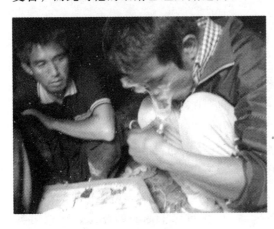

他吸完一次后，就把整套包括锡箔纸、海洛因、纸铲、打火机在内的吸毒工具全部拿给另一个人。另一个人也开始重复同样的吸毒动作。作为一种具有社交功能的群体行为，集体吸毒在这些彝族青年观念中似乎和一起吃饭喝酒一样正常和必要。

图4-2 聚众吸食海洛因

在都市情境中，彝族青年与其他城市人群的区分以及自我聚合带来的群体性压力也会使一些原本不想吸毒的群体成员不得不参与吸毒以防被小群体排斥。传统彝族社会是一个"共享"文化传统浓厚的社会。一个社群内，大家的烟酒、食物等物品都会共同消费，自己单独享用是被人看不起的。这种文化价值观体现在喝"转转酒"、吸"转转烟"等行为上。在城市里，也体现在彝族人群体内部的吸"转转"毒、打"转转"针的集体吸毒行为上。

静脉注射

阿牛阿里告诉我：

注射吸毒的话，就找静脉，动脉很危险，但很小量就很舒服。我们一圈朋友里常有打针时死去的，当场就死的都有。这些都是在外面城市里学的。现在知道了要吸毒就最好用嘴吸，不打针，但打针确实舒服。一般随着吸毒成瘾的毒瘾程度加深，都会从嘴吸到打静脉，打动脉的也有，但量一定要小，不然就有生命危险。

选择注射吸毒，主要是因为毒瘾大了，嘴吸就没什么感觉，还有就是没钱，注射的话只要很小的量就能达到嘴吸很多药的效果。到了后期，嘴吸要量多了才有效果。

静脉注射主要通过针具将海洛因推入血液以获得快感。我也观察到了

一群注射吸毒者的吸毒情景。

　　伍合村 34 岁的马海唯尔仍然在注射吸毒，在毒瘾发作的时候，他会约几个朋友一起注射吸毒。他们首先把块状的海洛因碾成粉末装进针管，把活塞推到底，将针头插入静脉把血吸入针管。然后取出针头摇晃针具，让海洛因在血液中充分溶解。之后再将已经融入海洛因的血液推入静脉中。据说这种吸毒方式可以获得比锡纸烫吸更高的快感，同时海洛因用量更少。所以很多人在毒瘾加深后，出于经济和身体体验考虑，都转向注射吸毒的方式。

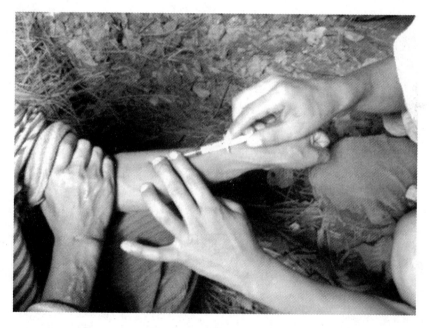

图 4 - 3　注射吸毒的场景

　　有些人在注射吸毒的时候还会在针管里掺入安定药剂（地西泮注射液），这是一种镇定催眠药，在国家《精神药品管理办法》中属于二类精神药品，也具有成瘾性。很多注射吸毒的彝族青年都有过注射安定的经历，认为安定与海洛因混合后的注射吸毒快感更强烈。

　　静脉注射也可以分为两个阶段。

　　首先是手臂静脉注射阶段。长期的静脉注射吸毒会使人的手臂出现浅表静脉硬化和闭塞，这时针具很难推药进入血管。我曾经观察过几个长期注射吸毒者的手臂，血管非常细微，甚至用手握紧手臂也无法使之显露出来。

这时有些人就选择了股静脉注射。股静脉在大腿腹股沟位置，这里血管和神经线密集，注射后快感更快更强，用药量也更小。因此，很多人冒险用股静脉注射的方式吸毒。这种方式是非常危险的，由于缺乏基本的生理知识，很容易误穿股动脉和神经线。针头扎进股动脉会导致动脉壁破损，血液喷涌而出；误扎进神经则可能导致瘫痪甚至当场死亡。

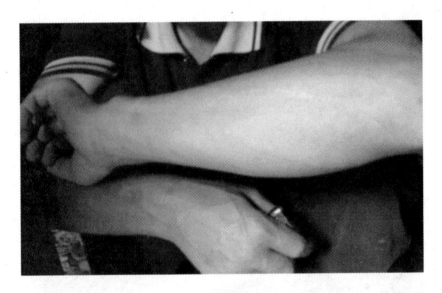

图4-4　整条手臂上的静脉上全是针孔

马海唯尔说：

吸毒一般两个人一起吸。我在成都和太原吸了三年毒，主要是注射吸毒，打的血管都没有了。主要原因是在海洛因里面添加安定注射造成的。安定是一种药水，和海洛因一起溶入针筒里注射入静脉的感觉比单纯注射海洛因的感觉好，一拉一推，感觉马上就出来了。如果只注射海洛因，可能要推十几下才有感觉。这样做，一是浪费钱，二是危险，注射纯度高的海洛因对生命有威胁，一些抵抗力差的人可能当场死掉。打针死掉的一般都是因为用量太大。

现在血管打的都看不到了（他将胳膊放在我面前给我看，血管确实非常不明显），都是安定的作用。结果搞得现在没办法再注射了。也有注射到大动脉的，这种方式更危险。我现在有时还会注射大静脉，摸到了就一针推进去。在太原的时候，我们都在手臂上注射。血有"红血"和"黑血"之分，黑血可以打，红血不可以打。打到红血，脚底会长疱，烂掉。有一个人打到了红血里面，结果脚底长疱。脖子上的血管也不能随便打，打错了脖子就歪了。一般凭感觉。

有的也在腹股沟注射，这里血管丰富，可以打跳的血管，但不容易分清红黑，其实挺危险的，如果插到动脉上就危险了，插股腹黑血。也有人打脖子上的血管。打哪根血管凭感觉，用手摸，红血会动，黑血不动。

有一次，一个毒友帮我推手臂，我突然感觉到手臂跳了一下，立刻将他推开，说，你打到我的动脉了！一般凭着感觉来判断，有经验了，就不会错。

（三）毒品与犯罪：海洛因里的性别、家支与权力

由于国家对毒品吸食和贩卖所采取的严厉打击政策，市场上流通的海洛因完全处于地下黑市状态。它的价格波动不但受到原产地金三角鸦片收成的影响，而且受到国家政策的影响。近两年地方政府对毒品的严打，一方面使毒品交易和消费更加隐蔽，另一方面也促使黑市海洛因价格的攀升。2010 年成都火车南站的海洛因零售价格是 400 块一克，2011 年的时候已经升为 450 元一克。而据说从昆明拿货的价格只要 120 元至 160 元一克。毒品价格的上扬进一步刺激了贩毒经济的繁荣，高额的利润驱使很多人铤而走险。在这种越打压越繁荣的毒品犯罪中，女性零包贩毒是主流。

海洛因零售最多的是以 1 克以下的包装形式进行贩卖，所以零包贩毒是小毒贩常用的贩毒方式，具体操作就是将整包毒品化整为零，用小包装进行贩卖。零包贩卖的毒品为块状白色固体，被包在塑料纸中，重量以0.025—0.08 克为主。根据重量分 10 元、20 元、30 元、50 元、100 元等几种不同的价格贩卖。这样既有利于向购买力不强的吸毒者兜售，而且在被警察抓到后按照携带毒品重量量刑时会较轻，"抓到只判几个月至一年"。

最初令我吃惊的是发现贩毒者多为女性。在成都火车南站附近,可以看到很多身穿彝族传统民族服饰、背上背着孩子的彝族妇女走来走去,见到看起来好像要买毒品的潜在顾客就上前询问。但是,她们一般很小心,只向彝族打扮的人搭话。当我在村庄里调查时,发现妇女的外流率其实并不比男性少。"一家两夫妻有一个在外面"是伍合村家庭结构中常见的情形。

2001—2004 年任伍合村村长的吉牛尔坡说:

> 我们村 100 家里就有 50 家的女娃都在成都贩毒。现在贩毒以女的为主。有一个赚钱了就你喊我我喊你地带起走了。女人带着娃娃或者带个亲戚家的娃娃去贩毒,被公安抓了都会宽大处理,只没收钱和毒品,不关押。这些女的在外面就生孩子,我们村一年超生 40 多个,都是在外流的时候生的。每年 2 月搞计生的时候,这些育龄妇女都不在,回来的时候手上就多个娃娃。超生也就罚几千块钱,乡上就不再管。

温泉村村民阿牛尔达说:

> 村里的人开始贩毒的时候,去时一伙,来时一伙,成群结队,嚣张得很。那时大家也不知道是犯法嘛。公安也不知道。以前走大路也没人管,现在走小路也很严,运气不好,在小路上也会被抓。现在大部分是女人去运。她们用身体来藏毒,有的把毒品放塑料袋里,吞进肚子,有的塞到阴道里。这其实也很危险,毒品袋子如果破了,就可能会死人。老太太最厉害。隔壁村有一个老太太去运毒,毒品在阴道里爆了,人就这么死掉了。

有些未婚女青年常年外流在城市中,和本民族吸毒、盗窃的男性一起生活,从而出现盗窃、吸毒和贩毒交织的边缘生存状态。他们都通过非法途径谋利并有明确的分工和配合。在木渣洛村访谈到的一个 23 岁的女毒贩吉合曲比给我讲述了她在成都的生活:

> 我家里有三姊妹四个兄弟,我是老三。我是认识了一个乌坡乡的

小伙子才贩毒的。我和他耍起朋友。后来知道他吸毒。跟他在一起后我也吸毒了。两个人吸毒花钱很厉害，他的姐姐经常去下关拿毒品，拿一次就可以赚好多。他就劝我一起去贩毒。我听了他的话，就去了几次。后来他说成都好耍，让我拿了毒品一起到成都卖。我们在火车南站附近租房子住，周围租房子住的都是我们彝族，除了竹核的，还有昭觉（县城）的、美姑的。大家都是干的一样，男的嘛就半夜出去偷东西，女的就有时去下关拿毒品来卖，也自己吃。

凉山传统彝族社会里，女性在家庭和家支生活处于从属地位。在未嫁时从属于父系家支，婚后从属于夫系家支。彝族女性一般 13 岁行成人礼，成人后就可以结婚，会选择 13 岁、15 岁、17 岁、19 岁等奇数年嫁出。女性在成年之前的童年时期比较轻松，只帮助父母做一些轻松的家务。在从父家到夫家过渡的时候，女性的婚姻包含着财产转移的意义，男方以给彩礼的形式将女性迎娶回来。在婚后家庭生活中，妇女在日常承担着比男性更多的劳作和责任。传统彝族社会中男性的主要社会分工是战争、打架、喝酒和结交势力，以及做重活、修房子等。女性的社会分工则主要集中在家务、家庭劳动和生育领域。家务包括弄猪食、喂猪、喂鸡、生火、炒菜、捂肥、缝制衣服等；家庭劳动包括种田、播种、施肥、下种、整地、收割、脱粒等。如果要去远的山上进行牲畜放牧，则多是男人和小孩去，女人不能走远，一是出于安全考虑，二是因为要做家务，不能离家太远。与责任无限不相对应的是，她们在子女教育、家庭开支、亲友往来等家庭事务上没有决定权，甚至连发言权和知情权都没有。

但在资本主义经济的影响下，货币对家庭的重要性使得"找钱"成为家庭成员中男性和女性共同的目标。与无货币效益产出的家务劳作相比，能够带来丰厚利润的海洛因贸易在乡村的渗透一定程度上促进了女性在家庭结构中的离散化。一些女性在利润的诱惑下外出贩毒，她们开始常年外流，从事毒品运输和贩卖生意。在一些男性同时外流的家庭，子女抚养基本上依靠男性家支的父母和亲友承担。女性在海洛因贸易中具有性别优势。正如伍合村的老村长吉牛尔坡所说："女人带着娃娃或者带个亲戚家的娃娃去贩毒，被公安抓了都会宽大处理，只没收钱和毒品，不关押。"

出于人道主义考虑，公安和司法机关对怀孕和哺乳期女性的贩毒行为会采取宽大处理，通过取保候审、保外就医等方式暂缓收押。这些国家法律的空隙成为贩毒者积极钻进去的空子。事实上，村里贩毒的孕妇和哺乳期女性最初是被更大的"县城里的"毒贩说服后去运输毒品。早期在外贩毒的县城和凉山其他地区的毒贩们利用家支亲友关系到村庄找到符合条件的女性，许以金钱诱惑，利用她们的生理期和性别优势运毒，以将自己的运营风险降低。这些孕妇和哺乳期的女性在获得收益后，开始自发地组织和扩大队伍，越来越多的女性加入到运毒和贩毒大军。1995 年以来，村庄里的女性涉毒人数日益增多，甚至出现租用、借用别人婴幼儿来掩护贩毒的产业。1997 年时，在昭觉县租借婴幼儿的价格为 80 元每天。而另一个毒品和艾滋病重灾区布拖县公安局的数据显示："1997 年抓获的 23名贩毒妇女中，利用哺乳期贩毒的女性为 20 人。1998 年布拖县批捕的 12件运毒案中，女性运毒占 10 件。"[①]

海洛因背后的暴利带来了人心的骚动，也成为贩毒者铤而走险的动力；而那些早期贩毒发财致富的成功故事激励着更多的人乃至更多的家支去尝试这条"致富道路"。在市场经济的影响下，货币财富的数量逐渐成为地方荣誉的衡量标准之一。那些通过各种"找钱"途径成为有钱人的彝族青年，在乡村社会日常交往和仪式活动中出尽风头，成为当地的"新贵"。由于贩毒的风险行为一旦成功则获利丰厚，一些家庭的男性成员，甚至整个家支开始给予贩毒行为以默许乃至支持。家支制度作为凉山彝族地方社会结合的主要机制，甚至在贩毒贸易中起到对家支成员掩护的作用。家支的出现和发展是与解放前凉山州"无国家的地方社会"这一文化特征相符合的，承担着社会治理的职能，具有增强成员间凝聚力、在生产生活上互助的功能，是社会支持和社会保障的主要提供者。解放前的凉山政治本质上就是家支政治。随着社会主义时期国家权力对基于血缘结合的家支制度的打压，家支成为地方社会中的隐形结构，与显性的基层政权行政组织并行。改革开放以来，家支作为地方社会治理的重要形式又出现复兴，成为社会成员的重要认同单位。在贩毒过程中，家支的负面作用也开始凸显。蔡富莲认为新时期的家支消极影响有四：影响法政建设、聚众打砸抢案件上升、以强欺弱和出现家支式集体犯罪。据她从凉山州中级

---

① 马林英:《凉山毒品问题现状、趋势及对策研究》,《西南民族学院学报》(哲学社会版)2000 年第 21 卷。

人民法院刑二庭得到的法院卷宗显示：自 2003 年以来，凉山州以家支、血亲、姻亲为纽带的毒品犯罪团伙明显增多。家族式贩毒的特点是组织严密，贩卖和运输毒品的都是本家族的人，一旦有人出事也不会供出同伙。这给公安机关的侦破带来很大的困难。①

我在竹核乡的莫洛村了解到的一个故事更展示了家支在贩毒犯罪中的权力。

> 莫洛村一个 20 多岁的小伙子曲比阿各是警察的线人，他的家支很多人贩毒，他的爸爸也贩毒。曲比阿各就告诉了警察，带警察抓走了他父亲。从道理说，他这是大义灭亲。但是他的家支开会认为他是家支的叛徒、败类，出卖了家支。全家支的人就把他捆起来给他喂农药喂死了。他喝药后大声喊，家支的人都坐在旁边喝酒，笑。说他不要家支了，家支也不要他。有人悄悄报案，派出所的人知道了也不敢出面，说不敢管。

这个故事听起来让人觉得恐怖，代表国家力量的地方警察面对自己线人的被害，却因顾忌家支的势力而不敢行动。在地方社会的权力互动中，基于传统的家支系统已然成为贩毒的集体行动的保护工具。

第三节　毒品侵入：海洛因的村庄流行及其后果

村民们回忆，大概从 1994 年开始，海洛因逐渐在村庄里流行起来。②这种流行是全方位的，吸毒者不但涉及男女老少村民，一些乡村干部、医生、学校教师等国家制度中的人员也都参与吸毒。在毒瘾产生以后，留守村里的妇女们开始成群结队地自发到云南下关"拿货"，一些乡村干部也加入贩毒队伍。乡村海洛因流行进入"以贩养吸"阶段。在 1995 年，温泉村小温泉社的 78 户人家中只有 3 户人家没有涉毒。2005 年刘绍华对 53

---

① 蔡富莲：《当代凉山彝族家支聚会及其作用》，《民族研究》2008 年第 1 期。

② 侯远高等人认为是在 1992 年海洛因开始流入村庄，刘绍华则认为是 1993 年海洛因开始在村庄流行起来。笔者在访谈中发现，多数村民多表示 1994 年开始知道和接触到海洛因。

个 15—40 岁的竹核成年人的随机调查发现，仍有 38 个人曾经或仍在吸毒。[1] 我在 2010—2011 年的调查中采用了互证的访谈方法，即与当事人聊天、之后再向其相关人（家人、邻居、村干部等）证实，同时采用参与观察的方式进行了解。如果考虑到考察对象说谎的可能性，事实上的比例可能还要更大。

由于一些吸毒者具有频繁的流动性，基层政府在海洛因流行初期根本无法掌握这批人的吸毒情况和动向。根据经验和记忆，村民和乡干部多数认为 1995—1997 年是海洛因流行高峰期。问题日趋严重导致地方社会治理陷入无序。凉山妇女儿童中心在一份报告中估计，2001 年以前，坝子里有半数以上的家庭涉毒，即至少有一人吸毒或贩毒。而因吸毒而致残和死亡的有 300 多人。随后在 2001 年出现了基于家支制度和毕摩仪式的民间禁毒协会，地方政府也逐渐开始采取措施对吸毒和贩毒进行打击。海洛因乡村流行的盛况才逐渐由半公开状态转入地下。

一　外流人员的城乡往返与海洛因的村庄流行

海洛因的村庄流行首先与外流人员的城乡往返周期相关。"流动者从民族聚居区迁徙出去，但对于某一移民群体而言，这些外迁的同胞并没有抛弃他们的社区。他们的命运以及他们生活中的重要部分仍然与民族聚集区连接在一起。"[2] 彝族外流人员的城乡往返与乡村社会的生活节奏一致。在前一章中，我已经阐述了村落时间的维度主要是农作物的生长时间周期以及围绕农作物和牲畜生长周期而产生的仪式时间。村落时间节奏生动地体现了当地的社会经济生活特点。在每年 2 月份至当年的 10 月份是农忙时间，大约有一半的年轻人会返回家乡帮忙做农活。在"做迷信"比较集中的 3—4 月份和 7—8 月份，由于毕摩仪式与农忙任务的双重要求，会有更多一些的年轻人回乡。而在 10 月份的彝族年，大约 3/4 的年轻人会返回家中与父母亲人共度节日。外流的年轻人们每次回来都会在家乡待一段时间，长短从数天到几个月不定。

---

① Shao‑hua Liu, *Passage to Manhood: Youth Migration, Heroin, and AIDS in Southwest China*, Stanford University Press, p. 65.

② 周敏：《唐人街：深具社会经济潜质的华人社区》，商务印书馆 1995 年版，第 262 页。

在与乡干部的访谈中发现，这些"盲流"的回流在初期引起了基层地方政府对社会治安的一些担忧。尔古村的一名乡政府官员说："这些外流青年每次回来，我们都要对他们进行登记和跟踪。很多在外面犯了事，有时外地的公安都跑来抓他们回去。他们把外面不好的风气都带回来了。"

事实上，外流青年的回村并未将其在城市制造的盗窃等犯罪问题带回乡村。

社会治安问题则可以反映村庄成员对于村落社区认同感以及社会结构的认知，竹核乡派出所的工作人员马曲则告诉我，这些吸毒人员大多在外面染上毒瘾并为了获得吸毒款项而偷抢骗，但是在自己的家乡，往往十分老实，规规矩矩。这是因为"在这个地方犯事的话，十里八乡都会知道"。即使自己可以"跑路"，自己的亲戚朋友在这里居住，被人背后议论和指指点点也是一个深具社会压力的事情。吸毒者和艾滋病人的"内""外"的观念和族群认同以及族群内部细微的认同心理相关，这是理解并解释他们在外漂泊期间和在家务农期间行为迥异的关键切入点。

但是他们带回了海洛因。

外流人员已经在城市中沾染毒瘾，当他们回到村庄的时候，毒瘾并不会因为他们所在空间的转换而中断。因此外流人员的周期性流动带来毒瘾和毒品供应之间的矛盾。持续性发作的毒瘾需要持续性的毒品供应。毒瘾者基于身心成瘾性对海洛因的刚性需求形成乡村社会中潜在的海洛因市场。有需求就有市场，有市场就有供应。在市场主义逻辑已经在竹核坝子里成为与传统道德经济并存的二元逻辑之后，本地较为富裕的村庄，尤其是一些手里握有闲钱的村民嗅到了盈利的味道，迅速地卷入毒品交易网络。毒品使首先掌握商机的第一批本土贩毒者赢取了暴利。

伍合村 36 岁的马海阿嘎说：

> 我印象中，坝子里是 1994 年开始有毒品的。我是 1995 年开始吸的，比较早。那时才四五十块钱一克，现在要卖 200 一克，有时候能卖到 400 多一克。而且现在的药都不纯。
>
> 1992 年、1993 年左右，开始有人从昆明的下关（注：应为大理下关）顺着成昆线运毒北上去卖。1994 年、1995 年村里就有人吸毒，后来人发现贩毒赚钱又多又快，就出去运毒品赚钱。贩毒的人太

多了，就运到家里来销售。

竹核坝子里的毒品大部分顺成昆铁路线从云南大理白族自治州的下关镇那边贩运过来。这是交通便利带来的双刃剑效应。纵贯大凉山腹地的成昆铁路途径峨边、甘洛、喜德、西昌等县市，为凉山地区和外部世界的接触带来了机会。外部世界也给当地社会带来了冲击和风险。贩毒者一般选择妇女作为携带毒品的对象，采取体内藏毒等方式将毒品从金三角的毒品大本营向成昆铁路沿线的城乡渗透，形成了有组织的毒品贩卖网络。贩毒网络覆盖大、中、小城市和乡村腹地。具体到竹核坝子里的小毒贩们，一般是到县里拿货到村庄，通过零包贩毒的形式将海洛因卖给村民。

有了充足的货源，村庄的海洛因流行一时风头正旺。随着吸毒者数量的增加和毒瘾程度的加深，乡村海洛因市场需求日益扩大。凉山妇女儿童发展中心统计发现，其中靠近交通沿线的坝子平坦区域的几个村涉毒情况更为严重。在和中心负责人侯远高访谈时，他认为在海洛因风行乡村社会的早期（90年代中后期），竹核坝子中心的几个村几乎没有家庭不涉毒。尔古乡学校的教师吉克阿各回忆，90年代的时候，坝子里到处是公开吸毒的人，"街上、田地里都有。赶场的时候，还集中在一起吸，跟抽烟喝酒一样平常。"人们似乎并未将吸毒与犯罪联系起来，而是在乡村里与鸦片种植与消费的历史记忆进行了某种意义上的联结，从而在流行初期国家力量控制尚未进入之时获得了地方社会中的合法性。

随着政府对贩毒打击力度的加强，贩毒团体的运毒路径日益隐蔽，往往避开交通干线和要道上的检查关卡，从山间小路迂回运输。由于运毒困难，实际上在政府的贩毒打击之下，城乡刚性的市场需求导致毒品的价格呈现出上升趋势。打击制度造成了悖论式的后果，就是造成了利润空间更大的毒品黑市，从而更多的人愿意铤而走险去实现一夜致富。"政府打击毒品，越打越多人去贩。"

二　从享乐到苦难：作为海洛因泛滥后果的身体成瘾与国家规训

（一）毒瘾后的生活

刚开始在成都时期，马海木机他们的圈子里只有一两个人吸毒的时候，其他人觉得这是一种光荣。他说，当年一走过吸毒的人身旁，眼睛里都是崇拜。因为吸毒的人一般是有头有脸有钱的。所以，吸毒也成为一种身份的象征和财富的炫耀。现在完全改变。木机一看到吸毒的人，就讨厌。马海木机的一个叔叔在毒瘾中无法忍受而自杀死去。"我戒毒期间，家人用铁链将我锁起来，但毒瘾发作起来，铁链都被扯断了。当初我们吸毒，并不知道危害。等上瘾后，才知道痛苦。"他说：

> 毒瘾上来的时候，感觉说不清。浑身冒汗，一阵热一阵冷，骨头疼。全身不舒服，还拉肚子，喘不过气来。

曾经是竹核乡与尔古乡民间禁毒协会巡逻队队长的马海木机对吸毒带给整个民族的后果十分担忧："当时中国正值开放初期，也是西部开发的好政策时期，经济相对好，与外界接触方便。小伙子出去，抢偷，拿着找来的钱去吸毒。很多在外面染上吸毒的人就带毒品回村子。共用针具的注射吸毒就把艾滋病传开了。子女、老婆都受罪。很多母亲不知道防护，吸毒还喂奶。性传播更是严重，我们这很少有人用套子。"

瘾君子的增多已经给当地的生产生活秩序带来持续性的深刻后果。这种灾难性后果我将在后面两章进行详细的描述和分析。

（二）监狱与强戒所：国家机器的规训与惩罚

国家对毒品和盗窃的严厉打击已经使伍合村乃至整个竹核坝子村庄里的年轻人被抓去相当部分。比如伍合村下面的木渣洛村人口为1247人，劳教比例高达5%。而吸毒和犯罪往往具有密切的联系，劳教者占吸毒人员的35%。

1. 死里买生：贩毒入狱的吉尔日者

古里乡54岁的吉尔日者2011年刚从云南监狱以保外就医的名义回家，我在坝子里的路上遇到他。他因贩毒在云南被抓过两次，第一次判了15年，关押在丽江监狱，三年后假释期间，他又去缅甸瑞丽贩毒，带221克（批发价最低限量）海洛因在身上被警察抓住。当时他以80元每克的价钱拿了货，绑在腿上乘坐在省际大巴上。在警察的例行检查中被发现携毒，这一次被判了死刑。可是现在的他保外就医，正在家里盖房子，我怀着好奇向他了解情况。

吉尔日者告诉我，如果因为携毒量大被判死刑，花 20 万元可买成死缓。接着继续给领导钱，多给点，还可以减刑。他用钱以保外就医的方式出来后，每年要向监狱汇报一次，保外就医只能到县级以上的医院治疗，期间不能再犯法。但这是云南省的情况，在四川，有钱也买不到活口。

日者在的牢房里有 12 个人住一起，除了毒贩，还有杀人犯、强奸犯，都是罪行较重的犯人。在云南坐监时，能吃得饱，但睡不好，因为每天都要劳改干活，太疲劳。监狱里一天里吃三顿饭，早餐是两个馒头就白开水，中午吃大米饭，炒菜是莲花白或白菜，晚饭也是大米饭和炒菜，大米饭管饱任吃。每周还在一三五吃三次肉，二四六晚上有豆腐汤。犯人们每天早上 5 点 20 起床，去监狱毛纺厂的车间打毛，一直干到晚上 9 点半。劳动超产超标有奖金发，但每月最多不超过 10 块钱。每个犯人每月有 16 个记分，完成生产任务可加分，但最多 18 分。分数积累到一定量可以用来减刑。

2. 十年：贩毒入狱的马海哈吉

伍合村 37 岁的马海哈吉因贩毒被判刑十年。他以前在西安混生活，先染上毒品后贩毒，以贩养吸。和朋友一起在云南下关拿货运送到西安、成都等地贩卖。有一次在西安的时候，马海哈吉带了 100 克海洛因在身上被警察抓住。在审讯时，哈吉辩称自己是吸毒者，不是贩毒者。因为他知道，贩毒比吸毒在定罪上性质严重得多。如果是吸毒，最高判 15 年刑，贩毒超 150 克就可能会被枪毙。哈吉说，在他的坚持下，警察拿出 15 克给他吃。说如果他一次吃完 15 克就相信他不是在贩毒，而只是吸毒者。马海哈吉一狠心，一口吞下。

最终他被判刑 8 年，在 1998 年至 2006 年服刑。后因在监狱中表现好，减刑 3 年 3 个月。哈吉说，被改造后，他现在已经重新做人，老实做人。因为毒品是"害人害己"的。

说起当初去贩毒的动机，马海哈吉缓缓地说，他在尔古村有一个朋友，夫妻靠贩毒发财，身价不下千万，在成都买了房子，生了 7 个孩子，雇了 7 个保姆来照顾，一时成为附近乡村发家致富的楷模。但是，好景不长，在 2009 年他这个朋友"吸毒死了"，而在几天前，他的老婆也因贩毒被抓入狱。

3. 出卖：吸毒入狱的马海五各

伍合村的马海五各说自己当初是被汉族朋友出卖进劳教所的。他说："我现在不敢和汉人交往，因为有些汉人会出卖我们。汉人可能是线人，他不吸毒，看到我们吸毒就去报案。彝族不会这么做，没有出卖朋友的，如果知道谁出卖了朋友，要让家支赔偿……不过现在也有了，乱七八糟的。"他被汉人朋友出卖后，在吸毒时被昭觉县的警察抓进了劳教所。

> 我先关到看守所一星期，这是审讯期，后来定罪后转去峨边县劳教所一年半。刚进看守所我就被打一顿，这是号子里的"进门揍"。当时一个大房子里关了28个人，都是十七八岁的青年人。公安把门一关，那27个人就把被子扔到我头上把我盖住打。到了峨边的劳教所，也是26人的大牢房，里面还有组长和带班。组长专管新人罪犯，带班的都是老兵。他们是干部分配的，没有工资拿，但是可以减分。在监狱里一百分可以减刑一天。

> 监狱里很苦，人都变形了。每天要在茶厂采茶、挑茶，每个月会评选三名"快手"，分别减两百分、一百分和五十分。我经常被评为快手，所以一年三个月的时候，就放出来了。

4. 捞人：吸毒入狱的阿牛五且

温泉村29岁阿牛吾且也在外面混黑社会。他在重庆、成都、乐山都要过。14岁开始不上学了，就外出城市混社会，在外面"认识很多朋友"。

> 我妈现在还在昆明的监狱，因为贩毒被判了15年。我父亲在我8岁时死了。他原来在厂里打工，被石头砸死了。我15岁出去到成都，跟人学吸毒、偷钱包。偷到钱了就去买白粉抽。我和一个汉人朋友一起配合着偷包包，偷了钱我们两个用。我们没有跟大队的人一起干，这样比较自由，偷了钱也是自己用。我找的钱大部分都花在毒品上了，比如今天偷了400块，就拿出200去买白粉。因为老家的亲戚、朋友都买，我就好奇，去试一下。后来就经常吸。现在一个字不认识，后悔了。以后准备改一下，重新做人。少吸了，不出去就不吸

那么厉害,在村里偶尔吸。

看到吸毒的朋友都死了,差不多死完了,看到就不吸了,害怕了。我们村吸毒全部有病,死了。我现在少吸了。我们村里吸毒的聚集场所是一个偏僻的老房子里。现在严打,没人敢在人群里吸,现在甚至在家里,家人也不让吸,只好跑出去,到树林、厕所、没人的地方。从前吸毒厉害的时候,大家都大摇大摆地公开吸,赶场的时候都有人聚在一起吸。

吸毒一个人吸的也有,大多是几个一起。两三个一起,最多三个,因为人多就(每个人)吸得少。大家要凑钱、合作才能吸到。

阿牛吾且也刚被放出来,他是因为吸毒被抓进派出所的。他给我讲述了"抓进派出所"和"抓去坐监狱"的区别:"派出所抓人,以前给个三四千就可以把人放了,现在要给七八千到一万才放人。但这个钱要给,不然审讯期过了,定罪后要被抓去坐监狱,一般关去绵阳监狱,至少坐两年。

要想不被抓,还是在村里安全。城里不安全,我这次被抓就是因为在昭觉县城耍的时候被警察跟踪上了。我到昭觉去买菜,毒瘾上来了,就先去买毒品,交易的时候警察进来了。这次把我关在缉毒所27天,后来给放出来了,因为我有个亲戚认识派出所的人,给所里的人送了一瓶茅台,一条娇子(烟),还有2500块钱,就放了出来。如果不放出来,要进监狱劳教两年。

三 基于城市化与民族区域自治的城乡发展反思

(一)城市化进程中的"城—乡"不平衡

我国正处于并将长期处于社会主义初级阶段,是当今全球重要的发展中国家。城市化和现代化是我国发展的重要道路。新中国成立后的中国城市发展传统得到了延续,且被国家政治体系紧密地掌控并建立起了更为完备的城市科层制度。重要特征之一就是行政机构的分级设置和集中体制下的非均衡注入式投资相结合。所在城市的行政级别越高,该城市得到的投资就越多,其经济与社会发展也就越快。当前城市流动人口问题突出的城市，大多是直辖市、省会城市或国务院计划单列城市。在这种城市的差序格局中，乡村的地位最低。许多县无论是人口规模还是经济实力都高于其所属的市直辖县（区），但在行政上却要隶属于这个市，县自然成为市的输血库。另一方面，城乡分割政策体系进一步扩大了城乡差别，并带来了将农村劳动力推拉向城市尤其是中心城市的持续至今的城市新移民大潮。此外，民族区域自治的政治制度设计往往使得在城乡结构差异之外衍生出"民族地区—非民族地区"的非均衡联邦式（Alfred Stepan，2008）政治结构，使民族地区成为事实上的现代民族国家中次级行政单位，从而使其在国家发展主义的战略中处于不平衡的位置。因此，民族地区的乡村社会日益处于双重边缘化的境地，人们出于对贫穷的恐惧和绝望而试图向外逃逸。

从第三世界国家城市化发展的经验教训来看，人口毫无限制地从农村聚集到都市，使都市规模急剧膨胀。迅速的都市化给国家带来大量的社会问题。失业、贫困、犯罪、环境污染等都已经并正在发生。因此，片面发展城市、人口增长过快和过分集中是值得吸取的教训。顾定国认为，都市化并非简单地指越来越多的人居住在城市和城镇，而应该是指社会中城市和非城市地区之间的往来和互相联系日益增多的过程（Guldin，1992）。城市化应当包括原有城市的发展和乡村的就地都市化两种现代转型形态。事实上，中国的城市化进程是从乡村都市化和城市国际化两端同时进行的。在乡村到都市的谱系上，分别是村落的集镇化、集镇的市镇化、市镇的城市化、县城和小城市的大都市化和大中城市的国际化几个阶段和类型。但在民族地区，乡村都市化进程远远落后于大中城市的都市化和国际化程度。

正是在以城市化和现代化为方向的社会转型过程中，出现了流动人口这一时代性问题。人口流动是城市化过程中必不可少的因素。都市地区聚居人口占总人口的比例或是这种比例的增加常被用作衡量城市化的重要指标。人口之所以向城市集中，一方面是经济的发展使城市就业机会增加，生活的现代性获得可能性也吸引了乡村居民的移入，另一方面是乡村人口自然增长速度过快与乡村地区本身的就业机会增加速度不足之间的矛盾产生的过剩人口同样有着生存与生活的需要。

（二）跨越边界的伍合村：凉山腹地社会结构特殊性与现代境遇

沃勒斯坦在他的世界体系理论中论述了世界经济体的中心区与边缘区的辩证关系，而这种关系同样可以用来解释一国框架以内的经济体的中心区与边缘区的关系。他认为，中心区和的统治阶层为维持他们的生产和就业水平而牺牲边缘区。然而，边远地区仍然处于经济体之中，其诸多原因中包括中心区的资本家需要边缘地区以土地和人口为代表的自然区域和潜能以及中心区对边缘区产品——特别是出于生态原因而由边缘区提供的独特产品以及劳动力成本的考虑。[①] 在这个意义上，中国的都市化正是在农业积累的基础上建设起来的，随着初步具备了工业反哺农业、城市支持农村的能力，国家应当运用制度设计来实现社会公平，构建以完善的社会保障、社会福利体系为特征的现代社会。但事实上，当前的农村地区，尤其是民族地区的农村仍然维持在政治经济体系的边缘地带并持续强化着这种边缘性。

凉山彝族的发展历程和历史演变并非如中国主流政治话语中所描述的那样"从奴隶制社会跨越式进入社会主义社会"，"一跃跨千年"，虽然这些话语听起来如此地豪迈。事实上，历史上的彝族社会虽然存在等级制度，但这种制度与其历史进程中的生产力发展水平和社会结构相适应，是地方社会结合的重要机制。传统彝族居住在高寒山区，以畜牧业为主，兼营一些农业，在山上比较平坦的地方种植一些荞麦、燕麦等农作物。随着马铃薯和玉米在凉山彝族地区的引入和广泛种植，此类高产量的农作物使得面积和肥力一定的土地有了养活更多人的可能。彝族社会的人口规模不断扩大。同时，农业新物种的进入使彝族社会逐渐由畜牧经济转变为农耕和畜牧混合经济类型。

共产党政权确立后，通过国家制度的设计和政策的推行，将包括彝族在内的各少数民族纳入社会主义建设中来，并在苏联式民族理论的指导下通过民族识别为各少数民族贴上线性社会进化论的社会阶段标签。彝族社会被认定为在解放前是奴隶社会形态。而共产党的到来，使其"一跃跨千年"，跳跃式进入社会主义社会，从而深刻卷入到官方话语中"各民族

---

① ［美］伊曼纽尔·沃勒斯坦：《现代世界体系》第 2 卷，吕丹等译，高等教育出版社 2000 年版，第 169 页。

同步前进"的历史进程中来。从中央到地方的历次运动和政策都波及西南中国的凉山地区，凉山在科层制的国家制度治理之下，其历史进程出现了"相同的步伐"，直至改革开放。

改革开放以来，中国特色社会主义建设时期"发展"的现代化话语代替了"文革"时期的"斗争"的革命话语。"让一部分人先富起来"，中国东南沿海利用地理区位、历史联系以及中央政策的倾斜成为打开国门后的首先受益者。凉山作为腹地地区逐渐在这场以经济发展指标为衡量尺度的赛跑式的"发展"大潮中落后下来，"扶贫"成了这里的主要政治和经济工作。"老少边穷区"的帽子成为"发展"时期凉山地区的一个重要时代印记。这时的凉山，在 GDP 为导向的发展视野下，出现被再次边缘化和他者化的倾向。

经济改革政策实施 30 余年以来，彝族的村民们是依然顽强地依附在自己的土地和山坡上，经营着 20 世纪 80 年代初期家庭联产承包责任制推行以来被恢复的小农经济，以农业和畜牧业经济艰难谋生，还是已经摆脱了对土地和山坡的束缚，主动或被动地融入到了以工业生产和城市化为表征的现代化进程之中？在这种与现代性的接触过程中，伴随着怎样的迷茫、无助以及抗争？毒品和犯罪问题，只是我们窥见这一少数民族社会文化现代转型之痛的一滴水。

毒品和城市犯罪问题的本质是民族地区农村前途的走向问题。一个有着自身历史发展轨迹和社会文化结构的"独立王国"，在近现代以来，伴随着国家权力的不断渗透和地方社会结构的瓦解，彝族人日益面临着"传统"与"现代"的两难选择。一方面，现代性的侵入已经使得完整的传统文化的保持与传承不再可能；另一方面，地方社会对现代国家意识和规范的接受和适应仍然需要时间过程。传统主义文化机制、现代国家化进程中的革命主义传统和改革开放以来的市场主义传统共同构成了当今彝族社会的不同面向。

正是在这种多面而立体的传统面向中，凉山地方社会不得不被动地卷入并适应现代变迁和世界政治经济体系，从而进入跨界流动时代。"跨界流动的社区"并不是新鲜的提法，罗穆尼兹（Lomnitz，1976）关于迁移的生态学模式、尤兹尔（Uzzell，1979）在批判迁移研究中的"农村—城市"两极模式时提出的"跨越千里的村庄"、怀特福特（Whiteford，1979）的"放大的社区"（spatially extended communities）、乔治（Georges，1990）

的"跨国社区"（transnational communities）、罗斯（Rouse，1991）的"后现代社会空间"（social space of postmodernism）、项飚（项飚，2000）的"跨越边界的社区"① 等都在描述迁移带来的社会文化空间的跨地理边界和跨行政空间的特征。"城市里的彝族人"和"回到乡村的外流彝族人"所构建的正是跨界流动社区这样一种特殊空间。这一空间中有其自成体系的运行逻辑和社会关系，意味着新秩序和新认同的产生，而这是一种真实存在。

（三）城市中的他者：社会空间的生产与结构性边缘

按照现代性理论，人口的流动意味着现代社会与现代人际关系的建立。但弗兰克提出，事实上，在人口流动的过程中，发达地区和不发达地区产生联系并通过"中心—边缘"的结构强化了二者的区分和不发达地区对发达地区的依附（Frank，1967）。梅利索克斯在对法国的非洲劳工型移民研究中指出，边缘和中心的真正分工是，边缘地带生产和再生产劳动力，中心地带利用劳动力生命周期使用劳动力，并在劳动力丧失劳动能力的时候将其驱逐回边缘地带。劳动力的生产和使用的分开，就是中心地带不断获得经济剩余的秘密所在（Meillassoux，1981；项飚，2000）。

包产到户的农业劳动生产关系变革使凉山当地在种植和畜牧业上产生了相对剩余劳动力，而在全国意义上的经济改革传统则造成了地域性经济生产方式和经济发展的差异，包括东西部发展差异、城乡差异以及族群差异。在这个大的改革格局中，彝族地区剩余劳动力实现了自发性的农业外领域转移。这种转移具有一种空间意义，即从西部少数民族农业地区转移向中西部和东部汉族社会的城市地带。80 年代中后期以来，大批凉山彝族青年人涌入城市。在国家治理者的视野中，这些人大多是带来治理难题的"盲流"并予以打击、遣返。对于彝族的族群身份认同和对于农民的阶层身份认同的叠加之后，城市中的彝族青年产生一种双重的边缘身份建构并急于寻求传统社会网络在陌生社会中的支持。

历史上彝族的家支对成员的保护功能非常突出。因为彝族社会在历史上作为边陲地区，处于有国家无控制的状态，虽然名义上隶属于中央王朝

---

① 项飚：《跨越边界的社区：北京"浙江村"的生活史》，生活·读书·新知三联书店2000 年版，第 499—500 页。

管制，但是地方治理在很大程度上是以家支的社会结合与控制形式进行的。家支对于社会个体最严厉的惩罚就是将其开除出家支。一旦被家支开除，这个人就失去了作为一个家支成员在地方社会中的角色和位置，也丧失家支对其的保护功能。解放后，家支活动被禁止。改革开放初期，因为该地区人口流动少，家支的影响与控制仍然十分强大，但是随着人口流动的数量增长和频率加快，家支作为社会控制的组织功能逐渐被削弱，甚至某些家支走向反面功能，蜕变为家支成员贩毒的网络纽带和保护伞。整体而言，家支作为传统社会结构中重要的组织要素，其区分人的关系的功能仍然得到延续。

在流向外地的彝人中，传统社会中的社会资源仍然是其在城市社会生活的支持网络。同乡、同家支以及姻亲是生活在城市中的彝族人的主要交往对象，体现了传统社会结构的支持与控制力。随着现代社会人口流动的日益频繁与深入，彝族与汉族以及其他族群的互动越来越多。出于不了解而产生的陌生感往往伴随着一些印象而将彝族与落后等形象联系起来，从而在歧视的基础上出现污名化和社会排斥。城市中的社会排斥不但是城乡差异、汉彝差异、传统与现代差异的集中体现，也是国家治理过程中制度性差异的表现。"落后"往往是制度后果。彝族地区的教育、医疗卫生等制度的缺陷导致彝族对于现代意义上的卫生等概念并不十分习惯。这些现代概念并没有完全嵌合在当今彝族社会意识之中，因而在日常实践中，深受现代卫生理念及实践影响的汉人对彝人表现出排斥，从而将城市中边缘化的彝族群体推向更为边缘的社会空间并建构出以"吸毒"和"盗窃"等为符号象征的新社会空间。

在某种意义上，城市中的彝族青年社会交往对象可以分为"凉山彝人"和"凉山彝人以外的人"两大类。在他们所交往的"凉山彝人以外的人"群体中，也多是处于城市社会底层的外来各族人，包括汉族、维族、回族、藏族、羌族等族群。对作为整体的"外来人"来说，"外来人"与"本地人"的对立标签所带来的社会隔离与社会排斥甚至大于族群身份的认同边界带来的距离，使双方成为几乎互不相关的他者。只有在发生犯罪或治安问题的时候，他们才会产生联系，但却是一种产生破坏作用的对抗性联系。周大鸣曾提出"二元社区"的概念来对城市中"本地人"和"外来人"的社会标签下的社会关系和空间分离进行描述。它主要是指在现有户籍制度下，在同一社区中，外来人与本地人在分配、就业、地位、居住上形成不同的体系，以致在心理上的互不认同（周大鸣，2000）。正如李强所言，从本质上看，户籍制度是一种"社会屏蔽"（Social Closure）制度，即它将社会上一部分人屏蔽在分享城市的社会资源之外（李强，2003），而这种制度性区分进一步强化了城市中的社会二元区隔。按照社会互动论的观点，身份符号的认同是个体之间交往行为发生的基础。凉山乡村彝族外流青年身上所携带的"彝族""乡村"等身份符号在城市社会身份分类逻辑中造成了社会结构层面上的以"城乡二元"和"汉彝二元"为表征的社会空间区隔与社会交往分割。他们成为事实上的"城市中的他者"，并通过这种方式成为当今中国城市社会真实存在的组成部分。

小　结

本章中，我以社会空间理论为分析框架，通过一个村庄的故事叙述对改革开放以来凉山地区毒品（海洛因）的再次出现过程进行了梳理。城乡二元体制的松动带来的人口流动，是"问题"出现的背景。人的流动带来的社会结构变迁与社会关系再生产，是"问题"出现的原因。

在第一节《空间理论：从列斐伏尔到中国研究》中，我对社会空间理论与研究案例进行了回顾，并顺着该学术概念的脉络建构出本章的分析框架。

在第二节《跨界流动的社区：都市里的族群政治与空间生产》中，描述了20世纪80年代中后期以来竹核坝的彝族青年的城市生存过程。通过个人故事、类型化叙事以及空间分析的手法对他们在都市中的冒险主义生活进行了阐述。指出通过对传统社会资源的异空间移入和对情境中社会关系的再整合的空间实践，外流的彝族乡村青年在都市生活秩序中构建出自我群体的认同和日常生活空间，这一过程伴随着犯罪与毒品。

在第三节《毒品侵入：海洛因的村庄流行及其后果》中，对海洛因从城市流向乡村的原因、过程和后果进行了论述。同时，基于城市化与国家的民族区域自治政策对位于凉山腹地的竹核坝社会结构特殊性与现代境遇进行反思。

第 五 章

苦难扩散:乡村艾滋病的发生、传播及风险后果

第一节 死亡阴影下的村庄:作为海洛因后果的艾滋病

一 致命毒品:海洛因滥用引起的死亡

艾滋病是竹核坝海洛因泛滥的后果之一。

(一) 艾滋病的统计学分析

根据我国卫生部、联合国艾滋病规划署和世界卫生组织在 2011 年 11 月最新联合发布的《2011 年中国艾滋病疫情估计》,截至 2011 年底,估计中国存活艾滋病病毒感染者和艾滋病病人 (PLHIV)[①] 78 万人 (62 万—94 万人)。全人群感染率为 0.058% (0.046%—0.070%)。经异性传播占 46.5% ,经同性传播占 17.4% ,经注射吸毒传播占 28.4% ,经有偿供血、输血或使用血制品传播占 6.6% ,经母婴传播占 1.1% 。[②]

从全国范围来看,感染艾滋病的方式具有区域差异性,其中华中、华北地区的河南、安徽、湖北和山西四省的艾滋病感染者主要通过血液传

[①] PLHIV 是 People living with HIV/AIDS 的缩写。

[②] 中华人民共和国卫生部、联合国艾滋病规划署、世界卫生组织:《2011 年中国艾滋病疫情估计》, 2011 年 11 月, 第 2 页。

播，占该类人群的 92.7%；西南地区的云南、广西、四川、贵州和华南
地区的广东以及西北地区的新疆 6 省（自治区）主要通过吸毒传播，占
该类人群的 87.2%。

2012 年 2 月 6 日，四川省卫生厅通报了 2011 年全省传染病疫情，
艾滋病仍居报告死亡人数的首位。这意味着艾滋病人病发死亡的高峰
期仍在持续到来。四川作为注射吸毒感染艾滋病大省，截至 2009 年
已累计发现艾滋病感染者 30100 例，其中凉山州籍的艾滋病感染者超
过全省比例的 2/3。根据凉山州疾病预防控制中心 2010 年中期的《凉
山州艾滋病防治工作开展情况报告》（内部资料），自 1995 年从外地
遣返人员中发现首例艾滋病病毒感染者以来，截至 2010 年 6 月底，
已累计报告凉山籍艾滋病病毒感染者和病人 20214 例，艾滋病病毒感
染者及艾滋病病人死亡 1065 例。疫情已经波及全州 17 个县市、488
个乡镇及街道办事处（占乡镇及街道办事处总数的 78%），平均每年
新发现 HIV 感染者以 40% 的速度递增，其中 2010 年 1—6 月新增报告
2855 例。[①] 可以看到，仅在 2010 年的上半年内，新增报告病例数已经超
过 1995—2010 年 15 年报告艾滋病病毒感染者及艾滋病病人累计总人数的
14%。这些新增艾滋病人主要出现在布拖县和昭觉县等重灾区。

凉山地区的布拖县和昭觉县已经成为 2010 年全国四个艾滋病感染者
人数超过 5000 人的大县中的两个，另外两个分别是河南省的上蔡县和新
疆维吾尔自治区的伊宁县。凉山州的比例占 50%，但这绝不是一个荣耀。
在凉山州统计的总感染者中，男女比值为 4.54（16568/3646），15—45 岁
年龄段占 97.59%，职业以农民为主（71.42%），其次为待业（8.1%），
民工（2.2%）；民族以彝族为主（86.41%），其次为汉族（4.26%）；传
播途径以注射吸毒为主（63.1%），其次为异性传播（12.3%）。其中布
拖县 6570 例、昭觉 5839 例、越西 1660 例、美姑 1643 例、西昌 1308 例、
金阳 847 例、甘洛 439 例，其中布拖县以 6.99% 的感染率居各县市之
首[②]，昭觉紧随其后，感染率也达 5% 以上。

需要注意的是，这只是国家防控系统报告的艾滋病感染者人数。根据

---

① 　凉山州疾病预防控制中心：《凉山州艾滋病防治工作开展情况报告》，2010 年 7 月（未
刊），第 1 页。

② 　同上。

"冰山理论",潜伏在地下的未能纳入国家疫情监测体系的艾滋病感染者和艾滋病病人的数字可能远远超出已知和已报数据,而这一确切数字我们可能永远都不会知道。

自1997年竹核乡首次发现两例HIV感染者以来,竹核乡报告的艾滋病感染者人数逐年上升。以最初的1997—2001年的5年为例,其中1998年新发现11例,1999年6例,2000年8例,2001年4例,以上共计31人。其中男性30人,女性1人。最小15岁,最大37岁。这些人分布在拖都、火洛、小温泉、大温泉、木渣洛、古拉莫、莫洛7个村社。其中的4人已经发病死亡,8人外流,4人劳教,5人失踪,在家的只有10人。他们有的是外地检测出来通知本县,多数为县里检测哨点在戒毒所发现。

2001年12月,在凉山州的统一部署下,竹核乡3个村集中检测了1000人,对象是15—50岁的一般人群,结果又检测96个HIV感染者。这样,该乡陆续检测出来的艾滋病感染者就有127人(含死亡4人,未包括怀疑为艾滋病发病死亡的吸毒者)[①]。竹核和尔古两乡重点村庄进行艾滋病普查是2007—2008年的事情,在这之前,除了关进监狱和戒毒所的关押人员被检查出是艾滋病感染者而被确认之外,其他死于家中和外地的吸毒青年多数无法确认致死原因。人们对2007年以前死去的吸毒青年人的表述多为"死于吸毒"。事实上,根据死者亲人的回忆和描述,他们中有一些可能死于艾滋病或免疫系统被艾滋病病毒破坏以后染上的其他烈性传染性疾病,如肺结核、乙肝等。

(二) 毒品的乡村伤害: 那些死于海洛因或未明原因的人

如果说凉山彝族在历史上与汉区进行鸦片贸易的互动过程中还能从中获得财富和权力,那么现代的海洛因带来的只有伤害。它夺取了彝族人的金钱和生命,更深刻地摧毁着整个社会系统:社会结构、家庭结构、价值观念、道德约束……有人偷自己家或邻居家的粮食去换毒品,有人把自己家的土地和房子卖掉去换毒品。大量的财产消耗在海洛因消费上,村庄的经济无法正常积累。更重要的是,作为社会中坚力量的青壮年男子们开始

---

①　侯远高、张海洋等:《凉山彝族农村性病/艾滋病传播根源分析》,载凉山妇女儿童发展中心《昭觉县竹核调查资料汇编》(未刊),2006年。

接二连三地死于毒品本身及作为注射吸毒后果的艾滋病。

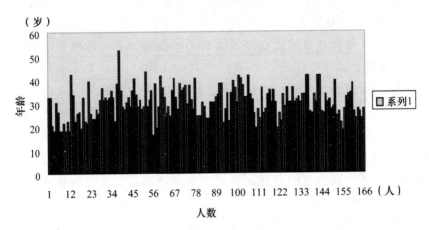

图 5 - 1   尔古乡在册吸毒人员年龄分布

截至 2010 年,尔古乡记录在册的吸毒人数还有 166 人,实际吸毒人数也远远大于政府统计数字。我在伍合村对 60 个成年人做的随机统计显示,超过半数的人承认曾经接触或仍在吸毒。而在伍合村中的两个大社伍合社和尔布社统计到的死于海洛因或艾滋病相关原因的年轻人人数已近50 人,这一数字还在持续增长当中。这一数字统计出来后,村民也感到震惊。

为了忘却的纪念,在继续行文之前,我愿将这些人的真实名字陈列如下。

1. 伍合社的死亡名单

伍合社现有 61 户,259 人,因吸毒与艾滋病死亡 19 人,全为 18—45岁间的青年人,占全社人口的 7.3%。

伍合社死于吸毒或艾滋病相关原因的死亡人员名单①:

马海自尼 (女)、马海哈者、马海哈布、马海西事、马海木嘎、海来古则 (马海木嘎的妻子)、马海克迪、马海马则和他的两任妻子、马海达日、马海达哈、马海杰什、马海阿牛 (女)、马海古且、马海拉吉、马海拉杰、吉克阿克、马海给则。

———————————

① 计算标准为该村户籍人口以及嫁入人员,嫁出人口数量未列入统计。

马海自尼（女）：2001 年吸毒后被火车轧死于成都火车南站附近。死时 25 岁，怀有身孕，有贩毒史。其丈夫是附近尔古村的阿则尔日，有吸毒史，2001 年因吸毒缺钱，偷剪电线去卖，不慎电死。

马海哈布：2006 年死于艾滋病（确诊），死时 36 岁。1994 年开始在成都等地吸毒、贩毒、盗窃。曾劳改数次，在劳改体检中检查出艾滋病。妻子也曾因吸毒和贩毒被抓，判有期徒刑 12 年，去年刚释放，释放后外流失踪。二人生有 3 个孩子，一男二女，由大哥马海哈古抚养，其小女儿两岁时病死。

马海哈者：2007 年死于艾滋病（确诊）。在成都生病，死前被亲友送回家中，死时 31 岁。生前在成都吸毒、贩毒、盗窃。妻子阿则阿克是瓦一拖人，今年 29 岁，有吸毒史，现在戒毒所强制戒毒，已有 8 个月，两年后释放。二人生有 3 个孩子，两男一女，由大哥马海哈古抚养。

马海哈古（在世）：三兄弟（包括以上两个）中的老大，有吸毒史、盗窃史和艾滋病史。今年 43 岁，老婆曲莫作曲，也被查出艾滋病。二人生有 4 个孩子，加上两个弟弟的 5 个孩子，该艾滋病家庭共抚养 9 个孩子。

马海西事：2003 年死于艾滋病，死时 34 岁。是最早吸毒和最早一批检查出艾滋病的人员之一。有吸毒史、盗窃史。1998 年在劳教所查出艾滋病。妻子则机自却。二人生有一女，现 10 岁，未做检查。妻子也已检测出艾滋病，现已改嫁一汉人。

马海木嘎：2005 年病死于家中（确诊），在成都有吸毒史、盗窃史，死时 39 岁。

海来古则（女）：马海木嘎的妻子，古里乡人。2005 年死于艾滋病（确诊）。当时生病后去医院检查，检查出艾滋病、乙肝、肺炎、肺结核等疾病。二人生有两个儿子，一个今年 22 岁，有吸毒史和盗窃史，现在绵阳监狱服刑，有期徒刑 5 年。小儿子 15 岁，正在读小学五年级。

马海克迪：1997 年死于劳教所中，死因不明，疑似病死或被殴打致死，死时 23 岁。有吸毒史和盗窃史。村民反映马海克迪生前有文化（高中生），长得帅气，很讨女生喜欢。死前已婚，后与老婆离婚。老婆不知去向。

马海马则与其两个妻子：2009 年 7 月死于艾滋病（确诊），死时 34 岁。其 1997 年就查出患有艾滋病，是第一被批查出艾滋病的人员之一，有吸毒史。第一个妻子阿牛作曲，2001 年被其传染艾滋病后死亡，生有一子。第二个妻子海来阿自，2003 年被其传染艾滋病后死亡，无后。

马海达日：2002 年因注射吸毒将动脉扎破，流血而死，死于家中，死时 31 岁。有吸毒史和盗窃史。妻子劳白木洛，有吸毒史，未检查，生有一子一女。

马海达哈：2001 年注射吸毒后死于成都南站的铁路①旁，死时 19 岁，未婚。有吸毒史和盗窃史。

马海杰什：2007 年死于艾滋病（确诊），死时 33 岁。生前外流四处吸毒贩毒，两次婚史，无后。其妻未做检查。

马海阿牛：2006 年死于艾滋病（确诊），死时 24 岁，未婚。有吸毒史和盗窃史，曾劳改 7 年，放回后毒瘾重犯，自己注射导致浑身溃烂而死。

马海古且：2005 年注射吸毒时死亡，死时 38 岁，未做检测，根据病症判断应为艾滋病，死时皮包骨。有吸毒史和盗窃史。妻子古次什，西拉一莫乡人，未做检查，未改嫁，现居住在父母家中，生有一儿一女。

马海拉吉：1998 年因毒瘾犯无钱购买毒品，无法忍受而吊死家中，死时 36 岁。做过六年乡村民办教师，后在跟随村里亲友到成都要时染上毒瘾。妻子曲比曲玛大温泉村小温泉社人，未改嫁，生有 3 子，是伍合村妇联主任。

马海拉杰：1996 年死于成都火车北站附近四马桥，系吸毒后吐血而死，死时 36 岁。死后亲友将其送回家中火化。妻子吉克克阿姆是古里乡一普村人，在其死后改嫁大温泉村海来大机家，两年后死于难产。

马海给则：2010 年 8 月 4 日死于艾滋病。曾有吸毒史和盗窃史。30 岁时查出艾滋病，死前一天与众人跳舞，第二天被发现死于家中，死时 34 岁。妻子的木几几，在其去世前离婚改嫁。

另外已知有 3 个马海家支出嫁女性在近期死于艾滋病，因其户口已经迁出本村，未列入名单。分别是马海阿牛，2009 年死于艾滋病，死时 25 岁；马海金石，2009 年死于艾滋病，死时 27 岁；马海自些，2009 年死于

①　成都南站和北站的铁路旁是当年彝族聚众吸毒、贩毒的地点。这些铁轨沿线离站台有一段距离，铁路警察一般不会巡逻至此，因此成为众人活动区域。

艾滋病，死时 28 岁。

由于马海自些的故事最为悲惨，在此赘述一下。

马海自些是全村最漂亮的姑娘，她嫁给了县城里海来家的小伙子。怀孕第一胎生下来 4 个月孩子就夭折了，怀第二胎的时候生下来 1 个月孩子又夭折。丈夫对妻子的身体有疑问，带去做身体检查，得知得了艾滋病，孩子因为是艾滋病婴儿而夭折。老公自己也做了身体检查，还好尚未传染。于是男方提出离婚，赔偿女方 17000 元。离婚后马海自些才 24 岁，她又嫁给尔古乡瓦伊拖村瓦伊拖社 32 岁的由则木诺。木诺也是艾滋病患者，两人相伴生活。2009 年，马海自些因艾滋病病逝。

2. 尔布社的死亡名单

尔布社现有 86 户，400 人。因吸毒或艾滋病死亡（含失踪 10 年以上）28 人，全为 18—45 岁的青年人，占全社人口总数的 7%。

尔布社因吸毒或艾滋病死亡人员名单：

马海拉博：2006 年死于吸毒引起的身体病变，死时 30 岁。当时外流到成都，与他人组成团伙盗窃，染上毒瘾。后来毒瘾日深，导致血管堵塞而死。死于家中。老婆是贩毒人员，现在仍然在成都，长期外流贩毒。

吉牛达布：2009 年 4 月死于西昌市马平坝戒毒所，死因不明，其家人准备与戒毒所打官司。死前查出艾滋病（确诊），死时 33 岁。老婆曾跟其外流，回来后两人都染上毒瘾。两人因吸毒和针管共用以及性关系而交叉染上艾滋病。生有一男二女，尚未做艾滋病检查。

吉牛拉一：2003 年死于警察枪下。吉牛拉一是 6 人盗窃团伙成员之一，在流窜至辽宁抚顺作案时，两个人爬上去偷，拉一等 4 个人在下面放风。当时遇到警察巡逻，对下面望风的两人进行盘问，拉一心虚，拿起一块板砖打昏一名警察后逃跑，被其他警察从背后开枪击毙。其他人带回盘问后释放。

马海阿沃：1998 死于艾滋病（确诊），死的时候 20 多岁，还没有结婚。出去成都盗窃，染上毒瘾。后来病重，被成都的家支成员和朋友送回家中，死于家中。

马海阿且：2000 年死于吸毒相关疾病。死的时候 20 多岁，还没有结婚。出去成都盗窃，染上毒瘾。后来病重，被亲戚朋友送回家，死于家中。

马海阿巴（哑巴）：死于吸毒相关疾病。至此，7 兄弟中的 3 个（马海阿沃、马海阿且和马海阿巴）死于吸毒或艾滋病相关疾病。

阿牛木格：2009 年死于四川省泸州监狱，死因不明，监狱赔偿 5.7 万元。死的时候 28 岁，曾外流盗窃、吸毒。其死后，老婆带 3 个孩子改嫁给兄弟。他的兄弟当时已经有老婆，现过着一夫两妻的生活。

阿牛曲者：2008 年死于吸毒引起的艾滋病（确诊）。死于家中，死的时候 40 多岁。老婆一直在家务农，未做艾滋病检查。3 个孩子，二女一男，现皆已结婚。

阿牛曲则：1997 年病死家中。有吸毒史和盗窃史，死的时候 20 多岁，未婚。

马尔夫：黑彝，2004 年死于成都，在注射吸毒时当场死亡。死时 25 岁，其尸体被父亲租车运回家中火化。已婚，其死后妻子改嫁给他的弟弟，后生有一女儿。

勒格尼给：2006 年死于艾滋病（确诊），有吸毒史和盗窃史。死时 30 岁。老婆是贩毒人员，现在成都劳教所劳改，未做艾滋病检查。孩子由爷爷抚养，全家已迁居攀枝花。

勒格尔自：2003 年死于普格县桥窝监狱，有吸毒史和盗窃史。据说因其父未带钱前去探望，被共同关押的犯人打死（因其父刚探望过儿子后，儿子就离奇死亡）。尸体在普格县火化，其死后妻子转嫁给弟弟，后生有两个孩子。

马海什子：2001 年死于成都，注射吸毒时当场死亡。有吸毒史和盗窃史。死的时候 30 岁，生有两个儿子。孩子现在由爷爷照顾，在昭觉县城读书。妻子未改嫁，长期在外地贩毒。

阿牛什一：失踪，其家人怀疑 2009 年死于西昌市马平坝戒毒所。其因在火车里被抓到吸毒而强制戒毒。去年 6 月份其母去探监，8 月份再去就被告知人已经放出，现在"活不见人死不见尸"。父母前去讨说法曾被关 5 日，现正在与马平坝戒毒所打官司。

勒尔阿比：2006 年死于艾滋病（确诊），死的时候 30 岁。死前被亲友从成都送回家中，有吸毒史和盗窃史。老婆 2005 年死于妇科病。两个孤儿现由凉山妇女儿童发展中心抚养。

勒尔比比：勒尔比比是勒尔阿比的弟弟，90 年代外流出去后就毫无音信，不知死活，已经失踪十几年。

阿牛吉则:和勒尔比比同样情况,已经失踪十几年。

勒尔阿捏:2004 年死于艾滋病(确诊),死的时候 25 岁,未婚。死前被亲友从成都送回家中。

阿牛拉牛:1998 年死于资阳市劳教所,死因不明,死时 25 岁,未婚。有吸毒史和盗窃史。死后劳教所赔偿安葬费 1000 多元。在资阳火化。

地日什且:2009 年 11 月过彝族年的时候死于艾滋病(确诊)。死前被亲友从成都送回家中。死时 23 岁,未婚。

地日什日:1998 年外流失踪,至今未有音信。怀疑死于外地,有吸毒史。

吉牛尔给:1998 年 6 月死在成都北站附近。吸毒后去买针具,回来时横过火车轨道,被火车头撞死。

马海什且:1998 年死于艾滋病(确诊)。有吸毒史和盗窃史。死前被亲友从成都送回,死时 24 岁,未婚。

马海吉尔:2008 年死于家中,有吸毒史、盗窃史和艾滋病史。死前在成都盗窃爬楼时不慎掉落,摔成骨折。接回家中后,12 月份去世。死时 30 岁。吉尔第一任妻子曲比阿果 2005 年 7 月死于艾滋病,有吸毒史和贩毒史,生有一女。前妻其死后吉尔娶什一果果,生有一女。她在吉尔死后改嫁,未检查。

曲比阿果(女):马海吉尔第一任妻子,竹核乡木渣洛村哈诺社人,2005 年 7 月死于艾滋病,有吸毒史和贩毒史,生有一女。

尔各一伍:未访谈到具体死因。

阿牛拉尔:有吸毒史和盗窃史,1999 年起无音信,失踪至今。

阿牛果果(女):2007 年死于艾滋病。死时 22 岁,有吸毒史。曾嫁到昭觉县格楚乡,后悔嫁,退给夫家一万元赔偿后回娘家居住。2006 年起外流成都,染上毒瘾。

3. 瓦库社和火洛社

瓦库社和火洛社是伍合村人口较少且居住较高处的两个社。由于交通不便,与外界联系相对较少。但是,海洛因和毒品也已经进入其中。

瓦库社的阿尔布由 37 岁因吸毒感染艾滋病,死于肺结核等并发症。艾滋病确诊后,阿尔布由仍然外流在成都。艾滋病病发后期,由于卧床无法行动,在成都的家支亲戚将其送回家中,在家中死去。

吉克尔布,25 岁死于吸毒,病死家中。

有色石体，28 岁死于吸毒，病死家中。

还有马海日洛、阿尔伟石……

当前瓦库社仍然活着的已确诊的艾滋病病人至少 4 人。阿尔伟吉，他是阿尔布由的哥哥；尔吉尔哈，他是吉克尔布的弟弟；拉玛果果，她是有色石体的妻子。

我们可以从瓦库社的艾滋病死者之间的关系发现艾滋病传播与亲属制度间的关系。

吉克尔布（吸毒，死因不明）—兄弟尔吉尔哈（艾滋病）

阿尔布由（艾滋病）—兄弟阿尔伟吉（艾滋病）

有色石体（吸毒，死因不明）—妻子拉玛果果（艾滋病）

上述三对对应关系中有两对是兄弟间艾滋病传播，共用针具导致血液污染。一对是夫妻间艾滋病传播，由无保护的性行为导致。事实上，嵌合在地方社会结构中的艾滋病传播主要顺着性实践的关系网络和亲属关系网络两条路径扩散。这种艾滋病扩散风险与文化的关系我将在第二节详细论述。

从伍合村的死亡名单可以看到，当前 52 名死者都是 15—45 岁的年轻人，其中以男性为主，占到 92%。他们都是 80 年代中后期以来开始持续外流的村庄里的年轻人，外流带来了毒品和以死亡为结果的伤害，因毒品和艾滋病死亡的人数占到全村总人口的 7% 以上。死于艾滋病的女性则多由丈夫通过性途径传染。这提醒我们，性传播将在未来几年内持续成为艾滋病在村庄扩散的主要原因。

（三）在人间：伍合村尚在世的艾滋病感染者统计

由于伍合村青年人外流频繁，当地的疾控部门和基层政府难以掌握艾滋病感染者的确切数字。2008 年，在昭觉县疾病防控中心和凉山妇女儿童中心等机构的合作下，到竹核坝子的竹核乡和尔古乡进行了各村的普查。但由于相当多的年轻人外流在外，这一艾滋病感染者确诊名单并不完整。我在伍合村期间，重新统计和整理了伍合社与尔布社的艾滋病感染者人数及名单。

1. 伍合社的艾滋病人统计

马海哈古和曲莫作曲家庭。马海哈古 1967 年生，2005 年在监狱中查出艾滋病，妻子曲莫作曲，40 岁，尔古乡鲁瓦木村人，2008 年在全村普查查出艾滋病。两人育有 4 个子女,大女儿 16 岁,普查中未检测出艾滋病,14 岁的二女儿、12 岁的大儿子和 10 岁的小儿子未做检查。

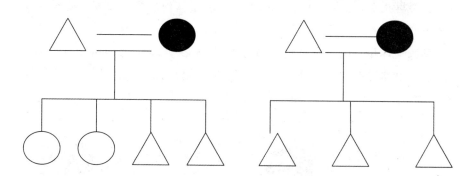

图 5 - 2 马海哈古和曲莫作曲家庭结构　　图 5 - 3 马海古尔和什一金舍家庭结构

马海古尔和什一金什家庭。马海古尔,1965 年 3 月出生,2003 年在昭觉监狱被疾控中心查出患有艾滋病。妻子什一金舍,雷波县人,1971年 8 月出生,在 2008 年全村普查中查出也是艾滋病。两人育有 3 个儿子,17 岁的大儿子在普查中未查出艾滋病,13 岁和 6 岁的二儿子和三儿子未做检查。

古自一吾和俄尔自古嬷家庭。古自一吾 1970 年 7 月生,2008 年全村普查中查出艾滋病。老婆俄尔自古嬷 35 岁,来自美姑,未做检查。两人育有小孩 4 个,大儿子 15 岁,大女儿 13 岁,小儿子 10 岁,小女儿 4 岁,皆未做检查。

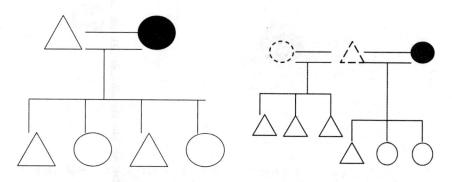

图 5 - 4 古自一吾和俄尔自古嬷家庭结构　　图 5 - 5 马海给则家庭结构

马海给则家庭。2008 年普查时查出艾滋病，2010 年去世，死时 34
岁。前妻因贩毒被判死刑，留下 3 个儿子；第二个妻子的木几几生了 3 个
孩子，一男二女。给则死后，他的第二个妻子与他离婚后改嫁。妻子和 6
个孩子皆未检查。

马海唯谷和曲比布西家庭。马海唯谷 31 岁，2007 年因盗窃摔伤脚，
在医院查出艾滋病。妻子曲比布西，29 岁，乌坡人，未做检查。调查期
间有孕在身，拒绝到医院产检。

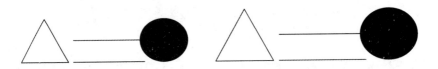

图 5 - 6 马海唯谷和曲比布西家庭结构 图 5 - 7 马海生育和古次曲西家庭结构

马海生育和古次曲西家庭。马海生育 27 岁，有注射吸毒史，仍在吸，
2008 年普查查出艾滋病。妻子古次曲西，美姑县大桥乡人。根据彝族不
落夫家的婚俗，暂时住娘家，不知丈夫已感染艾滋病。

马海达哈和勒吾尼西家庭。马海达哈 29 岁，6 年前在劳教所查出艾
滋病，判刑 3 年，3 年前放出。不肯承认有艾滋病，且拒绝普查。妻子
勒吾尼西 23 岁，竹核乡人，未检查。两人育有一个一岁的女儿，未做
检查。

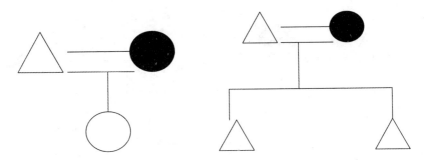

图 5 - 8 马海达哈和勒吾尼西家庭结构 图 5 - 9 马海拉火和曲比阿祖家庭结构

马海拉火和曲比阿祖家庭。马海拉火 20 年前死于肝病，现年 52 岁的

妻子曲比阿祖2008年普查时查出艾滋病，原因不明。阿祖自称是因照顾艾滋病人血液感染，有人传言是情人的性传染。两人生有二子，皆已成年。

古自一哈，2008年普查时查出艾滋病，古子一吾的弟弟，23岁。未婚，外流。

吉古阿火，2008年普查时查出艾滋病，有注射吸毒史，未婚，外流。

马海曲且，30岁，已婚，2008年普查中查出艾滋病，外流。

俄母小木，女，1988年生，2008年普查中查出艾滋病，外流。

马海什些，女，1982年生，2008年普查中查出艾滋病（已外嫁，但户口尚在伍合村，故计入）。

表5-1 伍合社在世艾滋病人统计

编号	夫	妻
1	+	+
2	+	+
3	+	未查
4	+	未查
5	+	未查
6	+	未查
7	+	未查
8	死	+
9	+	未婚
10	+	未婚
11	+	未查
12	未查	+
13	未查	+

从以上统计表可以看到，伍合社在世确诊艾滋病感染者15人，占总人口的5.8%。需要指出的是，在伍合社除马海哈古和马海古尔两夫妇4人是双方确诊外，多数是夫妻双方中有一方已经确诊而另一方尚未检查。

但通过对伍合村使用安全套的观念和行为调查发现，这里基本没有使用安全套的行为，可以推断，他们的配偶和性伴侣有很高的艾滋病感染风险。假定他们的配偶已经感染，伍合社最大估计艾滋病感染者至少23人，则全社整体人口的艾滋病感染率已经超过8.8%。

2. 尔布社的艾滋病家庭统计

尔布社由三个堡组成，名称分别是马兹洛戈、塔其呢、尼度罗古。

吉牛达布和曲莫珂作家庭。吉牛达布因注射吸毒感染艾滋病，2008年死于成都。妻子曲莫珂作，32岁，鲁瓦木乡人，2008年普查时查出艾滋病。两人育有两子一女，大儿子13岁，女儿10岁，小儿子8岁，未做检查。

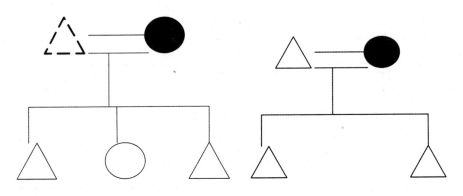

图 5-10   吉牛达布和曲莫珂作家庭结构   图 5-11   迪则可海和勒格牛牛家庭结构

迪则可海和勒格牛牛家庭。迪则可海，36岁，因注射吸毒感染艾滋病，因贩毒判刑7年，在监狱查出得病。妻子勒格牛牛35岁，美姑人，未做检查。两人生有二子，分别是12岁和8岁，未做检查。

尔格克且，28岁，有注册吸毒史，2008年普查中检测出艾滋病。离异。

马海拉则和曲比曲马家庭。马海拉则40岁，在监狱中查出艾滋病。妻子曲比曲马，布约乡人，38岁，在2008年普查中检测出艾滋病。夫妻二人现在外贩毒。育有5个孩子。最小的尚在哺乳期，被带出外面做道具掩护贩毒。

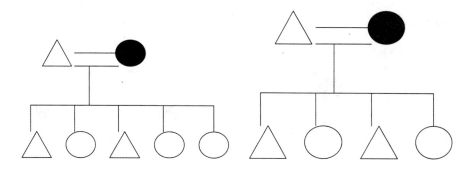

图 5 - 12　马海拉则和曲比曲马家庭结构　图 5 - 13　马海拉比和吉克作曲家庭结构

马海拉比和吉克作曲家庭。马海拉比 37 岁，在监狱查出艾滋病，现在家中养病。妻子吉克作曲，伍合村尔觉社人，未做检查，长年在外贩毒。两人育有两儿两女，未做检查。

马海哈布和迪迪则古家庭。马海哈布 30 岁，在监狱查出艾滋病，因在成都注射吸毒感染。妻子迪迪则古，28 岁，乌坡乡人，未做检查。生有一个儿子，3 个月时夭折，不明死因，怀疑与艾滋病相关。

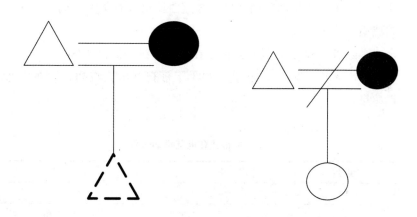

图 5 - 14　马海哈布和迪迪则古家庭结构　图 5 - 15　的惹铁日家庭结构

的惹铁日，45 岁，离婚。2008 年普查查出艾滋病，因在成都注射吸毒感染。有一女儿 15 岁，未做检查。

马海拉铁和曲莫阿西家庭。马海拉铁 35 岁，2010 年在成都手被截肢时在医院查出感染艾滋病。妻子曲莫阿西 30 岁，未做检查。两人生有 4

个小孩,都未做检查。

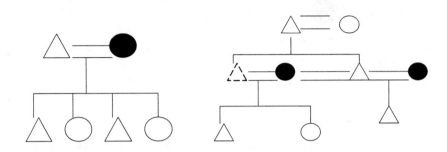

图5-16　马海拉铁和曲莫阿西家庭结构　图5-17　阿牛木古和曲比果果家庭结构

阿牛木古和曲比果果家庭。阿牛木古32岁,因在成都注射吸毒感染,在监狱查出艾滋病,2009年病死。妻子曲比果果2008年普查查出艾滋病。两人育有一子一女,未做检查。丈夫死后,曲比果果改嫁阿牛木古的25岁的弟弟阿牛木嘎。此时阿牛木嘎已经结婚,妻子是阿嘎吾果。因此3人是事实上的一夫两妻家庭结构,但在居住格局上,曲比果果仍住在木古家养育孩子,阿牛木嘎两边跑,知道曲比果果有艾滋病仍发生关系,艾滋病感染风险十分高。

马尔者,32岁,黑彝。因不在村里,感染原因未知。

马海阿给,26岁,未婚,2008年普查查出艾滋病,因在成都注射吸毒感染。

表5-2　　　　　　　　尔布社在世艾滋病人统计

编号	夫	妻
1	+	+
2	+	未查
3	+	离异
4	+	+
5	+	未查
6	+	未查
7	+	离异/未查
8	+	未查

续表

编号	夫	妻
9	+	+
10	+	?
11	+	未婚

从表 5 - 2 可以看到，尔布社在世确诊艾滋病感染者为 14 人，占总人口的 3.5％。需要指出的是，这一比例是在未做其中 6 对艾滋病夫妇中的妻子检查的情况下得出的。尔布社最大估计艾滋病感染者至少 22 人，占全社人口总量的 5.5％。

综上所述，伍合村与尔布社确诊艾滋病感染者人数共计 29 人，两社确诊的艾滋病感染率为 4.4％，最大估计艾滋病感染率为 6.8％。后者比例远远高出《2011 年中国艾滋病疫情估计》报告中对全国人群感染率估计中间值（0.058％）的近百倍！

二　死亡、艾滋病与乡村社会结构变迁

（一）残破的家庭：吸毒与艾滋病死者遗留下的生活

1. 马海舒姑的 3 个儿子

马海舒姑是伍合村的老村干部，他见证了新中国成立后村庄的历史变迁，也见证了改革开放以来海洛因和艾滋病对村庄的摧毁，对他家庭的摧毁。

马海舒姑 1958 年成为伍合村的民兵排长，1960 年被任命为伍合生产大队会计，主要是"算粮食账"和"管钱"。"文革"时，马海舒姑兼任伍合村的民兵排长。1972 年入党后，他继续做了 12 年大队书记，1998 年退休。

马海舒姑共有 7 个子女，三男四女。现在已经死了一个儿子和一个女儿。小女儿在七八岁时病死，其他 3 个女儿都已出嫁。大女儿嫁给了特布洛乡的吉克家，二女儿嫁给了尔古乡的得得家，三女儿嫁给了日阿乡的吉克木则家。大儿子马海西事在 2011 年死于艾滋病，他在世的两个兄弟也都吸毒。他的兄弟马海西给娶了尔古乡尔古村火洛社的吉克出西，马海西铁娶了尔古乡伍合村尔布社的吉克阿路。

马海西事留下的孤儿

马海西事是伍合村里是最早"有钱"的一批人，也是村里最早吸毒的那一批年轻人之一。1989年，西事被朋友带去成都"打工"，但到了成都，根本找不到工作。游逛在成都的日子里，西事找到一群较早出来在成都耍的朋友，就投奔过去，和他们混在一起，去偷东西换钱。他们往往三两人一组，翻墙入室，偷的都是些现金、衣服之类的。他后来也和这群朋友一起吸毒，染上毒瘾。吸毒后，西事和原来老婆由于对吸毒的争议以及聚少离多的缘故而离了婚。这场婚姻，西事的家庭共花费了3万块，其中2万是结婚的彩礼，另外1万包括男方提出离婚而对女方支付的赔偿金以及杀牛羊做离婚告知仪式的花费。在20世纪90年代的彝族村庄，这个数目是比较可观的。

西事后来又娶了一个在成都贩毒的女人，她是昭觉县的彝族，家在普拉对面的扎觉拉达村。西事帮贩毒女贩毒，自己也有了稳定的毒品来源。随着西事毒瘾越来越大，他拿了毒品不再卖出去，而是自己全部吃掉。因此，贩毒女和西事离婚。第二次离婚后，西事又娶了一个乌坡乡的彝族。这时的西事已经毒瘾很深，吸毒花光了他以前混在成都靠偷窃得来的钱财，并且几乎丧失了劳动能力。在父母家和家支亲友的帮助下，凑齐3万块，娶了第三个老婆。

2000年，西事因盗窃被关入监狱，在监狱查出感染了艾滋病，被遣送回家，2001年死于家中。他最后的这个妻子也在2006年病死，但是否死于艾滋病不得而知。她给西事生下一个女儿马海乌洛，现在10岁，在乡里读小学。马海木机说："当时我知道西事得了艾滋病就劝他不要再娶老婆，不要再害人。西事说，什么艾滋病，都是骗人的，我还健康得很。当时艾滋病还少，因艾滋病而死的人也少，所以有人不信，有人不懂，并没把艾滋病当回事。"

马海西事的父亲马海舒姑回忆大儿子在世时的情景：

> 西事在时，他接我去成都耍过一段时间。西事吸毒，也是在成都学会的。他和混在一起的一帮老乡一块吸。我们在家里的很长时间都不晓得，后来知道了，就说他。西事是个听话的孩子，在家就不吸了。但出去后就又吸，管不到了。每次说他他都说不吸了，但可能一直在偷偷吸，不然后来不会得病。

再后来西事就在成都生病，2001 年就病死了。都不知道是得什么病死的。他是在 2001 年被村里一起出去成都的几个小伙子送回来的，回家后在床上睡了三天，三天后就死了。西事死后，家支商量让他的老婆回娘家住。因找不到合适的转婚对象，就让她走了。他老婆也病得很厉害。

由于当时村里人还没有艾滋病的概念，马海西事的死并没有引起很多人的注意。作为马海西事邻居的马海木机说："他是得艾滋病死的，但那时我们都不知道。西事病的时候身上都开始溃烂了。"他的去世，直接导致了家庭的破散。他的妻子也"病得厉害"，极有可能被传染了艾滋病，由于马海西事死后她就搬回娘家居住，现在生死未知。

马海西事死的时候，女儿刚刚 4 个月大。她妈妈走后，女儿成了孤儿，跟着爷爷奶奶过。现在奶奶也去世了，只有和马海舒姑爷孙二人相依为命，平日里邻里家支的亲朋们都会给予一些接济。

尚在狱中的马海西给

今年 32 岁的马海西给是马海西事的弟弟，他在哥哥死后不久开始染上毒瘾。马海西给平时外流成都，2009 年因盗窃罪被判劳改 3 年，现在仍在监狱服刑，还有 1 年就要刑满释放。

在我调查期间，马海西给关押所在的成都某监狱给西给的家人邮寄来一封改造情况报告信，上面简单写着西给在狱中服刑的情况，并要求地方单位和县有关部门加盖公章后寄回。西给年迈的父亲马海舒姑拿着这封信给木机等村里的人看，我也看到了这封信。舒姑不停地问我："这封信是不是说西给表现好？是不是要提前放人了？"一个父亲对子女关切的心情表露无遗。

马海木机怀疑马海西给已经染上了艾滋病，只不过"还没有被检查出来"。因为马海西给的妻子吉克出西已经在普查中确诊为艾滋病感染者。出西也有很深的毒瘾，现在西给在狱中，老婆也不管家里的事情，还拿粮食卖了换毒品来吸。孩子也不管，在外公外婆或爷爷奶奶家轮流照顾。因此，她和西给的父母产生了矛盾，选择了出走，至今仍离家出走在外，音信全无。按照彝族的习惯法，妻子离家出走消失应该由其娘家家支向男方进行赔偿，但因为她是吸毒者，自己的娘家也管不了，赔偿事宜也就作罢。村民们提起马海西给的老婆，都评价说"像个神经病一样"。

未感染的马海西铁

马海西铁是马海西事的二弟，今年 35 岁。马海西铁也有很深的毒瘾，至今未戒。幸运的是 2008 年的艾滋病普查中他未被发现感染艾滋病。这可能与他只烫吸而不使用静脉注射的吸毒方式有关。西铁的妻子吉克阿路也是吸毒者。

2. 老村长的冤情：死因未明的大儿子

59 岁的吉牛尔坡住在伍合村尔布社，他在 2002—2004 年担任伍合村的村长，"文革" 期间还做过民兵连长。我首先惊讶于他对文革时期历史记忆的深刻。

> 1969 年 9 月，毛主席批示了《七二三布告》①，要求停止武斗；1969 年 6 月 19 日（此处应为 1962 年），毛主席发表了《民兵工作三落实》②，9 月 29 日又提出 "大办民兵师"。③ 在党中央的号召下，我们的民兵队伍就组织起来了。当时每个村都有一个民兵连，成员由村里 16 到 35 岁的男女青年参加，都要参加，叫基干民兵。35 到 45 岁的也参加，叫普通民兵。我就是那一年（1969 年）参加民兵连的，1974 年的时候就当了连长。一直干到 1982 年民兵连解散。1982 年的时候，政府收回了我们民兵连的枪支，至此我一共当了 14 年民兵连连长。1982 年后就每家分了地，民兵连解散了，村民们就自己做活、种地。
>
> 当时配备的武器有三八式手枪，五四、五零、五六、六三式自动步枪、机枪。五六式步枪是 10 发子弹，六三式自动步枪是 20 发子弹，还有五三苏式步枪和三零、六零炮。一个排都配备机枪、冲锋和步枪。是县武装部发下来的，1982 年也是县武装部收回去的。我们

---

① 1969 年 7 月 23 日中共中央发布了《七二三布告》，针对山西省部分地区出现的社会失控现象提出停止武斗、解散跨行业群众组织、实行归口大联合等要求。8 月 28 日经毛泽东批准在全国推行。

② 1962 年 6 月，毛泽东在湖南省视察时提出民兵工作要做到 "组织、政治、军事三落实"。

③ 此处表述有误。1958 年 9 月 29 日，毛泽东提出 "全民皆兵" 和 "大办民兵师"。1969 年发生珍宝岛事件，毛泽东发出 "要准备打仗" 的号召。事实上 9 月 29 日是毛泽东号召 "大办民兵师" 21 周年。

村（伍合村）的民兵连共有 10 支五六式半自动，5 支五三式、3 支五四式冲锋和一把五六式冲锋。这个五六式冲锋是我带着。当时民兵连的任务就是巡逻站岗。当时没一个小偷小摸，打架都没有。巡逻主要是响应上级的号召，防止阶级敌人搞生产破坏。枪每年训练两次，集中到县上武装部，打靶就去乡里，每天一早一晚自己在村里练习。不是吹牛，部队的新兵射击都比不过我们民兵。我们的战斗力很强，只是没有服装，只有枪。

对比"文革"时期"一个小偷小摸、打架都没有"的良好社会秩序，他感叹当前村落的衰败和基层治理中腐败的严重。

现在和以前不一样了，人都到处跑，吸毒、贩毒、偷摸……还有艾滋病。我有一个孙子，母亲是艾滋，父亲已经得艾滋死了。社会怎么变成这个样子，想不通。很想改变，但底下贪官多得很。中央是好的，下面贪得很。我应该写信给中央！凉山州以下，县、乡、村里的干部都是买的。有钱就当了。我当年也当过村长，现在的凉山州州长张支铁当年知青下乡时就在我家隔壁住着，是邻居。他现在也 50 多了。2003 年 3 月 22 日到昭觉视察还到我家坐坐。他的父亲张文才是原昭觉县建国后第一任县长，后来张文才做到凉山州畜牧局局长。

在一次村庄的葬礼场合，我和吉牛尔坡谈起村里的事情，才知道他的后任村长马海给则也是死于艾滋病。吉牛尔坡是伍合村 2002—2004 年期间的村长，马海给则是 2004—2005 年期间的村长，中途因吸毒、贩毒被撤下，后死于艾滋病。

我 2002 年当村长，3 年一届，2004 年换届，干到 2004 年，让给马海家的给则当。马海给则吸毒还贩毒，后来 2010 年的时候得艾滋病死掉了。他 2004 年当村长后，干得不成样子，村民意见比较大。2005 年区书记打电话问我谁当村长合适？我就推荐马曲则，他原来在昭觉县城开砖厂，是个厂老板。马曲则这个人是黑彝，为人耿直，也有能力，说话很响亮。因为他有很多黑彝的亲戚当官，可以把村里的事情反映给上级，他当村长对我们村好。于是马曲则被区里任命为代村长代替马海给则，2007 年换届的时候当选上了村长。马曲则就从县城回来当村长，搞得很好。从 2005 年 7 月干到 2008 年的时候，因为家庭矛盾马曲则被老婆打死了。听说是因为马曲则当民间禁毒协会会长的时候，和一个吸毒的女白彝好上，搞男女关系，被老婆用斧头砍死了。他老婆后来自首，说是吵架时马曲则拿枪指着她脑袋要杀她，她是自卫。最后马曲则的老婆被判有期徒刑十几年。

我干村长时，对毒品管得严，一是开大会教育吸毒者，劝他们不要吸，二是通过家支禁毒，监督村民。吸毒的死的还少，不干之后，吸毒的开始死的多，一年七八个。2008 年的时候全村吸毒的年轻人死了 9 个。我在或者马曲则在的时候，伍合村情况会好些。现在是勒格家的做村长，老书记年纪大了，不当了，在家干活。现在村里有些女的，都在外面贩毒。你要想看谁家贩不贩毒，看门槛就知道，盖的好的都是贩毒的。

虽然吉牛尔坡声称他做村长期间对村民的涉毒行为管理严格，但事实上，他的 4 个儿子中有 3 个吸毒，其中三儿子吉牛达布正是在西昌马坪坝戒毒所里死于因吸毒引起的艾滋病。吉牛达布初中毕业后，就出去外面打工，去过新疆、福建、山东等地方。

在外面彝族年轻人一起偷抢的时候，达布就跟他们走了，不听话。那么大的人管不住。我们做父母的，在家里帮他把房子修好，老婆娶了。他结婚后还是往外面跑，后来老婆也带出去，跟他在北京待过一年，说去打工，回来两个都吸毒了。在家也一起吸毒，还用针管注射。就这样感染了艾滋病，还把艾滋病传给了老婆，现在小孩有没有染病也不知道，没检查过。

吉牛尔坡认为三儿子吉牛达布死得冤枉，是"被饿死的"。

吉牛达布在外面的时候就和贩毒的认识了。最后钱也没了，还得了艾滋病，被国家关起来了，关在西昌的马坪坝戒毒所里。他是在监狱里头被查出来得了艾滋病的。2009 年 4 月 29 日被关死了，死的时候才 33 岁。

那西昌的干警打电话让我们家属去昭觉县城的汽车站接人。我们几个亲戚一起就去到车站等，一直等到晚上 11 点多，接到了儿子。那时他就只剩一口气了，瘦的一把骨头，回来就死在家里。西昌的公安局是让他一个人搭车回来的，不人道。人都走不动了，也没人送一下。他们（戒毒所）太黑了，你是不晓得。我要是有钱就去打官司，告西昌公安局！我们隔壁村有一个，也是关在西昌的马平坝戒毒所，后来就死在那里头了，尸体也没给家人见到。家人去找，戒毒所的警察就说已经放走了，算失踪。后来有关在监狱的认识的人悄悄地说，是被警察打死的。现在他的家人已经请了一个律师，告到州法院去了。我们村一共在西昌戒毒所关了 3 个人，我儿子死了，另一个也死了，就是有另外一个姓马的，是黑彝，就给放了。就是这么黑。听他们讲，西昌的火葬场每年都烧 30 多个公安局送来的无名尸体。共产党是好的，但底下当官的都坏了。我想告到上面去，但自己年纪大了，钱也找不到。

戒毒所的人跟我们说达布是艾滋病发病死的，有知道内情的人告诉我们他是被饿死的。我儿子饿死在他们戒毒所，我准备和西昌戒毒所打官司。马家拿得起钱，他们家支的被抓了给钱就放了。我们人少的家支没钱，没人帮，都只顾自己家。

老村长吉牛尔坡对村庄政治颇有微词，关于伍合村的地方治理，我会在后面的章节中专门论述。这里主要讨论毒品与艾滋病带给家庭的影响。对吉牛尔坡来说，儿子的死固然是打击，但他的家庭经济生活并没有受到太多影响。

我还有 3 个儿子，都不吸毒，两个在外面架电线，一个在家种地。我花些钱准备让 3 个儿子进电力公司当工人。我认识一个广安来的汉族老板，他们来架电线的时候，我主动去聊天问情况。那个老板说要人去山西架电线，工资高。我 19 岁的小儿子就去了，去年干了 6 个月带回来 5000 块钱。小儿子读到高中不读了，有知识不吸毒，爬杆子有体力，比他哥哥强。老板说干得好工资还要涨，今年是 2800 块一个月，明年升到 4000 块。

而被传染了艾滋病的三儿媳"正在成都贩毒"。

> 我的儿媳曲莫克伦，今年 34 岁，是尔古乡鲁瓦莫村的。儿子死后，儿媳拖着 3 个娃儿生活。男孩 12 岁，在读小学；大女儿 8 岁，也在读小学；小女儿才 6 岁。

3. 父死子从：走老路的马海古伊

马海木嘎 2005 年死于艾滋，死时 39 岁，妻子是来自昭觉县古尼区的海来工人，2006 年也死于艾滋病，死时身患乙肝和肺结核等传染性疾病。

马海木嘎 1994 年开始和亲戚朋友一起到成都打工。去到成都后，由于缺乏基本的技能和语言障碍，找不到工作，只有靠偷抢维生，后来在朋友的怂恿下也染上了吸毒，毒瘾越来越大，发展到要通过静脉注射来获得更大的快感的程度。正是这种共用针具的注射吸毒使他染上了艾滋病。

6 年过去了，当我到村里做调查的时候，他的儿子马海古伊已经 22 岁了，而且同他的父亲一样，也在外面染上了吸毒。古伊刚开始是做电工，在外面跟着陕西电力公司工程队的施工项目到处走拉电线。这是一种高风险和高收入并存的一个工作，虽然是临时的，但只要敢爬上电杆，收入还是可观的，每个月根据工作量可以收入 3000—5000 元不等。古伊做电工做了 2 年，存够 3 万块钱后，"要"了一个美姑县的老婆。后来，他认识一些在成都打工的本地小伙子。在与这些小伙子交往期间，他被带着尝试吸毒，最终染上毒瘾。吸毒上瘾后，古伊放弃了原来收入可观的电工工作，和那些"朋友"一起混在成都，用盗窃来养吸毒。

马海木机曾受马海古伊的姨妈之托，打电话叫他从成都回家，继续做架电线的工作。古伊口头答应了，而且也回到村里。但他回到村里的真实目的不是浪子回头，而是拉邻居马海唯日和他一起干。马海木机说："当时两个人杀鸡占卜看吉凶，说是要看外出打工的吉凶，其实是占卜偷窃吉凶。"马海唯日本来是在成都一个建筑工地上做零工，马海古伊对他说："你一天打工累死也挣不到几个钱，我一个晚上就能挣上万块。不如你也跟我出去做这个，很快就能挣到钱了。"唯日被说服了，答应跟古伊一起出去。

于是古伊带马海唯日以及自己的妻子 3 人一起准备外出到成都混世界。3 人在去成都之前先回了趟古伊老婆在美姑县的娘家，并在其娘家家中吸毒，被人发现举报了。当3个人走到木渣洛村的时候就被警察抓了，罪名是聚众吸毒。于是，去往成都的希望之旅变成了戒毒所的戒毒之旅。3人至今仍在戒毒所接受强戒。

（二）活在死亡的阴影中:存世艾滋病人的家庭生活写实

1. 既吸且贩的马海古尔一家

住在伍合社村西侧的马海古尔今年45岁，初中文化水平。妻子什一金舍38岁，文盲，在家务农，是雷波人。两人育有3个儿子。大儿子马海什给今年17岁，初中毕业后在家"耍"，没有外出"找钱"；次子马海阿哈今年13岁，正在读初一；小儿子马海古都6岁，未上学。他家里有1.5亩旱地、7分水田、10棵核桃树，养了1头过年猪、1头牛、5只鸡。

2010年8月份一天的傍晚，我第一次走进他家时，马海古尔不在家中，外流成都。他的妻子什一金舍和3个孩子在家里。什一金舍正在厨房做饭，用砖搭起来的锅灶上蒸了一锅大米，锅底下玉米秆做燃料烧得正旺。我就和她聊起来。

什一金舍是1997年在成都染上毒瘾的。事实上，从1994年开始她就外出贩毒了，是个小毒贩。她和娘家村里的劳白木洛是好姐妹，听说贩毒挣钱，就跟别人去昆明拿货。在庞大的毒品销售网络中，她只是处于最底端的零售者。

> 人家有一批老板，都有几百克（海洛因）。我们没有钱，一次拿5克。他们以400块钱1克的价格卖给我们，我们卖450块钱1克，就赚50块。我们主要做零包生意，那些个吃的就到我这来买。20块、30块、50块的都有。有时村里闲，几个人聊天、抽烟、喝酒，就来买一点，一起吃。一圈人用一个针头的很常见。

但在开始的时候她自己没有吸。后来为了"验货"，她也尝试着吸了毒。很多贩毒的人在拿货的时候，都会吸一点试试毒品的纯度和质量。就这样，她自己也染上了毒瘾。几乎在同一时期，她的老公在成都混时也染上了毒瘾。

2009年11月县里的艾滋病大普查时，什一金舍得知自己和老公都染上了艾滋病。什一金舍说，虽然自己染上吸毒，但从来没有以注射的方式吸毒。她怀疑是老公在外面注射吸毒感染的，之后传给了自己。"以前什么都不懂，不知道贩毒犯法，也不知道吸毒会得病。如果知道肯定不会吸。现在懂了，也晚了。"她说这话的时候，一脸平静。她告诉我，虽然自己确诊得了艾滋病，但是目前身体还算好，没什么感觉。因为老公不在家，什一金舍承担着家庭日常生活中所有繁重的农活和家务。和我聊天时，她还在忙着喂猪。忙完一段后，她才招呼我边吃着锅底烤好的玉米边讲她的故事。因为不知道自己是在何时感染的艾滋病，所以什一金舍现在最担心的是自己的孩子们有被传染上艾滋病。因为3个孩子都没有做过检查。

2. 独居的老年女性感染者：曲比阿祖

今年已经60岁的曲比阿祖是伍合村年龄最大的确诊艾滋病感染者。她的个子不高，甚至有些瘦小。她的丈夫马海拉火20年前死于乙肝。拉火没有兄弟，而且曲比阿祖自身年纪也大了，就没有转婚，现在寡居家中，跟20岁未婚的小儿子一起住。她共有两个儿子一个女儿。女儿在7年前死于吸毒，当时23岁；大儿子马海日诺26岁，因为盗窃在2009年被抓捕入狱，现在仍未释放。曲比阿祖说她的儿子是被冤枉的："2009年12月22号，日诺在回家乡的火车上，乘警临时查身份证，看到日诺的身份证就把他抓走了，说他是内蒙古警方通缉的嫌疑犯。可能是和那边的盗窃有关。实际上偷东西的是日诺的朋友，日诺拿了他朋友的身份证在身上，就被错抓了。"

在2008年的艾滋病普查中，曲比阿祖被检测出得了艾滋病，但具体的得病原因不得而知。阿祖不吸毒，却染上艾滋，村民们纷纷猜测是因为她有情人，她的情人将艾滋病传给了她。但在和阿祖聊天时，50多岁的她很害羞地笑着否认了这个传言。在彝族乡村，这种事情是"只做不说"的。事实上我也没有想从她的口中证实这个说法，只是希望得到艾滋病感染者自身对得病原因的解释。阿祖说，几年前，她有个患艾滋病的亲戚（马海木给的妻子海来工人）卧床不起，她当时天天在照顾，为其擦拭过身体。阿祖回忆说，可能就是那次，自己因为和艾滋病人有皮肤接触，通过身上的伤口接触导致了血液污染而感染了艾滋："她当时全身都溃烂了，脏血和脓水都流了出来，我可能是有接触到她的脏血这样被感染的。我又不吸毒。"

曲比阿祖说在村妇女主任的帮助下，现在可以享受到国家的免费艾滋病治疗药物。她每个月去县疾控中心拿一次药。她翻出药瓶给我看，抗病毒治疗药物包括：

表5-3　　　　　　　　　　伍合村艾滋病人用药种类统计

药品名称	厂家
夸韦拉平片	上海迪赛诺生物医药有限公司
司他夫定胶囊	上海迪赛诺生物医药有限公司
肌苷片	成都锦华药业有限公司
复方磺胺甲噁唑片	西南合成制药股份有限公司
拉米夫定片	葛兰素史克医药公司（GSK）
六合维生素丸	葛兰素史克医药公司（GSK）

曲比阿祖的艾滋病可能已经进入了发病期，因为她并发了肺结核、心脏病，而且经常感到头晕。

3. "输血感染"的古自一吾

在以马海家支为主的伍合社，古自一吾一家是伍合社为数不多的非马海家支的外姓人。他小的时候跟随父亲从相邻的乌坡乡迁入尔古乡，距今已有30年。古自一吾说，乌坡那边没伍合好，乌坡在高山上，只能种洋芋、玉米和荞子，而伍合村在坝子里，可以种稻谷，所以举家搬下来。那时在政府治理层面上对彝族的迁移控制并不严格，只要接受地的基层政府同意申请，即可批地安置。

从高山往坝子搬迁是改革开放以来随着市场经济的进入和道路交通的改善而不断在彝族地区发生的搬迁现象，这与历史上彝族传统居住于半高山地区，从低矮坪坝向高山地区搬迁的方向是相反的，我称其为"逆向迁徙"。这种集体自发迁徙运动代表着彝区传统经济类型从半耕半畜经济向耕作经济的转变。这种转变主要由两个原因促成：首先是随着市场经济的深入，货币概念进入当地彝区，更多的高山彝族下山耕种肥沃些的土地，以取得更多农产品产量来换取货币和喂养牲畜；其次，平坝交通便利，与汉区接近，更易于与外部世界发生联系。

古自一吾今年32岁，老婆阿尔牛牛是美姑拉马乡人。一吾的阿姨做中间人介绍两人认识结合。现育有4个小孩，大儿子古自瓦哈11岁，在伍合村上小学三年级，大女儿古自吾果7岁，尚没读书，小儿子古自乌涅

5 岁，小女儿古自吾兹刚 1 岁。

这个 6 口之家只有水田和旱田各 1 亩 6 分，显然无法维持正常生活水平。2004 年以前古自一吾和村里的年轻人一起在成都"爬房子"，2004 年的时候，他回到竹核乡水泥厂打工，7 月份的时候被石头砸伤脚，做了截肢。水泥厂赔了 4 万多块钱，之后他就在家种地。

> 2009 年，侯老师的妇女儿童中心通知我们村去中心检查。一个月后得知患有艾滋病的结果。还好老婆和孩子都健康，没有得病。知道自己得病后，心情很闷，也没做迷信，做迷信也治不好，心想吃点药会好点。但不知道买什么药，因为没去过医院，医院也没送什么，只给免费办了医疗保险，还给了 50 块钱。妇女儿童中心告诉我吃药能控制，只是现在没钱买药。侯老师的妇女儿童中心会发白糖、面条、盐、瓜子、花生给我。
>
> 我七八年前在成都学会的吸毒。村里很多人都在成都吸，在成都和他们一起时，我也学会了吸毒。上瘾后每天都要吸。最多 30 元每天，少时 10 元每天。成都的毒品多，都是在我们彝族那买，是女的在卖，她们住在成都南站、北站附近的招待所里。我们都知道地点，随时可以去拿货。警察看到才抓，一般抓不到的。打针吸毒的多，打针舒服还便宜，买 5 块钱的药粉，用安定稀释下，推进去感觉就有了，我也打针。
>
> 但是我得艾滋病的原因和村里其他人可能不太一样，我怀疑是输血感染的。以前在水泥厂打工，脚残废之后，流了很多血，在胳膊上输过血，可能这样感染上了。当时在昭觉县医院输了 4 袋血。

在查出患有艾滋病后的 2010 年初，他仍然要外出"找钱"。他去到福建厦门的一个窑厂洗碗。一共去了 4 个月，一个月给 1100 元，自理食宿。2010 年夏天我到他家聊天时，他刚从厦门回来不久。他说，在外面的时候病了，胸膜痛，又没钱也不去看病，就回家种地。打工那一点钱除去车费，还不够养孩子的，不舍得在外面看病花了。

古自一吾说，他"从来没用过套子"。他之前不知道艾滋病通过性传播，2009 年在凉山妇女儿童中心接受知识培训之后，知道了性可以传播艾滋病，但仍然没有使用安全套的防护行为。他的理由是彝族"从来不用这个"。不用套子似乎也成当地彝族族群认同的行为象征符号。在问到是否担心因不用安全套而将艾滋病传给自己的妻子，他说之前没注意过这个问题。去年查的时候老婆没有艾滋病，今年没有查，就不知道了。艾滋病人的伴侣完全暴露在无保护的感染风险中。

4. 艾滋病人爱心互助小组长马海唯谷的故事

31 岁的马海唯谷是伍合村艾滋病人爱心互助小组的组长，他 2009 年在山东的监狱中查出得艾滋病。27 岁的妻子曲比布西是隔壁乌坡乡人，2008 年结婚嫁入马海家，来自乌坡乡乌坡村，未做检查。在曲比布西之前，马海唯谷有一门定亲婚事，后退婚。

我去到他家里时，马海唯谷正在山西太原做建筑工。于是和他的妻子曲比布西聊天。唯谷曾经是外流人员，在成都盗窃混迹期间染上毒瘾，在家期间也没有戒断。得知丈夫患有艾滋病后，家里的生活并没有太大的变化。曲比布西说对丈夫有劝慰，但没有想过其他方面，饮食上，"仍然和以前吃的一样"。

在家的时候，唯谷有接受昭觉防疫站的免费艾滋病抗病毒药物治疗。村里干部每 3 个月通知去拿药一次，药物免费并给 50 元路费。除了接受国家免费治疗之外，唯谷没有去过医院咨询和治疗。

曲比布西说，村里对唯谷"没有看不起，不会不理"。普通村民仍然会和艾滋病患者进行日常交往，不会排斥共同饮食、饮酒、劳作、毕摩仪式等社交活动。有的人知道这个病，就自己注意下，比如说话时保持点距离。

曲比布西说知道不能接触到艾滋病人的血。这些知识是凉山妇女儿童中心同伴教育项目告诉他的。但她并没有自我防护意识，也不懂得怎样采取保护措施。在夫妻生活中，他们从来没有使用过安全套，布西也没有接受过体检。

> 我已嫁给他就不回头了。心里难过也不说出来。我也不知道自己现在有没有艾滋病。传的话早就传了。他传给我也没办法，既然已经嫁给他了。

曲比布西的父母早已去世，家里还有一个姐姐和弟弟。她唯一的哥哥也在今年因吸毒而病死，但并未确诊艾滋病，因为"没有查过"。唯谷不在家，布西操持着家里两亩地的耕作和两头猪的喂养，其中有一头猪

"是妇女儿童中心给的"。唯谷的父母和兄弟会帮忙种地。她平日在家就干点活,养养猪。家里当前最大困难是两亩地的粮食不够吃,老公出去挣钱是为了买点米。借钱也没办法去别人家借,因为自己花了还不起,别人也怕。在唯谷等艾滋病患者家庭的眼里,艾滋病并不是自己逃避生产和劳作的理由。只要身上还有力气,疾病还未发作,他们就要和正常人一样为家庭忙碌挣钱。因为一旦停止工作,家庭的经济状况就会陷入困顿。

> 他(唯谷)出去5个月了还没寄钱回来,家里没有什么现金了。他一两个月打回父母或哥哥的手机一次,但没有和我通过话。哥哥接了电话,就转告我一下。

(三) 从海洛因到艾滋病:残缺的村庄社会结构

毒品的泛滥和艾滋病的蔓延给凉山彝族地区带来无尽的苦难。一方面,毒品本身带来的身心成瘾性造成吸毒者自身的身体伤害、家庭关系破坏;另一方面,海洛因带来的毒品贸易一定程度上摧毁了彝族乡村社会的道德秩序、价值框架和稳定的社会结构。从经济学角度来看,一名依靠以贩养吸的吸毒贩毒者,需要发展至少10名吸毒者才能维持自身日常吸毒所需的花费。因此,吸毒者往往努力发展新的吸毒者,将更多的邻居、亲友家庭带入吸毒行列。随着吸毒人数的增多,贩毒群体也相应增长。越来越多的家庭陷入贫困与犯罪交织的非正常生活状态。冒险主义的海洛因资本主义经济已经渗入凉山昭觉的乡村地区。

当前村庄的艾滋病问题日益严重,进一步恶化了毒品带来的上述问题。艾滋病在村落的出现与早期混在城市的彝族青年的乡村回归关系密切。他们的共用针具行为直接导致了艾滋病在吸毒群体内部的传播。这批因吸毒而感染艾滋病的群体主要是男性,而且有的已经进入发病期和死亡期,给乡村社会的日常秩序和生产生活带来很大的冲击和影响。在我调查的一年时间内,整个竹核坝子已知死于确诊艾滋病的就有8个,分布在温泉村、尼日村、尔古村等不同的村落。由于各人的身体状况有差别,有些艾滋病感染者还能够从事正常的社会活动。这其中国家防控的努力和免费治疗药物的有效发放也起到一定作用。但是,随着艾滋病高发期的逐渐到来,竹核坝里当年外流的年轻人,如今已经结婚生子的中年人一代仍然在不断地死去。这种家庭结构中核心父系成员的较大规模去世,给当地的社会结构带来不可恢复的摧毁。

首先，很多家庭结构变得残缺不全，日常生产生活受到严重影响。在子女抚养方面，父母一方或双方的缺位使亲子教育无法进行，单亲或成为孤儿的儿童在生长过程中的心理健康受到影响。有些情况为父亲去世后，母亲改嫁；有些情况为父母双方去世；有些情况为父母长期外流。以上几种因毒品或海洛因导致在家庭教育方面和成长支持方面，父母缺位带来的无依靠儿童被称为"失依儿童"。在社会保障和社会福利尚不完善的竹核坝，他们的生存只能依靠家支的支持，通过父系隔代长辈或父亲平辈兄弟家庭的照顾来实现。

2005 年，在北京爱知行健康教育研究所项目支持下，中央民族大学民族学与社会学学院社会学班的大学生在竹核坝子两乡采用非随机配额抽样法做了107 份问卷（有效问卷104 份）针对家庭结构和儿童生活的问题进行调查。结果显示，其中有 6 个儿童确诊艾滋病，29 个儿童出生于父母感染艾滋病后，但未做检查。107 户家庭中，6 个家庭（13个儿童）的父母因吸毒和艾滋病双亡。有 23 个家庭的父亲去世，占22.3%；8 个家庭母亲去世，占 7.8%；其中90%的孤儿父母死于吸毒感染和艾滋病相关疾病。

表5-4　　　　　非随机配额抽样家庭结构完整度数据[1]

	人数（人）	百分比（%）	有效百分比（%）	累积百分比（%）
父母健在	65	62.5	63.1	63.1
父亲已故，母亲健在	23	22.1	22.3	85.4
父亲健在，母亲已故	8	7.7	7.8	93.2
父母双亡	6	5.8	5.8	99.0
离异	1	1.0	1.0	100.0
合计	103	99	100	
样本缺失	1	1.0		
总计	104	100		

2005 年 2 月随机调查的 56 户中，有 18 个家庭情况是父亲去世后，母亲出走或改嫁。

---

① 凉山彝族妇女儿童发展中心：《凉山妇儿资讯》，2005 年第 1 期。

表 5-5 走访家庭结构完整度数据① 单位:人

父亲是否感染艾滋病	母亲是否感染艾滋病				
	是	否	未查	疑似	合计
是	13	18	11	1	43
否	1	13	0	1	15
未查	0	1	6	0	7
合计	14	32	17	2	65

	母亲是否外流过（包括正在外流）		合计
	是	否	
父亲是否外流过 是	18	34	52
否	4	14	18
	22	48	70

	母亲是否入狱或劳教		合计
	是	否	
父亲是否入狱或劳教 是	7	31	38
否	2	28	30
合计	9	59	68

在老人赡养方面，由于凉山彝族主要通过幼子继承制的方式实现老人养老，随着一个甚至几个儿子的去世，一些老人的晚年也失去依靠。上述个案中的马海舒姑有 3 个儿子，但是一个死于艾滋病，一个尚在监狱，一个在家，也是吸毒成瘾。虽然看起来儿子数目众多，但舒姑的日常生活并无人照顾，一个人与死于艾滋病的儿子留下的孤儿爷孙二人相依为命。这种情况在当地并不少见。

其次，家支整体性缺失带来社会结构变迁。伍合村民的日常生活处于一种集体主义式的家支生活中，比如平日田间劳作、建房等主要依靠男性之间的互助，在葬礼上需要家支青壮男性抬尸体、帮忙杀牲等。家支男性的数量和紧密程度更是显示一个家支在地方上威望和地位的重要标志。很多家庭倾向于多生男孩，一方面是出于家庭生计和父系继嗣的考虑，另一方面也是受到家支荣誉感的影响。但是随着青壮年男性的死去，家支整体

---

① 据凉山彝族妇女儿童发展中心:《凉山妇儿资讯》，2005 年第 1 期。

性受到冲击,家支聚会中的一些集体生活也受到影响。甚至出现家支男性稀少(部分因为外流年轻人也很多)、死者尸体无人抬、杀猪宰牛找不到人做的情况。这对家支而言是一种耻辱,更是一种家支传承面临的严重现实。

进一步地,初期艾滋病感染者在无意识的情况下,已经开始通过无保护的性行为将艾滋病传播向他们的性伴侣和配偶群体,从而使艾滋病传播出现从高危人群(在村庄主要是注射吸毒者,有些在外流期间通过性途径感染艾滋病者一般也不承认性的因素,而愿承认是吸毒感染)向普通村民、从男性向女性传播的趋势。从某种意义上讲,女性在艾滋病传播过程中处于双重风险当中。

一方面是"文化风险"。在凉山传统彝族社会里,女性在家庭和家支生活中处于从属地位。在未嫁时从属于父系家支,婚后从属于夫系家支。在婚后家庭生活中,妇女在日常承担着更多的家务劳作,而在子女教育、家庭开支、亲友往来等家庭事务方面没有决定权,甚至连发言权和知情权都没有。在夫妻生活方面,则表现在:第一,在夫妻生活中没有权力,是否进行性生活、是否使用安全套等问题完全由男性决定;第二,难以得知和干预丈夫的婚外性生活。调查中发现,有些男性婚后仍有情人存在,尤其是经常外流的已婚男性,也存在找小姐的情况。这种体现在性关系中的不平等,使女性暴露在艾滋病感染的文化风险中。

另一方面是"生理风险"。女性在家庭经济关系、性权力关系等方面所表现出的社会性别不平等强化了艾滋病作为后果的生理风险。由于女性生理结构特征,在不安全的性生活中她们被动感染艾滋病的可能性更大。我将在下一节中集中讨论伍合村的性网络与通过性途径传播艾滋病的风险问题。

第二节　性网络中的疾病传播:地方文化情境中的性模式与艾滋病风险[①]

在上一节的叙述中,我们看到艾滋病作为海洛因滥用后果的发生和带

---

① 本节中部分内容已发表在《开放时代》2012 年第 2 期中,特此说明。

来的苦难。毒品的滥用和共用针具的注射吸毒行为让混在城市的乡村彝族青年处于死亡和疾病的阴霾中。而城乡之间的"钟摆"式生活模式则将毒品和艾滋病扩散至乡村生活空间。

如果说彝族青年是在未婚时混在城市的"成人礼"时期因毒品传染了艾滋病，那么随着人生周期步入中年，吸毒者和艾滋病人的婚姻和日常生产生活都将被毒品和艾滋病问题困扰，并将这种苦难蔓延至整个乡村地区。吸毒者是艾滋病的"高危人群"，随着未婚彝族青年的城乡往返和已婚彝族中年的乡村社会回归，作为"高危人群"的吸毒者和已确诊病人的艾滋病患者，他们在日常生活中的性交往模式和性行为方式直接影响着艾滋病的传播速度和规模。我们已经知道，无保护的性行为是艾滋病传播的重要途径，这样的高危行为直接将艾滋病病毒传给他们的性伴侣，从而将艾滋病从高危人群（吸毒者）转移向普通人群，引起二次传播。在凉山腹地的伍合村，人们信奉着什么样的性观念？他们的性实践是一种怎样的行为模式？这些关键问题的解决，是评估村庄中艾滋病传播风险的前提。

一　潜在的危机：性传播成为艾滋病扩散的主要途径

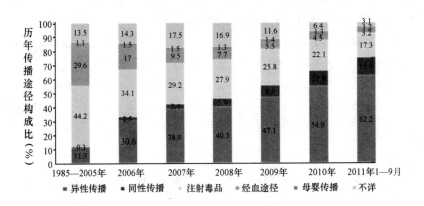

图 5 - 18　近几年新报告 HIV 感染者/AIDS 病人传播途径构成

从全国数据来看，2011 年估计的 78 万艾滋病病毒感染者（PLHIV）中经性传播达到了 63.9%，其中异性传播从 2009 年的 44.3% 上升为 2011 年的 46.5%。异性传播中，约 1/4 为配偶间性传播，3/4 为非配偶间性传播。

　　当前随着国家力量和民间力量大力地展开禁毒行动,吸毒尤其是共用针具的危害日益为凉山地区的彝族人们所认知,吸毒高危人群的艾滋病感染增势在国家体制和社会环境的双重监控下呈现出下降趋势。但随着艾滋病患者的城乡流动和乡村社会回归,当前凉山地区的艾滋病疫情已呈现出从高危人群(吸毒人群)通过性传播和母婴传播途径向一般人群扩散的趋势。嵌合在彝族社会文化传统与变迁过程中的性传播途径加速了这一疾病扩散的速度。目前凉山彝族社会的艾滋病疫情已经呈现出从高危人群向普通人群扩散的趋势。在征兵体检、病人就医、普通孕产妇、外出打工人员、农村社区居民、公务员、医生、教师、退休干部等人群中均发现有感染者。截至 2010 年 6 月底,凉山地区累计传播途径以注射吸毒为主63.1% 、其次为异性传播12.3% 。① 而通过性传播途径导致感染的比例也在逐年加大。这一趋势和国家卫生厅公布的全国艾滋病感染大趋势一致,也与学界对于艾滋病感染的一般规律总结相一致。资料显示,多数国家的艾滋病感染者和发病者首先出现在男性同性恋群体和吸毒群体当中,男性比例明显偏高。随着时间的推进,女性病毒携带者和患者迅速增加。"在非洲,男女比例已接近持平,而中国目前的艾滋病患者虽然未达到1∶1的程度,但其比例却迅速缩小。"②

　　在伍合村,我们已知的艾滋病感染妇女数量虽只有数例,但这一数据并不具有统计学上的样本量意义,且这个数字也并不能精确显示伍合村男女感染比例的差异,因为更多青壮年的妇女长期在外地贩毒,并没有被纳入 2008 年度县疾控中心针对乡村的艾滋病普查范围之内。真实情况是,当地的一些人已经开始切身意识和感受到女性在艾滋病传播过程中的风险以及社会性别与社会地位的不平等对这种传播风险的加剧,从而表达了担忧和困扰。我对村庄中安全套使用情况等方面的调查结果也表明,这种风险是一种真实存在。

　　阿加特·拉特雷—加陀·劳森提供的非洲妇女与艾滋病的讨论给我们在彝族地区的艾滋病传播与性别关系思考以启示。1997 年世界上 4/5 的

---

　　① 凉山州疾病预防控制中心:《凉山州艾滋病防治工作开展情况报告》,2010 年 7 月(未刊),第 1 页。

　　② 焦治平:《转型时期的艾滋病与性别》,硕士学位论文,四川大学,2004 年 5 月。

HIV 阳性妇女在非洲，非洲育龄妇女中受感染的人数是世界各洲中最多的。加陀·劳森认为，HIV 传播的行为可能是由社会文化习俗导致的，而与这些问题相关的是个人或群体的流动、生育习俗及观念、妇女在社会中的地位，以及传统的保护网。但是，这些传统有些是社会所遵守的，有些却未必被遵守。从而艾滋病的分布差异在非洲其他一些社会特征中也有所反映，如嫁妆、婚姻、婚姻形式（父系还是母系）以及弟娶寡嫂的习俗。① 女性在社会地位上的不平等以传统文化实践的形式表现出来，并被置于艾滋病感染风险当中。

二 性的社会网络的提出：从个体主义到整体主义到行动的结构主义

从当前状况来看，在国家的强力打击之下，海洛因贸易从高峰期转入低潮期，从公开化转向地下化。同时，在国家疾控部门、本土 NGO、国际组织的持续介入干预过程中，虽然在工作开展过程中存在很大问题和不足值得反思，但整体而言，他们较为成功地将作为"知识"的艾滋病基本现代医学意义上的理解输入到了基层社会，伍合村村民面对"艾滋病"概念的时候，可以大体转述出国家机构、社会组织以及国际组织所描述的疾病面貌、传播途径和防护知识。公共卫生学界关于"认知"与"行动"之间的转化困境一直有很多讨论，我想指出的是，"知识"不能有效转化为"行动"，在于"知识"作为地方社会结构外部意识，其进入方式和表达逻辑没有和当地的情境对接。比如在彝族地区发放的艾滋病知识小册子，使用了汉语和过多的术语，这都减弱了受众接受"知识"的意愿和信息量。

更需要反思的是疾病防控工作开展的方法论。对作为社会问题的艾滋病的应用研究与干预，传统上以流行病学为主要理论工具。但传统流行病学往往在个体属性与行为特征的层面上展开性途径传播艾滋病风险的研究而忽略了个体层次之上的社会结构与文化情境中的人们对性与疾病的地方性理解与互动实践关系，从而将艾滋病的社会风险问题局限在

---

① 阿加特·拉特雷—加陀·劳森：《非洲的妇女与艾滋病：艾滋病的社会文化因素》，《妇女研究》，2001 年第 1 期。

自然科学主义主导的临床医学与公共卫生学视野内，试图通过针对个体或群体的"行为干预"改变有"高危行为"的个人的生活方式或希望通过对"社会环境"的干预来改变"个体行为"。主要关注高危人群（商业性行为人群、男男性接触者、STD 等）的危险性性行为（多伴性行为、无保护性行为、商业性性行为等）。从国际艾滋病研究中对感染艾滋病的高风险行为者计量单位的称呼：个人（person）、人群（people）、群体（group）……可以看出，"研究者们对于这些人是不是形成了社会组织，怎样被组织起来的，一直认识不清或者莫衷一是"①。对文化情境变量的考察更不多见。

方法论上，则以定量研究为主流，在公共卫生学理论框架（如健康信念理论、行为改变理论等）的基础上进行量表工具开发和问卷设计，对艾滋病知识知晓率、安全套使用率、高危性行为发生率等量化指标进行调查。这些调查为我们提供了艾滋病疫情的一些宏观信息特征，但因为缺乏社会文化整体关怀，其对高危行为现象背后深层社会文化动因探讨的缺失，导致干预建议往往流于"扩大健康知识宣传""加强安全套使用教育"的表面倡导，这已经影响到对艾滋病风险的认知、理解和干预效果。

事实上，无论是艾滋病患者还是普通人群，其日常生活都是嵌合在多重层面的结构性社会文化因素当中的。作为一种产生于社会交往与互动过程中的传染性疾病，艾滋病的获得风险往往与个人体验层次之上的中观和宏观社会因素密切相关，是个体心理、个体行为与社会结构、社会行动共同作用的结果。因此，在当前艾滋病从高危人群向普通人群扩散的形势下，对艾滋病高风险人群嵌合于社会结构与文化情境中的性行为与性网络的关注就具有强烈的理论解释意义和现实关怀意义。

古典社会科学时期，嵌合于社会情境中的性实践往往在笛卡儿式的身心二元对立思维范式中得到解读，强调性实践的肉身性。涂尔干用社会事实来解释关于性的乱伦禁忌等性实践中的经验现象，认为这是一种社会集体意识对个体观念和行为的决定。② 马克思则将性置于生产关系与阶级对立的语境中解读，认为"使两性关系成为仅仅和当事人有关而社会无须

---

① 潘绥铭：《艾滋病给社会学带来的新视角》，《社会学研究》2001 年第 1 期。

② ［法］爱弥尔·杜尔干：《乱伦禁忌及其起源》，汲喆等译，上海人民出版社 2006 年版。

干预的纯粹私人关系"① 的性实践私人化是人性解放与社会进步的标志,也是共产主义社会制度在性关系上要实现的理想。马克斯·韦伯在对西方资本主义发展的关注中提出禁欲主义的新教伦理是资本积累的基础,也是资本主义精神的核心内容之一。②

福柯在对性的社会建构的谱系学梳理的基础上提出历史中的性实践(比如维多利亚时代的性压抑) 是权力/话语形塑的结果。③ 吉登斯则反驳了福柯的权力/话语理论,并认为在当前这样一个被其称之为"晚期"现代性或"高度"现代性时期,身体与性行为正在日益成为现代人自我认同感中的核心要素,并指出"避孕术导致了性的解放"。④

将性实践与疾病风险相关联进行研究的取向,尤其是将个体主义倾向的性实践置于社会文化情境中与艾滋病传播风险进行结合的研究则是近十多年来才出现的。学术历程上,人类学的艾滋病问题研究的范式转向与医学人类学理论乃至整个社会科学领域内的理论取向转变具有一定的内在一致性。随着研究的深入,人类学者日益意识到艾滋病不只是生物医学问题,而是文化、社会与政治经济的综合问题。当前国际人类学界的艾滋病研究试图在对社会结构性因素与文化情境进行关注和整合的前提下,提出更加丰富的个人主义的行为研究范式。⑤ 人口流动带来的性网络扩大和多元化成为艾滋病传播的重大风险之一。有一种假设认为,吸毒人群基数越大,性传播的可能性就越大,艾滋病也就越难控制。⑥ 靳薇认为,当前我

---

① ［德］马克思、恩格斯:《马克思恩格斯选集》(第 1 卷),中央编译局编译,人民出版社 1995 年版,第 244 页。

② ［德］马克斯·韦伯:《新教伦理与资本主义精神》,于晓等译,陕西师范大学出版社 2006 年版。韦伯在下篇《禁欲主义新教诸分支的实践伦理观》主要讨论禁欲主义在资本主义积累中的作用,尤其是在第五章《禁欲主义与资本主义精神》中着重讨论了"性交的理性主义",新教徒认为性交的目的是严肃的生殖,是性满足的手段而不是目的。由此韦伯指出:"构成近代资本主义精神乃至整个近代文化精神的诸基本要素之中,以职业概念为基础的理性行为这一要素,正是从基督教禁欲主义中产生出来的,这就是本文力图论证的观点。"(第 126 页)

③ ［法］米歇尔·福柯:《性经验史》,佘碧平译,上海人民出版社 2005 年版。

④ ［英］安东尼·吉登斯:《亲密关系的变革:现代社会中的性、爱和爱欲》,陈永国等译,社会科学文献出版社 2000 年版,第 6 页。

⑤ Richard Parker, "Sexuality: Culture and Power in HIV/AIDS Research", *Annual Review of Anthropology*, Vol. 30, pp. 163 - 179.

⑥ 张玉萍:《少数民族防治艾滋病的思考》,《广西民族大学学报》(哲学社会科学版) 2005 年第 3 期。

国的艾滋病流行出现了女性化趋势。[1] 夏国美和杨秀石运用定量研究数据从人口流动与艾滋病风险的角度论述了外流人员尤其是女性在性别不平等、性关系不平等的社会现状中处于的高危感染风险。[2] 人类学家庄孔韶（2005，2007）、景军（2010）、翁乃群（2001，2003）等注意到了民族地区艾滋病问题的特殊性，并试图将艾滋病防控与文化整体性进行整合，从地方性知识和情景中总结出有效的疾控经验。侯远高（2004）等更是以行动人类学的姿态介入到凉山彝族地区的艾滋病控制，通过创办凉山妇女儿童发展研究中心的方式进行长期的行动干预和社区发展扶持。

性的社会网络理论则更为直接地将关注点置于社会网络中的性行为本身。性的社会网络理论创始人劳曼（Lauman）和盖格农（Gagnon）强调："性"存在于而且活动于人的社会关系网络之中。不仅社会网络会影响人们对性伴侣的选择以及与性伴侣之间的互动，而且性关系会建构出人们的社会网络。[3] 简单来讲就是，如果 A 与 B 发生性关系，B 又与 C 发生性关系，那么，虽然 A 和 C 在社会结构中处于无关系状态，但事实上，性行为已经通过 B 这一桥梁（bridge population）将 A 和 C 联系起来。A、B、C 就构建出了一个小型的性的社会网络实体。在社会实际当中，这个网络庞大而复杂。而通过桥梁人群，一个个几何增大的性网络实体互相产生联系，顺着这个网络，艾滋病传播风险就不断增加。潘绥铭首次将该理论引入国内的艾滋病研究领域并尝试将这一产生于美国实证研究的理论应用于中国经验的本土研究中。他在性的社会网络理论基础上指出，性传播的可能性主要取决于两个因素：①传播渠道有多少，就是究竟有多少人有过"多伴侣性交"；②渠道中的传播机会有多少，就是在"多伴侣性交"中，安全套的使用率是多少。[4]

因此，我们将重点关注研究对象人群性的社会网络特征和性行为中的安全套使用情况这两个"性的社会网络与艾滋病风险"研究中的关键因素。需要指出的是，对性的社会网络建构与性行为中的安全套使用情况的

---

① 靳薇：《让女性远离艾滋》，《社会观察》2005 年第 11 期。

② 夏国美、杨秀石：《社会性别、人口流动与艾滋病风险》，《中国社会科学》2006 年第 6 期。

③ 潘绥铭、黄盈盈：《"主体建构"：性社会学研究视角的革命及本土发展空间》，《社会学研究》2007 年第 3 期。

④ 潘绥铭：《艾滋病在中国：性传播的可能性究竟有多大》（递交第一届中国艾滋病性病大会，2001 年 11 月 16 日），载潘绥铭《艾滋病时代的性生活》，南方日报出版社 2004 年版。

解读，必须置于具体的社会文化情境和政治经济背景中才能得到理解和解释，从而将性的社会网络的理论框架与综合分析的方法结合进行艾滋病的社会文化生产规律探讨。

三　彝族青年的性流动：扩大化的性网络与感染风险

（一）未婚年轻人的性："耍朋友"与风险流动

1. 历史与变迁：性开放传统的传承与扩散

历史上充满了对彝族传统社会婚前性自由的事实与想象的记载。林耀华在《凉山彝家》中多次提到彝族社会中确立恋爱关系和发生性关系的自由："青年男女可自由爱恋，发生性的关系，只要不违反传统彝俗，好比父系同族不婚，黑白阶级不婚等例，包括田围之中，高山菽草之内，尽是青年男女言情谈爱的所在。特别是姑舅表兄弟姐妹，彼此家族间平日关系既密切，交错从表婚姻又为彝人习俗所赞扬，因是苟合惯了，社会亦不为禁。""罗罗的青年男女，无论在森林草野之中，或山涧田野之旁，皆可言情谈爱。只要不违反婚姻禁例，未婚男女可私自苟合。特别是姑舅表兄妹因由有限婚姻的权利，又因亲戚往来密切的关系，彼此自由爱恋，暧昧之事在所多有。"①

这种性习俗的延续与变迁处于时代情境之中。凉山彝族乡村社区的年轻人往往在十几岁的时候结伴沿交通路线流动到成都、昆明、攀枝花等城市去"混世界"。在 20 世纪改革开放以来，这几乎成为彝族年轻人的一个"成年礼"。已有研究表明，与非流动人口相比，流动人口因其性活跃度而有更高的艾滋病感染风险。随着乡村生活的变迁与城乡流动性的频繁，当代彝人性的社会网络事实上不但超越了传统乡村社区结构的边界，也不仅仅是作为流动人口的都市边缘人社区中的关系互动，而是形成一个跨越空间边界的性的社会网络，这个网络在人群分布上跨越了吸毒高危人群与普通人群，空间分布上跨越了乡村与城市，在族群分布上则联结了彝族与其他族群。社区的年轻人脱离了彝族乡村社会结构之后，性疏解的方式多元而复杂，性的社会网络也随之呈现出流动性、随机性和规模扩大化等特征，并带来艾滋病传播的风险。

---

① 林耀华：《凉山彝家》，上海书店中华民国 36 年版，第 47 页。

在伍合村对 6 名未婚男性和 1 名未婚女性进行的深入访谈表明，未婚男性几乎都有外出打工的经历。这一方面是出于"见世面"的流动冲动，也有其经济动因。乡村家庭的农业生计方式不足以获得足够的货币来回应市场消费中对货币的需求，更重要的是，这些未婚男性的婚姻多数仍然要回归乡村社会的家支联姻，而随着彩礼行情的上涨，3 万元已经成为普遍。这成为当前未婚男性外流"找钱"的重要经济压力。流动人口的性对象选择（migration selectivity）范围的扩大和迁入地的环境都会带来性活跃度的提高和风险行为的增加（Anderson，Z. Qingsi，X.，Hua and B.，Jianfeng，2004；R. Skeldon，2004. etc）。[1] 多数彝族青年人交往过一个以上的女朋友，且女朋友的交往范围大致可以分为城市交往和乡村交往两部分，甚至有些彝族小伙子在城市中和汉族等其他民族的姑娘"耍朋友"。

表5-6 伍合村青年人"耍朋友"抽样数据

编号	性别	年龄	交友个数（人）	乡村交往（人）	城市交往（人）	朋友民族身份
1	男	18	2	2	0	彝
2	男	19	>10	2	>8	彝汉皆有
3	男	15	3	0	3	彝
4	男	16	6	1	52	彝汉皆有
5	男	19	4	4	0	彝
6	男	17	1	1	0	彝
7	女	17	3	2	1	彝

"耍朋友"是西南彝族地区对交男女朋友的叫法。"耍朋友"和结婚并没有直接的关系，而是一种自由恋爱和婚前性自由的体现。彝族地区男女缔结婚姻往往是两个家支的事情，要基于对家支荣誉、家支关系、社会层级的考虑才能实现。但随着社会的变迁，通过耍朋友最后结婚的现象也有增多的趋势。阎云翔在汉人社会的下岬村调查中认为，婚前性关系是

---

① Anderson，Z. Qingsi，X，Hua and B，Jianfeng，"China's Floating Populatin and the Potential for HIV Transmission：A Social Behavioral Perspective," *AIDS Education and Prevention*，Vol. 16，No. 6，2004，pp. 538 – 556.

（汉）青年一代自主权上升的结果。[①] 而彝族青年一代不过是传承了婚前性关系自由的历史传统，并在改革开放以来人口频繁流动的新时期新情境中进一步实现了性网络扩大化。

2. 辍学与外流：扩大而流动的性社会网络

伍合村青少年的辍学率很高。即使在当前的"普九"时期，事实上仍有相当部分的人没有读完初中就外出混世界。

竹核坝子里的教育统计仍然以片区的形式存在，包括了周边8乡的数字。根据片区教办的资料，截至2011年底，竹核片区共有42所学校，其中1所中学，乡中心校8所，村完小4所，村、社小29所。有177个教学班，其中中学12个班，小学165个班。现有在校学生：小学5406人，其中小学寄宿制学生22个班，779人；初中在册822人，常在校300人左右。

"普九"五率数据上显示：竹核片区共有适龄正常儿童5259人，已入学5225人，入学率达99.3%；适龄正常少年2033人，已入学1943人，入学率达95.5%；巩固上学年度小学在校学生数为5529人；本学年度在校生5406人，其巩固率为97.77%；上学年度毕业有333人，实际毕业及读满修业年限333人，毕业率为100%；15—17周岁少年总数为736人，初中毕业及读满休业年限为639人，完成率为87%。[②] 但事实上，这一数字只是地方教育体系科层制度下层层上报的"数字"而已。在和竹核中心学校的校长勒伍阿古的聊天中，他不断抱怨的一个问题就是学生的流失率："其实那些数字都是报给上面看的，领导也明白。在学校里读完小学的就不错了。初中辍学率最高，一个班50人到毕业的时候只剩三分之一。"他告诉我，为了应付上级"普九"检查，他们不得不在领导到来之前将几个学校的学生合并到一个待检查的学校里以制造"高普及率"的假象。因此，片区里几所学校的学生经常被"借来借去"，这已经成为当地"公开的秘密"。

辍学后的年轻人会选择直接外出或在家帮忙务农几年后再外出，无论怎样，外出是一个整体性趋势，唯一的区别在于何时外出以完成"城市成年礼"仪式。17岁的马海什给（小名伍萨）初中毕业后一直在家"耍"，准备到18岁的时候再出去。现在在家主要帮助家里做农活，"什

---

① 阎云翔:《私人生活的变革：一个中国村庄里的爱情》，上海书店出版社2006年版，第75页。

② 竹核片区教办资料。

么都干"，是家庭和整个社区的有机劳动力。这些在家的年轻人平时就在村庄周围玩耍，家里农忙的时候就去帮忙劳作。村里的娱乐活动比较少，最主要的是打篮球，在伍合社和瓦库社交接的一个小坝子上，有一个村学校开辟的篮球场，这个篮球场的场地是土质的，并有些凸凹不平。以前村小学有高年级的学生，需要上体育课时就在这个场地进行。现在村小学只招收一二年级的低年级学生，等上到三年级的时候就全部转入乡小学读书。所以这个篮球场基本上成了村民尤其是年轻人娱乐的空间。我调查的2010年和2011年夏天的晚上，伍合村的年轻人还在妇联主任的组织下在这个小坝子上跳舞耍乐。其他的娱乐活动主要是抽烟喝酒。村里的年轻人还经常到下面竹核乡的坝子上去耍。年轻人在乡村时的性行为发生主要通过"耍朋友"的方式完成。

在城市中流动的时候，年轻人生存主要依赖基于血缘和地缘的亲属和老乡群体支持。较为安定以后，也会在前两种社会支持的基础上发展自己的私人社交网络，有的性活跃度较高，耍朋友甚为频繁，形成辐射状性网络。那么，他就在艾滋病的传播中扮演了桥梁人群（Bridge population）的角色，成为病毒携带和传播的高危者。

19岁的马海阿博已经开始了外流和返乡的"钟摆生活"。他在15岁第一次与女生发生关系。据他回忆，至今已经和十多个女性发生过关系，但是从来没有使用过安全套。现在同时与3个女性交往。

> 我曾经耍过十多个女朋友。（笑）在外面的时候，很容易找到女朋友，也可以说不是女朋友，就是乱摸乱搞。我刚出来的时候，是和朋友做生意。他就介绍一些朋友给我认识，大家就在一起玩，我就和其中的一个耍朋友。后来性格不合分手了，又自己找了一个。我现在同时有3个女朋友，我们彝族十四五岁就可以了。

朋友间有时会在不同的时期和同一个异性交往，形成性的社会网络联结。但这种性网络联系不具有时间上同时性和对兄弟情谊的排斥性，但对于艾滋病风险来说，它也因多性伴而成为一种疾病传播的潜在载体。

15岁的马海曲布的现任女友是他一个"兄弟"的前女友："我现在的女朋友以前是跟我的一个兄弟。他们感情不好。不过不是我干涉他们分手的。是他们分手后我们才在一起的。"

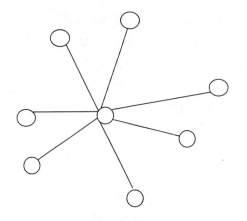

图 5 - 19 以马海阿博为中心的
性的社会网络

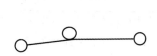

图 5 - 20 以马海曲布女友为中心的
性的社会网络图

在个人为中心考察的上述两种简单理想模型的基础上,社会中实际存在的是复杂的性的社会网络。每个性的社会网络实体中,只要有一个桥梁人物与其他的网络成员发生关系,那么,两个网络就整合成为更高层次的性网络,处于这个网络中的每个人都承担着艾滋病感染风险,虽然他们互相之间可能并不认识。

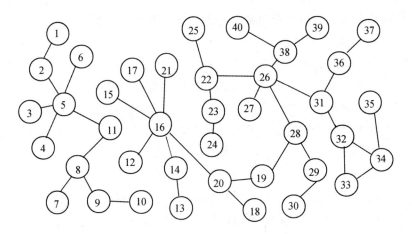

图 5 - 21 40 个人的性的社会网络示意①

---

① 此示意图来自文献中的模型建构,非实指。

3. "真正的女友"与"一天的朋友"：戴套的选择

事实上，在伍合村少年们的表述中，"要朋友"的种类还可以分为"真正的女友"和"一天的朋友"。

"真正的女友"是指交往较长时间的女性。在和"真正的女友"发生性关系时，我所问的这些年轻人中没有一个选择戴套的。可以说，在要朋友的时候，年轻人几乎很少有经常使用安全套的习惯，主要是出于感觉考虑。对于避孕问题，他们自有其他解决办法。至于疾病风险，则很少被考虑到。马海阿博认为："用安全套不舒服啊。再说，自己的女朋友自己清楚，不怕（得病）。我百分百不戴套子要朋友。要避孕方式的话，很多方法啊。你可以看日子，也可以不射在里面或者吃药。怀孕还是很麻烦的。我之前的几个女朋友都有怀孕，打掉了。"也有人从信任和亲密感的角度进行解释。20岁的马海马尼说："和女朋友做爱戴套子她会说我看不起她。而且那个时候你问女人要不要戴，可能她一不高兴就搞不成了。"

可见，感觉和信任是男性选择不戴套性交的主要原因。这种戴套与不戴套的权力，往往掌握在男性手里。

17岁的马海阿西是较少回应这个话题的伍合村女孩之一，因为未婚女性和异性在公开场合"谈性"在彝族社会是一种禁忌。她现在已经随父母搬家到县城居住。她说："我以前那个男朋友不知道疼人，总是让我事后吃药。有一次还去做流产。我要求他戴他也不听，我也没办法。"

"一天的朋友"是指一夜情等偶遇式性关系。在和陌生人发生性关系的时候，有时他们还是会选择主动使用安全套。16岁的马海则夫认为："和女朋友做，知道她没有病，就不会戴套。要是出去玩，还是注意点好。不知道对方的底细就要戴。真的中招了后悔就晚了。一天好玩，十年完蛋。"

马海马尼承认在城市里的时候经常发生一夜情，但并没有坚持每次使用安全套："没病的都可以搞，有病的不能搞，但是有时不知道也搞。套子嘛，有时戴，有时不戴。我对艾滋病不太了解，老人们了解。"他还"搞过用钱的"，那是在18岁到广州"打工"的时候的事情，"搞了两三次，有一次用套子了"。

4. "要朋友"的逻辑

因为乡村社区农田庄稼生长具有季节性，流动出去的年轻人在农忙时间回乡也随之具有周期性，如一般在每年的八九月份回乡收割洋芋。而在重大的节庆如彝族火把节和彝历新年期间，也有大批的彝族年轻人返乡过节,使年轻人聚会和社交频繁。在各个家支内部,当出现婚丧嫁娶等红白喜事的时候,也是年轻人聚会和交往的重要时节。另外一个重要的要朋友机会在乡村去"赶场"。乡村社会不同地区在不同的时间会举行集市,周边村落的人都会前来买卖。这也是年轻男女互相认识的时候。

18 岁的马海莫牛(女)和现在"要"的男朋友就是在赶场时认识的。"我和现在的男朋友是在集市上认识的。那天我和一起姐妹们去赶场,吃凉粉的时候他和其他几个人就过来和我们一起坐。大家聊天聊得很开心,后来我们就成了朋友。"

19 岁的马海阿则和现在的女朋友则是在一个家支亲戚的葬礼上认识了的。"我的一个叔叔之前也曾说过说要介绍我现在的女朋友给我认识。有一次我的一个亲戚去世了,我去了,她也在。我叔叔就把我们叫在一起说了一下,我觉得她长得还不错,就开始要朋友了。"

小伙子们认为,金钱越来越成为现代彝族青年交友的重要指标。20 岁的马海布古是个孤儿。他的父亲马海铁日在他 11 岁的时候病死,母亲勒格在他 17 岁的时候得胃病去世。他很羡慕马海马尼他们带女朋友要的威风。他说:

> 我没有摩托车,马尼他们经常带着女朋友开摩托车下去要,威风得很。有摩托车才能要到女朋友。没钱要不到。要朋友要请人吃饭,有时候还要开房。男生女生在一起,都是男的花钱。

回归到乡村熟人社会,要朋友往往是一群同龄年轻人一群进行的社交和互动行为,这种要朋友往往体现着群体内部的互助和群体间的竞争,甚至会发生因争夺女朋友而打架的事情。竹核坝子里阿牛家支的小伙子们和马海家的小伙子经常为争女朋友打架,而在他们的记忆中,这是村庄与村庄之间的"大事"。如果打赢了,他们会津津乐道很久。马海阿博说:

> 我们马海家支的几个兄弟上次把阿牛家支的那几个家伙打了。因为有一次去集市,我们三个人,被他们十几个围住打。他们说我抢了他们兄弟五勒的女朋友。当时我们人少,被他们占了便宜。后来我们叫上了七八个兄弟,在他们人少的时候,在路上堵住报了仇。其实他

们人多也不怕，他们没我们打架厉害，但是一个人经过还是怕被群殴，就只能跑。他女朋友跑了是他没本事。

马海曲博说马海阿博是他们几个里面最有本事的。"他在外面的时候，挣钱也多，买了摩托车，那些女的也愿意跟他。布古的父母死了，跟他叔叔家住。他没钱买摩托车，就没有妞。"

伍合村的小伙子们都将抢来别人的女朋友视为"本事"，体现了彝族青年世界对"本事"的理解。这种理解背后是一种对男性雄性征服能力的认可。交女朋友的能力和数量也成为衡量本事的标准之一。

除了一些有能力在城市中立足的人，大部分去到城市世界的彝族年轻人还是会回归乡村社区，娶妻生子。按照彝族传统婚俗，两人结婚以宴请亲友而不是以到民政局领结婚证为准。结婚后，两个人并不共同居住，女方继续在娘家，男方经常到女方家帮忙，有时留宿。直到女方怀孕后，才到男方家居住。这种在西南中国少数民族中普遍存在的婚俗被称为"不落夫家"。在我所调查的村庄，这种婚俗仍然被一些人实践。在这种婚俗背景下，结婚后在女方未到男方居住期间，仍有男方背着女方和其他异性发生关系的事情发生。婚后在家乡安家的彝族人，多性伴的情况往往随着家庭形态的稳定而终结，在熟人社会中遵守着较为严格的一对一的性规范。当年的年轻人一个个成家立业。当然，婚后仍经常流动外出"找钱"的男性，婚后性的社会网络仍然会随着身体的流动而扩大化，表现出与未婚年轻人类似的性网络特征。

木渣洛村的曲莫五金说："我和我老婆结婚后，也还和隔壁村的一个女的好过。这些事情只要不让老婆知道就行。知道的话就麻烦了，她娘家家支的人要来找我们要赔偿。后来我有了孩子，就和那个情人断了。"伍合村46岁的马海唯哈90年代曾到过上海、南京、昆明、成都、南宁、西安、郑州、济南等城市混迹，还在带工头介绍下到缅甸做过黑工。在使用安全套的态度方面，他说："我们少数民族一般不戴，戴了感觉不好，女的不同意，太滑了。以前都不戴，我们当年哪用这个！我是不用也不信任这玩意。我有过三四十个发生过关系的伙伴，彝族的占三分之二，汉族的占三分之一，都没戴过套子。和老婆也不戴。现在受教育了，知道要讲卫生，有年轻人开始戴了吧，怕得病。"

(二) 已婚夫妻的性：无保护性行为与艾滋病的家庭内传播

在艾滋病告知方面，有调查发现如果夫妻双方中有一方是艾滋病感染者，他（她）事实上很少对配偶进行告知（Vidal，1994）。这很多时候是出于疾病对家庭、家族乃至村落影响的考虑。那么，如果夫妻一方为确诊的艾滋病感染者，那么他（她）的性伴侣在未知的情形下感染概率很高。这种"沉默"带来的风险主要通过无保护的性行为传递。我在伍合村统计了 20 对夫妻的性行为模式，发现彝族乡村社区夫妻发生性行为时，经常使用安全套的占 5%，偶尔使用的占 25%，从来不使用的占 70%。其中访谈的 5 对至少有一方已经确诊为艾滋病的夫妻中在发生性行为时也从来不使用安全套。

温泉村诊所的医生这样形容当前竹核坝子里艾滋病的传播：

> 我们这的艾滋病多数是男的传给老婆，老婆传给孩子，最后把一个家庭都毁了。现在来看，还是男的得艾滋病的多，但以后会传染给更多无辜的妇女和小孩。男的通过吸毒互相感染，再传给妇女，妇女传给了娃儿。

而在伍合村，因为夫妻无保护性行为而导致丈夫将艾滋病带给妻子的 3 对艾滋病确诊夫妇中占到 100%。无保护的性行为已经成为艾滋病在家庭内部传播的首要原因。

夫妻双方都已确诊为艾滋病的什一金什（女）说："我男人在 3 年前进戒毒所时检查出得了艾滋病，去年县里到我们村做普查，他们告诉我也得了艾滋病。我知道老公得了艾滋病后，仍然生活在一起。他每年有大半年的时间在外面打工。农忙和过年的时候才回来。我们过夫妻生活的时候从来不用安全套，这没什么。"

安全套最早在 20 世纪七八十年代的计划生育时代进入凉山彝族地区，当今彝族人对安全套的想象往往伴随着对当年计划生育干部粗暴蛮横态度的负面集体记忆，并嵌合地方知识结构中成为影响当前安全套使用的新传统因素。随着当地艾滋病问题的日益严重，国家对于安全套的相关宣传开始添加了预防疾病的内容，使用安全套的意义具有了节育和疾病预防的双重意义。

　　但安全套的这种疾病预防的意义在夫妻双方发生性行为时候会被理解为对对方的"不信任"。在彝族文化中，夫妻的性生活被认为是对彼此的责任和促进感情的行为方式，安全套的意义则隐喻着隔膜和不信任，甚或是排斥和拒绝。这被认为将导致夫妻情感关系的生疏和进一步的恶化。

　　马海木机虽然是原民间禁毒协会的巡逻队长和凉山妇女儿童中心的社区工作者，专门干预吸毒和艾滋病防控的事情，但当我问起他的安全套使用情况时，他还是有点不好意思："我和老婆搞从来不用的。我们又都没有病，这个我知道。"他还提醒我，不要问女性这个问题，因为女的"一害羞，会自杀"。这和阎云翔所观察到的东北汉人"农村文化中，性并不是个肮脏的秘密，也不是件令人羞耻的事情，而是日常生活的一部分"①情况差异很大。性在彝族社会从来都是"可以做，不可以说"的隐秘事情。只有感情很好的同性之间，才可能互相说一些与性相关的玩笑话。

　　37 岁的马海尼给不用套子的理由是"信任"："两口子还用套子，她会说你嫌她脏，不愿意碰她。"35 岁的马海木者的理由则是"感觉"："我们也试着用过安全套，用的时候没感觉，好久都不射精。我要接触的是肉，不是塑胶。"

　　从安全套的使用感受来说，它的存在可能会影响到夫妻双方在发生性行为时的感受，或者说对于性行为带来的快感是一种阻碍。这成为个体意义上对于不用安全套的解释。马海木机说："安全套这个东西不好用。我没所谓的。但用了几次，我老婆说用了不舒服，我们也就不用了。"

　　古自一吾是已经确诊为艾滋病的伍合村民。他的妻子俄尔自古嫫没有做过检查。她说："妇女主任也来说过，我男人得了艾滋病还是要用套安全些。但我觉得没什么，两口子做那个，还用那干啥！隔着层东西，男人也不痛快。"

　　在社区层面上，夫妻双方性生活过程中使用安全套会让整个家庭成为社区的另类谈资，感受到源自地方社会情境中道德意义与隐喻内涵的舆论压力。彝族社会对男人赋予的角色符号往往和"雄性""强壮"等英雄主义意象相连，而使用安全套的两套意义解释"节育"和"疾病预防"，无

---

① 阎云翔：《私人生活的变革：一个中国村庄里的爱情》，上海书店出版社 2006 年版，第77 页。

论哪种都与彝族社会中对男性气质的强烈期待相背:繁殖能力强盛和家支的壮大是彝族社会的无上荣耀,"节育"则意味着男人能力的阻碍;"疾病预防"表现的是对疾病和死亡的恐惧,这也与彝族社会中对男人勇敢和强壮的价值取向不符。

马海木机认为基于自我意志控制的洁身自好比安全套更能防止艾滋病传播:"我们彝族以前不用这些,还不是一样(没有疾病)。男人要管住自己,靠的是头脑,不是靠这些工具。"马海曲博出于生育的目的不适用安全套:"我们都30多岁了,有两个孩子,还准备再生几个(所以不用安全套)。"马海阿耶的回答则表现出一种对疾病风险和女性健康的无意识:"我们有五个孩子了,不打算要了。但节育也不一定要用安全套,有时事后让她吃药。听说吃药有副作用,她确实也变得胖了,就改上环。"

(三)"骨头"与血统:彝族社会性伦理与婚姻原则下的疾病生产

虽然在生物医学意义上,性传播艾滋病中的艾滋病病毒感染并不与社会建构的婚姻制度有必然关系,从性的社会网络理论来看,艾滋病传播也只与性网络规模的大小以及桥梁人物相关,而与是婚内或婚外性关系无关,但事实上社会文化中的性伦理与婚姻原则在时刻深刻形塑着性网络的规模与性互动关系的走向,彝族社会中婚姻事实本身对性交权的界定就是当地性实践的重要原则。所以,社会等级、家支边界以及优先婚的传统文化因素都是性的社会网络建构的重要影响变量。

传统彝族社会中,个体主义取向的性实践以不影响家支集团的生存、生产和发展为根本原则。按照从族群到核心家庭的从大到小顺序,彝族的婚姻结合原则主要实践着同族内婚。等级内婚、家支外婚、家支内转婚、姨表不婚、姑舅表优先婚等性伦理婚姻实践原则。这些历史地形成的性伦理与婚姻禁忌,以习惯法的形式嵌合在凉山彝族日常生活结构当中,成为地方性知识与价值体系的有机组成部分,被集体认同与实践着。

虽然在现代国家力量的治理与地方社会变迁过程中,传统婚俗部分地出现调适,但这些性伦理仍然发挥着重要的社会控制与社会整合功能,并影响着社会文化情境中的人们性行为的方式,从而对艾滋病的生产起到形塑作用,使艾滋病在彝族地区的流行呈现出独特的地方和民族特征。

1. 黑白分明:艾滋病的等级边界

传统的彝族社会等级结构主要分为土司、黑彝、白彝和娃子4个等级。其中，土司（彝语为"兹"）是地方的统治阶层，并接受中央政权名义上的管辖，事实上地方社会在土司的实际管辖之下，土司是世袭制的。20 世纪初的时候，土司衰落，不得不与黑彝通婚并附属于黑彝，凉山社会实际上处于黑彝的统治下。社会结构分层导致婚姻分层。

黑彝（彝语为"诺火"）是传统贵族阶层，历史上以家支为单位划分地理空间意义上的势力范围，并以婚姻缔结的方式建立互相之间的友好关系，形成集团联盟，与敌对的集团联盟进行战争。白彝（彝语为"曲火"）是平民阶层，人数众多，但他们必须有某一黑彝作为主子来对其日常生活进行保护，以免被其他黑彝打扰，二者形成某种意义上的契约关系。娃子（彝语为"呷西"）处于社会的底层，在历史上是黑彝阶层的奴隶，附属于黑彝，对黑彝的土地进行耕种，黑彝为娃子提供生存。娃子的来源包括从敌对势力处掠夺来的战俘以及抓来的周边社会的汉人。

传统上彝族社会实行严格的等级内婚，万一出现黑彝男如娶白彝女，则黑彝男及其后代降级为白彝；白彝男娶黑彝女则黑彝会将黑彝女排除出黑彝阶层并对白彝男进行惩罚；黑彝和白彝都不与娃子阶层通婚。娃子不能结婚或只能内部通婚。

解放后凉山地区推行了民族平等政策，但历史上形成的婚姻习惯仍然在当今彝族社会有深刻影响。昭觉县的里木乡 1957—1976 年结婚的 563 对中，等级婚达 527 对，达 93.6%。① 现在的黑彝和白彝通婚情况已经没有严格的限制，但通婚情况仍然很少。现在随着社会流动的频繁和传统社会约束力的减少，有些年轻人不顾忌习惯，黑白彝之间要朋友的例子开始出现，但一旦面对婚姻，就要"过父母关，过家支关"，从而给双方的结合增加了难度。理性些的年轻人为了不在谈婚论嫁阶段为难，就选择不与不同群体的彝人要朋友。我在伍合村乃至竹核坝里的两个乡更是没有发现一例黑彝和白彝通婚的个案，甚至不存在黑彝和白彝要朋友的情形。

黑彝小伙子马曲布告诉我，"现在黑白仍保持不通婚。娶白彝不如娶汉人。如果有黑白男女结婚，则家支就会不承认他们的归属，出了事家支也不管，干什么也不管，也不能再住在这。如果是黑彝娶白彝，其他黑彝要天天找麻烦，最好只能被逼搬走。"

身为白彝的马海木机则说："我们白彝和黑彝要朋友的几乎没有，要

① 高其才：《中国少数民族习惯法研究》，清华大学出版社 2003 年版，第 124 页。

和黑彝耍还不如和汉族耍。我们这里有种说法，说黑彝的骨头是黑的，白彝的骨头是白的，黑白不能混。如果混了生出来的就是黄骨头。按照你们汉族的说法，黄骨头就是杂种的意思，那是骂人的话。"

彝族讲究"根骨"，不但体现在黑彝和白彝的通婚禁忌中，也体现在"正统白彝"与娃子后裔的"汉根白彝"通婚禁忌中。解放前的彝族社会中娃子这一群体多由战俘、没落的白彝或被掠来的汉人构成。他们人身依附于黑彝或白彝，其阶级成分在民主改革时期被认定为奴隶阶层，通婚原则上，娃子只能和娃子通婚。解放后汉根的娃子也在民族识别中被划定为彝族，他们的姓多从了从前主人家黑彝或白彝的姓。发展至今也已经经历了数代，但黑白彝都对解放后娃子阶层变身白彝的这段历史记忆深刻，仍然清楚地认知和区分着这些已经转成彝族的娃子后裔们从前的身份，并拒绝与之通婚。

可见，彝族社会的等级边界衍生的等级婚制事实上阻碍了黑彝和白彝两个社会集团之间的性途径传播艾滋病风险。也就是说，在彝族社会，艾滋病跨越等级边界在黑白彝之间通过性途径进行传播的概率十分小，因为二者之间缺乏性的社会网络联结的桥梁人。

2. "嫁给家支"：严格的黑彝内婚与艾滋病切断

在竹核坝子里，确诊感染艾滋病黑彝人数几乎为零。这一方面是由于黑彝本身人口的数量并不多，另一方面还与上述的黑白彝之间的通婚禁忌相关。而黑彝们谈到自身很少感染艾滋病的原因时，还强调黑彝在内部通婚时的严格等级标准所起的作用。"黑彝很小心，有病的黑彝地位会下降，只能和有病的黑彝通婚。"这种黑彝群体内部地位的区分和变迁也与艾滋病相关。

黑彝群体内部并不是完全同质的统一群体。事实上，黑彝内部有着清晰的地位区分，而且黑彝群体对这一点的强调比白彝要重视很多。人们常说这个家支好，那个家支不好。"好与不好"成为区分内部群体地位分层的重要标志。所谓好与不好，主要通过对家支历史、祖先和荣誉的比较进行判断。彝族社会是一个具有浓厚英雄崇拜情结的世界，历史上家支祖先的英雄事迹会被编成故事代代传颂下来，成为整个家支成员地位的来源和资本。

在通婚实践上，这种地位关系体现的重要原则之一就是：男性黑彝只能娶地位相当的黑彝女性。而这种个人结合的行为是在家支集体的共同作用下实现的, 以至于在当地的表述中, 人们不说"嫁给某人", 而只说"嫁给某家支"。人们更多的是在实践一种集体主义式的生活。这种个人对家支的依赖和服从让人不由想起埃文斯 – 普理查德在《努尔人》中对努尔人宗族生活的描述。从无政府时代走到今天的彝族社会, 仍然充满了氏族生活的气息。

黑彝马曲布给我讲述了他在家支干预下的爱情与婚姻故事。7 年前他在西昌读中专的时候, 和一个罗火家的女孩耍朋友, 想娶她为妻, 但马曲布的父母死活不同意, 因为那个女孩子是白彝。在父母和家支的压力下, 身为黑彝的马曲布和白彝身份的罗火家的女孩分手了。后来在家支亲戚朋友的介绍下, 他和黑彝阿侯家的一个女孩结婚了。马曲布现在的妻子娘家在越西县, 算起来, 这个阿侯家的女孩还是马曲布的叔伯妹, 因为她的母亲是马曲布父亲的妹妹。虽然马曲布现在的妻子并无工作, 但她那边的家支是"阿侯家最好的", 所以马曲布的家支成员们也很支持和祝福这门婚事, 因为"门当户对"。

谈到"门当户对"的具体内容, 黑彝心中是十分清晰的。如果我们粗略将黑彝内部地位划分为高、中、低三种, 那么不同地位的黑彝之间的通婚会带来不同的地位流动后果。以年龄为标准, 高地位的年轻男性娶到高地位的年轻女性为般配, 高地位的年老男性则娶到中或低地位的年轻女性为般配。以健康为标准, 高地位家支中的男性如果有身体残疾或族群忌讳的病症, 如麻风病、狐臭等, 则只能取比自己家支地位低的女性。随着艾滋病在当地的传播和发病, 这一不治之症的新疾病禁忌传统正在形成当中。虽然在黑彝中艾滋病的感染率远远低于白彝群体, 但他们大多表示, 如果知道要婚配的对方家支成员中有已经确诊的艾滋病患者, 则宁可赔偿也要退婚, 也不想让自身家支与有疾病的家支进行联姻。而对于有艾滋病感染可能的黑彝来说, 他们则倾向于不主动进行艾滋病检查, "我们都知道现在在技术上是可以查出来的, 但是我们不会去查", 因为"这关系到家支的荣誉"。即使事实上感染了艾滋病, 但如果并未被医院或疾控中心确诊和告知, 感染了艾滋病的黑彝也会选择隐瞒和忽视这一疾病事实, 以免给家支集体带来蒙羞和地位的下降。这也部分地解释了为什么我很难得知坝子里的黑彝中是否有艾滋病感染者。

如果高地位黑彝娶了低地位黑彝, 那么按照"拉低原则", 则整个家庭会因低地位的黑彝妻子而导致整体地位下降。"娶了不好的, 我也下降，我的儿子就再娶不到好的。"比如，一个父亲生有 3 个儿子，则 3 个儿子在未婚的时候，地位是一样的。但 3 个儿子如果分别娶了高、中、低地位的妻子，则 3 个儿子分别组成的 3 个家庭在社会中的地位就不再相同。从女方的角度来看，一般也愿意嫁给同等级或高一级的男性。

黑彝群体内部的通婚原则尤其是近亲通婚习惯使得"黑彝之间都有亲戚，基本都认得到（认识）"，马曲布说。同时黑彝十分重视血统的纯正，不承认新中国成立后变成黑彝身份的娃子和白彝，认为他们是"假黑彝"并拒绝与之通婚。"现在当官的基本上是我们黑彝，大家都是亲戚。有些原来不是黑彝的也自称是黑彝。他们其实原来是我们的娃子，或者白彝。但在解放后成为干部，有的想进去，就把自己的名字加进家谱。实际上家谱中没有他们。我们仍以家谱为原则，不和他们通婚。即使有些人通过各种方式把自己搞进家谱里，我们心里也清楚他不是真的黑彝。"

3. 交换婚与血的流向：禁忌、优先与性传播路径特征

在彝族社会中，无论黑彝还是白彝，同一家支内部的人禁止通婚。就是说，同一个姓氏的男女不能结婚而只能和其他家支的人结婚。同一个姓氏的男女发生性关系和结婚都被视为乱伦。在我所调查的伍合村中，大部分都以马海为姓氏，而他们的妻子都来自其他的姓氏，没有例外。

家支外婚也并非无序进行。实践中，仍然遵循一些基本通婚原则，如交换婚优先。在人类学理论中，3 个或 3 个以上家族集团进行环状联姻的婚姻结合形式称为一般交换婚。彝族社会的婚姻缔结往往遵循此原则。

在一般交换婚的基础上，彝族社会至今严格禁止姨表兄妹通婚和发生性关系，而姑舅表兄弟姐妹则有优先婚配的权力。这一习俗仍然深刻影响着当代彝族人的性实践。在彝族人性的社会网络中，绝对不会出现姨表兄妹发生关系的情形，这在彝族社会被认为是一种乱伦；而姑舅表兄妹发生性行为和结婚则是被允许甚至得到鼓励的。

马海曲布说："我不可以和妈妈的姐妹的子女结婚，血不能倒着流。但可以和爸爸的姐妹的后代结婚，而且是优先婚，然后再考虑其他的。兄弟的子女间不可结婚，我把她们看成是自己的亲姐妹一样。"

这种文化建构的姨表不婚和姑舅表优先婚原则，实际上通过情境中的"血不倒流"和乱伦禁忌表述，将彝族人的性的社会网络建构在地方性知识结构的禁忌与原则当中，具有鲜明的地方与民族特征。

4. 家支内转婚：被动的桥梁与艾滋病扩散

当一对夫妻中的男子去世后，男子家支要考虑为女方寻找改嫁对象，这就是当地流行的转婚习俗。这种习俗的当代实践基础在于：首先，彝族社会中男女性别不平等仍然存在，女性往往通过男方家支支付高额聘礼娶回，因此被男性家支视为家支财产；其次，在实行父系继承制的彝族社会，女性有抚养作为男性家支成员的子女的义务。改嫁家支外的人意味着家支成员的流失或生活境遇的降低，女方如欲改嫁必须返还男方家支的聘礼并赔偿损失。因为改嫁带来的家支冲突较多，甚至以"打冤家"和"死给"的极端形式解决。因此，家支内转婚是首先被考虑的处理方式。

转婚原则：首先，转婚只能在族内挑选对象，不能考虑本家支以外的人；其次，根据与死者的关系从亲到疏选择合适的转婚对象。具体说来就是首先考虑死者的亲生兄弟和平辈堂兄弟，如果没有的话就再考虑同族内其他对象。根据成婚类型，可以分为妻兄弟婚、妻父子婚等。转婚事宜的商量和安排都在家支内部进行，外部人员不能参与和干涉，而一旦家支头人会议上作出决定，被选中的男子一般很少有商榷的余地和拒绝的权力。而妇女在这一有关自身命运安排的议事过程中，也没有太多的发言权，处于命运被决定的地位。

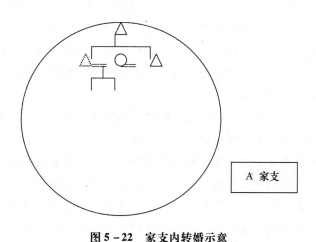

图 5 - 22　家支内转婚示意

彝族婚姻文化中的转婚传统是推动艾滋病从高危人群向普通人群以及在普通人群之间扩散的较为重要的文化动因。在当代彝族社会，转婚传统已经对艾滋病的传播和扩散产生了较为严重的负面影响。

　　木机在担任民间禁毒防艾协会的巡逻队长时，"转婚导致家破人亡的事情都看到好几次了。劝说也制止不了，有些人就是听不进去。再说这是人家家支内部的事情，说太多了也不好。真是没有办法。"

　　我在温泉村调查时，村里 36 岁的阿牛阿布因艾滋病去世，他的妻子只有 30 岁，并育有 3 个子女。死者家支商议将其许配给死者的弟弟。死者的兄弟只有 20 岁，尚在外地。在死者的葬礼上，他的堂兄弟告诉我，是否要将死者的妻子转婚给死者的兄弟，要等死者的兄弟回来后家支内部再开会讨论。而在此之前，在另一个村，已经发生过男子死于艾滋病而家支将其妻子转婚给死者兄弟的事情。结果导致兄弟二人最后都死于与艾滋病相关的疾病。

第三节　嵌入文化结构的艾滋病传播风险后果

　　从上一节对社会文化情境中伍合村彝人性的社会网络特征的分析可以发现，艾滋病对村落的侵入带有传统与现代的双重特征。艾滋病作为现代性进入的后果之一而成为当前村落社区日常生活中令人厌恶但无法绕开的组成部分。生机勃勃的 HIV 病菌顺着乡村社会的社会交往网络传播向更多的个体，给乡村社会整体带来更大的恐慌和风险。在城乡流动的时代背景下，跨越城市和乡村社会而建构出的彝族中青年群体性的社会网络成为艾滋病传播的重要媒介，这种网络是地方性和结构性的，表现出凉山地域性和彝族族群性的多重特征。

　　首先，个人以及社会文化因素同样深刻影响着普通人群的性实践。个人层面上对于安全套的理解以及使用感受，双方互动层面上对于情义的考虑，社会文化意义上对于安全套的意义赋予，都成彝族男女朋友之间、夫妻之间、情人之间选择不使用安全套进行性行为的促成原因。

　　其次，在新的时代变迁背景下，彝族人性的社会网络呈现出规模扩大化和城乡流动性的双重特征。按照差序格局的思路，在与陌生人发生性关系的时候，他们有时还是会考虑到使用安全套进行保护。

　　最后，文化因素所塑造的社会环境是社区中的普通人群进行性实践的文化法则和自觉规范。在进行性实践和构建性的社会网络的时候，彝族社会中的同族内婚、等级内婚、家支外婚、家支内转婚、姨表不婚、姑舅表优先婚等性伦理成为行为指导规范。性的社会网络构建仍然在社会和文化的法则下受到约束，从而形成具有地方性特征的性社会网络形态。

进一步地，我们要针对以上掌握的彝族乡村社区普通人群的性行为和性网络特征采取有效的干预措施，降低艾滋病从高危人群向普通人群传播以及在普通人群内部进行传播的风险。

传统文化影响下的社区普通人群在与高危或普通人群发生性行为时都较为忽视安全套的使用，这是艾滋病病毒向普通人群传播的最大风险。不使用安全套的行为并非因为对艾滋病与安全套"科学知识"话语缺乏掌握，而是当地的社会文化价值观中的因素导致。调查中夫妻双方性生活中经常使用安全套的例子没有被发现，而这些夫妻包括了一些夫妻一方或双方都感染有艾滋病的患者。社区普通人群在性行为过程中的安全套使用情况及其背后基于当地社会文化的安全套认知心理与艾滋病病毒在普通人群中的传播风险密切相关，如何在夫妻情感因素考虑和疾病防控效果之间取得干预平衡，仍然是解决彝族乡村社会安全套使用率问题的关键。

凉山彝族地区高危人群与普通人群以及普通人群之间的高危性行为在庞大而复杂的性社会网络中进一步增加了艾滋病病毒扩散的风险。性的社会网络建构与当地的社会结构、婚姻形式、居住方式、家庭结构、家支制度等因素密切相关。社会文化因素对个体性行为的影响不但体现在性行为中安全套的使用和认知等方面，更重要的是，具有民族和区域特点的性的社会网络也在深刻影响着艾滋病病毒在当地彝族人身体上的流动风险。

小　结

在第一节《死亡阴影下的村庄：作为海洛因后果的艾滋病》中，对海洛因滥用引起的艾滋病后果进行了宏观把握和微观统计。调查到村庄所有死于海洛因、艾滋病或相关原因的年轻人情况，并观察了村庄所有尚在世的艾滋病人生存状况。同时对吸毒与艾滋病死者遗留下的残破家庭生活和活在死亡阴影中的存世艾滋病人家庭生活进行了描述。在小节讨论中我试图指出，艾滋病村庄的社会结构已经残缺。从海洛因到艾滋病，受到伤害的对象包括了个体、家庭、家支、社区乃至整个彝族族群。

在第二节《性网络中的疾病传播：地方文化情境中的性模式与艾滋

病风险》中，指出村庄的艾滋病流行已经呈现出从吸毒的男性感染者通过性途径向配偶或其他性伴侣传播的趋势。在"性的社会网络"和"文化情境"结合的分析框架下，考察了嵌入文化结构中的彝族未婚青年、已婚夫妻间的性行为和性网络特征，并对通过性途径造成艾滋病二次流行的风险进行评估。本节指出，未婚年轻人跨越城乡的"耍朋友"带来艾滋病流动和扩散的风险，而已婚夫妻无保护的性行为直接导致了艾滋病在家庭成员之间的传递。同时，彝族社会中的"黑白骨头"原则、"转婚"、"不落夫家"等婚俗的实践使艾滋病的乡村流行表现出凉山地域性和彝族族群性的多重特征。

第三节《嵌入文化结构的艾滋病传播风险后果》指出凉山彝族地区艾滋病流行的文化属性。性的社会网络建构与当地的社会结构、婚姻形式、居住方式、家庭结构、家支制度等因素密切相关。社会文化因素对个体性行为的影响不但体现在性行为中安全套的使用和认知等方面，更重要的是，具有民族和区域特点的性的社会网络也在深刻影响着艾滋病病毒在当地彝族人身体上的流动风险。

第 六 章

传统的力量：艾滋病的地方性
治疗与临终关怀

面对全球化风险带给凉山地方社会的艾滋病痛楚，彝族社会事实上有着一套随着自身历史演变轨迹而传承下来的社会文化模式。这种文化模式与当地的自然生态、地理环境、物质资源紧密联系，并在应对社会变迁过程中出现的新疾病问题时，通过自身的文化逻辑来进行应对。虽然社会变迁过程中彝族文化系统也受到冲击，但这套文化系统的应对机制仍然通过对毕摩仪式、家支制度、神灵观念、道德经济的整合发挥作用，显示出与现代性裹挟下强势的国家主义和科学主义话语思维不同的疾病治疗和临终关怀路径。

第一节　毕摩的仪式性治疗：
作为"鬼"的艾滋病

一　神药两解：彝族常见病与传统治疗模式

凉山地区的地理生态环境和特殊的地方生活方式会导致一些地方性疾病的产生。从体质人类学的角度观察，彝族族群普遍处于脱水和缺少脂肪的状态，他们体格普遍偏瘦，中年人面部多皱纹且纹路深刻。"虫臬"是彝族人对当地常见的寄生虫病和风湿病的统称。风湿作为常见病与彝族人传统居住习惯有关。彝族人长期在地面上生活，睡觉也在地上，平时吃饭也会蹲坐在地上。多数彝族人习惯性蹲坐在地上做事情，包括纺纱、聊天、吃饭等日常活动。这种生活方式往往带来湿气引起的关节炎或寄生虫病。有公共卫生学定量研究认为，彝族人群肠道寄生虫感染率为18.16%。① 坝子里一般的常见病还包括肺炎、肺结核、肝病、拉肚子、胃病、感冒以及性病和艾滋病。

通过社会交往实践传统而得到的疾病可分为两类：一类是族群内部通婚遗传的家族病；一类是因为与外部族群混血患有的疾病，如"汉人病"（杨梅）。李星星认为，凉山地区"解放前虽然抢劫来的人都拿来当娃子，但因为奴隶主对奴隶有人身控制权，很多时候会强迫女性娃子发生关系，通过这种接触而得到一些疾病以及传染给后代一些疾病"②。历史上凉山曾局部有性病流行。民主改革以来，随着国家医疗体系的建设和合作医疗制度的实施，性病减少。改革开放以来，随着年轻人外流的增加，当地性病又开始流行。据温泉村诊所的医生马海阿良（原县医院副院长，现退休）说，他的诊所几乎每天都有得性病的年轻人来拿药。对于艾滋病，马海阿良的估计更为严重："艾滋病主要通过吸毒和性传播，现在村里有，外面也有。高危人群没法统计，一般人群得艾滋病的估计有50%，有的村更多。这个坝子有两个乡，很多人说是死于肺炎和结核病，很可能就是艾滋病。肺炎和艾滋病关系说不清，感冒也会有，但结核病很可能与艾滋病有关，是艾滋病传染的，一般都有结核。结核是机会性感染，有HIV的人身体免疫系统被破坏，免疫功能低，抵抗力差，得病机会大。实际上每个人身上都有结核杆菌，发病后会有腹泻。这个地区一直有结核病的传统。"

彝族人自身对疾病的治疗方法分两种：一种是自然方法，就是用药治疗；一种是超自然方法，即神解。苏尼只会神解，而毕摩是用医药知识加神解，是为神药两解。可以看到，彝族人民俗医疗实践主要包括民族传统自然疗法和借助毕摩进行驱鬼叫魂的超自然疗法两种。毕摩本身也掌握着丰富的代表彝族社会传统治疗方法的医药知识。仪式之外，他们还会用针器和拍打等方法进行疾病治疗。民间疾病治疗的一般顺序是：感觉不舒服时，首先自己依照经验和知识体系对疾病进行认知，然后选择自用草药或请苏尼、毕摩来治疗。现代医院对当地就医模式的影响也逐渐形成，现在

---

① 赵晓华：《凉山彝族人群肠道寄生虫感染率调查》，《现代预防医学》2005年第12期。

② 据我在四川民族研究所与李星星教授的访谈记录。

应对疾病一般是将基于个人经验认知的"药解"、毕摩"神解"与现代医院治疗进行综合运用。

我跟随吉克给哈等老毕摩,对竹核坝子里的与疾病治疗相关毕摩仪式①进行了调查。可以说,毕摩的仪式治疗贯穿在彝人从"生病到治愈"或从"生病到死亡"的全过程。即使在现代医疗可以触及的社会空间中,毕摩的仪式治疗也贯穿始终,从而形成"神解—药解—医院诊治"的三元治疗模式。关于对待不同疾病以及疾病不同阶段的不同治疗态度(选择毕摩治疗或医院治疗),我将在下一章详细介绍。这里主要谈民间治疗模式中的神药两解治疗模式。

彝族并非有病就请毕摩,因为请毕摩意味着花钱和杀牲,所以对于一些小病,村民们会选择自己用草药来治疗。由于居住在高山地带,竹核坝的山中有很多药材。1985 年昭觉县在药源普查中统计发现全县中草药有143 个品种,分属 66 科,133 属,总蕴含量 180 万公斤。② 村民在长期的生产生活实践中,积累了丰富的草药治病知识。下表 6 - 1 为伍合村常见的草药名称、用法与功能。

表 6 - 1　　　　　　　　　　伍合村常见草药及功用

症状	草药	用法	来源
骨疼	者则	鲜、干皆可。泡水喝,煮水喝汤,味苦	山上
拉肚子	瓦都	切、煮水喝,味苦	山上,一种树根
食欲不振	子伍(根)	凉拌菜、助消化	山上,一种草药
感冒	阿布草	鲜干皆可,煮水喝	山上,二半山上有,高山无
止血	舍次那地草	出血时,把草嚼碎后涂在伤口	山上一种草,二半山,高山皆有

---

① 当地人称请毕摩做仪式为"干迷信"。原因是在新中国成立后历次运动中的国家话语将这种地方性仪式体系定性为"迷信"。后来当地彝人接纳了这套官方话语中对毕摩仪式的表述。但在其文化情境中,"干迷信"带有明显的褒义。

② 《昭觉县志》,第 576 页。

续表

症状	草药	用法	来源
养生	虫草（色各布地）		吉马马或（金阳和昭觉交界的高山地区），少
治伤口	白矛（以斯）	涂于伤口处	山上，一种草根
养生	布各尼却（丹参）、瓦布舍各	男女皆可用，生吃或炒着吃，可凉拌	山上
催产		和鸡蛋一起煮汤喝	冬天草全干，此草却绿色
产后补	阿一草	和鸡蛋一起煮汤喝	山上
头晕	天麻（布什）	炖肉、鸡蛋吃	山上
淋巴结核致头癞、嘴疱、牙疼等	斯尔树树皮	做成项链戴脖子，煮汤喝	树皮
骨坏（粉碎性、无效——去医院）	阿左茨（树）	煮汤喝、洗伤处	树皮、树叶、树根喝汤
牙龈出血、淋巴炎、儿童蛔虫	布都斯克	煮汤喝	山上，一种草
治咳、肺炎	热刺	和鸡蛋一起煮着吃、喝	山上，一种草，一年四季为绿色

　　如果患病者自身无法通过用药来治愈，则进行自我断病，这一仪式叫"咋苏木"。如果突然生病或没有具体部位在疼，只是觉得浑身不舒服的时候，在请毕摩之前可让家人做此"咋苏木"断病。这一仪式有多种做法，仍然是占卜原理。比如在水里放一根筷子，叫一个个鬼的名字，叫准了筷子就会竖起来。这时生病的人家要做一顿好吃的，其中一半送出去，丢在门外，边丢边念叨病鬼的名字，好言相劝并向鬼道歉。如果做了这些之后病仍不见好转就请毕摩来进行专业诊断和治疗。可见，"草药—自断—毕摩治疗"是民间进行疾病治疗的一般模式。

二　毕摩断病：占卜与解释

　　毕摩在传统乃至当前彝族社会中一直被视为文化知识的持有者和传承

者，更因其所掌握的巫术知识体系的神秘性而被一般彝族民众赋予半人半神的高贵身份。彝族有谚语说道"土司来了毕摩不必起身"，意在说明在从前，即使是作为地方最高统治权力持有者的土司对能够沟通神、人鬼的毕摩也保持着相当程度的敬重。关于凉山彝族社会中的毕摩研究汗牛充栋，早在20世纪30年代，人类学先驱杨成志先生就在《罗罗说略》《罗罗族巫师及其经典》中对毕摩文化进行了系统论述。马长寿的《凉山罗彝考察报告》和林耀华的《凉山彝家》等也是较早对凉山彝族毕摩文化进行系统论述的民族调查报告。他们的研究是一种传统民族学意义上的知识梳理，对后来者了解毕摩文化的地方性知识体系具有引导意义。但事实上，不同区域的毕摩仪式是有所差异的，他们有着复杂的分支和体系。作为彝族文化精英，他们不但是地方社会中进行宗教性仪式的祭司，而且传承着彝族传统疾病诊治的方法和经文。"罗彝至今不信疾病由于生理之失调与病菌之传染，而谓由于鬼神作祟。古有病者，不求教于医生，而求术于巫士；不吃药剂，而禳鬼祭神。"① 在现代国家医疗体系未能到达的村落，他们至今仍是地方社会中进行疾病诊断和治疗的医师。

在竹核坝子里，几乎每个村都有毕摩，多者三五个，少的也有一两个，他们都是不脱产的神职人员。田野中我参与观察了几十次的毕摩仪式，访谈了十几个老毕摩。老毕摩吉克给哈告诉我，彝族的毕摩仪式活动从未中断过，即使在毛泽东时期大家也偷偷做，甚至也给周边的汉人做疾病治疗仪式，这个"迷信"以前汉族和彝族都做。"文革"的时候，村长、村支书白天骂毕摩，晚上还是一样将他们请到家里去"做迷信"，奉为上宾。国家行政体系与意识形态控制之下的行为与民间层面的认同行为并行不悖，显示出了两种不同层次的行为逻辑在个体以及地方社会体系之中的糅合。

吉克家族是坝子里远近有名的毕摩世家。吉克家世代传承，代代有毕摩。今年75岁的老毕摩吉克给哈10岁就跟随父亲念经，15岁可单独做仪式。在毕摩的仪式中，驱鬼与治病经常是同一过程。吉克给哈认为，坝子里主要进行的毕摩仪式可治疗的疾病主要包括风湿、关节炎、残疾、嘴歪眼斜等常见病。他经常会给附近的乡民看病、"做法"，当然也包括吸毒者、贩毒者和艾滋病患者。在他们眼里，所有的人都应一视同仁，"毕摩本身是中性的，贫富好坏都给治病"。令人欷歔的是，老毕摩吉克给哈

---

① 马长寿:《凉山罗彝考察报告》，四川出版集团巴蜀书社2006年版，第437页。

的几个儿子中，一个在几年前死于吸毒，一个在几年前因为在外面盗窃被人活活打死，另有一个儿子也在外面打工。孤单的老毕摩一个人在家带着孙子生活。

（一）瓦切沙（看鸡蛋断病）

毕摩给病人治病时，首先要借助一些工具来诊断病情，比如通过鸡蛋和牛羊的肩胛骨来占卜。

身上某处有疼痛的病人，会在见毕摩之前把鸡蛋在自己身上的疼痛处滚几遍，然后把鸡蛋拿到毕摩处。毕摩接过鸡蛋，将鸡蛋打破在碗里看鸡蛋蛋清、蛋黄的融合程度来诊断。如果身上的病情是来自内伤，则用鸡来断病。

在一次吉克给哈给村民马海阿克看病的时候，我观察了"瓦切沙"治疗的全过程。马海阿克告诉吉克给哈，自己最近经常头晕头疼，希望吉克给哈能够帮忙看看是什么原因，能不能治疗。

毕摩吉克给哈先拿出一个鸡蛋，用针在蛋壳上扎个洞。在往鸡蛋洞里吹一口气后，吉克给哈告诉我，这表示魂进了鸡蛋壳。之后患者拿鸡蛋在身上疼痛的地方滚一遍，也往鸡蛋洞里吹一口气，双手将鸡蛋交给毕摩。毕摩手捧鸡蛋念一段经后沿着鸡蛋上的洞将鸡蛋敲开洒在一个盛满水的碗中，然后用蛋壳盛水从高处向水碗浇几次，把水中鸡蛋的蛋清和蛋黄打散开。最后，毕摩将鸡蛋壳抛在水碗里，鸡蛋壳会旋转几下定住。

毕摩会通过鸡蛋壳的破口朝向来判断疾病的严重程度。鸡蛋壳的破口朝着患者本人，表示患者的魂魄尚在，不会走，那么疾病不日可自愈。如果鸡蛋壳的破口对着毕摩，也表示疾病不严重。但是鸡蛋壳的破口如果对着其他方向，则表示患者的魂不在身上，被鬼领走了。这种情况下需要毕摩做仪式将患者的魂领回来。

这次的鸡蛋壳破口朝着患者和毕摩以外的方向，毕摩吉克给哈告诉马海阿克，他有时头晕，是因为有一个17岁的女鬼作祟。这个女鬼还是马海阿克的亲戚，是他的爷爷分出去的一支亲戚成员，因病在17岁的时候去世。吉克给哈还算出马海阿克家中有6口人。

（二）由皮基（用羊的肩胛骨断病）

吉克给哈说："医生通过B超来看病因，毕摩则通过羊巴子（羊的肩胛骨)来看病因。"这一过程在彝语中被称为"要格"或"由皮基",每次诊断根据病情的严重程度需要一个至几个羊巴子。

毕摩会将一种彝语称为"久崴"的草捻成绳状,用淬火石将艾草点燃,在念诵一段经文后,将燃烧的艾草摁在羊巴子的最薄处,羊巴子上会出现一些草燃烧后的裂纹。毕摩会通过经验或翻看经书来判断羊巴子上的纹路所代表的疾病类型以及疾病原因,进而决定选用何种经文、法事和牲畜来做驱病仪式。这种草在从前的彝族是用来点火使用的,那时没有火柴,用打火石打着火星后,点燃久崴,可以生火。

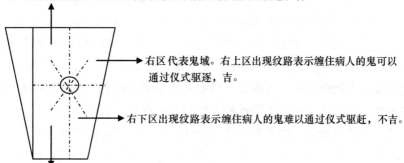

左区代表病人。左上区出现纹路表示病人的疾病可以痊愈,吉。

右区代表鬼域。右上区出现纹路表示缠住病人的鬼可以通过仪式驱逐,吉。

右下区出现纹路表示缠住病人的鬼难以通过仪式驱赶,不吉。

左下区出现纹路表示病人的疾病难以治愈,不吉。

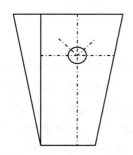

出现此种纹路,代表疾病可以通过驱鬼仪式获得康复。

图 6 – 1 羊巴子断病纹路举例

上图只是羊巴子断病的纹路举例,事实上,纹路会出现多种组合,代表着不同的卦象和暗示。羊巴子不但可以断病,还可以占卜战争、打猎、远行、婚姻、诉讼等重大事件。可以说,彝族日常生活中离不开占卜。

通过看鸡蛋或看羊巴子的方法大致确定致病原因后,毕摩会继续采取方法进行有针对性的治疗。做仪式期间，患者有一些饮食禁忌，比如嘴歪眼斜者，在治疗期间不能吃很多饭，只能吃玉米，而且要在一段时间内天天请毕摩来念经等。

（三）塞约姆（看树枝断病）

还有一种断病方式叫"塞约姆"，是一种通过看树枝来"算"治病的鬼类型的仪式。看树枝和羊巴子断病的逻辑相似，"塞约姆"通过看树枝上切口的数量来确定病因。首先毕摩取一段树枝，在念经的同时用刀在树枝上划出切口。经文念诵完毕，毕摩将树枝中间的一个切口撕掉，算上下各有多少个切口，切口的数量和奇偶代表着不同的致病原因。通过切口数量可以推算是不是鬼导致患者生病。吉克给哈说，如果是鬼害人致病，要通过切口的奇偶数来判断鬼要不要收下礼物（鸡或羊，根据鬼的类型来定），放过患者。要一直算到病可医好，鬼也收下礼物为止。切口成双意为鬼不收，不能做仪式，成单意为鬼收礼物，可做仪式。毕摩会继续通过念经做切口的方式，同时根据经验判断用什么牲畜来做仪式。

除了上述三种主要的断病和占卜方法，还有看猪膀胱、看猪脾、看猪肺、看猪心、看鸡舌、看羊胆、看鸡脚、结草占卜等断病方式，蔚然成体系。吉克给哈说，彝族有几百种迷信的做法，一种做不好就换一种，总有治疗的方法。

（四）毕摩眼中的艾滋病治疗

彝族人在日常生活和疾病治疗过程中对迷信仪式的依赖性很强。他们认为"很多医疗治不好的，做迷信就好了"。"当然，伤得太重了，毕摩也没办法了。"艾滋病就属于"太重"的疾病，但毕摩也给艾滋病人做仪式。

一天下午，我去拜访吉克给哈的时候，他正在准备去给隔壁村的一个艾滋病人做迷信。他说，其实艾滋病人的家人和我们做毕摩的都知道病好不了，但他的家人也要求做，不然心里不安稳。做了仪式就心里踏实，心理作用。

包括艾滋病病人在内的所有彝人，其死前是否有做仪式，直接关系到身后灵魂的安慰和生者家人的日常生活秩序。给哈说："没有听过念经的人死后变的鬼会害人，对家人不好。所以如果有人死了，一定要请毕摩念经驱鬼。念'你死了不要回来，不要后悔，因为你在的时候，你的家人照顾得很好。中、西药都吃过，猪牛羊都治过，治不好，没办法，你走好，心理踏踏实实地走吧，这是你的命运'之类的话。人病了，如果不做迷信，不会安生。因为人都不想死，死的时候都不甘心。不做的话，好像没有人关心他。所以要在他死之前安慰。死人走得踏实，活人也活得踏实。"这些安慰灵魂的话语仿佛人、鬼之间的通话，而毕摩正是沟通人、神、鬼三界的媒介者。

三　毕摩的经书与鬼神的分类

毕摩做仪式所凭借的经文书籍很多，不同的毕摩各有专长，并非全部通晓所有经文。吉克给哈说:"我最擅长的就是做保平安的祈福迷信，再有就是做治病驱鬼。从来不做坏迷信，我的祖先也没有传这个下来。"吉克给哈感叹道，现在的年轻人很少学毕摩了，很重要的一个原因就是学经文很辛苦。他小的时候，经常半夜起来念经文给爸爸听，爸爸会进行纠正。有的经文只能背，有的可以在做仪式的时候翻看。

（一）毕摩的经书

竹核坝子的几十个毕摩每人手里至少有几本手抄在牛皮纸上的经书。根据我的搜集整理，他们的经书主要有以下几种。

治大病类经书:《仪度特耶》①《阿觉萨姆尼》《苏却瓦尔则》《云迪阿姆》等。主要针对难以治愈或不治之症做仪式，如癌症、结核、麻风等病，也包括艾滋病。《斯塞贝特耶》治疗风湿。

祈福类经书:《金地特耶》用来求平安，《尼茨尼特耶》等用来驱鬼。

解决纠纷类经书:《曲夫特耶》。在神判时由毕摩或德古念诵。

黑巫术经书:《图则哈姆涅》《牛杜各杜特耶》等。这类黑巫术经书用人血写成，是用来咒人或下蛊的。《图则哈姆涅》是请毕摩把他人的魂收来时毕摩念的经文。经书中有一种仪式大致如下，可以让人感觉到黑巫术的恐怖。在请毕摩的人家的要求之下，毕摩会用草扎成一个小人，杀鸡念经时把仇家的信息念进去，通过这种方式把仇家的魂招来进入鸡身内。毕摩再把鸡头砍掉，仇家会在短期内得重病或自杀。《牛杜各杜特耶》是

---

① 特耶在彝语中是"书籍"或"经文"的意思。

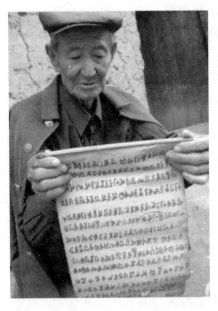

图 6 - 2　老毕摩吉克给哈和他的经书

可以施加集体主义式的黑巫术给仇家的经书。掌握这种经文的毕摩，可以召唤自然灾害。两个村结仇，一个村可能会请毕摩来念此经做仪式，招来天降大雨、落冰雹等灾难给仇家村庄。具体做法就是把仇家村庄的地图画出来，用竹子圈起来念经。召唤天神降难，毁坏庄稼。

送祖灵归祖地的"做啵"大迷信中要会念多种经文。因为做仪式的时间长（甚至几天几夜），中间在不同的阶段需要念不同的经书。如果死者是家支英雄（也包括杀过人的），可念《吉尔嘎伯特耶》，被杀死的则要念《日贝特耶》。送老人的灵魂进天堂阶段要念《西姆特耶》，招生者魂魄留下的经书为《伊库特耶》。

（二）万物有灵的神圣体系

在彝族的信仰体系中，"阿普阿萨"是一种家族神的名称。吉克给哈告诉我，他们吉克家支是毕摩世家，而他的祖先会在死后就变成阿萨，跟着吉克给哈一起出现在治病场合。即上代的祖先灵魂会和毕摩在一起共同行医，从而增加了毕摩的法力。有的毕摩不是祖传，所以没有很多祖先的阿萨跟随治病，法术往往不如毕摩世家高些。因为祖传毕摩会有很多阿萨跟着。

其中，"毕尔觉诺"是所有阿普阿萨中法力最强者，也是已经升为天神级别的毕摩神。阿普阿萨活着的时候是一位法力高深的毕摩，死后就变成阿萨，跟儿孙后代一起去给人治病。在当地老人们的口传中，毕尔觉诺的胡子头发长，脸上很多眼，还有千面手。

传统的彝族奉行着万物有灵的朴素主义信仰体系。除了毕摩神毕尔觉诺，这里还有山神母希阿萨以及火神、水神等各种神仙。舍舍阿普是掌管天下万物的神，人也是他创造的。山神母希阿萨平时掌管森林、山川，喜欢原生态。他也会治病，当他听到给人看病的毕摩念经念得好，就会和阿普阿萨一起来帮助毕摩治病。马海木机认为,现在的自然灾害就是母希的惩罚。山神每三年换一次管辖范围,要敬母希。彝族人从前盖房顶要用木板和竹子,就到山上去砍伐。砍树前要做名为"萨义姆"的敬神仪式,山神同意后才能砍伐。

火神是杜各,意为"燃烧的火"。苏尼在敬火神后,可以站在火上跳舞。舍各意为"烧红的铁"。毕摩敬火神后可以在仪式中用舌舔火吓鬼,用脚踩火驱鬼,安然无恙。

水神是伊各,可保护开水不烫人。

自己神是吉尔库沃,意为自己保护自己的神。吉克给哈说,

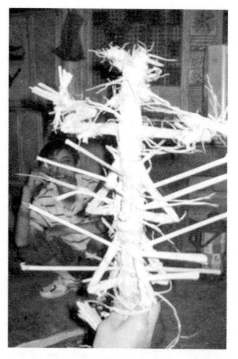

图6-3 毕摩会在仪式中扎出阿萨的
形状,让其伴随仪式过程

每家有一个吉尔。他是善良的祖先之神,会保护自己家支的后人。天天跟着家支成员,保护全家人。但是人生病的时候,可能吉尔无法起到保护作用。过彝族年的时候,人们会在家里给"吉尔"摆酒、肉以表感谢。

吉克给哈说,毕摩如果去别人家做客,必须给主人家做些迷信,不然阿普阿萨不高兴,对主人家不好。做迷信用的鸡、猪、牛、羊的一些部位是必须奉给毕摩享用的。包括鸡的头、肝、翅膀、屁股,猪的脑壳、肠子;牛的牛巴子、牛头、牛角、牛肠、牛肝,羊的头、羊角、羊肠,羊肝等。主人家会在毕摩做仪式后派人背到毕摩家。但如果使用了公牛做迷信,毕摩是禁吃公牛肉的,因为公牛是犁地的主力,阿萨不同意享用此物。

(三) 致病鬼的分类

彝族文化中的疾病问题不但是个人身体化的私人事务,也是家支整体中的公共事务。由于彝族的文化思维中对疾病进行的是"鬼"的解读,则疾病并非患病者身体物质性的问题,也并非仅仅现世病因,更多的是

"家族集体的乃至于社区共同的连带关系与行为，以及无形的道德伦理教化。"① 由此，疾病是生活中的"失序"（disorder），而治疗是嵌合在整体社会文化体系中的应对行为，通过对日常生活中"反常"的"他者"（鬼）的驱除，来实现从个体到社区秩序的恢复。

毕摩对艾滋病人的治疗模式与治疗其他疾病并无差别。在彝族人的世界观中，任何疾病都是来自"鬼神祖三界的非人格性力量对人间平衡的扰乱"②。毕摩的治疗则可以通过仪式的方法将这种不平衡状态进行纠正，以恢复正常的个人身心和社会结构秩序。

毕摩治病需要根据生病人的生肖、生病的日子以及生病的病症（哪里疼等）等来推算致病原因和治病方法。在竹核坝子的彝民世界中，他们认为主要存在以下几种类型的致病鬼。

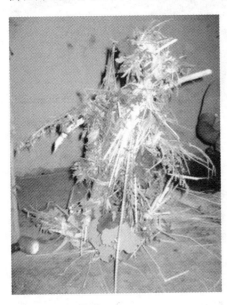

图 6-4　觉诺鬼

觉诺鬼。觉诺鬼都是非正常死亡的人死后变成的鬼。毕摩做仪式的时候会用草扎成一个最大的草偶来代表致病的觉诺鬼。觉诺鬼又分为斯尔觉诺、斯度觉诺和布日觉诺。斯尔觉诺主管身体内的骨骼疼痛，斯度觉诺则是吃血的鬼，如果它入侵到病人的身体，会导致人流血和受外伤。布日觉诺是致使人患严重疾病的鬼，包括艾滋病也被毕摩认为是布日觉诺导致。布日觉诺又包括瓦沙觉诺（掉下山崖死的、绊倒而死的鬼）、一度觉诺（淹死鬼）、木玉觉诺（马死后变的鬼，彝族认为马是有灵性的，不吃马

_____

　　①　张珣：《道教"祭解"仪式中的忏悔与"替身"：一个文化心理学的探讨》，载余安邦主编《本土心理与文化疗愈：伦理化的可能探问》，台北中研院民族学研究所 2008 年版，第 377 页。

　　②　庄孔韶：《中国性病艾滋病防治新态势和人类学理论原则之运用》，《广西民族大学学报》（哲学社会科学版）2007 年第 1 期。

肉）和簇西觉诺（被人杀死的鬼）四种鬼的类型。

在仪式过程中，一定要用蒿草扎出觉诺鬼形状的草人。有些毕摩会把牲畜的血盛在一个袋子里，背在觉诺鬼草人的身上，然后用剑将其刺破，血流满觉诺的身上。做完迷信，毕摩将病人的衣服脱下穿在觉诺鬼的身上，将觉诺扔在户外的路上人经过的地方。第二天早晨，觉诺鬼会附身到第一个经过的人身上。所以在彝族地区的路边经常可以看到做完迷信后扔的觉诺鬼草人。

斯期鬼。斯期鬼是灾难鬼，每年春天和年终的时候每家都会在请毕摩来做的一年两度的祈福仪式"西克布"中将其抬出。"西克布"在 3 月份开花的时候要做一次，主要是防范作用，希望鬼不要来。年终的时候再做一次，希望将一年之中家中不洁净的东西当作斯期鬼赶出。在彝族的观念中，8 月底 9 月初，羊子从高山上回来的时间是年终。羊子回来可能会沾染到山中不洁的东西，做这个迷信就代表把家中不洁净的东西赶出去。

斯期鬼一般由两根"矛"三根"钩"（或三根矛两根钩）组成，中

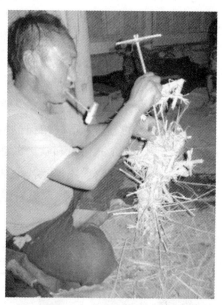

图 6 - 5　毕摩吉克阿嘎在扎斯期鬼

间夹杂蒿草做成鬼的形状。毕摩在西克布仪式中，会用树枝和刮掉皮一头削尖的木枝围绕，这些树枝称为"古"，是吉利的事物，代表保护和防范，3 月份和 8 月份做的仪式中都会出现，房间的四个角也会放"古"。仪式之后，"古"留下，而"斯期鬼"被毕摩送出去。在西克布仪式中，还可以同时做牵线招魂仪式"一果"。必须拿一棵麦冬草，同时在屋内牵线（不同颜色的线，并在上面拴羽毛和木碎片）和制作图石（毕摩做仪式的时候打出去的那种木片，撒出去代表把鬼打倒，不能再变）。在招魂仪式上，毕摩会拿一个木钵盖上一块白布，布上扎一个针，针头朝外，针尾上串一条线，一直牵到门外，拴着一根麦冬草，是为"灵魂道"。招魂仪式一般做得比较久，要念 40 多分钟，然后人也从灵魂道上走回房间。

招魂仪式后，盖上木钵的盖子，把钵放回卧室。第二天打开木钵看，针头一般都会转向内部，代表灵魂已经回家。含有牵线仪式在内的西克布是全套完整的祈福仪式。

地母鬼。地母鬼是一种咬人的鬼，如果病人的身体某个部位莫名其妙地红肿起来，又痒又疼，毕摩就认为是被地母鬼咬到了，就做地母沙仪式来治疗。这种仪式中拿泥土做三个人形，头顶各有一根鸡毛，嘴巴含有爆米花，将三个人放在瓦片或木板上。代表地母一家（地母爸爸、地母妈妈和地母小孩）。这三个人偶没有脚，只有上半身。地母沙仪式不用杀鸡杀牛，而是在仪式过程中烧油，用油来熏，使他们觉得很香，将鬼从病人体内诱惑出来。毕摩不敢骂他们，说些好话，将他们骗出来。毕摩口中念念有词，请他朝东南西北四个方向去（8月份会朝西方，并用石头压住），去人多的地方。毕摩会说："××家好得很，你为什么不去他家。"所以毕摩对当地人的分布、居住结构很熟悉，以便在念经的时候念进去。

地母鬼、斯尔却诺鬼和觉诺鬼都属厉鬼型，在仪式中需要将他们请出去的时候，一般邻居们不愿意帮忙拿，害怕鬼附到自己身上。所以彝族有句谚语是"赶鬼不喊邻居"。如果路上遇到有人送这些鬼出来，要"呸"一声，再"哦"一声以示驱赶。

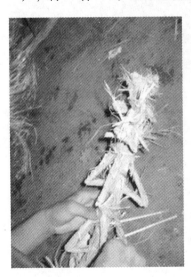

图6-6 斯尔却诺鬼

斯尔却诺鬼。斯尔却诺鬼是导致慢性病和顽固病的鬼，主要会让人头晕和骨头疼。身上的附件包括头上有一个十字架样的木架，并用红蓝线缠绕，彝语为"斯坡赛坡"，意思是斯尔却诺鬼身上带的"保护伞"，还会给他犁和耙。这是一种将鬼当成人的拟人化手法，说："不给其他人，这个是给你的，你就不要再麻烦别人了。别人走错了路才惹到你，眼睛不小心看到你，脚不小心走到你那里。"这个鬼不是赶出去的，是好言好语请出去的。

同时毕摩还要扎出两个草做的人偶去换回生病的人的魂魄。一个叫萨布西兹，一个叫萨马鲁兹，他们是跛脚的人。因为鬼附身是为了把人整惨，现在把残疾的人送给他，代表交换，希望斯尔却诺鬼不要害健康的人了。

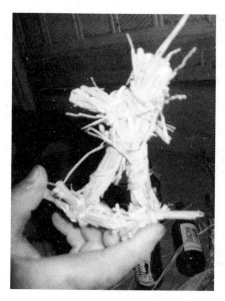

图 6 - 7　萨马鲁兹

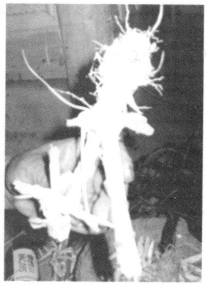

图 6 - 8　萨布西兹

四　毕摩治疗：巫术的逻辑

在伍合村，每年春天的 3 月份各家都要进行一次洁净仪式。这次仪式各家各户都要做，在固有的仪式结构以外，各人在仪式畜禽和仪式空间选择上有一定弹性：可选择杀鸡、猪、羊或牛来赶迷信；可以只做室内部分，室外仪式可根据财力、时间、需求选做。以下以 2011 年 3 月在马海木机家观察到的一次祈求健康和福气的洁净仪式内容为例进行理解。

（一）驱鬼

这次仪式主要目的是赶鬼和不洁净的东西。当房子"脏"的时候，做了迷信之后就"干净"了。"脏"和"干净"作为当地表述中的一对概念，有其社会情境中的文化意义。"脏"主要来自对"鬼"的想象和解释。有生病的人家会做驱鬼仪式，将鬼赶出来。这时鬼去了哪里？村民认为这些鬼会到处游逛,很可能就进入没有做迷信的家庭房子里来。而且平日里家屋中人来人往,也会带来"脏"的东西。而洁净仪式就是将这些可能害人致病或带来霉运的鬼和不洁净的东西赶走。

绕羊。毕摩念一段经文之后,让马海木机一家人围着蹲在地上,毕摩抓起准备好的一只羊的四肢在他一家人头顶绕圈,并让羊蹭到每个人的身体,以示沾起"污物"。绕圈之后,嘱咐前来帮忙的亲友把羊杀死,头朝门口,四脚朝内放置在地上。杀羊代表以牲畜款待鬼,吃好喝好之后,请它不要再来。

吹鸡。毕摩接着念经。这时有人绑来一只鸡,用刀把把鸡砸昏,割喉取血在盆里。然后把血淋在几捆草束上,递给毕摩。毕摩用脚踩住草束,抓起另一只鸡的鸡脚,念一段经文,又亲自拿刀背将鸡拍死,弯过鸡脖,将刀切入鸡口,放血入盆。这个盆子混合了之前的羊血。这时,毕摩将之前削好的木楔块甩出,开始"吹鸡"。他把嘴对着鸡翅下切开的小孔吹气,鸡就发出呜呜声,是为吉利。毕摩再高喊一声:"哪里来的鬼回到哪里去!"众人齐颂"哦"。"吹鸡"代表驱赶鬼和不洁净的东西,同时将施加在自己身上的诅咒和不吉都赶出去,转回去。

赶鬼之后,毕摩再念经一段,右手摇铃。之后又"吹鸡"一次。

(二) 招魂

招魂是基于彝族社会宇宙观、世界观的社会行为。在彝族文化观念里,人的躯体之外有独立存在的灵魂,是一种朴素主义的身心二元哲学观。身体和灵魂合一的时候,人就健康清醒,如果魂魄与身体分离,则身体陷入疾病和厄运。因此,疾病通常被视为魂魄走丢的身体表征,而招魂则是治疗疾病、恢复健康的方法。

魂魄脱体的原因有很多种,可能是由于自身体弱,无法控制灵魂,也可能是被其他鬼魂带走,或者被仇家用黑巫术取走。灵魂离开身体后,最终都要回归祖地,如果魂魄长期不在身体内,即长期患有疾病,则意味着灵魂要回归祖地,人的寿命也即将结束。毕摩有招魂之术可将游荡于身体和祖地之间的灵魂召回体内,使病者获得治疗。身体健康者也可以进行招魂仪式,以强化灵魂对身体的依附,以获得健康。

马海木机家的这次仪式过程中包括了驱鬼和招魂两部分。毕摩首先把招魂枝按照章法插在门外地上,几个人分别拿着树枝、竹子站在两旁。毕摩手持一只母鸡端坐房屋上方念诵经文。内容大意为："丢在外面的灵魂，回来吧。在山上，在水里，在坝子里，在路上的，无论在哪里，都赶快回来，不要听坏的男鬼女鬼的话，回来和父母兄弟在一起。即使有铁链锁着你，挣脱了也要回来。"毕摩前方摆着一碗米和一个茶壶，是为招魂米和招魂钵。毕摩"吹鸡"叫魂之后，不断撒米到招魂枝阵仗中。这时，木机一家从阵仗中踢到树枝，手摸过招魂钵里的水草后，走进门来至毕摩跟前。毕摩重复之前的驱鬼仪式，实现主人家身体和魂魄的合一，以及对恶鬼的驱逐。

在仪式过程中，盛满清水的招魂钵内盖着一些水草，这些水草在仪式中可以将游荡在外的魂魄引回家中。木机讲述了这个细节的由来。

> 古代有敌人在后追杀我们的祖先，一直追到金沙江边。我们的祖先就选择乘小木船渡江。到了对岸上岸时，发现全是石头，很难爬上去。这时候发现江里和岸边都长着一种水草，靠抓着这些水草才上了岸。到了新的家园后，毕摩将这种草用到仪式里招魂。

族群祖先迁徙的历史记忆在招魂仪式中得到传承和强化。招魂即招生者之魂，不要听以前死去的老人的魂（即鬼）的召唤。彝族人认为人死了会变鬼，鬼有好、坏。坏鬼会害人。一般凶死的人死后会变成坏鬼，因为他们的怨气很重，需要发泄。凶死包括吊死、淹死和药死等死亡方式。彝族的文化观念里对待祖先灵魂的感情是复杂的。一方面，崇尚祖先崇拜的彝族人在仪式中表达对祖先的怀念和尊敬；另一方面，祖先的鬼魂也有害人的可能。这时就要通过仪式实现生者与死者的交流甚或交易，以安抚死者灵魂，保证生者健康。在彝语中，自己家支祖先的鬼魂称为"吉尔"，害人的鬼则称为"牛茨海莫"，包括自己家支和其他家支所有害人的祖先之灵。这种对祖先的复杂情感仍然源于彝族的灵魂观，此时身体与疾病的关系已转化为生者与祖先灵魂之间的张力和博弈过程。

毕摩的疾病治疗效果是由毕摩、病人和在场的观众共同建构的。彝族社会中的毕摩在对病人进行治疗的过程也是向社会集体中其他成员进行表演的过程。在疾病治疗仪式中，毕摩会发出一声令喝："大鬼小鬼都出去！"而在屋内的所有人都要附和一声"喔"的长鸣，以示对鬼的驱赶。一次毕摩仪式就是一次房屋空间内洁净与污秽区分的过程。伴随着污秽和疾病象征的草束被扔出房屋，这一仪式同时也是强化房屋和户外"内外"之别的空间区分过程。对病人而言，毕摩通过肢体语言、念诵经文等方式用象征与联想的心理疗法来疏导病人基于疾病事实的情绪积累和身体苦痛，更多的是一种基于文化情境的心理疏导。病人对看病方式的选择不但是一种文化塑造，而且也是"一种有意识的功能区分性选择"。① 由于疾病和厄运不但带来病患者自身心理和生理上的失序，也会扰乱家庭和社区秩序，从而打乱人与人的关系原则，因此个体化的疾病就成为一个公共事件。毕摩的驱鬼仪式意义不但在于给病患者进行心理安抚，也是在通过对"鬼"这样一个日常生活中扰乱生活的他者进行驱逐达到对整个家庭和社区的秩序的重新恢复和调适。

（三）巫术的逻辑：表演、配合与相信

列维－斯特劳斯认为，巫术的效力是以信以为真为条件的，而且它有三个互为补充的方面：首先，巫师相信他的技术的效力；其次，巫师所治疗的病人——或者说受其迫害的无辜者——也相信它的威力；最后，犹如一个引力场那样时刻发挥着作用的公共舆论的信念和要求，巫师及其巫术的施行对象之间的关系受到这一引力场的规定，而且身处其中。② 可以看到，巫术的成功实施以生活于文化情境之中的实施者和受施者在文化权力和社会舆论的规训之下"信以为真"为前提。正如游戏中的人们必须要遵守规则才能将游戏进行下去一样，这是一种社会关系互动的模式。

当事人心中对这种仪式的真实性有多少认可度，则是一个更加有趣的问题，也是我们理解地方社会文化逻辑的关键所在。我在田野中观察了几十次毕摩仪式的全过程，但是我最关注的并不是琐碎的毕摩仪式本身，这方面已经有足够多的研究积累。我更关注仪式过程中的象征意义和互动关系。每次当我问毕摩"你是否相信自己所做的仪式的效力"时（这个问法可能在当时的情境中看来带有某种程度的不敬），毕摩们的态度表现出

---

① 郭于华:《民间社会与仪式国家:一种权力实践的解释:陕北骥村的仪式与社会变迁研究》，载郭于华主编《仪式与社会变迁》，中国社会科学出版社 2002 年版，第 347 页。

② ［法］克洛德·列维－斯特劳斯:《结构人类学》（1），张祖建译，中国人民大学出版社 2006 年版，第 185 页。

以下几种情形:一种是对我的提问表示惊讶,随即以严肃的语气表示这个问题存在的不必要。表明这个毕摩对自己的法术效力是深信不疑的。一种是笑着让我自己观察判断。这一类毕摩在理性上也许对自己的行为产生过怀疑,但作为一种职业或身份持有者,他不能表现出对自身所做的事情的否定。

另一个紧接而来的问题是,请毕摩前来做迷信的人们和围观的群体对毕摩的信任和怀疑成分各占多少? 当我向毕摩发问的时候,围坐在毕摩周围的人们往往对我的提问发出笑声。虽然有人对毕摩做迷信的动机和效力表示怀疑,但整体上没有人会当面指出这是一场骗局,即使他在私下场合会表达自己的质疑。这种怀疑大多在一种私人场合表达,当毕摩在做迷信的时候,人们都会怀着积极而虔诚的态度配合毕摩的一些指令,比如帮忙杀猪、点火和驱鬼吆喝。如果只是一个文化现象的记录者,他可能会得出现代彝族社会的毕摩仪式传承了传统的结论并希望用分类的方式将仪式本身肢解。但事实上,正在做仪式的毕摩、请毕摩的主人以及围观的邻居们的心态都已发生了变化。这才是文化研究者最需要关注的却最容易被忽视的。

我们要明白,巫术的心理并不单纯。列维 - 斯特劳斯认为:"一方面,他(巫术,在这里是毕摩)坚信病态一定有一个肇因,而且肇因是可以找到的;另一方面,某种诠释系统或者个人虚构所起的作用很大,决定着从诊断直到治疗疾病的各个阶段。这种对于本身已属未知的现实性的胡编乱造纯粹由一些操作程序和表象组成,而且从三个方面的经验得到保障:首先是巫师本人的经验,假定他的使命不是虚假的,他会体验到某些本属身心失调性质的特殊状态;其次是病人的经验,他对某种好转可能有所察觉,也可能没有任何察觉;最后是公众的经验,他们也参与治疗;他们接受相关的训练,从中取得一种理智与情感上的满足感,这些都造成了整个集体信奉不疑,并且标志着一个新的开始。"[①] "想害谁害谁",在村民们的表述中,事实上鬼有着比人类更强大的超自然能力。人往往是鬼害的对象,生病则是被鬼害了的结果。对各种害人的鬼进行管理,是具有超自然能力的毕摩的重要任务。但能否有效控制鬼的行动,则要具体看毕摩

---

① [法]克洛德·列维 - 斯特劳斯:《结构人类学》(1),张祖建译,中国人民大学出版社2006年版,第200页。

的法力水平和鬼的厉害程度。"有的毕摩能搞定,有的搞不定。"如果毕摩做迷信之后,患者的病情并未有明显好转,他们可能解释为鬼很厉害,有时也会解释为毕摩法力不够,当然后者的解释不会在毕摩当面表达出来。

即使怀疑毕摩法力不够或不相信毕摩,在彝族社会中仍然家家要做"迷信"。马海木机在一次以祈福为目的"干迷信"时说,自己是"不得不做"。这种"不得不"的现实社会压力主要来自三重维度。

首先是寻求心理安慰。如果别人家做而自己家不做,则"别人家赶出来的鬼就跑自己家里来了"。木机说他知道有人对他不满,因为他从前做禁毒协会巡逻队长的时候,得罪了不少贩毒和吸毒的人。"他们干坏迷信经念经时念到我的名字,对我做不好的事,这个法事目的在于念回去,把诅咒都念回到他们身上去。"

其次来自社会角色期待。在熟人社会,一个村庄内对各人的财力、性格都互相了解。德古、头人等非正式权威在文化网络中处于较高的位置,其行为本身具有社区示范作用,是要被村民看到和讨论的。木机家在做迷信之前,就被人说"他家一定会拿一只猪来做迷信"。这种表述显示出他在村落社会中财力和地位处于中上等的状况。根据做迷信的规模,使用的畜禽从小到大分别是鸡、猪、羊、牛。木机既不是"拿一只鸡做迷信",也不是"杀一只羊/牛做迷信",而是"拿一头猪做迷信"的行为并非单纯的个人行为,而是符合自身社会结构位置和社会角色期待的行动,某种程度上可以说是结构与角色的压力使然。如果不做迷信,可能被村民解读为家庭不济的信号,带来社会地位降低的风险。

最后,作为彝族文化重要表现的毕摩仪式本身已经成为族群认同的无意识符号象征。"我们是彝族,一定要做迷信"的表述经常在做迷信的家庭中作为解释被听到。但是,现在生活方式已经对这种作为族群认同符号的仪式行为本身产生影响。马海木机在忙着杀鸡做迷信时,我问他正在县城读小学二年级的女儿马海果果是否相信这些?她摇摇头说:"老师说彝族不要搞迷信,要多接受教育。"顿了一下,"但是我有点信,长大不知道要不要做迷信"。随着国家统一教育的推行和九年义务教育的普及,当前多数适龄彝族儿童所接受的基础教育都是在学校进行的。他们虽然倾向于学校教育给予的价值观和行为方式引导,但另一方面,家庭日常生活中仪式活动又有天然情感。事实上,家庭、社区教育和学校教育是同样重要的两个方面。但是,源自传统彝族文化的家庭和社区教育形式与内容和源自国家教育制度设计的学校教育是两套完全不同的知识体系。这样两种文化交汇带来的冲突和张力在尚未完全形成自己价值观的儿童身上表现得更为明显。

以上可以看出,毕摩巫术治疗的逻辑本身是嵌合在地方社会的文化系统或权力网络当中的,并不剥离其在彝族社会中单独发挥作用,而是通过仪式情境中毕摩、病人、"做迷信"的家庭、围观者和邻居们的互动而生产出仪式的功能和意义,并通过共同对"鬼"的驱逐达成集体生活秩序恢复的想象。

第二节　无歧视的家支:整体主义下的
艾滋病人对待

针对汉人和西方社会的艾滋病研究都指向社会整体的艾滋病歧视(stigma)(Council of Europe,1993;潘绥铭,2002;UNAIDS,2000;2004;刘能,2005)和艾滋病人的社会关系全面断裂(景军,2006;向德平,2006;徐晓军、张必春,2009)。徐晓军和张必春用"客观张力"和"建构张力"的概念对艾滋病感染者群体社会关系的断裂进行解释,认为艾滋病人和非艾滋病人之间被夸大的社会歧视和感染威胁是导致关系断裂的原因。[①] 很多学者在呼吁消除全球范围内对艾滋病存在的普遍歧视(Goffman,1962)。

但在伍合村这里,我却很少看到彝族乡村社会结构中对艾滋病人社会关系的切断和针对艾滋病人的歧视。如果说歧视现象仍然存在的话,则围绕艾滋病产生的歧视绝非内源式自生性的,而是来自外部世界的输入式歧视,当前歧视者主体主要是国家暴力机构中的警察等治安人员和医疗机构中的医务人员等。那么,伍合村的艾滋病人们生活在怎样的社会情境中?艾滋病人的家庭如何看待艾滋病?家支又如何对待艾滋病人的成员?本节将从彝族社会的整合机制、地方伦理和道德实践层面对"无艾滋病歧视"

---

① 徐晓军、张必春:《从想象到现实:艾滋病人社会关系张力与断裂的逻辑》,《浙江社会科学》2001年第1期。

现象背后的深层原因进行探讨。

一 歧视形成的逻辑：不被歧视的霍乱与被歧视的麻风、狐臭

凉山彝族地区的特色病之一是霍乱。该疾病是中国国家卫生部门认定的两大甲类传染病之一。伍合村村民认为霍乱是一种输入式疾病，最早来自半个世纪以前的云南昭通。伍合村原村长吉牛尔坡说：

> 我们彝族高头住不到，因为太冷。低头也住不到，因为太热。住的地方要不高不矮，不冷不热，气候可以，就没有病毒。凉山本地病嘛，主要是感冒，是天气变化引起的。还有些小娃的慢症病。艾滋病不是我们凉山的病，是外面传来的。是抽海洛因抽出来的怪病。艾滋病可能是一种瘟疫，人得了瘟疫就离死不远了。不过它还不算最恐怖的，我年轻的时候经历过一种传播更快的瘟疫。1956年前，那年是马年，从云南传来一种病叫霍乱。人早上得病，晚上就死了。死的时候腿上的肌肉都翻上来，很吓人。当时尔古乡平缓点的地方，因为人多，就死得多，那一年全乡的人口死了三分之一。

> 这个病是怎么来的呢？是从云南昭通传来的。那时候凉山和昭通生意来往很多。云南的汉人过来凉山买漆树，漆树树上的乳胶能做漆器。我们坝子里有做牛马贩卖生意的，也去云南昭通的农村地方买牛买马，就把这传染病带回来了。昭通本地人有免疫，没事。但这病毒到了凉山，我们没得过这病，一下就都被放倒了。我们彝族没有药，只讲迷信，霍乱来了就找毕摩做迷信，也不管用，人还是死了很多。

凉山州疾控中心的官方表述则认为1994年霍乱才传入凉山且于1998年在昭觉县爆发过一次全县范围的霍乱大流行。凉山州疾控中心的莫色打尔等发现："霍乱自1994年首次传入凉山州，1997—2001年分别在昭觉、布拖、金阳、雷波、美姑、甘洛、越西、喜德、冕宁、德昌、会理、宁南、普格、西昌等15个县（市）大面积的暴发与流行。"据不完全统计，总发病2826例，死亡144人，发病和死亡数占全省同期总数的59.32%和

82.25%。① 疫情十分严重。

　　彝族地区霍乱的频发与当地乡民日常生活中的卫生习惯密切相关。彝族地区一些山区水资源缺乏，用水过度节约，吃饭后的碗筷不洗刷，下餐继续使用的情况比较普遍。个人卫生上，常年不洗澡，导致细菌滋生。彝族的居住房屋多为土木结构，有人畜共居的传统，对人畜排泄物采取不处理或简单处理方式，不但导致卫生差，而且容易造成水和食物的污染，这也是霍乱病菌得以滋生和传播的一个重要原因。而彝族地方社会中，人群的频繁流动也带来了疾病的流动和传播。彝族是一个仪式性社会，在婚丧嫁娶时节，会有大批亲朋好友前来聚会饮食。这种众人聚会和不洁聚餐，使带菌者和易感人群密切接触。莫色打尔等在文章中举了一个例子:

　　　　昭觉县龙恩乡一妇女到四开乡（疫区）奔丧，分得两块坨坨肉，自己不舍得吃，带给家里 5 岁的儿子和丈夫吃后，儿子和丈夫均死于霍乱。②

　　这种聚餐中的食物和环境在现代卫生观念看来，是不洁的。但在凉山地方社会的地方性思维中，这种仪式上带回的坨坨肉是在毕摩做迷信后按照当地社会结构和关系原则分食得到的，蕴含着社会地位的象征和祝福意义，是洁净而珍贵的。在这种仪式实践中，人们借助食物及其表现构成意义体系，通过地方社会的关系和行为准则进行交往。在社会意义上，这种聚餐分食的习俗也是强化集体认同的一种仪式，具有深刻的社会整合作用。因此，作为聚餐分食意外后果的霍乱本身在彝族文化的解读中并非不洁，这种疾病的存在不足以让人们改变具有多重社会功能和文化意义的聚餐分食的行为习惯，更不会成为社会歧视的根源。另外，就当今医学治疗技术层面而言，如果发现得早，治疗及时，一般输液打针可以很快治愈该强传染病。在文化价值和医学技术的双重作用下，霍乱虽然经常发生，但并不与乡村道德、性、毒品等有关，而是一种因环境卫生和人口流动导致的全民性传染病，因此并未打乱人们的日常生活秩序和社会互动关系，也

---

　　① 莫色打尔、张健华、张正纯:《凉山彝族地区霍乱流行的特殊性分析》,《预防医学情报杂志》2006 年第 22 卷第 3 期。

　　② 同上。

未形成围绕此疾病的社会歧视。

在凉山地区已经形成社会性歧视的疾病为狐臭和麻风病。除此两种疾病外,其他疾病包括艾滋病在内都未形成整体歧视。李星星认为,彝族人对狐臭的敏感可能和其对自身血统纯洁的维持有关。据说纯正彝族人是不会有狐臭的,如果有人有狐臭,他们会认为这个人不是纯正的彝族人,可能是因为和汉人混血或与汉人交往而染上的。① 疾病会对社会制度和结构产生解构性的影响,在狐臭问题上,主要表现在,如果一个男性彝族人患有狐臭,他就很难娶到老婆,即使已经订婚了的或者是娃娃亲,女方也可以免除赔偿地取消婚姻,而男方无权表示异议。

彝族地方社会历史上另一重要烈性传染病是麻风病,这一曾重创过彝族社会的疾病在当地形成了一种基于该病的社会歧视传统。当地对麻风病人的歧视比狐臭还严重,不但禁止通婚,而且切断麻风病人所有的社会关系,对其进行区隔。彝族人对麻风病人都是敬而远之,如果一个家庭中有成员感染了麻风病,所有健康的家支将拒绝与之通婚。这个家庭也必须将此成员赶出社区,否则,整个家庭都将受到社区的排斥。严重时,"凡病人走过的路一两个月内无人敢走,对患者送至山洞隔离或令其自杀或装入生牛皮活埋"。②

20世纪五六十年代,麻风病在凉山州流行。在麻风病联合化疗技术出现以前,麻风病防治采用集中隔离治疗,即通过建立麻风病村集中收治麻风病人。1959年在"就地隔离、集中管理"的麻风病防治方针下,这些患有麻风病的人被政府运用行政命令集体迁徙到一些偏远的地方生活,形成了一个个的麻风病村,如越西县大营盘村、布拖县西溪河大峡谷深处的阿布洛哈村等。在20世纪七八十年代麻风病联合化疗出现后,麻风病人的治疗已经不再采用集中隔离治疗的方式,而是采用社会治疗、保密治疗。中国在1988年就制定并出台了《卫生部关于麻风病联合化疗及评价标准》,用来指导联合化疗。目前麻风病村中病人及家属基本都是20世纪五六十年代入村治疗的那批病人。虽然其中相当部分的人的疾病已经治愈,但是彝族社会强烈的整体排斥使得他们无法重新回到正常的社会秩序中寻求自己原来的社会位置。

---

① 此解释来自我和四川省民研所李星星老师的访谈记录。
② 《昭觉县志》,第560页。

据统计,目前凉山州共有 18 个麻风病村,分布居住在 16 个县。这些麻风病村共居住有 1000 多户近 4000 人,其中麻风康复者 1000 余人①,属西南最多的麻风康复人员集居地。在昭觉县也有一个麻风病村,位于支尔莫乡境内的大山河谷深处的五瓦觉村,建于 1960 年 6 月。这个麻风病村只有一座铁索桥与外界相联系。昭觉县发现的麻风病人都住在这个村落中。大凉山网上一篇 2007 年的新闻稿这样提到这个神秘的村落:

> 昭觉县麻风病康复村位于支尔莫乡境内,距县城 75 公里,全村现有 130 户、365 人。病人 108 人,其中康复者 92 人、现症病人 16 人(服药病人 3 人)。家属及其他健康人群 257 人,人均耕地 0.93 亩,人均收入 200 元,人均有粮 145 公斤。
>
> ……
>
> 昭觉县康复医院、康复小学是由澳门利玛窦社会服务机构于 1999 年捐建,现有修女 4 名,收治病员 30 人;有 3 名公办教师,就读学生 48 人。②

据去过麻风村村的竹核乡民回忆,过了铁索桥就是麻风病村的学校(昭觉县康复小学),那里只有一个老师。而村民居住的地方则在更深处的山里,要沿着崎岖的山路行走几个小时才能到达。外界的人很难想象这里还有这样的一群人居住其中。

歧视往往产生自恐慌,是风险认知背后的恐慌心理的集体反应。对于疾病的恐慌往往发生在大规模死亡事件之后,尤其是传染性疾病可能对每个社会个体带来生命危机的时候。但这种心理分析缺乏社会文化因素的考察。景军用"集体道德恐慌"和"信任危机"③ 的概念将疾病事件背后的社会整体道德判断和社会信任关系纳入分析框架,并借用斯坦利·柯恩的说法,认为"每次大规模道德恐慌都和公众心中有关某一事件或某一

---

① 凉山州政府网站的公布数字为 1264 户,4365 人(据 2008 年 12 月新闻),但这与其他文献中的具体数字并不完全吻合,因此此处取约数。

② 周文安调研昭觉康复村(http://www.lsxc.com.cn/News.asp? NewsID=0773116330391727)。

③ 景军:《艾滋病谣言的社会渊源:道德恐慌与信任危机》,《社会科学》2006 年第 8 期。

群体威胁社会整体价值观和利益的联想密切相关"①。霍乱作为家支聚会聚餐的非预期后果,实质上是人群密集和社会网络互动造成的短期烈性传染病,其所依附的是凉山地区重要的家支社会结构,不足以解构当地的道德体系和信任体系,更不足以出现因霍乱而改变家支聚会行为的结果,因此歧视不会发生。而麻风病和狐臭都是个体化顽疾,其他社会群体很容易对患病个体和家庭进行他者化区分和排斥,从而出现社会信任的断裂。这两种疾病不但具有强烈传染性,而且有明显的身体表征(比如麻风病人皮肤、四肢、五官上的病症,狐臭者浓重的体味)。狐臭更与族群血统的纯洁性想象相关联,被认为是与汉人混交才会出现的疾病,因此被视为地方社会道德根基和秩序维持的破坏者而出现整体性歧视。

调查期间,乡民们在传闻昭觉县准备复制麻风病村模式,选址修建一座艾滋病村,将全县的艾滋病人全部收纳其中统一集中治疗,断绝与外界社会的一切联系。言之凿凿,若有其事。对于这个说法,我询问了一些乡民的态度,有人认为集中治疗是好事,可以切断艾滋病传播途径。比如大温泉村的阿牛阿一说:"我们农民对这些外面进来的病都不懂,防范意识差得很。那些得病的还是远离一些比较好。"但更多的人认为难以割舍与艾滋病亲人的联系。伍合村的马海阿嘎认为:"人得了艾滋病本来就很难过,再孤立起来等死,家支的人也很难过。艾滋病人死了也会变鬼害人。"可见,面对新传入的艾滋病,在艾滋病人社会关系处理问题上,当地已经开始出现认知和态度的分化。随着社会互动与社会变迁程度的加深,我们很难判断在未来全球性的艾滋病歧视是否会输入地方社会,是否会在当地建构起歧视话语。但就目前而言,在当地艾滋病仍多被视为普通疾病看待,尚未形成明显的社会歧视。这种非歧视的现象要从彝族独特的文化观念和社会结构中为什么没有产生"道德恐慌"和"信任危机"开始解读。

二　疾病照顾:文化认知中的"洁净"与"危险"

在凉山地区,艾滋病作为"外面传来"和"抽海洛因抽出来"的

---

① Stanley Cohen, Folk Devils and Moral Panics, *The Creation of Mods and Rockers*, London: MacGibbon and Kee, 1972.

"怪病"是一种输入式传染病。对于彝族社会来讲，他们的文化资源内部并没有应对此病的机制和传统。虽然近两年来，随着国家防控部门和民间社会组织项目的进入，基于科学主义的"艾滋病知识"也开始进入彝族社会，并正在通过对传统文化系统的嵌入来建构艾滋病防控机制，但一种基于外来知识体系的新传统确立和实践开展并不能在短时期内完成。① 艾滋病在当地仍被置于普通疾病范畴，并通过激发文化资源中的家支支持、毕摩仪式等机制进行应对。艾滋病感染者和艾滋病人与健康村民共同生活在同一社会空间之中，实践着已经建构起来的社会关系和进行着新的社会关系的再生产。这种日常生活实践并不以疾病作为社会空间的区隔边界，相反，患病意味着该社会成员生产和生活能力的降低或丧失，至少是潜在的生存能力弱化危险，从而内在要求其他的家支成员以及社区成员为其维持正常的生活而共同表现出照顾与关怀。这种民间自发性质的社会互助行为是建立在国家制度层面上社会救助和社会福利体系尚未完全建立并有效覆盖到农村社会的前提之下出现的地方自救性疾病抗争行为。

伍合村人对艾滋病人的疾病照顾是无微不至的，这种照顾任务主要由家支成员承担。他们并没有将艾滋病看作是一个带有道德批判意味或污秽意义的传染病，而是将其与其他该地区常见的疾病一视同仁。

这种对待艾滋病的态度首先根植于当地人的文化价值判断和事物分类标准之中。因此，要理解彝族人对艾滋病人的态度，必须了解彝族人对于洁净与危险的定义和观点，这种分类体系背后则是基于日常生活实践的地方性深层文化价值逻辑体系。以下以"喝转转酒"和"吃烤内脏"为例来看当地文化结构中对"洁净"的认知思维。

在公共卫生学看来，在彝族社会中的"喝转转酒"是属于不健康的生活行为方式，因为不同的人通过嘴唇表层皮肤共同接触一杯酒，可能导致细菌和传染病的传播，尤其如果这一群人中有人口腔溃疡或牙龈发炎，则情况更加危险。但是，彝人认为主人家敬酒和客人饮酒以及主客共同饮酒的行为表达了感情的浓厚和关系的亲密。在喝转转酒的过程中，还实践着彝族社会长幼有序、以左为尊等社会秩序原则。因此，这一重要的行为

① 有时这种获得性的知识反而可能会助长高危行为的发生。基于对自身掌握知识的自信，从而忽视了潜在的危险。阿嘎说："我在妇女儿童中心了解到艾滋病知识后，知道了只有三种途径才能传播，对艾滋病也没那么害怕了。"

是彝族人进行社交的重要方式。单纯的外来输入式"卫生"知识宣教根本无法对这一文化传统造成影响。

毕摩做迷信后杀的牲畜的内脏在锅庄上进行烧烤后往往被认为是洁净与神圣的。这些内脏蕴含着毕摩的祝福。因此,在场的人们都希望能够分享这一具有神圣性意义的食物。如果我们用现代卫生观念来评判,这种生杀的牲畜内脏在木柴烧的火上炙烤,肯定是不卫生的。而有时为了烧熟内脏,彝族人还将其埋入锅庄中的灰烬中。烧好的内脏往往外皮呈炭化,而里面却仍然带血。笔者在主人家无法推却的热情中,也多次品尝这一"珍贵的食品",事实上这种火烧的内脏味道一般。但作为仪式后的食物,它在当地文化中以一种象征性的话语被表述出来。经过毕摩仪式的划分,事实上不洁的木烧动物内脏已经在文化语境中转化为洁净和吉祥的象征。

同样的逻辑,艾滋病并不被认为是十分危险的事情。由于艾滋病潜伏期较长,在艾滋病感染者未发病时,人们往往将他们视为普通病人进行照顾和关怀。在照顾过程中,人们更多的以社会关系亲疏而非疾病的危险性作为照顾原则。因此,甚至出现在照顾艾滋病人期间照顾者不慎感染艾滋病的极端事件。① 现代生物医学意义上的"卫生"观念因在当地无法与地方性观念中的意义世界相联系而普及艰难,这也部分解释了为什么国家动员式的"新彝区新生活运动"② 从一开始就注定是失败的。一些在现代卫生观念里的不洁的行为方式,因在当地文化情境中带有表明身份、关系和地位的文化意义而被人们不断实践并成为惯习。

---

①　比如前一章中提到的伍合村年龄最大的艾滋病患者曲比阿祖,她对于自身得艾滋病的解释就是因为照顾已患艾滋病的亲戚而感染的。她当时天天照顾马海木给的妻子海来工人,为其擦拭身体和喂饭。曲比阿祖自认因为与艾滋病人有皮肤接触,通过身上的伤口接触导致了血液污染而感染艾滋病。

②　2010 年我在凉山地区调查期间,整个凉山州正在轰轰烈烈地开展彝区健康文明新生活运动,并将时间限定在 2010 年 5 月到 2012 年底。截至本书写作,这一运动仍在进行,它是包括了移风易俗、禁毒防艾、环境治理、乡村教育等在内的一系列活动,以改变彝区生活方式,迈向"现代化"为主要目的。"送板凳下乡"改变当地人喜欢蹲坐习惯是该运动重大特色之一,截至2010 年底,凉山州各省直机关、州县企业共捐板凳 128 万条。我将在后一章集中讨论和分析这一自上而下的彝区"现代化"运动。

三　道义之根：村落生活中的家支整体主义

伍合村乃至整个竹核坝子里的彝族乡民对艾滋病人的非歧视态度和整体关怀让在世界其他大多地方都饱受歧视的艾滋病人和专家都感受到希望。但不得不说，这种关怀是地方性的。人们的疾病照顾和临终关怀行为都是嵌合在当地以亲属制度与交往规则为基础的文化法则中进行的。

（一）家支结构：整体主义生活法则

家支成员之间互相支持的情感是艾滋病关怀的道义之根。在基于血缘的家支群体和基于地缘的村社共同体情境中，亲戚和邻居都是日常生活中重要的社会资本。彝族有个说法："邻居重要，因为农活忙的时候可以互相帮忙；亲戚重要，因为人遇到大事要亲戚来帮忙。"邻里更多的是在日常事务中进行互助，而亲戚则在"遇到大事"时出现。地缘结合具有日常性，而血缘结合具有结构性。

对凉山彝族社会结构的理解，必须从家支制度开始。家支制度是彝族传统社会结构中重要的群体整合机制。社会主义革命时期，随着国家权力的地方下渗，党政基层治理和组织机构公社、生产队成为当地重要组织形式，传统的家支制度作为"落后制度"的象征隐于地下。改革开放时期随着家庭联产承包责任制在全国的推行，作为生产性单位的核心家庭地位凸显。但在凉山地区，伴随着党政基层政权地方控制的弱化和资本主义市场经济的进入，在村庄公共生活实践和外部城市世界流动生存过程中，家支整体再次成为家支成员个体可以凭借的重要社会资本。在这种融合了情感根基和工具理性的综合策略中，家支主义出现复兴。可以说，当代彝族家支生活的复兴，一方面是传统的延续，另一方面则是回应社会变迁的传统再造。

一方面，在家支内部，基于血缘的家支关系清晰明朗，每个人都对自身在团体中的位置有明确认知，并以自身为中心外推亲疏关系作为交往原则的基础；另一方面，每个人都明确属于某一家支团体，不会出现认知混淆。同时，家支团体之间的互相交往通过通婚和打冤家等形式表现出来，共同构建了凉山彝族地区多元共生的团体权力格局和社会政治生态。

家支为重要特征的凉山社会结构中,血缘关系是最为重要的社会交往准则。郝瑞认为,"与汉族人强调地缘不同,诺苏人强调的是家支"。① 虽然笔者对他给汉人社会的行为原则所下的结论不完全认同,但他对诺苏人社会的判断却是精准的。彝族人在关系亲疏考量的准则中,血缘因素比地缘和姻缘关系重要得多。

这首先是因为彝族历史本身就是一部迁徙史,富有流动性的族群记忆更多地黏附在家支传承的脉络当中。这时,基于家支横向与纵向关系的血缘才是历史稳定的结构,而基于居住区域的地缘认知则只是绵延的历史当中的节点。凉山彝族人去世后每个家支都会念诵《指路经》将灵魂送归故地,经文中出现的地名就是家支祖先迁徙至今至此所经过的地方。因此,彝族一方面缺乏对某一具体土地的情感依赖,另一方面却在家支成员的临终关怀中指向同一终极地理空间,显示出彝族人地缘认同的复合特点。

其次,家支频繁迁徙要置于凉山彝族地区的社会结构与经济方式中理解。在解放以前,凉山地区的政治主要是家支政治,包括家支之间的联姻、联盟、冤家械斗等内容。这些家支政治内容背后的实质是对凉山地区有限的土地和人口资源的争夺。土地资源之所以成为家支间争夺的对象,是由于土地和人口资源的低生产率带来的资源相对紧缺,在这种情况下土地绝对面积的增加是财富生产和积累的重要推动要素。

在家支内部有机团结之外,家支间的互动关系是考察地方社会结构特征的另一重要内容。林耀华在凉山彝族的研究中,对彝族家支集团间通婚而产生的亲属制度进行了专门讨论,指出彝族通婚制度中有交错从表优先婚配原则②,也就是姑表婚优先原则。彝族通婚制度中的另一重要原则是姨表禁婚原则。这些婚姻原则产生出了具有特色的亲属称谓、亲属制度和社会关系网络。

---

① 斯蒂文·郝瑞:《田野中的族群关系与民族认同:中国西南彝族社区考察研究》,巴莫阿依、曲木铁西译,广西人民出版社 2000 年版,第 97 页。

② 林耀华:《凉山彝家的巨变》,商务印书馆 1995 年版。

可见，在凉山彝族乡村中，村落并不能成为分析社会结构与社会网络的唯一单位，基于血缘和姻缘关系的家支往往在地方社会的日常实践中起到更为重要的作用。我在第三章已经描绘了凉山彝族地区的社会结构整体特点，认为它是一种"基于纵式多中心主义的金字塔形差序格局（家支传承与裂变）和横向族群等级分层（黑白彝之分）的复合结构"。指出家支而非家庭是凉山地区社会交往尤其是公共事务交往的重要单位。一个人在凉山地区的社会地位往往由其家支地位决定。在前国家时期，凉山地区的政治就是家支政治，围绕各家支之间的战争和联姻等交往而展开。捍卫家支荣誉和威望是个体成员重要的价值取向。家支间的联姻关系也在文化网络中对个体起着多重保障和联系作用。在现代国家社会保障体系不能触及的地域，往往以家支联合的方式将家庭和家支以及村落联系起来，使乡村社会中的人们以姻亲联络的方式整合，以便将乡村社会中的各种资源进行分配和使用。因此，家支联姻也是凉山彝族地方社会重要的社会结合方式。

具体在伍合村的研究，人类学中最为基础和经典的家庭类型统计与分析在伍合村的调查中并非唯一有效。按照学科传统，进入乡村社区的调查一般应当从家庭入手，首先对家庭进行分类和统计，如核心家庭、联合家庭、单亲家庭、扩大家庭的区分和比例。在伍合村，按照这种家庭分类模式固然可以操作，但这种分类在当地社会中的意义却并非十分明显，在我看来，以马海家支为主要构成的伍合村，在某种意义上就是一个大的联合扩展家庭，他们生活在家支整体感以及家支联合的互动情境当中。这种家支内部的有机团结带来的具有道德意义的权利与责任超越个体成员和核心家庭而存在，个体只有在整体关系中才具有主体性。体现在艾滋病人处理的过程中，就是家支整体以及内部成员对患病的家支成员具有不可推脱和拒绝的关怀义务。这种义务以一种家支荣誉和责任的方式加在每个人的身上。

在和马海木机的聊天中，他几次提到"我们这里实行的是共产主义"。这种借用"共产主义"进行地方社会关系表述的话语虽然不精确但却指出其主要特征。我们可以用家族主义式的家支整体主义来解释他所指的这种家支整体性。家族主义（Familsm）是进行中国第一次村落田野调查的葛学溥（Klup）在《华南的乡村生活：广东凤凰村的家族主义社会学研究》① 一书中自创的概念，是一种所有行为和观念都在血缘聚居群体利益的基础上产生和考虑的社会制度。虽然他是汉人社会研究中提出此概念来解释宗族制度，但对于彝族的家支制度分析同样具有启发意义。我将凉山彝族地区基于家支制度的群体性生存称为"家支整体主义"，它的管理和实践以家支治理为核心，并与村落社区治理产生重叠。家支成员往往从增进群体的社会威望和利益出发，以家支整体为重。这一社会组织原则与资本主义社会组织的理性利益原则不同，也不同于社会主义社会组织的整体利益原则，而是以"家庭群体的生计、延续和功能"为原则。这一整体性原则包括了父系继嗣、幼子继承、内部转婚等内部机制，以维持家支整体的利益边界和传承。

（二）礼物的流动：家支整体主义下的交换与互惠

彝族社会中的礼物包括"尔普"（份子钱）② 和"卡巴"③ 两种。其中"卡巴"是在过彝族年或子女看望父母的时候长辈给晚辈的单向非回馈型赠与，而"尔普"作为彝族社会中最为重要的礼物形式，是建立在亲属关系中的双向流动回馈型给予。巫达进一步地将"尔普"区分为近亲尔普（亲兄弟和堂兄弟）、远亲尔普（两代以上的亲戚）和宗族尔普（三代以上但同一家支）来分析根据亲属关系远近来决定礼物分量和形式的文化法则。④ 本小段我将以家支内部成员间以及联姻家支亲友间在婚丧嫁娶中礼物的流动片段为例来观察这种"家支整体主义"的运作逻辑以及背后连续性的社会关系网络。这有利于我们深刻理解艾滋病的家支关怀背后的行为逻辑和文化法则。

2010 年 8 月份一天的清晨，马海木机和村民的聊天声将我叫醒。我起床加入他们的谈话。原来是隔壁尔布社马海家的一位亲戚昨天去世了，大家在商量葬礼的事情。去世的是一个 70 多岁的老妇，她是嫁到尔布社吉牛家的马海家的。死者是病逝的，经毕摩算日子，决定后天烧。当天住得近的亲友都前来看望和帮忙，第二三天住得远的亲戚会陆续赶来。吉牛

---

① ［美］丹尼尔·哈里森·葛学溥:《华南的乡村生活：广东凤凰村的家族主义社会学研究》，周大鸣译，知识产权出版社 2012 年版。

② 包括婚丧礼仪中赠与的钱财或牲畜和家支"打冤家"后的纠纷赔偿中的钱财和牲畜。

③ 自上而下（长辈对晚辈、地位高者对地位低者）的礼物赠与。

④ 巫达:《彝族社会中"尔普"形式的变迁》，《民族研究》2004 年第 1 期。

家是尔布社人数较多的家支。吉牛唯机告诉我，本社的基本上都是亲戚或姻亲。他的一个表妹就是嫁到马海家。

参加讨论的是马海木机家周边的十几户马海家的，最后大家商议好每家出 100 元钱和 6 斤大米作为"主人"来买牛煮米待客。马海木机拿着每家凑的 100 元共计 1500 元到村里买了一头牛来宰杀待客。① 木机说："虽然不是同社，也不是同支（是较远分支出去的马海家），但都是马海家的（同祖），也是亲戚。有死者远道来的亲戚来看她不能回去的，我们就招待吃饭住宿。"作为亲戚，就有尽地主之谊的责任。

在彝族社会，主客之分的主要标准有两个。首先是血缘标准。因为彝族实行父系继嗣制度，死者的儿子、侄子等男性亲戚为主人，死者的女儿和死者的姐妹等女性亲戚都是客人。其次是地缘标准。与死者同一个社的村民都算主人，尤其是死者的邻居们。此外，还有血缘与地缘的综合标准。隔壁社的同家支成员，即使已经不是近几代的血缘联系，但作为"邻社同姓"，仍然以主人身份出现。伍合社的马海家就是按照第三条标准将自己视为死者的主人家的。

主人身份已定，内部仍然有区分。但是这种区分并非具有同一标准的严格执行，而是根据实际情况进行调适的情境主义策略。在小温泉村一次葬礼上（后面会提到）是按社为单位进行分摊，由社长出面征收每家出的份子钱和米粑粑，其他社员同阿牛家支成员出的一样。但在伍合村尔布社，则按家门分摊，因为尔布社是杂姓村，各家支居住分散，所以"只有一个家门的才兑钱"，"重亲（女儿等）才兑钱"。而作为主人的无血缘和姻亲关系的邻居们，只需要买酒 10 斤即可。比如吉牛家支是每户带一斤酒，凑在一起十多斤一起带过来看望死者。这种主人角色内部的亲疏关系仍然按照血缘与地缘原则进行区分，并表现在礼物的分量上。可以说，礼物是表明生者与死者关系的重要考察对象。但在仪式过程中，互助则成为另一重要原则。比如帮忙杀猪宰牛做饭等公共事务，在场的所有主人身份的人，只要有意愿并有能力都可参与进来。木机告诉我，尔布社吉牛家

_____

①　杀牛待客是彝族重要礼仪。而这次买牛则是向死者的一个外侄买的。伍合村人经常在亲友之间进行交易，有时也去赶场和到县城购物。"村里买牛"这可视为介于物物交换和正式市场交换之间的一种交易形式。

的人去世时，马海家的也会买酒来看，并帮忙杀牛杀猪，分肉时马海家也一起分。最后，全社的人都分到肉。

各家兑钱兑物并帮忙杀猪宰牛以便接待前来奔丧的远道死者亲友，并无任何勉强，都将其视为自己应做的事情。记得有一次参加温泉村的葬礼上阿牛木且说的话最能解释这种群体自觉行为："别人死了我们不去帮忙，到时候我们死了都没人抬，没人来看。"乡村熟人社会邻里互助是建构在社区共同体意识之上的，这是一种集体主义式的价值观。具有血缘、地缘联系的人们承担着具有道德意义的责任与义务，同时分享着具有荣誉象征的权利。"死后没人抬"对彝族人来说，是一件无法想象的可怕事情，这不但意味着自己在所生活的社区中角色和地位不被认可，自己人生价值的现世否定，更重要的是意味着"无法回到祖先那里"。因为他的离开是不被祝福的。于是，对村落和家支群体中公共事务的积极参与，在文化逻辑的驱动下，内化为各人的自觉行为。

死者的亲友们则陆续牵牲带钱前来吊唁。死者丈夫的几个侄子作为"重亲"，有的牵羊，有的牵牛而来。牵牛的就"规格高，有面子"，但如果经济能力有限，牵羊来也可以，特别穷的亲戚空手而来也无可厚非，关键看自己的心意。马海木机告诉我，死者的一个很穷的侄子这次牵了一头羊过来，已经超出了大家的意料之外。因为买一只羊要花大约 700 元。大家觉得他在这一次的葬礼上"很有面子"，因为"肯定是借钱买的"，说明他对死去的亲人十分重视和悲伤，在场的人们都给予了他赞许和尊重。这种礼物的流动以一种不需言传的方式进行着。

对于我们来说，彝族人对于有时甚至是带来不堪忍受的压力的礼物消费传统的顺从是难以理解的，尤其是这种礼物往往以食物共同消费的方式进行表达。一些经济学者和发展主义专家表达了对凉山"反发展"的生活方式的批评，认为在各种仪式以及接待中对牲畜的消费导致作为劳动和生计工具的牲畜再生产受到阻碍，这种对生产的破坏甚至导致家庭生活水平下降和"落后"。

事实上，伍合村的生计模式是半农耕半畜牧式的小农经济。这种经济模式被认为其生产主要是为了满足家庭的消费需要，而不是追求最大的利益（蔡雅诺夫，1966）。小农本身具有农民理性，只不过这种理性与西方意义上的经济理性不完全一致,是一种基于农民历史性与社会性的实践理性。[①] 实质主义经济人类学否认了产生于西方社会经验之上的市场经济理论对非西方社会具有普适性的观点。波拉尼提出,经济是嵌合在社会结构和社会关系之中的,并用"互惠制"(reciprocity)和"再分配"(sediis-tribution)的概念对非市场经济社会的经济逻辑进行分析。莫斯在社会整体主义的关怀下,进一步提出义务性互赠是集团之间进行更高层次社会组织整合的途径。理性小农为何会实践着看似不利于自我财富积累的社会行动?在回答这个问题之前,我们要对彝族人的经济来源结构进行分析才能有助于我们理解礼物经济的特殊本质。

在凉山彝族人的日常食物消费中,洋芋和苞谷是主要食物。在我所调查的伍合村,由于地处凉山地区难得的小平原上,稻谷也成为当地人重要的食物。"生态环境通常是决定一个地区以什么为主食的决定性力量。"[②] 作为从狩猎采集经济过渡到实施畜牧农耕经济的初级农业社会,彝族山区家养牲畜的肉产品是重要的营养品,但它所隐喻的社会关系和象征价值远远超过作为生计和生存的营养品的直接价值。在仪式和聚会场合中,亲友牵来的牲畜扮演着表述婚姻关系、亲属关系等社会关系亲疏的角色。而食物共享则暗示着兄弟姐妹般的亲密关系(Salibury,1962:188),还表示大家是一个群体的共同成员。食物分享通过文化语境中的聚合象征,将社会成员进行整合。我们可以看到,"礼物经济中的消费并不是简单的进食行为,而是主要涉及社会再生产和生物再生产中的人与人之间关系的调节"[③]。因此,作为社会再生产意义上的对牲畜的宰杀意义比作为家庭经

---

① 20世纪60年代兴起的"农民学"中有两个对立的观点分别是"理性小农"(斯科特)和"道义小农"(柏博金),参见《农民学丛书》总序,转引自J. 米格代尔《农民、政治与革命——第三世界政治与社会变革的压力》。具体而言,斯科特在《农民的道义经济学:东南亚的反叛与生存》中从集体主义视角出发,提出农村社区共同体中的道义、情感责任对个体参与集体行动具有重要的规范意义。柏博金(Samuel Popkin)则在继承舒尔茨(Theodore Schultz)"理性小农"概念的基础上进一步提出"政治经济"假设,认为农民也是"经济理性"者。而事实上,争议出现的原因在于双方对"理性"的界定和理解是不同的,农民理性是一种基于自身历史与社会特征的情境中的实践理性。在小农那里,道义和利益并非二元对立,而是统一在具体的日常生活实践中。

② [英] C. A. 格雷戈里:《礼物与商品》,杜杉杉等译,云南大学出版社2001年版,第87页。

③ 同上书,第90页。

济再生产意义上的牲畜繁殖具有更加重要的作用。凉山地方社会仪式中大量的牲畜宰杀和分享就变得合情合理。

我们可以进一步提问,为什么在凉山彝族的文化逻辑中,社会关系再生产比家庭经济再生产更为重要?我们知道,在资本主义经济逻辑中,利润是生产的动力。而在礼物经济中,获取利润的最大化并不是主要动力,动力的秘密在礼物消费的过程中。本质上,礼物经济是一种以社会性消费为目的的生产。"礼物生产必须理解为用于消费领域的象征生产过程。它具有两个相反的方面:一方面它是为了氏族内消费而进行的食物生产,另一方面是为了氏族间礼物进行的东西的生产。"① 传统彝族社会中,包谷、洋芋等植物是为家庭的日常食品消费而生产的,作为礼物的牲畜(肉食)的生产则是为了社会交换和社会消费,并且在这一互动过程中实现社会关系的链接与分类。

在以往相对封闭的传统社会中,礼物性消费与家庭生活性消费之间的矛盾是无法解决的(将自己养的牛羊作为礼物馈赠则意味着日常生活中肉类食品的减少),但同时在传统社会中这一矛盾并未激发。在生态环境和生产技术水平的制约下,各家支劳动力的生产率大致相当,家支人口数量和规模成为影响家支社会地位和经济地位的重要因素。因为彝族社会中家支之间往往以武力争夺的方式实现对有限生产资料的占有,这时家支内部人口的再生产和家支联盟的形成就对家支生存和发展具有重要意义。正如斯科特所言,"一旦农民依赖亲属或保护人而不是靠自己的力量,他就让渡了对方对于自己的劳动和资源的索取权。……事实上,亲友们帮助他,正是因为有一个心照不宣的关于互惠的共识,他们的帮助就像在银行存款一样,以便有朝一日需要帮助时得到兑付"②。礼物作为连接家庭和家支之间以及家支和家支之间关系的重要纽带,具有高于家庭日常生活意义的符号地位。

当前这种地方性的互惠逻辑与外部植入的资本主义逻辑出现了交叉,礼物性的牲畜的价值往往与货币单位进行换算,而牲畜市场的出现以及外

---

① [英]C. A. 格雷戈里:《礼物与商品》,杜杉杉等译,云南大学出版社 2001 年版,第105 页。

② [美]詹姆斯·C. 斯科特:《农民的道义经济学:东南亚的反叛与生存》,译林出版社2001 年版,第 35 页。

部世界肉类市场价格的波动也直接影响到货币购买牲畜的情形。同时，作为社会关系再生产的牲畜流动和宰杀与家庭经济再生产之间的张力也以货币的新方式体现出来。即如果大量的家庭持有货币用于购买送礼的牲畜①，那么用于提高家庭生活水平的货币就会减少。这种矛盾形式现在出现了变迁。

传统社会的礼物经济逻辑：

家庭生活←（生产）←牲畜→（消费）→社会关系

现代社会的资本经济逻辑：

家庭生活←（货币获得/支出）←牲畜→（货币获得/支出）→社会关系

虽然在现代资本主义市场逻辑的影响下，凉山地区传统基于物的社会关系生产转换为以物品和货币为双重基础的社会关系生产，但在本质上，为进入市场交换以获得货币性收入而进行的牲畜养殖作为剩余产品的出售尚未破坏以自给自足和交换流动为主要特征的"家计经济"② 根基。

以上通过对家支内部成员间以及联姻家支亲友间在葬礼场合送"尔普"行为的分析，透视了凉山彝族"家支整体主义"的运作机制。这有助于我们理解艾滋病非歧视背后的社会结构法则。可以看到，以家支整体主义为特种的凉山地区是高信任社会，家支成员间的熟悉、亲密和互惠建构出的道德价值和信任关系将每个社会个体嵌合在固定的社会位置和流动的社会网络中，并在关系互动中形成整体认同，这是一种难以生产出疾病歧视的整体感。

---

① 甚至有的直接送钱。当然这种"拿钱来的亲戚"多为死者的外亲，如外孙、外甥和外甥女。至亲的子女和侄子侄女仍然会牵牲奔丧，表明社会变迁中文化法则内核的延续性。这种不同的行为在后面葬礼的分析中提到，此处不做展开。

② 波兰尼认为生产目的在于为自己家庭需求而准备的食物与逐利动机和市场制度是两种完全不同的经济逻辑。为使用而生产而非为逐利而生产是家计经济的本质。详见［英］卡尔·波兰尼《大转型：我们时代的政治与经济起源》，冯钢、刘阳译，浙江人民出版社2007年版，第46页。

(三) 传统的变迁: 现代个人主义与家支整体主义之间的摇摆与回归

随着资本主义市场经济和国家治理力量的进入，地方社会结构和文化价值体系出现了变迁。有对凉山中小企业家的研究表明，传统道德经济已经出现解体。在现代资本主义市场经济的影响下，彝族以家支和亲属制度为基础的个人身份认同出现削弱。[1] 家支作为个体和家庭保障的实质意义出现松动，有时候它开始作为一种形式意义上的集体认同符号出现在家支成员个体的日常生活当中。虽然被家支开除仍然是一个严重的极端事情，但脱离家支的成员仍然有可能在外部世界中生存。这一情形与以往不同，在汉彝社会对立的时代，彝族内部处于家支林立的割据状态，离开家支庇佑的彝人将成为独狼，只能孤独地游荡在 "人人有家支" 的大凉山。作为一个没有社会身份归属的个人，生存是十分困难的。现代社会中个体主义价值取向的彰显，一定程度上消解了传统上缺乏个体流动性的彝族社会中的家支重要性。

事实上，今日的伍合村并非是传统的封闭空间，由于年轻人在外部世界频繁流动，加之受到多年的政府宣教和各类非政府组织的活动培训，一些年轻人已经掌握了艾滋病相关的健康知识和行为建议，从而在村庄生活中面对艾滋病人时出现生理性不安。但这种外输式的知识并不能在地方社会的日常交往中完全转换为行动，人们更多的还是在传统面前表示了妥协。

有些个体主动顺从家支整体主义的道德压力。玛丽·道格拉斯在《洁净与危险》中描述了锡耶纳的圣凯瑟琳 (ST. Catherine of Sienna) 在社会规范的压力下如何将自己对污秽的身体反应进行压制，"据说当她照顾病人的伤口感到恶心时，她竟将自己痛骂了一顿。看来讲究卫生跟做慈善不可兼得，于是她故意喝了一碗脓水"[2]。我在访谈中发现多数人无意识地服从了社会规范和群体道德压力，至少是表面上迎合了地方传统的期待。以喝转转酒为例，我问阿牛什则: "你们不担心这种喝酒方式会传染

---

① Heberer, "Tomas, Ethnic Entrepreneurship as Carriers of Ethnic Identity: A Case Study a-mong the Liangshan YI (Nuosu) in China", *Asian Ethnicity*, Volume 9, Number 2, June 2008, pp. 97 – 119 (23).

② [英] 玛丽·道格拉斯:《洁净与危险》，黄剑波等译，民族出版社 2008 年版，第 7 页。

疾病吗?"他说:"传染了也没关系。都是'亲兄弟',兄弟一样,都是阿牛家的人。"有些人则在策略性地对文化传统进行隐性抗争。阿牛阿里说:"我们彝族不太注意卫生,肚子里病太多,什么肝炎、肺炎很普遍。现在很多场合要喝转转酒,我都不参与传喝,因为我心里明白肝炎会传染。就口里说不爱喝酒,推托过去,也不会伤感情。"

对于艾滋病人的照顾,阿牛阿里认为,"(对于艾滋病人,)大家照样照顾他,不像你们汉人,有人得艾滋病就全跑了。我们彝族不怕得病。没有不去照顾的,家支亲戚老老少少轮流去照顾,都是自愿的"。但随着聊天的深入,阿牛阿里告诉我,事实上有时他也不想去照顾,但"不照顾不行。心里不去想照顾也要去,怕别人说"。

"怕别人说"是他们自身的一种解释,它表明地方性道义对行为规范的影响之深刻。更进一步地,他们心中"不想去照顾"的真实想法背后的深层原因则是传统家支整体主义出现弱化的信号。现在看来,虽然歧视很少,但并非不存在,而且呈现出一些加强的微弱趋势。这种对艾滋病的歧视是社会建构的产物,更是一种输入式歧视。我们很难判断随着艾滋病病发期的大规模到来和艾滋病人的大批量死亡,当地是否会形成艾滋病歧视的新传统。

第三节　生死之间:文化情境中的艾滋病临终关怀与死亡处理

医学界当前未能找到办法治愈艾滋病。随着艾滋病的发展和快速传播,人们日益认识到医学知识的局限,最终可能被归结为一桩简单的事实:我们尚未征服死亡。而当代社会也凸显出自然环境与社会环境带来的诸多难以避免的身体危险,艾滋病的问题只是实例之一。[①] 死亡作为一种社会现象,所产生的群体应对,受到文化法则尤其是集体符号和仪式象征的限制。"每当死亡发生,其意涵与其说标志着个体态身体的逝去,不如

---

① [英]克里斯·希林:《身体与社会理论》,李康译,北京大学出版社 2010 年版,第174页。

说标志着对于社会态身体的扰乱。"① 死亡作为社会事件，不但要求社会成员对死者进行临终关怀，更要区分生死，恢复死者离开带来的社会结构缺失和社会秩序失序问题，体现着社会自我修复功能。

一　仪式过程：一个中年艾滋病人的葬礼深描

在竹核地区，人们对艾滋病人的尸体的处理与对一般死者的尸体处理方式并无差异。这表明在当地人的观念中，艾滋病尚未成为地方性知识结构中进行"正常死亡"与"异常死亡"区分的标准之一。

2010 年 7 月 20 日一早，我准备去位于坝子西南一隅的卫生院做访谈，在路上遇到木渣洛村的支书，行色匆忙。他向我打招呼，我随口问他去哪里。他说小温泉村（其实是大温泉行政村小温泉社，相当于村民小组的自然村）文书的弟弟阿牛木嘎得艾滋病死了，他去通知死者的亲友。事实上在阿牛木嘎还没有咽气的时候，村里的年轻人们就骑着摩托车一大早去附近村庄喊阿牛家的亲戚朋友们前来。

坝子里几个邻近村落的村干部们之间似乎形成了一种互助联盟关系，于是在这种葬礼的重要场合，也主动承担起信息传达的功能。当然在我看来，这种村落之间的基层干部群体互助是建立在当地的历史和现实情境之中的。首先，当地的彝族社区也是一个熟人社会，竹核乡坝子上的几个村落在地理空间距离上比较接近，村民之间的互相交往十分频繁和便利，而且互相之间存在通婚关系，几个村子里的很多人都有亲戚关系。这样在血缘以及空间认知基础上产生的亲密感使得邻村形成相对的互助关系网络。彝族有句话说："一家死人，全村帮忙。"看起来，这种"帮忙"的范围甚至超出了村落的边界，尤其当死者是有一定社会地位或威望的情形下。

于是我改变访谈计划，立刻转身赶去小温泉社。一到村口，就看到有死者的亲属站在路口将前来吊唁的客人迎进去。站在村口的是 38 岁的阿牛洋铁，村里最早的高中生，被称为"秀才"。当时我和他还不甚熟悉，后来才知道他也在 2008 年的普查中检测出感染了艾滋病。这是我们的第一次见面，面对陌生人的到访，但来者即是客，阿牛洋铁迎了上来，热情

---

① ［英］克里斯·希林：《身体与社会理论》，李康译，北京大学出版社 2010 年版，第 179 页。

地打招呼。我赶紧自我介绍是凉山妇女儿童发展中心的志愿者。他似乎一下就明白了我的身份,连连点头,说:"你们侯老师和我们阿牛家是本家,我们是一家人。他为我们做了很多好事。"通过这种"志愿者—妇女儿童中心—侯老师—阿牛家支"的关系联结,他将我的角色置于其社会关系中一个可以解释和接纳的位置,并把我向死者的家中引。我问洋铁:"到死者家中应该带什么礼物?"他先是客套地说你来了我们就欢迎,不要提什么礼物。后来又说,死者的亲戚一般是带钱或者牛羊,你作为他的朋友来看望,带啤酒过去就行了。我听从他的建议,在村子里的小卖部买了一扎啤酒(12瓶)。

进到死者家中,村社的人都聚集在他家的院子里。不时有住在附近村的死者亲友前来吊唁。本社居住的阿牛家支男性成员以及其他家支的邻居们都赶来帮忙杀牛杀猪以招待宾客。杀畜的地方是死者隔壁家的院子里。时值晌午,在强烈的阳光下,几个精壮的小伙子正蹲在院落里切割肉块。彝族传统吃肉的方式是将整个牲畜肢解成一堆方形块状,再配以酸菜等物将肉煮熟,称为坨坨肉。我在杀牛的地方,躺在柴火堆上和他们聊天,得知今天一共杀了两头牛三头猪来招待宾客。日常生活中的彝族只在早晨和晚上各吃一顿饭,很少有人吃午饭,饿了就以煮熟的洋芋或剩饭充饥。但在葬礼的日子,因为到访的客人随时可能来到,所以坨坨肉和米粑粑一直准备着,并不时加热以飨宾客。

小温泉村有90多户人家,在这次葬礼上,以户为单位每户出100块钱,出十几、二十个蒸好的米粑粑和七斤大米。社长负责通知各家,将钱和米粑粑收齐送给主人家来办理丧事。村社的住户凑齐的钱财用来买牛和猪用于第一天招待客人,这些钱财一般在首日要用尽。社里的邻居们还有招待客人的义务,所谓"一家的客是全村的客"。一些远道而来无法当天赶回去的客人就在村里的邻居们家中借宿一宿,食物等款待事项从凑份子的物资里出。亲友们牵来的牲畜会在第二日甚或第三日宰杀分食。村社凑份子的钱和前来吊唁的亲友带来的钱汇总后花剩下的由死者的孩子平分。

和我一起坐在柴堆上聊天的几个阿牛家的年轻人阿牛拉诺、阿牛什则、阿牛阿里等都吸过毒。34岁的阿牛什则还因吸毒贩毒在监狱待过7年。他笑着告诉我,他是在成都火车站被抓的,之后被送到俄边县监狱关了3年,然后转押绵阳监狱关了3年。因为在监狱中做活做得好,减刑一年。和其他人一样,他对这段入狱经历毫不隐讳。"我们坝子里因为偷、抢、吸毒、贩毒关起来的多了。几乎每个年轻人都进过",他平静地说。
然后他向我讲述起死者的家庭故事:

> 他们兄弟五人,死的是老三。老大是他们兄弟中最老实的,现在
> 村里开小卖部;老二是温泉村的文书;老四和老五现在还在外面混,
> 混黑社会。

阿牛拉诺插嘴道:

> 死掉的这个以前很有钱,如果不吸毒,把钱存下来,现在什么都
> 有了。

阿牛拉诺 13 岁就到县城去打工,17 岁的时候开始去北方的城市游荡,很
多城市都去过:

> 我们阿牛家在外面干事的人多,好事也干坏事也干,也偷也抢也
> 帮人。要抢就抢有钱人,也算劫富济贫了。我认识的家支里的每个人
> 都偷抢过,不干不行。在城市里每天都要花钱,不找钱活不下去。但
> 是我们都不想回乡村,就只能找些冒险的钱。

阿牛什则接着说死者家庭的故事:

> 这次办葬礼的死者家里至少有 100 万。这些钱怎么来的?就靠偷
> 靠抢。他在成都混的时候,最多一天能找到五六千块钱。他的弟弟现
> 在是温泉村的文书、一把手。当年在成都混的时候找钱也很厉害,一
> 天一万、两万的找。文书在外面找吃、找穿的时候,也是老大。他带
> 着一帮我们彝族的年轻人找钱。现在 30 多岁了,结婚生子,改变了,
> 不出去了。
>
> 出去打工是挣不到钱的,因为彝族花钱没概念。买酒、买烟都是
> 买好的。有朋友来,一定要请客吃饭喝酒!如果我当年不抽烟,不喝
> 酒,把找的钱像你们汉人一样存起来,肯定超过 100 万了。因为在成
> 都的时候,经常有人情,要凑份子,钱都花光了。

顿了顿，他开始感叹因为毒品和艾滋病而不断离世的伙伴们：

> 现在是不死老的死年轻的。都是毒品害的。对于吸毒，以前不觉得错，现在才知道是自杀。老人也经常劝年轻人说吸毒不好。但老人管不住，一家一个人吸的话可以管下，两个三个吸，都吸了就不好管了。吸毒是条死路。现在村里剩下的全是老人，年轻人很少了。有年轻人也都在外面。在外面很少在正经打工，大部分在混，吸毒，最后进监狱或者吸毒吸死、得艾滋病病死。大温泉村 2000 多人，现在每年死的都是二三十岁的年轻人，一共死了 100 多个了，今年就已经死了 7 个（截至 9 月），我几个兄弟都没了。

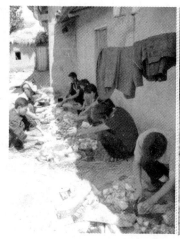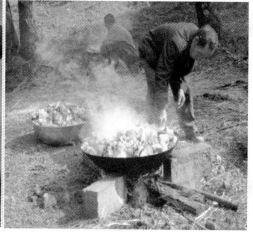

图 6-9　葬礼上杀猪宰牛和烹饪场景

（一）吊唁

阿牛木嘎去世以后，因为儿女尚幼，就由他的兄弟帮忙操持葬礼。亲戚朋友用热水帮他擦拭身体，然后穿上全套的彝族服饰，让其平躺在堂屋的床上供亲友前来吊唁。彝族社会中家支成员对艾滋病死者的临终关怀与现代社会中艾滋病人遭遇的冷漠暴力形成鲜明对比。

死者断气后，村里的人们就四散前去告知住在远处的亲友。前来吊唁的"客人家"往往结伴而行，一般是一个家支分支或死者某类亲戚的一支一起前来。在共同前来的人群中,往往女人们走在前面,男人则走在后面,并高举丧金。因为外地的亲友居住的村落离死者所在的村落远近不一,到达的时间不一,主人家就分别派人负责迎接、招待和吃饭。当有前来吊唁的亲友到达村口,就有人迎上去,带他们到死者家去瞻仰死者遗容。礼毕,招待的人就带他们到死者亲戚家的院子吃饭,然后歇息。

在等待亲友陆续前来奔丧的时间里,死者的妻子带着较早赶来的侄女们一直围在尸体旁边哭,其他从外面赶来吊唁的亲友都在死者床前哭一阵就退出来。死者的儿子则与侄子们就在院子里一起招待客人。这种葬礼上的性别分工是十分明确的。这时,村里的人们也都前来帮忙。一个和死者没有亲属关系的邻居也在死者家中帮忙杀猪。我问他为什么要赶来,他说:"我不帮别人,我死的时候,也没人帮助我。"

死者去世后,要停尸数日。停尸时间的长短,主要由以下几个因素决定:首先是毕摩占卜出发丧的吉日,如果发丧日期不考虑毕摩的建议,那么死者的家庭会被认为不懂规矩并带来不吉利。事实上,在彝族地区只要出现丧事,毕摩的活动必然贯穿整个过程当中,后面我会有详尽的描述。其次要考虑死者家庭经济情况以及亲属子女居住距离的远近。死者停尸家中的时间越长,主人家就要宰杀更多的牲畜来招待前来吊唁的亲友;而亲属子女如果不能及时赶来奔丧,停尸的天数也只好延长一些。

葬礼仪式中聚餐中需要屠杀的牲畜多由亲戚牵来。在阿牛木嘎的葬礼上,他已经出嫁的姐姐牵来一头小牛,这头小牛是她在赶场的时候买的,花了1500元。同时她还带来1800元现金。其他几个住在同村的兄弟每人出了500元。死者的侄子、外甥、外甥女等都牵着牲畜前来。所牵的牲畜从羊到牛皆可,依各人心意。

亲戚朋友前来吊唁的时候,都把钱粘在树枝上,一路高举着进村。钱的数目的多少并无定数,根据亲戚与死者关系的亲疏以及自家财力的大小而定,一般从数百到上千元都有。三代以外"不是最亲的"亲戚也会带300元钱来。后面在和前来吊唁的亲友聊天中,一些人对这种随礼的习俗和随之带来的经济压力表达了无奈和抱怨。"本地人的收入越来越不平衡,有的穷有的富。比如我,一年收入也就一万五左右,今年光葬礼就参加四起,一共花了一万的样子。钱浪费太多了。但没办法,彝族习惯是这样。"

前来奔丧的队伍也有行进规则:如果是外嫁女,则女在前,男在后;

如果是儿侄前来，则男在前，女在后。当相约而来的一队奔丧人群到来的时候，村口就会放鞭炮以示欢迎和告知。

（二）火葬

据《越西厅志·夷人志》载，彝人死后有"焚于野，掷散其骸骨"的丧葬习俗。这一习俗延续至今，为彝族人所奉行。

关于彝族人死后火葬的传统习俗，竹核地区还流传着一个关于火葬由来的弑母故事：从前有彝、藏、汉三个兄弟，他们是同一个母亲所生。三兄弟长大后，不想住一起，要分家。他们合伙将母亲杀死，砍成了三段。彝兄弟拿了脑壳，到了雅安一

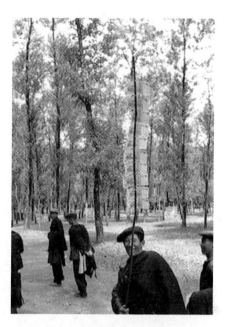

图6-10 前来吊唁的死者亲戚，将钱悬在树枝上高举着前来，所带的礼金数字一目了然

带，天气热，母亲的头颅发臭了，长出虫子来，于是彝兄弟用火把它烧掉，就干净了。汉兄弟拿到了脚和腿，就走到最低矮的平原地区，将母亲的肢体埋掉。藏兄弟拿到母亲的肚子和胸腔，搬到西藏高原这一世界上最高的地方去住，他把母亲的肢体放置在山顶，被鹰吃掉了。从此，彝族、汉族和藏族分别传承下火葬、土葬和天葬的尸体处理方式。这一故事其实是王明珂所说的"兄弟祖先故事"类型。在凉山我听到很多关于汉、彝、藏三兄弟的故事来讲述三个族群祖先的兄弟关系与族群间的血缘区分。"一个认真探索'史实'的历史学者，不会认为村民们所说的'过去'是曾发生的'史实'"[①]，但这种根基历史与我们所相信的"历史"有着类似的社会历史记忆。讲述者不怀疑英雄和兄弟祖先的"历史"叙事，是"历史心性"的产物。这种叙事表达中的兄弟关系是有关"族群"与"血缘"的隐喻，是彝人对汉人汉文化以及藏人藏文化这两大文化体系关系

---

① 王明珂：《羌在汉藏之间：一个华夏边缘的历史人类学研究》，台北：联经出版公司2003年版，第231页。

的认知，包含着"同源"和"区分"的历史结构。

　　第二天上午 10 点钟是吉日吉时，阿牛木嘎的尸体在那个时间将被火化。吉日是毕摩根据死者的生辰算出的。到了火葬的吉日吉时，亲友要提前将遗体放置在木架子上。这种木架是村人砍新鲜树枝搭建而成的。众男子将死者放置在木架上，死者以侧身蜷卧的姿势躺好，为防止尸体滑动，还会用绳索将其固定在木架上。

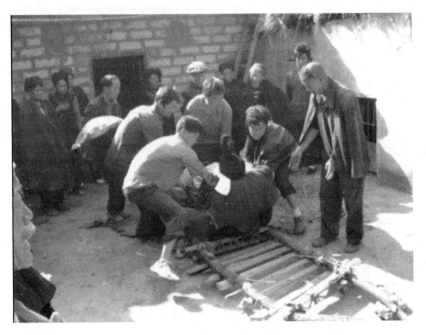

图 6-11　众人将尸体放置在木架上准备上山火葬

　　众亲友将尸体准备好以后，就在死者家中院子里点燃鞭炮。一声鞭炮响过后，四个壮年男子抬起木架，将尸体运往在半山腰上平地处搭建的烧尸台，众亲友在后面跟随。死者的母亲一路走，一路抚胸拍掌，表达哀伤的情绪。口中一直哭唱，内容大致是伤感死者的离去，希望死者走得顺利，不要挂念家中的事务。一些女眷围在死者母亲身边劝慰着，哭啼着。气氛凝重哀伤。一路上，一个小伙子不时点燃一串鞭炮扔向空中，声音响彻平静的山谷，烟雾袅袅腾空。

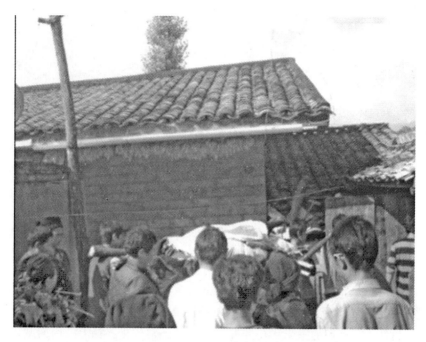

图6-12 四个男子将尸体抬起,运往山上烧尸台

到了烧尸的空地,早有亲友将砍下的新鲜木柴搭建的烧尸台子摆好。抬尸者将尸体平躺着放置在烧尸台上,专门负责烧尸的师傅用火把从底部将台子点燃,在熊熊烈火中,尸体开始焚烧。跟随上山的死者亲友围绕着烧尸的台子转一圈后陆续散去,只有一些男性亲友留守,等待尸体烧完之后捡骨头入殓送入山中。[①] 师傅不时用木棍去拨弄一下燃烧的柴火台子,以便让火烧得更旺些。在烧尸体的过程中,烧尸者不断将死者生前的衣物扔到火堆当中,他说,虽然死者身着民族盛装而去,但也要多带些衣服以便替换。

据烧尸的师傅说,烧尸一般要3—6个小时才能烧完,有的快些有的慢些。烧到中途的时候人们要离尸体远些,因为尸体受热后胸腔和腹腔可能出现爆膛,迸出的内脏和血水会溅出很远。在尸体身上燃烧的熊熊烈火带来巨大的热浪扑面而来,夹杂着草木灰在风中翻腾,吹到人身上顿觉酷

---

① 凉山彝族每个家支都有一座固定放置自己家支祖先尸骨的祖山。家支成员死后,骨灰都会丢在该山山顶洞里。阿牛家支祖先的骨会放在一座名为"瓦托哦普"的山中。在"做啵"时再将祖魂送到云南昭通的祖地。后面会有详述。

热难忍，眼睛迷离。尸油不断地渗漏并滴到烧尸的台子上，火就烧得更旺了。一些亲友三三两两围坐在烧尸台周围，开始喝着啤酒聊天。大概烧了 20 分钟的样子，就只剩下十几人守烧，其他人下山去分肉聚餐。

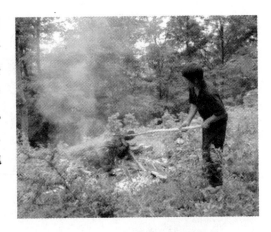

图 6-13　烧尸师傅用木棍挑拨
艾滋病死者的尸体

(三) 共享食物

坨坨肉和粑粑是彝族招待客人的重要食物。由于竹核坝子是一个地势比较平坦且有水灌溉的坝子，以种植水稻为主，所以这里的彝族以大米为主食，粑粑也用大米粉做成，称为"米粑粑"，与高山居住的彝族所食用的玉米粑粑和荞子粑粑相区别。在葬礼上的用肉则以牛肉和猪肉为主。阿牛木嘎的这次葬礼中，共屠宰了两头牛和五头大猪。

在选定的吉日进行死者焚烧的时刻，也是众亲友邻人分肉的重要时刻。葬礼进行时，在村口树林里的空地上已经早早地支起三口大黑铁锅。一阵鞭炮响起，代表死者的尸体已经准备完毕，要抬到山上去火化。在村里空地上帮死者家杀猪宰牛的邻居们听到传来的鞭炮声，知道尸体已经上山，就开始动手烧水煮肉。他们把切得方方正正的坨坨肉全部放进大锅里煮熟，然后把肉和粑粑装在一个个的箩筐里等待招待客人。等上山烧尸的亲友回来的时候，就可以分肉聚餐了。

彝人的葬礼分肉习俗仍然保持着见者有份的原则，一般会多分给远方前来的亲友一些，以便路上吃。按照先远后近的原则对在场的所有人进行分肉。从前交通不便的时候，远道而来的亲人会住村上，等尸体焚烧完，带着分来的坨坨肉和米粑粑才回去。现在由于乡村交通的相对便利，有些远道的亲人也是吃过饭就走，不等到烧尸分肉环节，因此分肉多以附近村社的人为多。我在现场也分得了 3 块很肥腻的坨坨肉和 4 个米粑粑。和我一起聊天的一个本村年轻人说："我们这吃肉才是共产主义，年轻人、老年人、男、女都一样。"

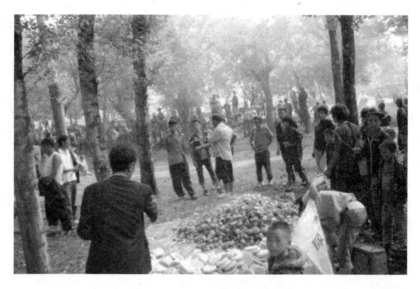

图 6 - 14　葬礼上分食物的现场

　　煮好的肉和蒸好的米粑粑堆放在一起。死者的亲朋好友在空地上坐好等待分肉。分肉的原则是按照在场客人的数量将各家凑起的米粑粑和煮熟的肉进行分配。如果一个家户全家人都到场，那么这个家户的每个人都可以分到一份肉，而如果一个家户没有人到场，则可能全家都分不到一份。分配由大温泉行政村的马村长主持，他安排小温泉社的社长登记送来米粑粑的社员名单，看是否有遗漏。马村长则站在一个较高的土堆上，大致而快速地清点在场人数。最后制定出每个客人分 4 块坨坨肉、本社成员每人 3 块坨坨肉、米粑粑每人 3 个的分配计划。然后叫村里的几个年

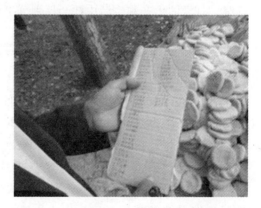

**图 6 - 15　温泉社的社长在清点送米粑粑
过来的社组成员名单**

轻人排队过来领坨坨肉和米粑粑端给在场的每一个人。分肉的时候，主人家要将猪和牛的内脏以及半个猪脑壳留给烧尸师傅。肉类食物的这些部位在彝族文化中是珍贵的，具有尊敬的意义。

　　在等待领肉的时间里，在场的人自觉地分群而坐。村口的场地成为社会关系的实践空间。他们席地而坐的位置表现出了对于自身与死者关系以及群体归属分类原则的自觉感知，是一种实践中的亲属关系表征。以食物为轴心，来自外村的死者亲友和本社的成员（包括了住在本社的死者亲友）对称而坐。而就其区分的空间意义而言，本社成员靠近村社方向而前来吊唁的死者亲友则坐在远离村社的一端。

　　"外地来的"和"本社住的"是进行社会关系区分的重要原则，这一地缘性原则甚至超过了血缘性的关系原则。外地来的客人坐在一边，即使是在血缘上很近的亲戚，比如死者的侄子，如果是住在别村，也要坐在客人一边。本社的成员代表主人一方，坐在另一边。一个社的，即使不同姓也以主人身份自居，况且小温泉社大部分的成员之间都有着亲戚关系。

　　在进行了内外区分之后，人群继续在其内部进行社会性别的区分，具体表现在男人和女人的分开而坐。孩子们往往跟着母亲坐在一起，老年男子也会和青年男子做出一个细微的空间区分。这种空间区分往往是一种集体无意识。因为这种仪式场合的区分只不过是日常生活实践的自然展演和延续。日常的生产和生活中社会性别分工所造成的人群区分原则自然地在这一公共空间中得到表现。

　　这种全社以主人身份的接待客人范畴，除了远方亲友前来吊唁的行为，还有附近村民的做客。在彝族社会，即使没有亲戚关系，如果听说某个村有人去世，附近村落的人们都可以晃过来耍。这些人到来的时候并不作为亲属或朋友而来，因此可以不必带钱财或牲畜。但来者即是客，并且在当地的观念里，死者家中前来的客人越多，死者的家属越觉得光荣，所以也要对这些邻村的人进行招待。社长告诉我："附近村子的人，即使不是亲戚也都认识。我们这有人死的时候你来看，你们村有人死的时候我们也去看。""看"是一个包含着复杂意义的行为动作，它既不是吊唁，也不是闲看，这是一种介于"与逝者亲人同悲"和"事不关己"之间的关系界定下的行为，事实上它暗示着基于村落联结的地缘关系在血缘、亲缘关系和陌生人关系之间的社会结构位置。

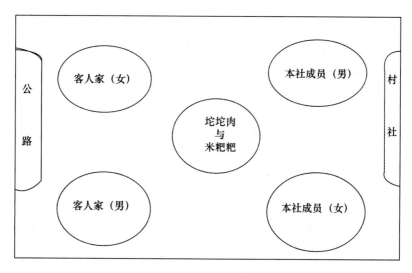

图 6 – 16　葬礼中分食物过程中的人群与空间

如果我们使用差序格局的概念工具对葬礼上人们的行为进行分析，可以发现在场者的行为都是按照自身与死者关系的亲疏远近而进行选择性实践的。因此，葬礼是观察彝人社会结构与社会关系的最佳场景之一。另外，对举行葬礼的家支而言，它还是显示死者家支声望的重要场合。到场的人数数量、收到礼金金额等指标都成为衡量一个家支内部团结、外部关系强度和整体社会威望的数据被所有在场者观看。

（四）谢礼

在亲友到齐以后，死者家支的年轻男女们会身着彝族传统服饰，披着洁白的席尔瓦，列队歌唱跳舞对前来吊唁的亲友表示感谢。唱词（尔布尔吉）大意为："远方的客人，我们的老人年纪大了（我们的兄弟是病了很久），也走得安心。他走了，你们还远道而来看望，我们很感激，你们辛苦了！"表述一些感激之情。唱一段后就跳一段"打铁舞"，有的还表演摔跤。冬天的时候，还在空旷的庄稼地上赛马，表演各种节目给客人看。"反正出的到（的节目），什么都可以干。"虽然在城市中这些年轻人大多从事着盗窃、贩毒、吸毒等行为，但在自己的家园里，他们仍然保持着好客和礼貌的民族传统，为维护家支在地方社会中的声望而努力。

二　生死有别：死者灵魂的处理与生死区隔

（一）人与鬼的转变及关系

虽然在现代医学的表述中，艾滋病已然是"世纪瘟疫"，但在彝人的观念中，这仍然属于病亡范畴，与吊死、淹死、药死等凶死方式相比，病死被认为是相当普通和正常的一种死亡方式。彝族人对艾滋病人尸体的处理与其他疾病引起死亡的尸体处理并无区别。相对而言，毕摩对凶死者所做的仪式处理要比病死者更为复杂，往往要在烧尸体之前的早晨多念一些慰藉鬼魂的经文，因为凶死者的灵魂因集结了诸多怨气，更易变成恶鬼出来害人，对死者的后人不好。可见，在尸体处理原则中，更重要的变量因素是死者的性别、年龄、社会地位以及是否凶死。

死者的尸骨会在烧尸后的当天放置家支所有的祖山山洞中。烧尸完毕，烧尸的师父会在残骸中捡骨，在人体的上、中、下部位各捡一块，共捡三块。之后由毕摩根据死者的年龄和生辰来推算上山送尸骨的人数。算定以后，众人扛着猪头和酒水上山。把尸骨送到目的地。在回来的路上可以去拜会沿途的死者亲戚家。阿牛阿里说，他们阿牛家支送骨到祖山的归途中会经过一个村子，那里有三四十户曲莫家的。因为阿牛家支和曲莫家支是世代联亲的友好家支，送骨的队伍到了曲莫家支的住处，曲莫家不但杀羊招待，临走的时候还要给些钱。

彝族社会将去世的亲人称为鬼，但这与汉族所理解的鬼的概念并不完全一样。彝族社会的鬼不全是害人的，但却都有害人的潜在可能性，并且多害自己的后代。人初死，可能会尸变。"尸变有定日，至日所变之物于死时降临。毕摩于门内撒石灰，设酒肉为祭。尸变有凶吉：变蛇、鹰、虎、豹、熊、鬼者为凶，家人回避之；变人变神者为吉，家人可留于室。尸变之后，子孙则谓之制弥安灵。"① 这就需要后代子孙通过祭拜等仪式将祖先的灵魂送到安息之地并经常纪念，祖先的鬼才会安稳。这一送灵魂到祖界的仪式是彝族社会中最大的"迷信"，称为"做啵"。我将在后文详述。彝族人相信人死后的灵魂将回到祖先之地，那是一个美好的地方。因此，彝族人将死亡视为精神回归和在另一空间中生活的开端。所以，离开世界并非恐怖之事，

① 马长寿：《凉山罗彝考察报告》，四川出版集团巴蜀书社 2006 年版，第 443 页。

只是仍然活着的亲人和死者将会有暂时的离别，这种离别让人伤感。

（二）生死有别：葬礼后的安灵仪式过程

死者尸体火化以后，死者家庭要请毕摩来做一场"小迷信"。整体来说，仪式分为三个阶段：第一阶段在死者家门外做，主要目的是驱逐鬼怪和招回死者家属的魂魄；第二阶段在室内做，主要目的是进一步将死者的魂魄与家属的灵魂分离，划定阴阳界限；第三阶段就是将"卜"这种代表死者身份的木棍插到烧尸的地方，让死者灵魂安心离去，不再骚扰活着的人。此一项仪式结束之后，葬礼全部结束。第二天村落的生活秩序完全恢复正常。小迷信一般花费两三千元，用于买猪、鸡、羊、酒，还会给毕摩一两百块钱。

毕摩在死者家门前的空地做的仪式是三个仪式阶段中最重要的部分，这是将死者灵魂送回祖先之地的仪式过程，同时也是人鬼分离的仪式过程。这场仪式的功能在于送鬼招魂，让"死去的走，活着的回"，对生者的生活世界和死者灵魂的存在世界进行分割和界定。因为死者去世以后，死者的亲友都十分悲痛，而死者的灵魂也不愿离去。毕摩此时做仪式，将生者死者区分开来，让死者的灵魂安心离去，以免害到生者。

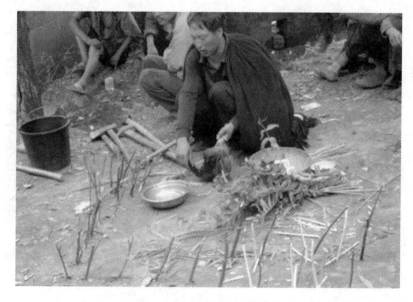

图 6 - 17　仪式过程中的毕摩

　　毕摩在死者门前点燃一堆火后，身披察尔瓦坐在靠近大门的地上，嘱咐众人去准备树枝。早有人砍好了一捆新鲜的柳树条放置在一旁。于是，毕摩指挥大家将树枝条砍成20厘米左右的长度，将树枝插在地上。最终树枝被插出一个半圆形围在毕摩周围，并在树枝阵仗中挂上红绿两色的细线。"插神枝"是毕摩在进行送灵仪式中的一项重要内容，在不同的场合，毕摩根据天文历法和死者时辰等元素将树枝摆成排列和大小不等的仪式空间并"做法"。据说摆阵图案有上百种，大的可以摆到几百平方米的面积。不同支系的毕摩所依据原则又略有不同。

　　摆好阵势，毕摩开始念经，并从身边的小碗中抓出一把荞麦撒到地上。这时，有人抓了一只母鸡过来，毕摩用右手抓住鸡的两只脚，左手不时从小碗中将荞麦撒到树枝阵中。死者家支中的男人们围坐毕摩身边等待仪式的结束，女人们则进入死者的家中安慰死者家属。

　　在念完一段经文之后，毕摩示意死者的男性亲属们上前围过来，伸出左手按在拴着鸡腿的稻秆上。这时毕摩继续念唱经文，然后拿起一把斧头将稻秆斩断，寓意生者与死者世界的区分。

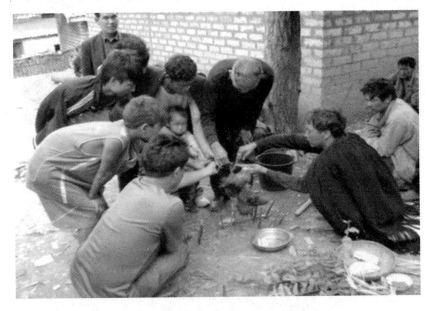

图6-18　斩断稻秆以示生者与死者的区分

斩断仪式之后，毕摩捡出一块黑色石头，放入火堆烧热，然后将其放在树枝阵仗处，用水浇灌上去，一股遇热而蒸发出来的水汽上升起来。毕摩倒持母鸡，置于树枝阵仗上方，死者的男性亲属依次从下面走过，然后是在葬礼时参与了砍伐烧尸所用的柴木的人和工具，包括铁锹、斧头、镐头等。此时招魂驱鬼之仪式结束，之后毕摩会在死者家中室内进一步地做一场死人和活人的世界进行区分的仪式。

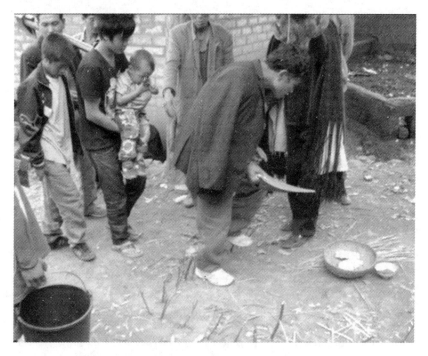

图6－19　死者家属跨过树枝阵仗，将污秽留在外面

室内的仪式中会杀一头小猪，将猪脚朝西北方，并将一个名为"卜"的木板置于猪身。"卜"代表死者死后变成的鬼。"做了这个迷信，鬼就不再回来。"毕摩这样解释。

毕摩拿"卜"在猪身上转圈，圈数为三六九，顺序为顺时针方向，寓意将"不好的"转出去。顺时针三下后会再逆时针三下，寓意将"好的"转回来。在毕摩驱鬼时，在场的人都发出"哦"的长吼以示配合。驱鬼时，毕摩手持树丫摇来摇去。他告诉我，这是"在和天上的阿萨（斯布）通话，阿萨是人眼看不到的神"。通过仪式，毕摩获得阿萨的启示,答复是否平安、鬼在何方以及是否赶走。仪式之后,进行仪式的人家把做迷信用的小猪切块煮熟和在场的所有人一起分食。

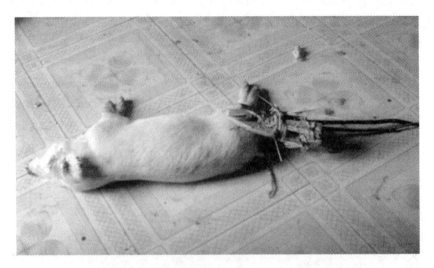

图6－20　室内仪式中杀的小猪和"卜"

毕摩宣布跨过树枝阵仗的死者家属已经摆脱了死者灵魂的跟随,而那些因砍烧尸体用的木柴而沾染了污秽的铁锹和镐头也在仪式中得到洁净,同时死者家中污秽的事物全都附在"卜"上被清除。这一系列象征行为不由让人想起弗雷泽在《金枝》里对"交感巫术"的论述中提到的"接触巫术",即通过曾经与某人接触过的物体对其本人施加影响的巫术行为。工具和死者通过柴木这一介质产生接触联系,而毕摩通过仪式将这种联系断开。这种想象的联系与区分貌似虚无,却是有可能发生的,属于经验领域。人们会谈到从前因为没有做仪式而导致工具带来不祥事件发生的事件进行佐证。这是一种诠释,与毕摩的仪式行为进行呼应,虽然事实上事件的发生可能是一种巧合。但因为"相关"和"不相关"的两种诠释"在许多人的意识里都能够以晦暗不明的方式同时存在",而这些经验"在理智上不成形,在情感上难以忍受,除非是能够把群体文化里这样或那样游离的概念模式吸纳进来。只有这种吸纳才可以使主观的状态客观化,使难以表达的印象得到表述，将零碎的经验归入系统。"①

弗雷泽认为在巫术观念占据统治地位的巫术时代，人们是借助运用错误推理而产生的种种办法来控制自然。随着人类知识的增长和认识世界能力的增加，人类的思维方式会从巫术阶段过渡到宗教和科学阶段。事实上，巫术与宗教并不是可以截然区分的两个阶段，正如黑格尔所言，有巫术的宗教是宗教史的一个部分。除却社会进化论的思想，弗雷泽关于巫术与科学的比较研究十分精彩，他认为巫术与科学都是人类理解世界的一种思维方式。"巫术与科学在认识世界的概念上，两者是相近的。二者都认定事件的演替是完全有规律的和肯定的。并且由于这些演变是由不变的规律所决定的，所以它们是可以准确地预见到和推算出来的。"② 列维－斯特劳斯同样表达了对巫术思维的尊敬，他认为这种热衷于对事物之间的各种关系与联系进行详尽观察和系统编目的习惯，有时能导致与科学论断相符的结果。巫术与科学之所以有区别，并不是完全由于对决定论的无知或藐视，而是由于巫术更坚决地要求运用决定论，"只不过这种要求按照科学的观点看来是不可行和草率的"③。这种"野性思维"和"科学思维"一样，也是以对秩序的要求为基础的。列维－斯特劳斯认为:"对于秩序的要求也是一切思维活动的基础，因为正是通过一切思维活动所共同具有的那些性质，我们才能更容易地理解那类我们觉得十分奇怪的思维形式。"④

彝族社会的巫术行为是以体系化的价值观念和社会分类标准为基础的，因此在其文化情境中，是一种嵌合于文化体系的行为。在彝族人的日常生活中，他们对于毕摩所实施的巫术的依赖程度如此深刻以至于无法将毕摩仪式与彝族社会中的政治经济相区分。只不过对于作为外来者的人类学者来说，我们将其剥离出生活情境本身，而定义为"迷信"或"宗教信仰"。事实上，在彝人的自我表述当中，他们从不将"信仰"从生活世界中区分出来，"信仰"就是日常生活中的社会实践本身。

---

① ［法］克洛德·列维－斯特劳斯:《结构人类学》(1)，张祖建译，中国人民大学出版社2006年版，第189页。

② ［英］詹·乔·弗雷泽:《金枝》，徐育新等译，大众文艺出版社1998年版，第20页。

③ ［法］列维－斯特劳斯:《野性的思维》，李幼蒸译，商务印书馆1997年版，第15页。

④ 同上书，第14页。

三　魂归祖界：彝人生活世界的终极彼岸

（一）做啵：通往美好的彼岸

在彝人的世界里，人死后的灵魂终要回到祖先之地，这是一个美好的地方。因此彝人将死亡视为精神回归和在另一空间中生活的开端。根据《指路经》的记载，这个祖地就在云南昭通（彝语为兹兹霍普莫）一带。竹核坝子的老人们口中流传着这样一个祖先传说：

> 彝族的祖先原来住在成都这个大坝子里。三国时期被诸葛亮用兵赶到凉山地区。他们走到美姑县的龙头山（今大桥乡附近）时，被诸葛亮的兵追上，有一批彝族死在那，没死的继续往南跑。汉兵切开死去的彝族尸体看，发现肚子里都是草，知道这里不是人生存的地方，就往回走了。活下来的彝族就过了美姑大桥向金阳方向走，走到金沙江。造了木船过河后，来到云南昭通。昭通是个好地方，彝族人的祖先就在那里生活。生活了九代后，又有汉兵追杀来，汉族的兵占了昭通。汉兵从南往北赶，彝族人的祖先就从南往北跑。从云南昭通往回跑，又翻过金沙江，过到金阳，经过美姑大桥，大家逐渐走散了，分散到各地生存，慢慢发展到整个凉山。

前面提到，人去世后毕摩做的具有生死区分功能的安灵仪式将送其尸骨到祖山的山洞中，同时会制作代表死者灵魂的"阿普考"吊在房屋的右上角。"阿普考"是彝族亡者灵魂寄居的器物，来自"日宏古"（一种竹）的空心树干。毕摩会把空心树干做成二三十厘米长木片状的"阿普考"（竹根），其功能类似汉族的祖先牌位。

将"阿普考"置于家中是一种权宜之计。待父母双亡且下葬后，其子女便要选择时间做"大迷信"请毕摩念诵《指路经》将死者的灵魂送到云南昭通去，同时将代表父母双方的"阿普考"一起放进祖山山洞。由于凉山离昭通路途遥远，"阿普考"无法送回去，就以祖山代替。这座山一定是位于家支祖先从昭通迁徙至现今居住地的中途经过之处。比如尔布社吉牛家的祖山位于美姑县俄普区叫"斯布斯觉"的地方，而马海家的祖山是位于伍合村东南方30公里外一座名为"巴兹尼则"的山。至此,亡者的灵魂才回归祖地,得到最终安宁。

送祖灵的"大迷信"在彝语中称为"做啵",可分为12段落,每段落意义不同又各成体系。12段仪式分别为医治、洁净、库扫、款祢、洁祢、送灾、牲羊、智祭、善祭、送庐、远行、投祢。马长寿在《凉山罗彝考察报告》中有对民国时期的凉山地区该仪式过程和所诵念经文的记载。由于文章主题与篇幅所限,在此不作一一详细分析。其中第一段落就是"医治"。人一般因病而死,带病的灵魂难以走向祖地,所以首先要通过念诵《医治经》和摆祭枝的方式给死者治病。第二段"洁净"是在治疗疾病之后对洁净的强化,以防止疾病再次降临祖灵,阻碍灵魂回归祖地之旅程。

在当地,只要是彝族,无论是白彝、黑彝还是娃子或土司的后代,死后都要进行此仪式。事实上,昭通并非彝族最初聚居之地,昭通之前的祖地统一称为"阿母普故",意为天鹅之地。纵观彝族历史就是一部迁徙史。彝族迁徙的经历以诗歌和故事的形式在各个家支的历史中得到口头传承。

(二)仪式过程:祖先迁徙路线的回溯与记忆

做啵仪式很盛大。马海木机说:"做啵时,鸡都要杀几十只,要做几天几夜。这些天说话不忌口。很多人来聊天,是一种高兴的仪式。做啵是整个家支的重大事情。各家要出力出物,牛羊鸡酒,远的拿钱来做。分阴间和阳间来做,代表阴阳区分,各走各路,不能混杂,搅在一起就容易出事情。"他讲述了不久前他的一个兄弟马海铁古送父母的灵魂回到祖先之地的做啵仪式过程。

铁古的父母都去世以后,铁古三兄弟就在春天2月份选了吉日请毕摩来做啵。毕摩拿刀砍了两个竹根,在竹根上画两个小人,代表铁古的父母二人。毕摩将竹根和羊毛、艾草放在一起用麻绳系起来,装在一个木桶里。毕摩念诵经文,对死者的家支荣耀进行歌颂,对死者的灵魂进行安慰。念经以后,铁古请一位忠厚老实的非本家支的长者将木桶背到位于特步里乡境内马海家支的祖先所在的"巴兹尼则",那里安放着马海家支祖祖辈辈的"阿普考"。作为死者长子的铁古,要跟着背木桶的人一起到山里去放竹根。

　　毕摩在做啵时要念《指路经》。每个家支都有属于自己家支历史和迁徙路径的《指路经》，经中记载了彝族祖先自古代远方迁徙至今日此地途中大量的山名、水名和地名。在送祖先的灵魂回到祖地的仪式过程中，毕摩一路指引，避免灵魂误入他途。如果死去的家支成员的灵魂没有送到祖地，不但祖先的灵魂得不到安宁，还会给家支活着的后人带来灾难。

　　《指路经》是我们当前考证彝族迁徙路线的重要材料，虽然经文中许多的地理名称已经发生了变迁。但因为《指路经》的形成是事关祖先安息和后代福祉的大事，是经由毕摩根据一定的规则严谨制作的，因此具有较高的可信度。

　　美姑大桥和昭觉竹核是凉山彝族《指路经》中重要的地理节点，和汉族的"大槐树""珠玑巷"传说有相似之处。正如竹核当地的传说所言，彝族原来住在成都这个大坝子里，后来迁徙到雅安、西昌、楚雄、昆明和昭通。九代以后，在汉人的追杀下，再从昭通迁徙到大凉山深处的美姑。美姑县的大桥乡对很多凉山的彝族来说具有重要认同意义，凉山彝族的灵魂回祖地昭通必须要经过大桥。传说他们从昭通回迁大凉山时，到了大桥出现分岔路口，人们就各自走散了，从美姑的大桥走向昭觉、雷波、甘洛、布拖、盐源、喜德、俄边、马边等地。竹核坝子也是彝族先祖孤纥、曲涅两大部族迁徙途中分道扬镳之地。"竹核莫波（竹核坝子）是美姑河流域之一大平原，纵横各二三十里，三面高山，美姑河从东北隅流入，蜿漫期间。《招魂经》以此区域划分此古代之旅为两段落：前段所经七十村落为孤纥、曲涅二氏共同行路程。自此以往，'左为曲涅路，右为孤纥路，曲涅、孤纥走二路'。"① 孤纥和曲涅两大部族后人至今已繁衍为数百家支，繁衍下来的各家支为送祖魂精确回祖地，各有承载自身家支迁徙历史的《招魂经》，不能混用。

　　以下以伍合村马海家支的《招魂经》为例，简略进行其家支迁徙历史回溯。大意：

　　　　苏穆阿普（爷爷）在伍合，看到竹核坝子。
　　　　站在竹核坝子，看到林木阿哈（坝子边上的一座山）。

---

　　① 马长寿:《凉山罗彝考察报告》，四川出版集团巴蜀书社2006年版，第180页。

站在林木阿哈,看到林木齐阿(位于乌坡乡)。

站在林木齐阿,看到勒木姑莫(位于美姑县大桥乡)。

大桥三条路,黑的是妖怪走的路,

爷爷千万不要走。

黄的是斯洛斯勒戈(风湿鬼)走的路,

爷爷千万不要去。

有一个白色路,是爷爷走的路。

路叫普拉巴依戈(意为:祖祖辈辈灵魂从这走过去)。

站在勒木姑莫,看到巴基尔角。

站在巴基尔角,看到木尼夹古。

站在木尼夹古,看到斯达布西。

站在斯达布西,看到瓦伊木克。

站在瓦伊木克,看到日阿沙马。

站在日阿沙马,看到勒莫卡排。

站在勒莫卡排,看到阿尼木作。

站在阿尼木作,看到马红里皮。

站在马红里皮,看到木尼则吉。

站在木尼则吉,看到木尼则哈,

站在木尼则哈,看到木尼德古。

站在木尼德古,看到木尼德则。

站在木尼德则,看到毛洛伊却。①

苏穆阿普,你渴也喝一杯,不渴也喝一杯,但我们不能喝。

站在毛洛伊却,看到诺伊那普(金沙江)。

……

看到兹兹霍普莫(昭通),来到阿戈禾吾(天堂之地)。

天堂门口有九条白色的狗。

你拿一些炒面(粑粑),拴在腰上,看到狗,给它们吃,让狗不咬你,你也别打狗。

看到有两条牛,拿些嫩草给牛吃,牛不打你,你也别打牛。

---

① 在《指路经》的叙述里,毛洛伊却是一股从悬崖上流出的泉水。悬崖上长着索玛花(杜鹃),泉水就顺着索玛花树留下来,这个水是给死人喝的,活人喝不到,因为在悬崖峭壁上。

看到有两只鸡，拿些玉米给鸡吃，鸡不咬你，你也别打鸡。

来到一个竹子房，一个草房前。

不要到草房，要进到竹子房里。

那就是祖辈居住的地方啊。

这里不热也不冷，盛开着鲜花。

牛羊满地，庄稼旺盛。

我们不能送你了，我们要回去了。

（众人唱："转来吧，年轻人，转来吧，我们把爷爷送走了。再倒回来，回来。"）

毕摩再将送魂经过的地名按照从昭通到竹核的顺序念诵，将生者的灵魂带回来。

可见，祖地是一个美好彼岸世界，无论是何种死亡方式，包括艾滋病在内，兹兹霍普莫都是每个彝人的最终归宿。在这里，没有纷争和矛盾，也没有贫穷和困苦，气候适宜，"牛羊满地，庄稼旺盛"。每个人都过着幸福的生活。这种彼岸的思维正是对现世日常生活中包括疾病、贫穷等在内的所有苦难的一种规避策略。

小　结

本章主要从地方文化传统应对艾滋病的角度对凉山地方社会基于传统医学和宗教系统的艾滋病治疗和关怀行为进行描述和分析，发现彝族的民间医疗体系、家支社会结构和生死观在面对艾滋病时的文化反应。

在第一节《毕摩的仪式性治疗：作为"鬼"的艾滋病》中，着重对彝族社会"神药两解"治疗模式进行研究。通过对毕摩诊断治疗疾病的方法、工具和逻辑的分析，呈现出神解疾病的地方性知识。

在第二节《无歧视的家支：整体主义下的艾滋病人对待》中，对彝族社会艾滋病无歧视的现象进行了分析。认为文化体系中对"洁净"与"危险"的认知思维以及社会结构中的"家支整体主义"是出现无歧视的艾滋病的深层原因。

在第三节《生死之间：文化情境中的艾滋病临终关怀与死亡处理》中，通过对艾滋病人葬礼过程的仪式观察，深入探讨了彝族社会中独特的生死观、鬼神观和祖先观念，指出艾滋病人死亡处理与其他死因处理的异同以及灵魂归属的终极关怀问题。

第 七 章

大国防控：地方、国家与国际社会的
艾滋病治理

第一节　传统的发明：基于家支联合的
民间禁毒行动

人类群体是具有生物属性和文化属性的整体性（Bio – cultural ho-lism）存在。如何利用人的文化属性来对抗毒瘾和艾滋病的生物属性，是在任何文化语境中开展毒瘾和艾滋病治疗都必然要面对的一个议题。在国家将凉山彝族地区的毒品与艾滋病作为"疾病问题"进行针对性治理和作为"社会问题"进行综合性治理之前，彝族社会已经开始自发运用文化资本来对抗毒品与艾滋病对乡村社会的侵蚀。庄孔韶等是国内较早关注四川和云南大小凉山彝族社会文化与民间禁毒仪式关系的人类学者。他在小凉山地区宁蒗彝族自治县金古家族嘉日家支的调查中，描绘了通过家支团结和毕摩仪式进行禁毒的地方性动员过程。庄孔韶发现，1999 年该家支进行禁毒仪式后，22 名吸毒人员在 4 年后有 14 人戒毒成功，另有 6 人复吸，2 人死亡，禁毒成功率为 64%。① 我所调查的位于大凉山腹地的竹核坝子里的彝族人基于毕摩仪式和家支动员的针对毒品与艾滋病的地方自救行动也产生了效果，生动地展示了文化动力在地方社会的疾病抗争过程中的整合和运作机制。

---

① 庄孔韶、杨洪林、富晓星：《小凉山彝族"虎日"民间戒毒行动和人类学的应用实践》，《广西民族学院学报》（哲学社会版）2005 年第 2 期。

1996—1998 年是社区毒品泛滥的时期。1997、1998、1999 年社区年轻人开始出现死于吸毒的情况，艾滋病患者的数量呈几何式猛增。根据乡里的数据，2004 年竹核工委管辖的竹核乡和尔古乡共计死于吸毒相关疾病和行为的达到 630 人。至于这些人中有多少是明确地直接死于艾滋病，我们并不能做出有效的区分和辨识。因为在当时，当地的彝族人对于艾滋病的认识并不十分清晰，在当地恶劣的卫生环境下，很多人死于多病齐发。而且患病后，很多人基于传统的疾病治疗方式（做迷信等）的替代功能和出于经济因素的考虑，并不会到医院就诊。这导致我们只能对死亡人数做出统计而无法对死亡原因做出准确的判断和区分。

2010 年当我进入当地村庄进行田野调查的时候，艾滋病已经由潜伏集中期进入高发集中期，并且呈现出井喷式的爆发。调查期间，几乎隔几天就会有附近村庄的年轻人因艾滋病而去世的消息传来。因为坝子里附近一些村子之间都有联姻的亲戚关系，所以在向死者的亲属报丧这个环节，消息会很快地传遍临近的村落，整个竹核坝子在此起彼伏的死讯消息中陷入悲伤和沉寂。而随着时间的推移，这种因死亡而带来的沉寂和悲伤又抹上了一重麻木的情绪。村民再听到这类消息的时候，会说："哎，真是作孽。这样下去，我们这个民族就完了。""死去的都是年轻人，现在是老的不死死小的，真让人心疼。"现在去世的年轻人，大家都已经知道他们是死于艾滋病，坝子里的村子开始以"几天就有一个"的速度陆续有人去世。

尔古村的德古吉尔古火叹息着跟我说："1956 年我们这土改，1966 开始闹文革……我经历了这么多事情，都没有现在所经历的这个疾病厉害。以前古老的疾病（风寒）死人也没现在厉害。我们这个民族一定是遭受了天神的谴责，不然怎么可能这么多年轻人死去呢？"历经苦难而又面临新的苦难的人们，动员地方社会资源开展了一系列的自救行动来拯救家庭、拯救家支、拯救社区乃至拯救整个民族。

一　家支的禁毒：仪式、荣誉与道德

随着毒品和艾滋病带来的青年人死亡不断蔓延，一些家支不愿看到自己家支年轻人的死亡，在家支头人会议的召集下首先开展了以各个家支为单位的自发的戒毒运动。

　　在竹核坝子的两乡（竹核乡和尔古乡）里，最早在村里做戒毒仪式的是 20 世纪 90 年代大温泉村的原村支书阿牛玛尼，现年 47 岁的阿牛玛尼已经是竹核乡的副乡长。由于大温泉村主要是阿牛家支，他以村支书的正式权力身份和家支头人的非正式权威身份同时在 1997 年宣布了对阿牛家支和大温泉村的禁毒令，以习惯法来约束包括阿牛家支在内的大温泉村所有村民的吸毒和贩毒行为并取得了一定成效。

　　大温泉村位于坝子中心地带，紧靠公路，交通方便，外流问题也最早出现和最为典型。1997 年，身为大温泉村村支书的阿牛玛尼和其他村社干部、家支头人集会讨论禁毒的问题。从前的家支集会和村社干部开会往往是针对不同的议题，家支会议讨论家支内部事务，而村社干部会议讨论村落共同体的事务。在禁毒问题上，传统血缘组织家支和基层地方政治组织达成了统一，共同关注到在家支和村社成员中泛滥的涉毒现象。

　　最后，大温泉的阿牛家支头人们和村社干部们（有些人具有双重身份）宣布家支和村庄集体禁毒。禁毒包括两方面的内容，打击贩毒和组织吸毒者戒毒。他们举行了彝族传统的盟约仪式，用一头牛歃血为盟，头人和吸毒者共饮血酒以示诚心。仪式上还请毕摩为吸毒者驱赶身上之鬼。杀牛饮血酒等行为凝聚了社区整体感，家支的荣誉感和个人的尊严感，仪式过程则强化了地方社会自组织逻辑下的整体主义，使个人置于集体凝视和祖先誓约之下，为从精神上战胜毒瘾提供了文化支撑。

　　在一系列传统社会资源的动员之下，贩毒行为转入地下，一些吸毒者也在家支和村落的监督下戒掉毒瘾。由于历时已远且缺乏统计，我们并不能像庄孔韶在小凉山的"虎日"研究那样给出戒毒成功率的数据。但是在访谈中发现还是有一些大温泉村的吸毒者是在那次仪式之后戒毒成功。从某种意义上讲，竹核坝子里单一家支禁毒阶段的行动与庄孔韶在小凉山彝族家支戒毒中的发现相似，是一种通过地方社会文化资源激发来用人的文化性对抗生物性毒瘾的例子。① 可以看到，家支作为凉山地方社会结构的重要制度特征，是一种中性的工具资源。它既可以被用来掩护和支持贩毒，也可以被动员起来进行禁毒运动。这种工具性文化资源的运用在吸

---

　　① 详细论述可以参见庄孔韶《"虎日"的人类学发现与实践：兼论〈虎日〉影视人类学篇的应用新方向》，《广西民族研究》2005 年第 2 期；庄孔韶、杨洪林、富晓星：《小凉山彝族"虎日"民间戒毒行动和人类学的应用实践》，《广西民族学院学报》（哲学社会版）2005 年第 2 期。

毒、贩毒和禁毒、戒毒两方面同样显示出巨大的社会力量。

在大温泉村禁毒行动的示范下,竹核坝子里其他因毒品问题而导致社区失序的村落和家支也开始陆续采用这种方法进行禁毒,但效果并不一样。"有的戒了,有的没戒。"即使是阿牛玛尼也承认:"只靠一个村来禁毒太难了,因为大环境很差,整个坝子都在涉毒。"

早期的戒毒运动作为以家支为单位的集体行动,与家支头人的动员能力以及家支成员的支持程度两个因素最为相关。有的家支人数较少,或居住较为分散,家支头人在族人中的权威相对较低,或只在家支中部分分支家族中享有权威,这些都直接导致家支戒毒动员的失败。有的家支内部成员本身不但是吸毒者,更是贩毒者,面对戒毒运动可能带来的利益损失,自然对这项行动持消极态度。更重要的是,正如阿牛玛尼所言,单一家支和村庄的禁毒行动效果不大。因为吸毒贩毒网络都笼罩在社区之外,村落只是节点。

二　家支的联盟:毒品战争的社区动员

(一) 成立与成效

2000 年的彝族年期间,伍合村的吉牛拉则(不是家支头人,现 70 岁,退休乡干部,当时已退休)、马海史达(马海家支头人,65 岁)、马曲则(黑彝,住昭觉县城,开煤球厂)和瓦一拖村的阿尔实铁(阿尔家支头人,70 岁),大温泉村的海来铁古(海来家支头人,70 岁)、杰吉铁哈(杰吉头人、退休乡干部)等人在过年集会上聊天的时候,自然而然地谈到当时乡村社会中最为严重的已经影响到日常生活的毒品问题。上述数位不是家支头人就是乡村政权干部的地方精英人物,在聚首的时候深感乡村的毒品泛滥已经对彝族地方社会结构和生产生活秩序产生了严重的破坏性影响,决定自发地团结起来做一些事情来阻止事情的进一步变坏。众头人和村社干部聊得群情激奋,决定组织起来成立一个民间禁毒协会,共同应对毒品和艾滋病问题。当我在访谈当时参加了会议的吉牛拉则和马海木机等当事人的时候,他们仍然记忆犹新,谈到当时会议的情形,眼睛里都闪烁着光芒。

据马海木机回忆,那次会议后,他被推荐为家支联络员,负责去说服竹核坝子两乡各家支行动起来,共同投入戒毒运动。在当时的情形下，多数家支的头人对这一有利于家支和地方社会秩序恢复的号召表示认同，积极响应，甚至有些家支头人自己主动联系上来，表示愿意参加。

2001 年 3 月 19 日，这是一个对竹核坝子的村民们来说意义重大的日子，也是一个值得纪念的日子。逢九是竹核坝子的赶场天，这一天，在场的一片空地里，之前相约好的各家支头人一起前来开会，附近各村落的乡民也都围聚在一起。在这次赶场聚会上，大家再一次表达了迫切要求民间自发成立戒毒协会的愿望和决心。在达成一致意见的情况下，大家商约第二天就在大温泉村①村前那片白桦林对面的庄稼地里举行协会成立仪式并分配了各自分头去为成立仪式召开需要准备的事情，会议就解散了。

3 月 20 日一早，大家陆续赶到大温泉村村前白桦林对面的田地埂间。严寒还未完全走远，这时的水田是干的，水还没放到田里，水稻也还未插秧。人越聚越多，之前已经以各村为单位收起了每户出的 2 元仪式费用，这时各村将收上来的钱交在一起。早有人先垫钱买好了做仪式需要使用的一只鸡、一只牛和 100 斤白酒。成立大会按照事先安排的程序有条不紊地进行。在毕摩抑扬顿挫的诵经声中，牛和鸡在众人的见证中被屠宰，奉献给神灵，祈求神对协会的祝福。在场的头人们和村社干部共饮血酒，分食牛肉，建立共同禁毒盟约并宣布成立"竹核尔古两乡民间禁毒协会"。参加了协会成立大会的马海木机回忆起当时的情形，动情地说："我永远忘不了那一天。民间禁毒协会是 2001 年 3 月 20 日成立的，那天杀猪杀牛，竹核六个村、尔古四村的村干部和家支头人都来了。这是历史第一次自发组织的禁毒行动。以前两个乡也没合作过，这是第一次合作。"

成立大会初步通过了禁毒章程并产生了组织架构和成员。经过讨论，会议最终通过在场众人举手表决的方式选举产生马曲则为会长，吉牛拉则等其他几个较为积极的有威望的各家支头人为副会长，马海木机为巡逻队队长，巡逻副队长是木扎洛村古拉母社的马尔他，指导员是火洛村火洛社的勒伍大少爷，其性格以敢做敢当而闻名乡里。时过境迁，现在的勒伍大少爷在尔古乡中学做了一名保安，而马尔他则

---

① 选址在大温泉村是考虑到它在坝子较为中心的位置，地势平坦且面积较大。321 省道就在该村边上绕行而过，交通较为便利。

在家安心种地。马海木机则成了当地最大的本土 NGO 凉山彝族妇女儿童发展中心的竹核社区工作者。

民间禁毒协会首任会长马曲则是昭觉县城一家煤球厂的厂老板,在竹核和尔古乡里是小有名气的老板。木机告诉我,当初大家选马曲则当会长因为大家信任他。他为了乡村戒毒的事情跑了很多家支头人的家里,向大家做动员工作。作为一个家已经搬到县城、经常不在坝子里生活的人,对乡村的公共事务如此热忱,让大家感到值得信任。

事实上,当初大家选举马曲则为会长还有其他几方面的综合考虑。首先,马曲则不长期住在乡村,这样避免了在熟人社会带头打击毒品可能引起的日常生活矛盾;另外,作为当地小有名气的企业家,在当地有一定的社会地位。大家觉得让一个有经济实力和社会地位的人来做会长对于工作的开展乃至协会的未来都是有好处的。毕竟,在彝族乡村社会中,与乡民打交道也好,与地方政府打交道也好,"有钱总比没钱好办事"。但是,随着协会工作的深入开展,大家也逐渐发现了马曲则当初被认为是优点的"本地出去的,关心本地事务的企业家"这一身份符号的局限,那就是,因为他经常不在村里,协会日常事务主持往往缺少决策者。而与乡村社会的物理距离也导致马会长对当地事务的距离感,从而逐渐在协会内外产生一些"会长不懂当地情况"的抱怨。

协会刚成立的时候,选址竹核乡中学附近的一所空房子做临时办公室。这间房子在"土改"时入驻的是解放军某部队七、八连,后来部队迁走后,该房子一直空置,现已经比较破旧。后来,协会搬到原竹核片区供销社的旧址,那是一座两层的小楼。经费由中央民族大学侯远高创办的凉山彝族妇女儿童发展中心支持,一年交 4000 元的租金。

2001 年 3 月 20 日成立大会之后,禁毒协会又在 2001 年 7 月 5 日对成立大会上的禁毒章程进行修改,全体通过了正式的《昭觉县竹核乡尔古乡禁毒协会章程》,标志着该民间自发禁毒组织的进一步制度化和规范化。章程的内容上,包括总则四条、会员章程六条、协会组织制度七条、经费管理两条和附则两条。同时还规定了会长、副会长、秘书长、会员以及会员联系户连组组长职责。

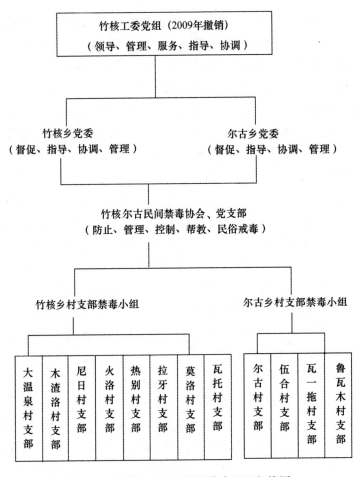

图 7 - 1　竹核尔古民间禁毒协会组织架构图

　　在各家支头人和一些村社干部的动员下，民间禁毒协会和竹核尔古两乡的 12 个村委会开展合作，让所有 15—55 岁的村民都在禁毒协议书上签字按手印。各村成立了会员联系户连组，让头人、村社干部等地方精英担任组长，通过 5 户联组的方式建立起禁毒网络对坝子里的人进行监督。联户组对所管辖的村民开展禁毒宣传教育，对吸毒者家庭按村规民约进行罚款，对吸毒者进行自愿戒毒或强制戒毒。联组村户中的人员跑去哪里，要求家庭成员必须向组长汇报。

会员联系户连组组长职责

一、组长职责

1. 管理好本人联系户人员无种毒、无贩毒、无吸毒。

2. 严格控制本人联系户人员中三无外流人员。

3. 做好发现得了,控制得住,发现问题及时向协会及有关部门反映、汇报工作。

二、连组情况

表 7 - 1　　　　　　　　两乡民间禁毒协会连组情况

分组名称	组名	组数（个）	组长人数（人）	联系户数（户）
竹核乡	大温泉	41	41	325
	木扎洛	25	25	281
	勒日	21	21	197
	火洛	39	39	279
	热口	38	38	298
	拉牙	27	27	287
	莫洛	25	25	295
	瓦拉	29	29	225
尔古乡	尔古	37	37	304
	伍合	28	28	227
	瓦伊托	27	27	223
	洛伍阿莫	28	28	227
合计		12		

协会还成立了一支由 40 多名青年男子志愿者组成的巡逻队,马海木机为巡逻队长,他们白天在坝子里走乡串户发放禁毒宣传资料,晚上在坝子里巡逻站岗,防止吸毒和贩毒行为的发生。当年的队长马海木机说:

"我们生长在这里，对很多人都熟悉。但是在禁毒问题上不讲情面。接到举报有人吸毒，我们就立刻赶过去，家支也不能说情，因为大家都签了协议的。"

禁毒书

马海西体说：不吸毒要禁毒！吸毒严重危害身心健康！毒品危害，害人无穷。吸毒是一种自杀行为！戒毒是吸毒者的唯一出路！热爱生命，远离毒品。规定：于 2002 年 9 月 5 日起，不吸毒了。到外地回来吸毒，罚款 1000 元。本地吸毒也是一样。

禁毒参加人员：爸、妈、妻、女儿、叔、弟、妹

管理人员：马海夫莫、马海西格

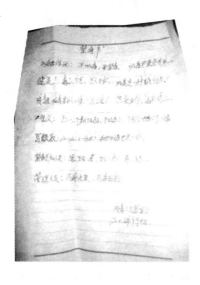

**图7-2 协会、禁毒小组和禁毒者
　　　 签订的禁毒协议样本**

戒毒人员签字
2002 年 9 月 4 日

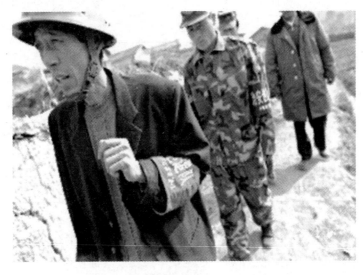

图7-3 竹核尔古两乡民间禁毒协会巡逻队在乡间训练

　　除了联户制监督和巡逻队监督的禁毒方式外，协会还通过开宣传会和动员家支监督的方式开展禁毒工作。马海木机说："我们的工作内容主要是教育群众，帮助戒毒。开展工作的方式主要是开大会和家支教育。开大会就在开会前通知吸毒的和贩毒的村民。实际上，谁是吸毒的、贩毒的，周围邻居亲戚全知道，派出所也知道。但人是抓不完的，抓了政府监狱也装不下。有的毒瘾深、得艾滋病的人抓去待十几天就要死，所以不敢随便抓。开会的时候，就是劝说他们改掉吸毒，不要贩毒回家乡害人。"

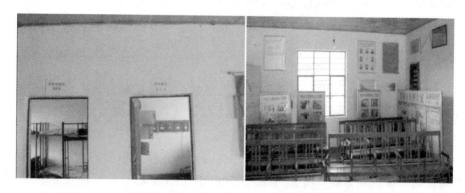

图7-4　巡逻队值班室和协会办公室（左图）、协会大厅（右图）

　　大会教育更多地起到宣传和制造舆论的作用，让人们认识到涉毒是错误的。同时大会教育与联组制度进行结合，实行地缘式监督。"家支教育就是由家支长辈、头人对自己族内成员教育，以家支荣誉来进行约束，让他们不要给家支丢人，吓唬他们说开除家支。吸毒以年轻人为主，长辈和有脸面的人不吸，现在开会或活动，年老的都不希望带吸毒的家支成员出去，觉得丢人。"

　　家支教育则可以视为是一种基于血缘的监督。家支群体带来的道德和荣誉层面的压力可以在一定程度上以文化之力对抗生理成瘾，用家支心理依赖缓解吸毒者的毒品心理依赖。"开除家支"作为对彝族人最为严厉的惩罚，有时也出现在对家支成员的劝说话语中。但在实践中，因吸毒而被开除家支的例子鲜见，用勒伍家一位头人的话来说："如果现在吸毒就开除家支，那家支就没人了。"这也从侧面反映出当时当地吸毒情况的普遍性。

　　凉山彝族妇女儿童发展中心的一份报告估计，2001年以前，坝子里约有半数以上的家庭涉毒，即至少有一人吸毒或贩毒。而因吸毒而致残和死亡的有 300 多人。民间禁毒协会的自发禁毒行动让这一比例下降至 5% 以下，成效显著。由于民间禁毒协会自发性创造性的禁毒行动，中央政治局常委罗干甚至做了亲自批示予以肯定。①

（二）转折与转型

虽然作为"四川凉山州第一个民间禁毒协会"，竹核尔古两乡民间禁毒协会在禁毒方面取得了显著的效果，一定程度上及时刹住了吸毒和贩毒活动在当地的泛滥甚至公开化，但由于协会自身资源整合能力的限制和地方政府出于政绩考虑的"捂盖子"消极态度，随着工作的深入开展，民间禁毒协会和乡政府干部群体以及一些村民产生了摩擦，甚至出现冲突。马海木机说："我们那时干得好，群众也欢迎。一些乡里的干部就开始说三道四，说我们是'山上无老虎，猴子称大王'。我们就说：'坝子里有吸毒贩毒的本来就是你们乡干部没管好，应该觉得丢脸的事情。现在我们农民自己组织起来打击毒品，你们不但不支持，还说风凉话，你们不是共产党的干部。'"由于民间发起的自下而上的家支联盟形式的禁毒行动越过了国家在地方社会进行治理的基层政权组织，包括乡镇政府和事实上的下派机构村委会等正式权力机构，这使得在国家权威的视野中，这些行为具有某种意义上的不合法和危险。随着民间禁毒协会在当地影响的不断扩大，民间禁毒协会和基层政府之间的矛盾也逐渐凸显和公开化。

由于禁毒协会对毒品的打击损害了毒贩群体的利益，他们对禁毒协会也十分痛恨并对其禁毒行动的身份合法性进行抨击。马海木机说："我干巡逻队长的时候，有时接到举报就到吸毒贩毒的人家里把门端了，他们就和我们干架，说我们装威风。要没收他们的毒品，他们说，政府都不管，你们凭什么管？我们没有处罚权，但是可以把他们扭送到派出所。被抓的人恨我们，就在干迷信的时候念我的名字，诅咒我。我是个二杆子，被毒品害惨了，不管怎么骂我，都要把毒品打击下去。"

这一模式并未及时得到县、乡两级地方政府的有力支持和积极推广，

---

① 罗干在 2001 年批示："禁毒工作要打人民战争，四川凉山州第一个民间禁毒组织的成立，就充分体现了这一点。请禁毒办注意该组织成效，适时加以推广。"

甚至在后期由于资金、人员和管理问题的叠加,加之外部基层地方政府的不支持态度,民间协会逐渐无法维持可持续的正常运作,甚至出现一些家支,尤其是在禁毒行动中利益受损较为严重的家支的脱离。民间禁毒协会会长马曲则的死成为协会走向衰落的转折点。

尔古乡走出去的民营企业家马曲则因积极介入当地社区的禁毒工作而在 2001 年协会成立时被推举为协会的会长。在他的领导以及竹核坝子一些家支头人的配合下,该民间组织在当地禁毒事业中发挥了重要的作用。随着 2006 年马曲则的去世,协会逐渐走向低谷和分裂。

2006 年马曲则被其妻子锤杀家中。在其妻子的口供中,表述是因为马曲则醉酒后两人发生口角,马拿出土枪欲行凶,其妻子出于自卫将其杀害,属自卫过当杀人。但在坊间流传的几个版本之一认为是因为马曲则在开展禁毒工作期间与其中一个年轻貌美的女吸毒者相好,被其妻子发现后,气急而杀人。

后来随着第二任会长马果哥的当选,乡镇政府开始有意识地对民间禁毒协会进行人事安插和实质性的介入。马果哥是继阿牛玛尼之后的大温泉村书记,后来担任了竹核乡的乡党委副书记。在担任大温泉村书记和竹核乡副书记同时,他都在协会中担任着会长职务,"民间协会"的模式也在 2008 年转换成所谓的"支部 + 协会模式",并将 5 户联组改为 10 户联组的管制方法,每 10 户村民推选出一个组长,一个副组长。2010 年,10 户联组恢复为 5 户联组。

现任巡逻队花名册:

队长:马尔则
副队长:马曲尔
队员:阿朱拉曲、勒伍九则、勒格木嘎

2010 年 6 月份,经过县政府批准,民间禁毒协会的模式开始在全县推广,所有村都要求挂牌。但推广的是所谓"支部 + 协会模式"。这一推广行动的背景是凉山地区的艾滋病问题已经受到中央政府的高度重视,由此 2010 年凉山州正值全州范围内开展轰轰烈烈的禁毒防艾"摘帽"严打运动时期。当时我到昭觉县城的时候,看到几家装修店都在加班加点打造各村协会的宣传牌匾,店主们高兴地说:"接到了政府的大生意。"至于这一模式的原型竹核尔古民间禁毒协会,现在大家谈起都说是"政府架起的"。这不但表现在协会成员全部由乡镇干部兼任,而且乡政府将原禁毒协会在禁毒方面的经验和成绩作为政府政绩进行上报。如尔古乡政府2006年的《禁毒及社会治安工作总结报告》中写道:"本乡18个社、1395户农户签订了《禁毒责任书》《戒毒责任书》《农户外出请假报告制度责任书》《五户为联组的责任书》《安全生产责任书》。同时,针对本乡治安问题的特殊性,制定了打防控一体的工作措施,对吸毒人员跟踪、监控、帮教。对刑满释放人员帮教,对外流吸毒人员的管理控制措施,对重点吸毒和涉毒人员的监控管理跟踪措施,对请假报告制度的工作等。"可以看出,实质上禁毒协会已经由民间性质转变为乡政府党支部领导下的工作小组并脱离了原有的传统社会自治语境,不断被纳入现代国家治理的框架中。

三 传统发明与国家消解

从家支禁毒时期到家支联盟的民间禁毒协会时期,竹核坝子的人们动员了古老的传统文化资本,将家支内部网络和家支间网络通过习惯法和仪式信仰的力量整合起来,共同应对毒品和艾滋病对社区的侵蚀。在新的历史情境下,彝族社会中重要的家支制度和家支联盟传统被重新进行发明来面对新的社会问题。

"被发明的传统"意味着一整套通常已经被公开或私下接受的规则所控制的实践活动,具有一种仪式或象征特性,试图通过重复来灌输一定的价值和行为规范,而且必然暗含与过去的联系性。事实上,只要有可能,它们通常就试图与某一适当的具有重大历史意义的过去建立连续性。① 在第二章的叙述中,我们看到凉山地区从一个无国家的社会到纳入现代治理框架的历史过程。国家权力占据了地方社会原有自组织系统。集权主义国家通过政权组织科层化设置和在地化建构,通过政治动员的强制性方式在很大程度上瓦解了凉山地区社会传统和反抗,以国家主义的基层政治代替传统家支政治,以乡村政权建设代替原有家支治理。但是传统文化体系在

---

① [英] E. 霍布斯鲍姆、T. 兰格:《传统的发明》,顾杭、庞冠群译,译林出版社2004年版,第2页。

地方社会仍然有着深厚的根基,事实上彝族人的家支会议从来没有停止过,德古和习惯法在大凉山的裁判实践也没有被现代国家法律体系所取代,毕摩仪式性活动也一直在延续,某种意义上讲,凉山地方社会的"小传统"一直得到传承和延续,即使在民主革命时期和"文化大革命"时期也从未中断。"大传统"和"小传统"在凉山的并行逻辑"行政—传统"①和"国家—社会"的历史进程叙事中展示出不同的面向。当地方社会面临毒品和艾滋病危机、地方政府缺乏治理能力的时候,传统被激发和发明,成为地方公共事务治理的主要逻辑。

　　这时作为现代国家治理象征的地方政府与作为传统社会治理象征的家支之间会出现张力。虽然在禁毒和预防艾滋病的问题上两者没有利益之争,甚至"从感情上讲,民间自发的禁毒行动恰恰是政府所希望提倡的"②,但从国家和地方治理的角度来看,地方宗族活动在新中国成立后是历次运动打击的主要对象,即使在改革开放以来,地方政府对大规模的社会自组织行动仍然保持着高度警惕,并从社会主义时期的历史经验中获得对家支联合进行打击的合法性。可以说,由于体制原因,地方政府和家支组织在互动中并非亲密无间。虽然民间协会的发起人中有一些乡政府退休干部和村社干部,但他们更多的是以家支头人的身份出现和活动。至少在乡一级政府机构的官方表述中,即使中央政府层级已经对民间禁毒协会的动员模式和经验给予了肯定性批复,乡级政府仍然对这种自下而上的自组织禁毒行动保持着谨慎态度,并在禁毒协会进入危机的时候顺势介入,并接管了整个组织,将其完全纳入基层政府地方治理架构,使之成为乡级党支部下属机构。家支及家支联盟的禁毒行动被剥夺了事实上的政治合法性。在我看来,这是一次地方政权对地方事务治理权边界的捍卫。杜赞奇在"权力的文化网络"的理论叙述中,精彩地分析了国家通过权力体系对地方社会"文化网络"中各个权力"中心结"的渗透过程,并提出国家权力在地方社会事务治理中的"文化霸权"。某种意义上,民间禁毒协会是基于传统文化网络建构出的毒

---

　　① 王斯福(Feuchtwang)最早提出关于地方社会中"传统"与"行政"分析维度,认为国家一直是中国社会和历史中的重要推动因素,但地方社会也一直拥有与中央国家对抗和周旋的本土传统资源。这一分析框架其实是"国家—社会"框架的变种。
　　② 庄孔韶、杨洪林、富晓星:《小凉山彝族"虎日"民间戒毒行动和人类学的应用实践》,《广西民族大学学报》(哲学社会版)2005年第2期。

品和艾滋病议题上的地方自治权力中心，而国家的"地方代言人"竹核乡政府在协会运作初期态度暧昧，并在其陷入低谷时强势接手全盘改造，体现了国家权力"文化霸权"的一面。

随着2010年"支部＋协会"模式在昭觉全县范围内的推广，不但宣布了自下而上的传统资源动员式的民间禁毒运动的破产，也宣布了国家权力对地方社会中禁毒和艾滋病防治事务的全盘接管。

第二节　由外而内:国际组织的艾滋病项目介入与本土NGO成长

艾滋病的出现、流行和围绕艾滋病所展开的村庄、国家以及全球化层面上的防控行动从某种意义上说是一种权力博弈，也是新的社会空间再生产的过程。"疾病"作为一种隐喻不仅塑造了中国人想象自身与世界的方式，而且也同时建构出了中国在建立现代国家时所采取的行为技术和制度体系。由此，"治病"已经不仅仅是一种单纯的医疗过程，而是变成了政治和社会制度变革聚焦的对象。个体的治病行为也由此变成了群体政治运动的一个组成部分[1]。对疾病尤其是流行病的控制和处理，不但是医学技术领域的任务，更是考验国家治理和社会运作机制的重要标准。

上一节中，自下而上地显示出传统文化强大力量的自发禁毒防艾民间组织被政府"收编"，但这一围绕艾滋病的社会互动远非"官—民"逻辑这样单一。除了自下而上的社会动员，自上而下、由外而内的力量介入也对当地的艾滋病防控产生深刻影响。

一　艾滋病话语的四幕剧：从道德批判到社会拯救

国家意识形态上对艾滋病的认知、接受和行动有一个历史过程。景军

---

[1]　杨念群：《再造"病人"：中西医冲突下的空间政治（1832—1985）》，中国人民大学出版社2006年版。

通过"艾滋病话语"① 的分期来描述中国对艾滋病的理解变迁。景军认为,中国艾滋病话语的演变是一台四幕剧,且和世界艾滋病话语的演变过程具有同步性。② 在此思路的启发下,我结合凉山当地实际对国家和民族地方社会的艾滋病话语建构过程进行了分析。参与中国艾滋病话语建构的主体初期包括了国际社会组织、中国政府、媒体机构、流行病学者、社会学者,后期艾滋病感染者和本土非政府组织也参与其中。

　　第一幕是艾滋病病毒亮相,以医学科学主义的流行病学话语以及背后的高危行为道德化表述为主。这一时期出现在 20 世纪 80 年代艾滋病发现期。1981 年全球首例艾滋病在美国同性恋群体中出现,美国国家、医学实验室以至社会公众对艾滋病的想象与同性恋的边缘社会行为进行连接。随着艾滋病的传播,由于艾滋病感染者主要是吸毒者、同性恋和多性伴行为者,在国家治理和国际话语中,艾滋病都打上了"道德堕落"的符号。而中国政府则在 1985 年出现艾滋病以后,将其表述为与"资本主义腐朽堕落的生活方式"相关,认为防治艾滋病要从"拒艾于国门之外"的高度提高外国人入境审查、严厉打击卖淫嫖娼。③ 艾滋病病毒感染者被高度非道德化,处于严重的社会歧视环境当中和失语状态。这一时期,无论是在凉山州政府的地方治理话语表述还是外流彝族乡民的意识中,都没有明确的艾滋病认知。20 世纪 80 年代中后期海洛因已经开始在外流城市中的彝族青年中流行,但艾滋病则仍然是一个遥远的存在,似乎与他们的日常生活并无关系。

　　第二幕是高危风险人物亮相,对高危行为者突出进行关注。80 年代末到 90 年代初,国内媒体对艾滋病的关注开始增多。有关艾滋病的表述开始从"资本主义生活方式"到"艾滋病在我们中间"。④ 但是,这一时期的艾滋病叙事仍然是道德叙事,艾滋病人的社会境遇并未得到改善。凉山州当地的疾控部门此时并未能有效掌握这些外流人员的健康状况,外流者的艾滋病病情多数是在因吸毒或抢劫被关入戒毒所或监狱后的体检中被发现的,如凉山州报告的首例艾滋病病毒感染者是 1995 年从云南遣返回

---

① 景军指出所谓艾滋病话语指直接涉及艾滋病问题的、有结构的、有影响的、不断变化的集体叙事。

② 景军:《泰坦尼克定律:中国艾滋病风险分析》,《社会学研究》2006 年第 5 期。

③ 王若涛、张有春:《艾滋病引起的社会学问题》,《中国党政干部论坛》2003 年第 3 期。

④ 景军:《泰坦尼克定律:中国艾滋病风险分析》,《社会学研究》2006 年第 5 期。

来的吸毒人群中发现的。2000 年左右，随着国际社会组织艾滋病防控项目的进入，对于艾滋病话语的建构开始突破政府和医学机构的话语独白，人类学、社会学等社会科学者开始发声，从社会整体主义出发，对高危人群的社会边缘处境进行关注。就凉山地区而言，中央民族大学的侯远高等人组建的以高校为背景，以行动人类学为理论，扎根凉山彝族乡村的凉山彝族妇女儿童发展中心作为凉山州最大的本土非政府组织，实现了对国际组织资源的对接、整合和对本土诉求的回应，我将在下一节详述这一本土NGO 的成长历程和行动。

2003 年后的温家宝政府时期对艾滋病问题十分重视。每年的艾滋病日都在防控一线看望艾滋病患者和医务人员。"四免一关怀"的艾滋病政策也在当年出台。从此，中国艾滋病话语进入第三幕，即受害者亮相，以艾滋病对艾滋病人及其家庭、社区带来的伤害为主要叙事，而国家层面上由官员、专家学者和社会组织共同发声，进行"理解和关爱"叙事。但在"伤害"与"关爱"叙事之间，由于主体分别为艾滋病人和社区之外的中央政府、社会组织和媒体，而跨越了基层治理层面。两者事实上共同隐性地建构了地方治理不力的面向。因此，艾滋病高发区地方官员的思维与主流话语之间存在紧张，以至出现"有些艾滋病人受到领导人探望并被媒体报道后，其家乡的地方干部立即要求该艾滋病人的房东将其扫地出门"①的事情。在昭觉县，竹核尔古两乡民间禁毒协会能够得到中央政法委书记罗干的肯定性批示而得不到县和乡镇政府的支持即为明例。

第四幕以帮助免除艾滋病灾难的英雄为主角。虽然当前医学界尚未能发现治愈艾滋病的药物，但事实上，这一幕也已经在凉山州拉开序幕。随着国际社会和中央政府持续的高度关注，地方政府出于政绩考量的"捂盖子"已经捂不住问题，索性做出对国际社会和中央政府的积极回应，以引入资源，建设政绩。此时，国际社会、中央政府和地方政府在艾滋病治理的问题上达成某种基于不同动机的一致。作为"免除艾滋病灾难的英雄"的是当地人口中的"国家"和"中心"（凉山妇女儿童发展中心），虽然政府和本土非政府组织所实施的项目中有相当比例来自国际社会组织的支持，比如中—英项目、中—默项目和全球基金项目等，但他们

---

① 景军:《泰坦尼克定律:中国艾滋病风险分析》,《社会学研究》2006 年第 5 期。

在当地只是隐于背后者。

二 本土化的非政府组织:凉山彝族妇女儿童发展中心

凉山地区的毒品和艾滋病问题与市场经济在全国范围内推广以来"贫穷"的建构和事实密切相关。在关注艾滋病以前,贫困一直是政府、地方社会和非政府组织在凉山关注的首要问题。20 世纪 90 年代中期开始,中国政府在借鉴国际反贫困经验的同时,开始与国际援助组织在扶贫领域开展合作,凉山成为国外各大机构援助对象。一些国家级贫困县都成立了外援项目办公室,专门负责各类外资扶贫项目的管理、落实和协调工作。[1] 1994 年 MSI(Marie Stopes International)是最早进入凉山的国际非政府组织。其现任驻四川省的首席代表仁科共子小姐回忆 1995 年到昭觉开展健康培训项目的时候,昭觉县医院"只有一个医生是专科毕业,病床连床垫都没有"。[2] 至今通过州友协(凉山州对外友好协会)等登记进入的国际非政府组织有 30 多个,项目 100 多项。

(一) 项目开展

2001 年,在地方政府还对艾滋病处于"无意识"和"捂盖子"的无为时期,出身美姑县阿侯家的彝族知识分子侯远高已经开始关注家乡的毒品和艾滋病问题,并带来了他背后所凭借的中央民族大学研究团队和资源整合。在这一时期,侯远高教授首先以与民间禁毒协会开展合作的方式进入。2001 年,中央民族大学中国少数民族研究中心申请到了中—英艾滋病防治合作项目支持的"凉山本土资源与弱势群体参与艾滋病防治的途径"课题。在中心主任张海洋教授的带领下,中央民族大学的侯远高和木乃热哈老师在 2002 年 1 月组队进入竹核坝子开展实地调查,"第一次把人类学的应用研究扩展到公共卫生领域"。[3]

他们被竹核乡村社会的惨败景象震惊。"吸毒死亡或伤残多达数百

---

① 杨小柳:《参与式行动:来自凉山彝族地区的发展研究》,民族出版社 2008 年版,第 4 页。

② 郑娜:《国际 NGO 与彝乡 15 年》,《中国经济周刊》2010 年 11 月。

③ 侯远高:《人类学在凉山彝族乡村社会发展中的行动研究报告》,载凉山彝族妇女儿童发展中心网站(http://www.lsyzdcwc.ngo.cn/? action - viewnews - itemid - 304)。

人、更多的青年人被关押在强戒所、劳教所和监狱。地里干活的都是老人、妇女和孩子。越来越多的家庭支离破碎，致孤儿童日渐增多。因吸毒和疾病返贫的现象非常突出。这个过去在大凉山最称富庶的地方已经一贫如洗。政府十几年扶贫的成果荡然无存。"[①] 但是他们也看到了希望，那就是基于文化传统的家支禁毒行动和家支联盟的民间禁毒协会的出现。侯远高等人对2001年竹核坝子里自组织出现的民间禁毒协会模式十分支持，但也看到了民间自发组织禁毒的模式在中后期的发展过程里出现的危机。

在最初的合作阶段，侯远高等人不断地利用自身知识分子的身份整合资源给民间禁毒协会以支持。比如2003—2004年间，侯远高等人申请了世界银行的小额赠款项目"凉山腹地毒品和艾滋病社会控制行动"和教育部基金项目"凉山腹地毒品和艾滋病社会控制研究"。将艾滋病防控的内容整合到民间禁毒协会的工作内容当中，从而将禁毒和防艾工作进行统一部署。当时还是禁毒协会巡逻队长的马海木机回忆说："世界银行的项目包括妇女手工项目，是侯老师搞的，带着学生张波一起做，我们禁毒协会配合。"侯远高等人还利用中国最高民族院校教师的身份优势将大学生的社会调查和实地工作结合起来，每年都组织学生到竹核坝子来做短期调研和实习。

2004年，侯远高等人开始实施中央民族大学西部发展研究中心委托的"凉山受毒品影响的妇女儿童救助示范项目"（中美商会慈善基金资助项目），对当地50名孤儿和50名贫困妇女开展生活生产救助。马海木机说："2004年的时候，侯远高老师就与我们一起干戒毒和防治艾滋病工作，还带来了小项目支持，是资助艾滋病孤儿的。每年三四月是断粮期，发大米面条旧衣服给竹核尔古两乡的（艾滋病）孤儿。"指的就是这个项目。这一项目的支持款项在2005年1月到位。如何选择救助对象以及如何保证项目的可持续性等问题成为他们的难题。他们决定扎根家乡，成立一个常设机构以便长期而扎实地支持家乡发展。

---

① 侯远高：《人类学在凉山彝族乡村社会发展中的行动研究报告》，载凉山彝族妇女儿童发展中心网站（http://www.lsyzdcwc.ngo.cn/? action – viewnews – itemid – 304）。

（二）中心成立

在民间禁毒协会步入艰难维持的 2005 年，侯远高、沙呷阿依、木乃热哈、罗庆春等彝族学者号召了一批大凉山走出去的彝族社会精英开始筹办凉山彝族妇女儿童发展中心的成立工作。

他们首先收编了民间禁毒协会的一些有生力量，包括原禁毒协会巡逻队长马海木机、原禁毒协会艺术团长马海夫莫等人，将他们转化为中心的首批社区工作志愿者来协助在当地开展中美商会项目实施。为了获得地方政府支持，2005 年 2 月 1—2 日，侯远高和西南民族大学彝学院的罗庆春（阿库乌雾）等人与昭觉县领导商谈。县政府专门召集了教育、卫生、妇联、团委、民政、扶贫等部门的领导和竹核乡乡长参加协调会，均表示将全力支持工作。3 日，一行前往竹核乡，召集 30 名有手工技能的农村妇女召开座谈会，在当地成立"手工生产合作社"，鼓励她们制作彝族传统手工艺品并帮助她们寻找销售渠道。

2005 年 2 月 19 日，在中心成立以前，侯远高等人先在竹核坝子成立了竹核基层工作站（当地人称其为"基地"）。这是凉山妇儿中心的第一个基层工作站。工作站租用竹核乡大温泉村委会的两间房屋，一间为项目办公室，一间为工作人员休息室。办公用品采用租赁形式，包括 6 张床、2 张办公桌、8 张椅子、取暖用的火盆和做饭用的炊具。购买了 200 斤木炭和床被，安装了电话。工作站由乡中心小学教师王春燕担任站长，民间禁毒协会在各村的骨干组成志愿队。工作站借助民间禁毒协会在每村挑选一名志愿者，形成工作网络。当时的会长马曲则还前来看望工作站的组建情况。

2005 年 2 月 21 日，侯远高等人与乡干部接洽，并向各村干部通报情况，要求他们配合"凉山受毒品影响的妇女儿童救助示范项目"工作开展。中午，县妇联的成员到项目办公室洽谈工作开展。在侯远高等人的帮助下，2005 年开始，竹核坝子里一些艾滋病确诊患者家庭的孩子上学读书学费由中英性病艾滋病合作项目资助，县民政部门将每月对这些家庭提供低保。由各村村长和社长将自己村社的困难家庭孩子集中或带项目人员去做问卷，建立档案，回来后确定资助方案和预算。

竹核工作站工作开始顺利开展的同时，凉山彝族妇女儿童中心也在西昌张罗注册。在凉山州政府、疾病防控中心、民政局等部门的支持下，中心顺利完成民政注册手续，成为民办非企业性质的 NGO。当时，能够拿到民政注册的非政府组织非常少，正如侯远高所言，这是"中国第一个真正意义上的专门从事少数民族妇女儿童工作的 NGO 组织"。[1]

　　妇儿中心挂靠单位是凉山州妇联，同时接受民政局的监督管理。成立初期，中心办公室设立在西昌市扶贫办的培训中心六楼。中心日常运作架构之外还有作为监督指导机构的顾问组和作为权力决策机构的董事会（理事会）。顾问组成员由一些凉山彝族热爱家乡事业的政要、学者等地方精英组成。包括西昌学院党委书记、原凉山州副州长、凉山州妇联主席、凉山州政府副秘书长、驻京办主任、原凉山州民委主任、西昌学院院长助理、凉山州教育局督学、原凉山州委宣传部副部长、昭觉县政协委员等人。

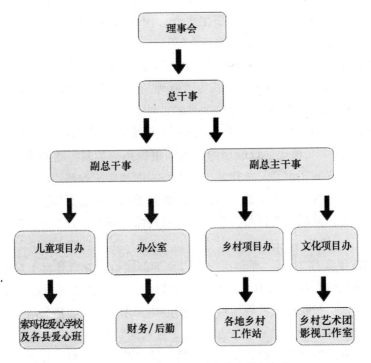

图 7-5　凉山彝族妇女儿童中心组织架构

①　凉山彝族妇女儿童发展中心：《凉山妇儿资讯》2005 年第 1 期。

中心第一任理事长为中央民族大学的舞蹈教师沙呷阿依。副理事长有妇联副主席、州疾控中心主任、四川省少数民族妇女发展中心主任马林英、凉山州政府机关服务中心副主任伍兵和侯远高5人。其中侯远高是执行理事长,兼任中心主任(总干事)。现任理事长仍为沙呷阿依,总干事仍为侯远高,而副理事长统一变更为理事,分别是中央民族大学少数民族语言文学系书记木乃热哈副教授、西南民族大学彝学院院长罗庆春教授、中国民族大学中国少数民族研究中心张海洋主任、西昌学院彝学院院长何刚教授和凉山民族研究所所长马尔子研究员。中心主要依靠接受社会捐助和申请相关组织机构的项目资金在凉山开展项目。

(三) 扎根凉山:精英动员的社会拯救行动

2005年,中心完成了中央民大西部发展研究中心委托的"凉山受毒品影响的妇女儿童救助示范项目"(中美商会慈善基金),建立了昭觉竹核片区工作站、美姑大桥片区工作站、布托县特木里镇、甘洛县吉米镇和西昌市四合乡站5个工作站。中心成立初期的重点工作站是竹核站。中心在竹核站创办农村青少年文化技能培训学校、彝族妇女手工生产技能培训班(1个月),之后成立合作社;针对14—18岁文盲举办文化技能培训班(3个月),传授彝族歌舞艺术、法律常识、卫生健康知识等,针对经常外流青年举办城市生活就业基本知识培训班(2个月),讲授城市生活用语、法律法规和民族政策、城市礼仪、交通规则、卫生和健康常识;成立彝族妇女手工生产合作社;成立农村青少年艺术团,编排文艺节目,在各县乡镇巡回演出,以宣传国家法律和健康知识,降低毒品危害。整合资源,广泛募捐。[①]

几年来,中心通过与国际NGO尤其是基金会的各种项目合作,在防治艾滋病的宣传、儿童救助、青少年就业培训、贫困家庭生产救助、抗震救灾等方面开展了深入而富有成效的工作,整体上其工作都围绕艾滋病防控展开,依据其背后的学术与社会资源以及人类学的学科背景,妇儿中心探索并发展出了一系列基于本土文化资源以及社区主体意识的艾滋病防控方法模式,如编写和使用彝文宣教材料、成立艺术团采用彝族人民喜闻乐

---

① 凉山彝族妇女儿童发展中心:《凉山妇儿资讯》2005年第1期。

见的多元艺术形式（歌曲、小品、舞台剧等）进行戒毒和艾滋病防控宣教工作等。

　　2005 年成立以来，中心共申请、承接和实施十余项项目。限于篇幅和文章主旨所向，此处不做展开论述，只以表格形式将 7 年来中心的主要项目列表如下。

表 7 - 2　　　　凉山彝族妇女儿童中心成立至今实施的项目汇总表

机构名称	援助项目	金额	执行时间
中美商会	凉山彝族乡村受艾滋病影响儿童援助示范项目	20 万	2005 年 1 月—2005 年 12 月
世界银行	四川凉山受毒品和艾滋病危害的彝族妇女手工市场发展计划	25 万	2006 年 4 月—2007 年 3 月
中美商会	凉山彝族乡村受毒品和艾滋病影响儿童教育及能力建设项目	20 万	2007 年 1 月—2007 年 12 月
美国中华艾滋病基金会 美国默沙东基金会 国家民族事务委员会 四川省民族事务委员会 昭觉县委县政府	利用彝族母语戏剧开展禁毒和预防艾滋病巡回宣传项目	170 万	2006 年 7 月—2010 年 5 月
美国耐克基金会——美慈国际组织	增加彝族女孩的经济和社会发展机会	560 万	2006 年 5 月—2009 年 8 月
香港乐施会	会理地震灾区紧急救援及板房学校项目	30 万	2008 年 9 月—12 月
联合国教科文组织支持项目	利用传播手段减低少数民族群体风险（彝语广播剧项目）	30 万	2008 年 10 月—2010 年 2 月
全球基金	艾滋病感染者小组项目	5 万	2009 年 6 月—2010 年 5 月
李连杰壹基金	中国民间组织典型工程项目	100 万	2009—2010 年
李连杰壹基金	送光明点亮希望项目	450 万	2010—2011 年

表7-3　　　　　　　凉山彝族妇女儿童发展中心荣誉汇总

时间	单位	奖项
2006 年 9 月	"侨心工程"等 15 家公益性民间组织	中国首届"社会公益示范工程"入围项目奖
2007 年 11 月	四川省民政厅	四川省民办非企业单位自律与诚信建设单位
2007 年 12 月	《南风窗》杂志	2007 年为了公共利益年度榜组织奖
2008 年 4 月	凉山州委宣传部	精神文明"五个一"工程奖
2008 年 11 月	壹基金	中国民间公益组织典范工程奖和 100 万项目支持资金
2010 年 5 月	四川省政府	先进社会组织
2011 年 4 月	南方报业集团	2010 年幸福中国公益项目十强
2011 年 5 月	英特尔公司、中国扶贫基金会等机构	2011 年公益创新优秀奖

三　迈向人民的人类学:从社会自救到文化自觉

在当前的政治结构框架内,自下而上的民间自发禁毒组织已经转变性质和职能,成为缺乏民众动员能力的基层政府的附属机构。由外而内的国际组织本身则由于政治敏感性、文化差异性等原因而很难在当地开展持续而有效的社会工作。国际组织的介入必须在政府的主导下才能进入,这首先体现在准入上。只有与地方政府建立联系和合作基础,国际组织才有可能直接在凉山开展项目。其次在于国际组织运作的本土化,直接进入凉山开展项目的组织要在员工设置和合作伙伴选择上实现本土化。员工应当包括当地使用彝语的人,而合作伙伴也只能在政府和本土非政府组织之间选择。由于国际非政府组织不能在国内注册,他们的工作开展必须以与当地组织进行对接和合作的方式开展。由本土知识精英所组织的本土化非政府组织成为对接地方社会、政府和国际社会的最佳选择。但是,在这场以艾滋病防控为核心的地方社会治理话语权争夺中,两者互动中充满了博弈的意味,更在项目实施过程中因为权力性质的不同而产生过摩擦甚至冲突。凉山彝族妇女儿童发展中心最初进入竹核片区的时候,由于带来了媒体和国际社会对毒品和艾滋病的关注,从而遭遇到了基层政府的一些猜疑和排斥。乡村政府的主要领导干部大多由地方精英担任,妇女儿童发展中心作为外来非政府组织,其嵌入乡村治理权力结构体系中的过程充满了策略性。

"基地"坐落在木渣洛村,在工作站成立时,木渣洛村村长对这个外来非政府组织表示了支持。他认为,妇儿发展中心是来帮助他们的。他辍学在家的女儿也在中心的项目招募中被赋予"社区同伴教育者"的身份,成为中心较为固定的社区志愿者。基层政府组织和非政府组织的凉山妇女儿童发展中心一定时期内在正式和非正式层面都形成了良好的互动关系。这种关系的建构和强化首先是基于政府和非政府组织在地方艾滋病防治事务上目标的一致性;另外,这一非政府组织的创办者侯远高的彝族身份和中央民族大学教授的双重身份都是组织得以顺利进入的重要身份资源。中心在开展项目时,有时需要村干部召集村民、或带领入户访谈,村干部都给予了积极的配合。这种关系随着"村支书女儿被抓"事件①的发生而迅速结束了关系的"蜜月期"。

事实上,妇女儿童中心和乡村基层政府组织的合作裂痕早已存在只不过未激化。但侯远高显然志不在竹核这一"点",而是看重凉山整体社会"面"的发展,可以看到当前中心的项目已经转移到更广阔的凉山地域。从社会自救到民族自觉是侯远高等怀着对家乡热爱的应用人类学者的价值追求。在一次聊天中,侯远高说道:"中心是凉山第一家非政府组织,现在是民族地区最大的慈善组织。"他话锋一转,"但是我们做了什么并不重要,重要的是我们为什么这么做。有人认为我们就是在做慈善,实际上我们希望在人类学理论的指导下,通过实际工作探索民族发展道路上的文化自觉。我们需要更多民族文化自觉的人团结起来,向不平等、向边缘化、向权利被剥夺宣战。"通过项目唤醒民众主体性、民族自觉性,实现民族地区的内源式发展和乡村社会重建才是侯远高的目的。这种从理论到实践再到理论的知识生产,在理论和现实层面上都有重大而积极的意义。

具体到艾滋病防控事务,艾滋病的出现是一个全球性的问题。现代社会中物和人的流动与传播的加速对于艾滋病的地方进入和泛滥有重要的影

---

① 木渣洛村支书的女儿从前是中心的孤儿管理员,后来离开。有一个外地老板联系到她,说在报纸上看到救助孤儿的报道很感动,愿意资助,让她把一些孤儿带到外地他那里去抚养。支书的女儿也没有和中心打招呼,自己带了14个孤儿出走,走到半路被警察查获,以非法拐卖儿童罪关了起来。支书认为如果不是中心的原因,他的女儿不会被抓。中心则认为村支书的女儿已经离开中心四五个月才发生这种事,中心没有责任,而且她的行为并没有向中心汇报。双方各执一词。一次醉酒后,几个乡干部威胁要马海木机出事,并恐吓说已经准备以政府的名义起诉中心。

响,这体现在社会交往对象与方式的变迁上。交往圈的扩大和复杂化使得外界的影响不断强化。在彝族地区之所以严重,是因为传统文化的控制力和社会结构在现代境遇中被破坏,从而失去了社会正常运转的机制与功能。从某种意义上讲,彝族的艾滋病问题就是彝族传统社会文化在面对快速的社会转型和社会接触的过程中出现的不适应而表现出的社会失范。

> 几千年的封闭社会突然打开后受到的冲击十分严重,彝族更严重。当前社会失范问题最严重的凉山地区、云南少数民族地区、新疆以及西藏地区都因一个封闭社会急剧现代转型造成的。中国受艾滋病影响较大的民族是维族和彝族。这两个民族艾滋病问题出现的原因在于内在发展要求得不到满足,导致行为和观念的扭曲以及行为失范。妇女儿童发展中心真正要做的就是帮助彝族完成基于母语文化的现代转型,创办少数民族语言的媒体和教育体系,这是对少数民族族群进行持续现代性教育的重要途径。

当前凉山彝族妇女儿童发展中心的项目已经涵盖失依儿童救助教育、艾滋病防治、农村青少年就业、扶贫和新农村建设以及紧急救援等领域,救助重点对象集中在"缺乏基本生活保障且失学辍学的孤儿""受毒品和艾滋病严重影响,生活陷入极度贫困的家庭"以及"农村贫困家庭的女孩,希望帮助她们摆脱贫困和性别不平等的感染,获得经济和社会发展机会"。[1] 我们可以看到这些项目共同的指向是民族地区乡村重建和社会文化现代转型。

第三节 大国防控:国家疾病防控体系的建设、运作与成效

一 国家的行动:针对艾滋病防控的规划、投入与落实

面对侵入社区的毒品和艾滋病,社区自身基于传统社会文化资源发起

---

[1] 侯远高:《从社会自救到文化自觉》,摘自凉山彝族妇女儿童发展中心成立六周年庆典(2010年2月19日)上的发言。

了自下而上的禁毒运动；国际社会和地方精英通过由外而内的支持建立了本土化的非政府组织，带来了众多资助项目。事实上，除了社区、知识分子和国际社会，国家和地方政府更应当成为疾病治理的主角。随着凉山地区艾滋病问题的公开化和国际化，国家和政府逐渐认识到这里艾滋病问题的严重性，他们通过国家动员和国际合作，动用了大量的资源来阻止毒品的生产、流通、消费和艾滋病病毒的蔓延。这是一场更为宏观和持久的战争。在战争策略中，国家话语的表述是"政府主导、多部门合作、全社会参与"。国家把握整体战斗的领导权和主动权。目前针对艾滋病，只能通过抗病毒药物治疗来延长艾滋病人的生命而无法治愈。这些药物价格高昂，是竹核当地经济水平所无法承担的。另一方面，在当地恶劣的卫生环境和对于疾病认知的地方性知识体系影响下，他们多将艾滋病视为众多疾病中的一种而未给予特殊对待。国家运用科层体制将医疗资源进行整合和配置就成为当地艾滋病防治的重要途径。

本节将关注国家和地方政府在凉山地区的艾滋病治理议题上的系列行动在竹核当地的反应以及村民的认知，从而对大国防控的效果进行评估。

（一）凉山防艾大事记

2003 年 12 月 1 日的世界艾滋病日，温家宝总理在北京红丝带之家看望艾滋病病毒感染者时提出了"四免一关怀"① 政策。这一政策后来成为国家艾滋病防控的重要原则并纳入 2006 年 3 月 1 日开始实行的《艾滋病防治条例》，成为各地进行艾滋病防控的主要法令依据。

2002 年凉山州就根据《四川省预防与遏制艾滋病行动计划（2001—2010）》制定了《凉山州预防与遏制艾滋病行动计划纲要》。试点性地开展了中—英合作项目中的一些评估、监测和宣传工作。其中包括在昭觉县竹核片区开展的艾滋病感染者和病人关怀项目。

2004 年凉山州累计报告艾滋病病毒感染者 1934 例。凉山州卫生局出

---

① "四免"包括：对农村居民和城镇未参加基本医疗保险等保障制度的经济困难人员中的艾滋病人免费提供抗病毒药物；在全国范围内为自愿接受艾滋病咨询检测的人员免费提供咨询和初筛检测；为感染艾滋病病毒的孕妇提供免费母婴阻断药物及婴儿检测试剂；对艾滋病病人的孤儿免收上学费用。"一关怀"是指将生活困难的艾滋病病人纳入政府救助范围，按照国家有关规定给予必要的生活救济。积极扶持有生产能力的艾滋病病人，避免对艾滋病感染者和病人的歧视。

台《凉山州艾滋病病毒感染者/艾滋病病人抗病毒治疗试点方案》，州政府出台《凉山州艾滋病防治战略规划（2004—2010）》。

2005 年，美国默沙东医药公司代表五上凉山考察各县市的艾滋病抗病毒治疗情况并决定实施中—默艾滋病合作项目，专项用于凉山地区的艾滋病防治。项目总经费预算达 3000 万美元。全球基金第四轮艾滋病项目也在西昌等县市启动。

2006 年凉山州累计报告艾滋病感染者 4385 例，占四川省报告总数的42%。中英项目结束。

2007 年，在全球基金、中—默艾滋病合作等项目支持下，凉山州增设美沙酮维持治疗门诊 3 个。

2008 年，凉山州共获得中央和四川省财政、全球基金、中—默艾滋病合作等艾滋病防治项目经费 2200 万元，同时凉山州州级财政划拨 500万。在中—默项目的主导下，凉山州实现了 17 个县市艾滋病防治工作的全面网络式覆盖。6 月份在竹核开展的艾滋病普查活动就是中—默项目资金支持下由地方政府、疾控部门和社会组织合作开展的。至此，昭觉县的艾滋病疫情轮廓才逐步浮出水面并引起政府高层重视。

2008 年 11 月在北京召开凉山州艾滋病防治工作研讨会，将凉山州的艾滋病防控直接纳入为国务院艾工办联系点。12 月州委会议决定设立凉山州艾滋病防治局并在重点疫区设立相应机构。[①] 昭觉县政府根据州政府要求，由县卫生局组建了艾滋病防治局，实行"两块牌子，一套人马"的运作。

2010 年 12 月 1 日的国际艾滋病日，国务院总理温家宝来到凉山州西昌市、昭觉县和布拖县走访医院和艾滋病村看望彝族艾滋病感染者，从而将国家对凉山地区的艾滋病问题关注提高到一个前所未有的高度。2011年 11 月，国家卫生部部长陈竺到凉山州考察艾滋病疫情和防控工作进展，继续加大对凉山州的转向经费和技术支持。投入方面，四川省艾滋病防治财政专项经费从 2004 年的 700 万元，增加到 2009 年的 2750 万元，地方配套资金相应增加。同时政府也有意识地引导社会力量推动防艾事业，引进了中英艾滋病策略支持、第四轮第六轮中国全球基金艾滋病项目、中国—默沙东艾滋病合作项目等国际合作项目，覆盖到全省 21 个市州的 70

① 以上根据历年《凉山州年鉴》。

个县（市、区），5 年投入近 3 亿元。

（二）公共卫生体系建设与运作：以县疾控中心美沙酮治疗科为例

2010 年 7 月份，国家为加强公共卫生应急体系建设，在凉山州传染病医院成立了凉山州艾滋病抗病毒治疗中心和凉山州艾滋病抗病毒治疗临床医师培训中心。两个中心成为凉山州艾滋病抗病毒治疗的定点医疗机构，负责凉山州艾滋病抗病毒治疗、药品发放、临床医师指导、培训及凉山州重大传染病和突发公共卫生事件的医疗救治和处置。

以美沙酮维持治疗为例，截至 2010 年，在凉山州政府防治艾滋病工作委员会（艾工委）的指导下，凉山州共建设了 10 个美沙酮维持治疗门诊，其中包括昭觉县。西昌市还有 1 台美沙酮维持治疗流动车，开设了 64 个美沙酮维持治疗延伸点。累计治疗人数为 4551 人，在治人数 1268 人，新进人数 64 人，退出人数 222 人，最近一年治疗人数为 3146 人，日均服药人数 778 人，美沙酮维持治疗门诊年保持率 40.4%。[①]

2008 年，凉山州疾控中心组织各县区的疾控中心派人去昆明海埂基地参加美沙酮使用培训，学习回来后，各县就陆续申请医疗许可证开设美沙酮治疗门诊。美沙酮门诊开业以前，要由县派出所、药监局、卫生局和疾控中心四个政府职能部门进行协调合作。昭觉县疾控中心的美沙酮治疗门诊在 2008 年 10 月底开张，截至 2010 年底，共接诊 321 人。治疗科共有两名拥有医师证的医师，一个是梁静医师，汉族；一个是拾叶里古汉医师，另配有护士两名，保安两名，网络直报员两名，药房医生两个。目前县疾控中心的门诊主要针对县城及周边的吸毒者进行戒毒治疗，"每天实际前来查的有几十人"。下面各区、乡的宣传和工作开展主要靠设在乡医院里的美沙酮维持治疗门诊延伸点。门诊延伸点提供的美沙酮治疗原则是自愿上门，既为戒毒者提供替代治疗服务，也提供健康咨询，同时引导吸毒成瘾者喝美沙酮。目前国家在推广美沙酮维持治疗作为帮助吸毒者脱瘾的医学方式。它是合法、正当、安全的替代药品，且具有价格便宜、副作用少的优点。接受美沙酮维持治疗的戒毒者一个月收 300 元，一天 10 元，每天都要求来，根据吸毒用量来调配美沙酮剂量。毒瘾大的一开始八九十毫升，再慢慢减下来。门诊设置 3 年来，并没有统计戒毒成功的数据，因

---

① 凉山州疾控中心：《凉山州社区美沙酮维持治疗技术指导方案》，2010 年。

为"无法统计,有些正在转阴,但如果回去又吸毒,又会转阳。最长的已经喝了 3 年进行治疗。"

表 7-4　　　　昭觉县美沙酮维持治疗门诊及延伸点技术指导

门诊	建立时间	延伸点
昭觉县疾控中心美沙酮维持治疗门诊	2008 年	昭觉县四开中心卫生院
		昭觉县地莫乡卫生院
		昭觉县俄尔中心卫生院
		昭觉县庆恒乡卫生院
		昭觉县竹核中心卫生院
		昭觉县日哈乡卫生院
		昭觉县比尔中心卫生院
		美姑县柳洪区中心卫生院

梁静医师有很大的工作压力:"每天面对吸毒的彝人,身上有艾滋病毒、乙肝病毒、各种性病,心情很不好。很多来接受美沙酮治疗的人在我看来有点人格分裂,十句话九句话是撒谎。彝族是从奴隶社会翻越到社会主义社会的民族,原来很封闭,家支观念太重。"

她认为当前工作中存在的最大问题就是对毒瘾治疗者的治理,对参加美沙酮替代治疗者的流动性问题深感头痛:"不舒服也要做,工作职责所在。我们认为自己是正义的一方,将其视为病人,告诉他们要听医生的。但有的人抱怨、要求多得很。我们定期对美沙酮治疗对象进行体检。因为药品过量会产生拮抗作用,容易引起死亡。有的人喝过美沙酮后再吸毒就出事了。还有些人的治疗是断断续续的,因为大部分是农民,收入低,要外出打工挣钱,流动性大。而在昭觉之前,西昌市、布拖县和越西县已经开设。有些吸毒者已有意识来戒毒,在成都等各地跑的,看到外面有,也就晓得我们的门诊是做什么的。有的吸毒者来了之后说是来戒毒。我就会告知他们,美沙酮只是替代治疗,更多的是心理脱瘾。这个一定要交代清楚,否则他戒毒不成功可能带家支的人来找麻烦。"

2010 年 7 月份我到县疾控中心访谈的时候,看到美沙酮门诊处显眼的地方贴着一张通知:

通知

各位病员：

　　美沙酮门诊自 2008 年 10 月 27 日开诊以来至今已将近两年。开展美沙酮维持治疗的目的是通过使用美沙酮口服液替代海洛因治疗，达到使吸毒人员远离毒品、远离毒品带来各种危害、降低各种危险行为的目的。但是，在进行治疗的过程中，大部分病员出现自动中断治疗、在治病员 60% 以上出现尿检呈阳性现象。此现象违背了开展美沙酮维持治疗的初衷和目的，达不到国家的要求。现接上级部门通知进行整治。为了进一步规范治疗达到治疗目的，经美沙酮门诊研究决定从 2010 年 7 月 1 日起对治疗人员进行定期或不定期尿检，凡是在尿检中出现一次阳性者以及中断治疗一周以上者，均强制退出治疗。

　　特此通知！

昭觉县疾控中心美沙酮门诊
2010 年 7 月 1 日

　　可见，参加美沙酮治疗者的流动性和随意性不但严重影响了戒断效果，"60% 以上呈现尿检阳性"，而且不利于"规范治疗"，因此要"进行整治"，对不服从者实行"强制退出治疗"的惩罚。

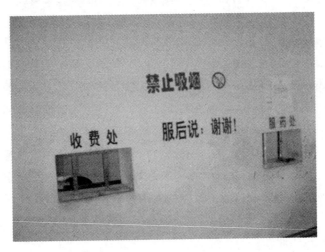

图 7-6　昭觉县疾控中心美沙酮维持治疗门诊

从图 7 - 6 可以看到，作为"治疗者"的疾控中心医师和作为"被治疗者"的戒毒者之间在治疗空间中被严格地区隔开来。通过门诊建筑的封闭式构造，将前来服用美沙酮的戒毒者排斥在外部空间，仅可以通过小小的窗口与医师进行交流和互动。这种构造保护了医师不被戒毒者干扰，但却在无形中塑造和强化了国家医疗体系对公民个人的行为排斥和疾病歧视。

现代医疗制度的确立是医院、疾控中心治疗门诊等医疗功能空间成为规训场所的原因。传统彝族社会中并不存在建立在科学主义基础上的医疗体系，毕摩在很大程度上承担了疾病治疗的功能。随着西医传教士的进入，卫生、细菌、健康的概念逐渐作为一种话语权力改变了彝族人的知识结构。在早期，这种认知变迁主要发生在彝族社会的上层人士中，如黑彝或部分头人。新中国成立后，尤其随着现代国家医疗制度在全国范围内的推行，带有红十字标志的医院建筑和身穿白大褂戴口罩的医生和护士成为科层制国家统治术的有机组成部分，层层设置的医院机构所代表的现代医疗行政制度嵌合在整个现代国家制度中，日益侵占着彝族社会中原本属于毕摩的治疗世界，也使普通的彝族大众在神药两解的医疗模式之外多了一重结构性选择，这一结构甚至在某些时候宣称将作为"人民"的彝人全部纳入进来了。

事实上，一旦受治者进入国家治疗体系，作为戒毒者个人的彝人将受到国家正式制度权力的规训。现代医院制度在地方社会的进入是国家权力进入的一个方面。而医院空间的安排则进一步无声地规训着彝人的日常生活。这种规训让人无时不感觉到国家的在场。规训权力的主要功能是"训练"，而不是挑选和征用。它不是为了减弱各种力量而把它们联系起来，它用这种方式把它们结合起来是为了增强和使用它们。它不是把所有的对象变成整齐划一的芸芸众生，而是进行分类、解析、区分，其分解程序的目标是必要而充足的独立单位。它要通过"训练"把大量混杂、无用、盲目流动的肉体和力量变成多样性的个别因素——小的独立细胞、有机的自治体、原生的连续统一体、综合性片段。规训"造就"个人。这是一种把个人既视为操练对象又视为操作工具的权力的特殊技术。[①] 与国

---

① ［法］米歇尔·福柯:《规训与惩罚》，刘北成、杨远婴译，生活·读书·新知三联书店1999 年版，第 193 页。

家对瘟疫和麻风病人实施的空间隔离不同,对吸毒者和艾滋病人的控制不是通过身体放逐,而主要通过医院和警察来行使身体身份的区分。通过对"有病的身体"和"健康的身体"的区分,并通过医院空间对身体的凝视、控制和存档,将治疗空间转化为政治空间,形成基于强势科学主义的医学专制主义。在现代国家,医学已经成为将身体政治化的重要手段。

新中国成立后以"卫生"为口号的各种社会动员式运动最终成为国家权力下渗和调整的渠道。经过多次的运动和锻炼,人们个体化和私人性的日常生活被结构性的政治权力规训,使现代国家制度直面每个社会个体,人人都感受到民族主义和国家主义无处不在的深刻影响。在美沙酮维持治疗中,国家卫生和医疗部门实行制度内常见的三级管理,分别由不同层级的卫生部门、公安部门和食品药品安全监管部门组成。

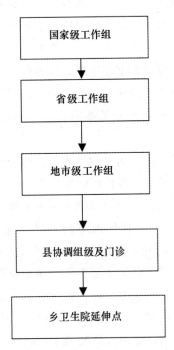

图 7-7　美沙酮维持治疗中的医疗管理体制

首先,戒毒者纳入治疗需要递交自己的身份证、户口本复印件、感染情况证明等证明身份的材料并被公安机关或维持治疗机构核准后,符合条件者才能申请,申请获得批准后,每次前来治疗时佩戴写有个人信息的

《社区药物维持治疗卡》。国家级工作组会不定期抽查各地的治疗药物和使用情况。[①]

其次,正式进入治疗过程还需要几道程序。受治者需要在体检、建档、完成基线调查、采集血样(5ML、EDTA 抗凝管)以及做 HIV、HCV、梅毒检测且尿吗啡检测呈阳性后才能入组。《凉山州社区美沙酮维持治疗技术指导方案》中指出,受治者在"治疗期间需遵守各项规定,不得偷食海洛因等毒品。延伸点需按照相关规定进行定期不定期尿检。受治者终止或中止治疗按照国家相关要求执行"。这种制度规定对于习惯于流动的彝族戒毒者来说,是一种权力的管制。在疾控中心的美沙酮维持治疗门诊,戒毒者被当作"不正常的人"对待,并且以对制度的服从作为条件换得国家资源为依托的治疗。国家的治疗兼具"物理疗法"和"道德疗法"[②] 的双重功能,它通过科学主义的现代医疗模式,将戒毒者客体化,试图让戒毒者感受到来自文明与科学的压力,不自觉地建构出自己的"错误",并顺从于国家权力的束缚和身体治理。

二 乡级卫生医疗资源的变迁与艾滋病应对

(一) 国家卫生医疗资源的地方变迁

解放以前,凉山彝区没有国家卫生机构的设置,该地区的疾病治疗更多的通过毕摩仪式的方式进行。在民国时期,一些西方传教士的进入给当地带来一些西药知识和治疗手段。英国著名传教士伯格理在《在未知的中国》一书中多次提到治疗服用鸦片自杀的病人。[③] 由于当地卫生意识薄弱,各种传染病,如天花、伤寒、痢疾、肺炎等频繁发生,每年夺走大量生命,死亡率达到 30% 左右,婴儿死亡率高达 250‰。[④] 清宣统二年

---

① 滥用阿片类物质成瘾者社区药物维持治疗工作方案。

② [法]米歇尔·福柯:《疯癫与文明》,刘北成等译,生活·读书·新知三联书店 2007 年版,第 167 页。

③ 如在 1891 年 1 月 4 日的日记中,他写道:"两周来,我已经治疗了十个服鸦片自杀的病人",第 626 页;"6 月 23 日,我最近救治了十一个服鸦片自杀的病人,六个人死去,只救活了五位。其中有一位妇女竟吃了半磅重的鸦片",第 636 页。[英]伯格理等:《在未知的中国》,东人达等译,云南民族出版社 2003 年版。

④ 徐铭:《凉山彝族人口现状分析》,载中国西南民族学会编《西南民族研究·彝族专辑》,云南人民出版社 1987 年版,第 78 页。

(1910 年) 昭觉县城建成后，在制定的《新定居民约章》中规定："街冲地面宜平整，洁净，各修各段，不得推诿，猪样各备圈栅，不得任意放街致滋秽浊。"① 清政府带有近代化意义的卫生运动的推行随着政权的覆灭而结束。

1942 年，昭觉县政府有两名医务人员，主要为政府科员及垦牧队员治病。国家医务人员的配备显然无法满足当地的医疗需求。可以说，政府在凉山的基层医疗资源基本上是无。这时，以基督教为宗教背景的一些传教士和医疗服务队在凉山的活动对当地疾病的治疗和预防起到一定积极作用。比如民国三十一年 5 月 2—24 日，中华基督教会边疆服务部西康服务区在昭觉县巡回治疗，共为 1039 名彝人免费治疗，同时西康服务区西康医院还在昭觉县四开坝子开设诊疗所。民国三十六年，基督教会在昭觉县城和竹核坝子开设医院②，由传教士担任医师和护士。

1953 年 4 月 19 日，西康省民族妇幼卫生工作队凉山分队赴昭觉竹核区开展工作，这是新政权下的公共卫生人员第一次与竹核坝子的乡民发生接触。日常防疫工作由州县设置的卫生机构负责。1959 年昭觉县成立了县卫生防疫组，1962 年扩建为县卫生防疫站，负责辖区内的防疫工作。解放后的 1951 年开始，昭觉县开始给彝民注射伤寒、副伤寒病菌疫苗。③此时，"卫生"作为国家的工作任务，不但意味着对病菌的消灭，对疾病的预防，而且表明个人卫生和健康行为成为国家的公共事务，从而宣告了现代国家在凉山地方社会卫生医疗领域治理权力的建立。

基层医疗机构建立后，在地区治理领域开展了一系列行动。伤寒、麻疹、麻风、白喉、流行性脑脊髓膜炎、猩红热、肺炎、肺结核、疟疾等地区常见病和流行病得到控制。比如疟疾是昭觉县的流行病，主要分布于低山平坝地区。解放前，和洛乡发病率高达 50%。1951—1953 年共发生 3969 例。1961—1963 年，通过在疫区开展疟疾抗复发治疗，10788 人治愈，预防性服药 2318 人。1980 年后，昭觉县疟疾发病率已控制在万分之一以内。④

---

① 《昭觉县志》，第 563 页。
② 同上书，第 565 页。
③ 同上书，第 555 页。
④ 同上。

各区乡卫生防疫分会和卫生小组在 1953 年开展了爱国卫生运动,教导彝人扫地、洗脸,并订立卫生清扫制度。1954 年宣传"讲究卫生,增强体质,促进生产,改善生活",开始实施"两普""五改"。"大跃进"开始后,在移风易俗的活动开展中,乡村地区逐渐实现睡觉床铺化、吃饭碗筷化、洗脸毛巾化、解便厕所化。1959 年,还率先在竹核坝子种植卫生试验田,后推广到全县 1 个公社和 5 个乡的一个生产队 5 个村。① 1972 年后,在竹核、比尔等乡(公社),修建了沼气池,使乡村地区的卫生得到改善。80 年代后开展的自来水工程、农村住房建设等项目,进一步实现了人畜分居、房屋清洁、污水排放、厕所建设等方面的公共卫生情况的改善。

(二) 艾滋病重灾区里的乡卫生院

1. 乡卫生院的基本结构

竹核乡卫生院坐落在坝子西南侧的"政府部门"地带。这一片地聚集了乡村基层政权的各职能部门。乡政府、法院法庭、派出所、计生委、中心小学等机构都集中建于此。这是 1956 年进行土地改革的时候规划建设的。那个时候,现在的省道还没有建设,只有一条马路通向那边的平地,于是竹核乡的一些职能机构都规划建设在那里。现在省道在坝子的另外一侧穿行而过,随之而来的就是商店、赶场地和村民的沿路聚集。乡政治中心因离省道有些距离,步行要 10 分钟的样子,就显得"偏僻"了许多。

职能部门建制上,乡竹核乡卫生院分为住院科、外科、B 超科、X 光科、妇产科等。医务人员实行上 10 天休 5 天的轮班制和轮值制。上班时间从上午 9 点到下午 4 点。值班的那天要上足 24 小时,晚上值班的时候一般都在职工宿舍休息。妇产科的存在和医务人员对入院分娩的宣传近年来在乡民中产生了一定的影响。在国家"四免一关怀"政策中,为艾滋病感染者孕妇进行全免费分娩是其题中之义。住院分娩也是国家体制下的公共卫生政策所提倡的,住院分娩率甚至成为当地村妇联工作考核的一个重要指标。虽然政府在大力提倡入院分娩,但是彝族在家生产的传统仍然有很强的延续性和生命力,更多的时候,彝族妇女在生产的时候是叫来已

---

① 《昭觉县志》,第 564 页。

经有生育经验的女性亲友来帮忙在家中接生而拒绝去医院接受免费分娩。

设备方面，竹核乡卫生院有 X 光检测仪、B 超仪、血常规和尿常规检测仪器，但没有 CT 检测仪等大型检测设备。乡卫生院的工作人员告诉我："我们的设备都是县卫生局发下来的，由省和中央上面的送下来。我们自己没有采购部门，包括县里都没有采购权。"这种依赖体制输送设备到基层医疗单位的做法进一步强化了基层医疗单位对上级部门负责的制度。

卫生院的所有职能部门都集中在一座两层的主楼上。这座楼是 2005 年由县卫生局出资 20 多万元建成的。院里有伙房，在主楼后面的两层红砖侧楼里，这座楼也是卫生院工作人员的宿舍楼。工作人员工作日在单位食堂吃早饭和晚饭两顿饭，不用交伙食费。中午不开火，和当地彝族社会每日只吃早晚两餐的日常饮食习惯相一致。而这让一些已经安家在县城但在乡卫生院工作的医务人员感到已经不太习惯。在昭觉县城，大部分人已经和汉族地区一样实行了一日三餐制，所以在乡卫生院上班的时候，他们中午饿了就自己开小灶煮饭吃或者吃些零食。

2．"有证的医师"

乡卫生院药房一位家住在昭觉县城的女工作人员自豪地表示："整个药房只有我有证，全片区才两个。另一个人是放射科的，人少。"她说的证指药剂师证，在 2006 年她刚考取得到。乡卫生院的医生级别分为自考执业助理医师、自考执业医师和主管医师。竹核乡卫生院的执业助理医师是最低级别的，有两三个，但"大部分没什么证"。对于"证"的强调反映了作为国家医疗体系基层的乡卫生院对于代表国家认可的证书的重视，而在实践上，医生的职称评定和工资待遇确实紧密地和"证"的有无以及级别高低密切相关。国家医疗体系通过和行政体系类似的科层制将从中央到地方的医疗资源整合进来并进行管理和控制。目前竹核乡卫生院共有三个拥有自考执业助理医师资格证的医生和一个自考执业医师资格证的医生（院长）。

学历上，卫生院的医务人员至少是中等卫校毕业，医科大专学历也有，一般是近几年来的年轻人。我在凉山地区所接触到的州、县、乡和村级从事医务工作的人，除赤脚医生外，多是医学院接受西医体系培训的技术者。他们往往是科学主义的迷信者和现代医疗器械的拥趸，看病问药依据学院派知识和大部头的西医书籍，而对疾病背后的社会问题熟视无睹或束手无策。这种西医体系训练出的医务人员从业实践为医疗器械市场的基层下沉带来需求。[①]

2008 年 8 月 30 日，凉山州 17 县（市）的乡镇机构改革工作全部结束，机构改革的成绩之一就是撤销片区工委，竹核片区被划分成了竹核乡、尔古乡等 7 个乡。从此，在昭觉县的地方治理实践中，实现了"县—乡—村"的三级行政治理结构，减少了行政层次。"片区"尚未撤销的时候，医院的人员编制和其他政府部门以及事业单位一样，是以片区为单位进行统筹和分配的。现在在人们的日常话语中，仍然保留着对片区建制时期的回忆。竹核乡卫生院的工作人员告诉我，现在竹核片区[②]共有30 多个"有编制"[③]的医务工作人员，平均每个乡两三个。但是竹核乡卫生院是中心卫生院，包括院长在内，共分配了 13 个编制岗位。但是，正式上班的只有七八个人。其他乡根据辖区面积和人数来分配人数，比如与竹核乡相邻的乌坡乡有 4 个编制，但是，这种分配保证了每个乡至少有两个编制。

根据《四川省乡镇卫生院机构编制管理暂行办法》（川编发［2010］15 号）第九条规定"乡镇卫生院人员编制由县级机构编制部门综合考虑服务人口数量和密度、服务区域范围、地形地貌特征、交通条件及经济社会发展状况等因素，按农业户籍人口 1.0‰—1.5‰的标准核定总量，并确保每个乡镇卫生院编制不少于 8 名，时间报市（州）机构编制管理部门备案。县级机构编制部门会同卫生行政部门根据各卫生院的实际情况在总量范围内分配下达编制"来看，一些乡镇卫生院的人员编制数是偏少的。

在 2008 年《关于深化医药卫生体制改革的意见》（征求意见稿）中提出"加快建立健全以县级医院为龙头、乡镇卫生院为骨干、村卫生室为基础的农村三级医疗卫生服务网络"。2009 年 3 月 17 日中共中央和国务院颁发的《关于深化医药卫生体制改革的意见》进一步提出要"建立政府主导的多元卫生投入机制，基本医疗服务由政府、社会和个人三方合

[①]　当前亚洲已经成为世界前三的大型成像诊断设备市场。2010 年，B 超、CT 机、MRI 仪等开始在亚洲一些国家的乡村医院中得到普及。

[②]　虽然片区已经不存在，但在人们的日常表述中仍然使用其作为区域指代。

[③]　根据《四川省乡镇卫生院机构编制管理暂行办法》（川编发［2010］15 号）第九条规定，乡镇卫生院人员编制为财政补助的事业编制。

理分担费用持有资质人员依法开业,方便群众就医"①。村卫生室作为三级医疗预防保健网的网底,对促进农村居民的健康有着不可替代的作用。② 在国家政策引导和资源的支持下,凉山政府也制定了相应的地方性法规,对多元化的村办卫生室进行鼓励。就竹核乡村办卫生室的情况而言,有的村已经建立起来并良性运行,有的村只建了一间房挂牌卫生室,但没有相应的医务人员和医疗器械设备和药品,有的村则连卫生室都没有。在管辖关系上,村卫生室是乡卫生院的下属机构,乡卫生院归属县卫生局统一管理。

3. 新农合后的乡村疾病治疗模式变迁

农村合作医疗制度实施以后,前来乡卫生院就医的乡民明显增多。新农合医疗保险的报销制度大大提高了乡民在医院就诊的积极性。药房的工作人员表示,实行新农合后的乡卫生院营业额比没有实行新农合之前增长了三四倍,现在达到 3 万—4 万元每月。

以 2008 年为例,根据《凉山年鉴》,昭觉县"医疗卫生工程投入 1376.9 万元,实施乡镇卫生院建设 4 个,立项批复 15 个;新型农村合作医疗参合率达到 91.5%"。而竹核乡卫生院的工作人员则更称竹核的新农合参保率达到 99%。这么高的参保比例是在国家政策的大力推行下得以在地方实现的。为了推广新农合的覆盖率,县卫生局专门成立新农合管办,每年 1 月份的时候,合管办的工作人员下乡和村干部一起挨家挨户登门进行登记,进行政策宣传和讲解,告诉村民们每人每年只要交 20 元就可以参加新农合医保。最终,全乡实现全体农民参保。作为对乡村卫生院说法的回应和印证,我对村民也进行了大量关于国家医疗保险相关的访谈。可以发现,村民对国家政策的认知和理解程度与其社会经历以及社会角色有很大的相关性。相对而言,男性村民对国家政策的认知多过女性,中年村民的认识程度高于年轻人和老年人。中年男性是对国家医疗资源认知程度最深和使用率最高的群体。

乡民在乡村卫生院的就诊模式分为门诊就诊和住院治疗两种。门诊就诊不收取挂号费,医药上的花费,将从村民所交的 20 元保险费(国家承

---

① 凉山州印发推进医药卫生体制改革实施意见。

② 王健等:《山东省村卫生室服务能力现状分析》,《中国卫生事业管理》1996 年第 10 期。

担剩余部分）中直接扣取，20 元使用完后就由患者自身承担费用。① 住院治疗产生的费用由合作医疗保险报销 50%，如果在县级及以上级别的医院就诊就报销 80% 以上不等。

乡民就医首先在门诊进行检查，由主治医生根据病人的病情来决定是否需要住院治疗。以输液为例，原来住院输液每天都要花费七八十元，费用全部由患者自己承担，对于当地村民来说，这是一笔很大的花销，所以很多人在生病后就选择民间草药治疗、仪式治疗或自己买药来吃，不到医院去治疗。现在输液只要支付费用的 20%—30%，较大地减轻了治疗成本，越来越多的人选择到医院看病。需要指出的是，在国家政策的指导下，乡村医院新农合实施实践中有一个限制药单，规定了哪些药物可以纳入报销，哪些不可以。

乡民的就医模式随着新农合的深入开展而发生了可见的变迁，由原来主要依靠民间治疗方式转变为多元化的治疗方式。"做迷信"与"看医生"相结合，具体根据病人的病情和个人喜好进行选择或组合，但在调查中，大多数乡民表示会选择两者并用，我们可以认为，在彝族地方社会，正在逐步形成医院治疗与民间治疗并行不悖的二元就医模式，而这种二元就医模式是在地方性知识与国家力量对地方渗透的双重形塑下出现和稳定的。这种就医模式糅合了表面上看似互相矛盾的科学主义西医体系与经验主义民族医学体系，但其实质是国家医疗制度的结构性和地方就医实际情况的具体性博弈中体现出来的一种农民理性。

基于对疾病和鬼神之间联系的认识，彝族一般会先请毕摩做迷信驱鬼治病，尤其是"山上住得远的彝人首先请毕摩。山上的彝族看病条件差，他们都是找毕摩看病"。坝子里离卫生院和卫生所较近的村民会首先到就近的村卫生站或乡卫生院看病。如果乡村医院治疗效果不好，会出现两种求医路径，或者前往更好的医疗机构继续进行医院治疗，或者请毕摩做治病仪式。更多的是两种医疗方式同时进行，在医院就诊的同时请毕摩来做迷信。乡医院的外科医生贾巴阿火告诉我："大病小情看医生，疑难杂症

---

① 根据《医药卫生体制改革近期重点实施方案（2009—2011）》规定，2010 年，各级财政对城镇居民医保和新农合的补助标准提高到每人每年 120 元，并适当提高个人缴费标准，具体缴费标准由省级人民政府制定。凉山州的个人缴费情况具有地方性。

请毕摩。毕摩进行的是精神治疗，没有什么实质作用。因为我们这比较偏僻，医生水平不高，误诊的较多，这时人们就相信毕摩的作用。我们相信毕摩有法术，但不相信毕摩真能治病。有的在医院看着病，在医院周围就干起了迷信，因为医院不允许在里面搞嘛。心理作用还是有的，说不定人一高兴就好起来了。村民、领导都相信毕摩。现在毕摩看病之所以这么流行，一方面因为确实有精神治疗的效果，另一方面这也是我们彝族传统的风俗。"

我们可以看到，在村民的认知结构和求医模式中，毕摩治疗和医院治疗两者并行不悖，互为补充。但在实践过程中，两种就医模式的选择过程和背后的逻辑是复杂而多变的。

首先，居住的环境和与医院的距离是决定在生病后选择毕摩治疗还是医院治疗的重要影响因素。"山上住得远的彝人首先请毕摩"表明人们会下意识地倾向于就近原则，在医院治疗条件不足的情况下，人们选择方便而熟悉的毕摩治疗方式进行疾病处理。

其次，"大病小情看医生，疑难杂症请毕摩"，疾病的严重程度会影响人们的就医模式选择。医生被认为是可以开药处理日常疾病的，但医生无法解决的疑难杂症问题又成为毕摩的责任。这里存在一种"医生—普通疾病"和"毕摩—疑难杂症"的对应关系。

但另一方面，我们要注意到，并不能简单地将疾病的严重程度与就医模式的选择挂上因果关系，很多时候，所谓"疑难杂症"中有一部分是医院可以治疗而毕摩无法治愈的，但是人们仍然选择毕摩治疗模式是出于经济承受能力的考虑。即使实行了新农合，这些可以治疗"疑难杂症"的医院收费往往超出了需要治病的彝族村民的接受程度，从而选择更为经济的毕摩治疗模式。

乡卫生院的医生们则对实行新农合后利润空间的下降很有意见。以前，卫生院的药是由县卫生局统一运送到各乡卫生院的。县卫生局直接从药厂进药，然后由县医药公司负责具体分配。当时规定乡村的药价可以比出厂价加价15%。新医保在当地实施以后，药品销售方面开始执行零差价政策，即"药品批发来的时候多少钱，就卖多少钱"。

原本部分依靠医药销售盈利作为医院福利的乡镇卫生院的工资发放制度也相应地出现变化。医改之前，乡村医院的事业编制拿90%的财政工资，剩下的10%是靠自己卖药提成来挣的"活工资"。现在药房的工作人员拿 1300 元的全额基本工资，并且按时发放。除此之外，没有了其他的奖金。原来过年过节的时候医院会发一两百的过节费，现在因为财政收归上级单位主管，节日的时候就没有了奖金等福利发放了。

而作为上级部门的县政府在新农合实施后也有自己的困难，一位县政府办公室的工作人员说:"新农村医疗政策实施以来，医疗问题得到很大改善。新农合可报 50%，县上可以补助一部分，可以达到 70%、80%。省里有文件，一个乡的卫生院至少 8 个医生，现在我们县很多乡上的卫生院一个医生都没有。原因就是没有钱请医生。新农合的推进，意在解决农村看病难的问题，但我们这样贫困县还是很难解决医生问题。"

4. 乡卫生院面对艾滋病感染者

按照政策规定，每个乡级卫生院都有一个副院长专门管理艾滋病事项。在昭觉县的防疫站或疾控中心确诊病人患有艾滋病之后，乡卫生院为病人建立档案，定期送药、送物资（米面油和被子等生活用品）到病人家里，"送的药是省里发下来的免费药"。妇女确诊艾滋病后，县里免费提供奶粉和接生服务。虽然由于当地有在家生产的传统，到医院进行生产的彝族乡村妇女并不是很多，但这些措施的实施都是地方政府对国家"四免一关怀"政策的具体实践的体现。

乡卫生院通过试剂检测的方法来对前来就诊的病人进行检测。因为当地是艾滋病高发区，无论是因为什么病症前来输液的病人，第一天都要在医生的监督下进行艾滋病检测。据药房工作人员说，每天检测的病人中，有 20%—30% 比例的病人被查出 HIV 抗体呈阳性，这个比例是相当高的。检测后乡卫生院要将 HIV 抗体呈阳性的检测样本呈送到县疾控中心①，由县疾控中心再次确认后反馈信息到乡卫生院，乡卫生院负责为艾滋病人建档、发放补助和建议用药等具体治疗实施。艾滋病情已经严重者，乡卫生院要负责及时将病人转诊到县级医院进行治疗。

---

① 2009 年 11 月 30 日，中国疾病预防控制中心发布的《全国艾滋病检测技术规范》（2009年修订版）认为，确定 HIV 抗体阳性就是 HIV 感染者的上报标准。

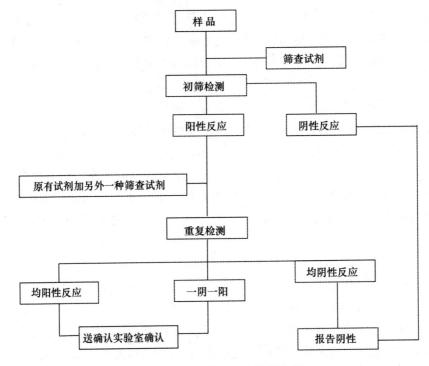

图7-8　HIV抗体筛查检测流程

资料来源:《全国艾滋病检测技术规范》(2009年修订版)

竹核乡卫生院接诊的常见病包括艾滋病、结核病、肺炎、咳喘、支气管炎症等疾病。在卫生院医生的表述中,艾滋病作为"常见病"被对待。据观察判断,乡卫生院的医生对艾滋病人确实没有特殊的防护和态度,说明在卫生院不存在明显的艾滋病歧视现象。

竹核乡卫生院的一名医生回忆说,昭觉县出现第一例艾滋病人是在1987—1989年间。那时艾滋病"少得很",大家都只是在电视上或者书刊上看到过这方面的报道,认为离自己的生活很远。后来到了1993—1994年以后,艾滋病报告数开始多了起来。"是外出打工和吸毒的人带进来的。"

2008—2010年昭觉县的艾滋病人逐渐进入高发期,死的人多了起来。面对这种全世界都无药可救的病,只能看着他死。我们能做的,就是在他活着的时候,多给一些帮助。都不知道他还能活几年。

他们来看病买药的时候,我们就态度好一些,给一些建议。得艾滋的娃儿是最可怜的。

医生的态度表达了一位专业医务人员面对无法治愈的疾病对病人产生的无力感和同情心。

我们这的艾滋病多数是男的传给老婆,老婆传给孩子,最后把一个家庭都毁了。现在来看,还是男的得艾滋病的多,但以后会传染给更多无辜的人。男的通过吸毒互相感染,然后传给女人,妇女通过伤口或乳液传给了娃儿。

竹核乡卫生院药房的张药师觉得专业医学知识是他们不对艾滋病人产生恐惧的原因。

我们是专业的,懂得这些知识,而且每天都要接触艾滋病人,所以不害怕也不能害怕。见多了也没什么了。不然自己心里有疙瘩怎么为他们展开治疗?其实就是心态的问题,见多了就把它(艾滋病)作为正常的病一样来看就是了。见怪不怪,我们这里一家人有一两个艾滋病人都很正常。药房的工作人员说:"给病人打针输液的时候可能会接触到,要注意一些。我们给他们拿药的就是正常接触。平时戴着手套和口罩,不用特别担心。"

因为前来乡卫生院就诊的艾滋病人多是附近的乡民,一般都是白天输液,晚上回家。有身体比较虚弱或路程较远的,卫生院会安排其在传染病房与结核病人住一起。因为艾滋病本身并不直接导致病人的死亡,作为一种破坏人体免疫机能的疾病,艾滋病人往往死于病毒性感染。免疫机能被破坏以后,病人的体质开始恶化,病毒抵抗力减弱,会患有淋巴结核或其他传染病,最终导致全身的溃烂。所以艾滋病人往往都伴有结核病等传染病,包括胸膜结核、肺结核、骨结核等。乡卫生院的医生们都认为在这里工作,见多了艾滋病人,没什么可怕,只要意识上保持注意即可。

竹核乡卫生院的医务人员在接触艾滋病人的时候,都会采取戴口罩和手套等一般性防护措施,在给艾滋病人输液的时候防护较为严格,一般都要求穿戴防护衣。截至调查为止,乡卫生院没有出现过医生因接触艾滋病人而被感染的事件。

与竹核乡卫生院医务人员的态度相比,县城医院和疾控中心对艾滋病人和吸毒者的态度显得更为谨慎。笔者在县疾控中心美沙酮维持治疗门诊,看到门诊医师对前来饮用美沙酮的戒毒者刻意保持着距离。在戒毒者填写就诊记录单的时候,有个地方不太清楚想要咨询门诊医师,医师紧张地呵斥让戒毒者不要靠前,然后戴上口罩与之交谈。通过对不同等级卫生医疗机构的参与观察和访谈,可以发现,在凉山地区的基层社会,往往级别越高的医院对艾滋病人的防范意识和制度约束越强。这种强化在某些时候会转化为对艾滋病人的歧视。

卫生医疗的条件和服务质量是窥视该社区艾滋病人所处的医疗环境的窗口。该地区艾滋病的泛滥一方面和人员外流以及个人城市谋生技能缺乏基础之上的城市社会排斥和隔离有关,另一方面乡村不能提供足够的医疗知识和服务也是导致该疾病无法得到有效控制的直接原因之一。最后,处于国家医疗与疾病防控行政化体系末端的竹核乡卫生院,其医疗行为具有体制内"行政动员"机制的"后总体社会特点",既无法获得国家体制内医疗资源的优化配置,也无法通过市场化改革有效实现对医疗对象的服务提升。这导致乡卫生院成为国家疾病防控运动中和乡村民众日常医疗活动中的被动角色。因而在日常运作的过程中,处于某种程度上脱离服务对象的悬浮性存在状态。

三　村口的诊所：医疗体系末梢的日常看病点

1958 年前后,国家开始从省、市、县预防保健网建设中进行转向,开始考虑构造县以下的预防体系,通过区、公社卫生院的确立,预防保健网逐步往下延伸。合作医疗制度的兴起,最终为县、乡、村的三级预防保健网画上句号。[①] 事实上,即使在当前,每个村都要有卫生室的目标仍然难以实现。伍台村有一个卫生室,在村委会所在的小坝子上,但是这个房间只是挂着一个卫生室的牌子,常年紧锁。透过窗户往里可以看到里面空空如也。村里也没有卫生员和赤脚医生。和大多数村一样,毕摩仍然承担

---

① 胡宜:《送医下乡:现代中国的疾病政治》,社会科学文献出版社 2011 年版,第 161 页。

着很多村落里的疾病治疗职能。

但在省道旁的温泉村有一个诊所，这是竹核坝子里除乡卫生院以外唯一的一个诊所。"现在的政策要求每个村都有卫生站，但这个卫生站是我私人建的，2006 年前还没开展农村合作医疗的时候就建起来了。"开设私人门诊的医生马海阿良今年 53 岁，在昭觉县妇幼保健院上班，在周末会到诊所上班。她有着三四十年的从医经验。她和老公一起在小温泉社村口经营这家卫生站，成为一名乡村医生。她的老公曲比拉则是县医院内科副主任医生和业务院长，去年退职后较多在诊所候诊。因为 50 岁要退职务，可以到 60 岁再退工作岗位，他的工作关系仍在县医院。用曲比拉则的话说，他自己是"职务退了，工作没退"。

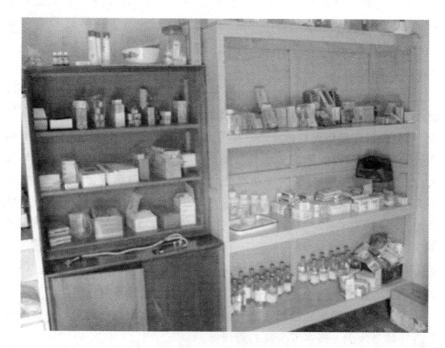

图 7-9　诊所一角

国家新农村合作医疗冲击了她的私人诊所收益：

现在国家搞新农合，加入医保的农民在乡上的公家医院看病可以免除 85% 的费用，我这免不到，病人就来的少了。现在到中心卫生

院（乡镇）一级可以免 85%，到县里看病可以免 65%、州里免
40%。所以，生病的村民一大部分就立刻去乡镇中心卫生院，我也劝
他们去乡里。现在我的诊所只留一个乡村医生，看些平常病，卖点
药。乡村医生也是有证的，国家对乡村医生的要求就是及时报告病情
和做好疾病预防。作为私人诊所，我减轻了国家负担，为病人做了很
多服务，指导了一些医学知识给他们，方便了村民。现在也有些村民
和我都成为了朋友，我来了就有人来输液，不在就不来。

马海阿良还讲到小诊所人才流失的问题:

> 当时我请了 5 个医生，现在都出去工作了。他们考到执业证就走
> 了，去正式单位了。来的都是一些医学院、中专没有考证的实习学
> 生，来工作一段时间，培养好了，人就又走了。

对于当地流行的艾滋病，她认为主要通过吸毒和性传播，但数字难以
统计，因为很多人死于并发的肺炎或结核病，"很可能就是艾滋病"。她
说:"肺炎和艾滋病关系说不清，感冒也会有，但结核病很可能与艾滋病
有关，是艾滋病传染的，一般都有结核。结核是机会性感染，有 HIV 的
人身体免疫系统被破坏，免疫功能低，抵抗力差，得病机会大。实际上每
个人身上都有结核杆菌，发病后会有腹泻。我们这个地区一直有结核病的
传统。"她对国家针对艾滋病人的"四免一关怀"政策在当地落实情况并
不认同:"国家现在有'四免一关怀'的政策，但有些人不听，年轻人又
大多外流，没办法跟踪服务。现在政策一开放，不外出不可能嘛，一出
去，干什么都有。政府要采取措施，不然我们这个民族要完了。"

小诊所不能发现和检测艾滋病，但处于疾病上报体系的末梢，诊所有
及时将疑似病例上报乡卫生院的责任:

> 艾滋病在我们下面发现不了，我们只能做出怀疑的判断。一旦发
> 现疑似艾滋病人，我们有一级级上报的制度。我们村诊所只负责报村
> 里的病情，有病上报到乡卫生院，就是中心卫生院。至少在县级医院
> 初审初诊才能确定。在县里的疾控中心或县医院抽血测验看是阴性还
> 是阳性。如果是阴性就没事，阳性的话就怀疑是 HIV，进一步往高一

级的医疗机构送检。以前都直接送成都,现在州里可以开展了,就送
去西昌市。

经常有吸毒的村民到这个诊所来买安定(一种可以掺在海洛因里进
行静脉注射的镇剂药),还要马海阿良把注射针具拿给他。马海阿良夫妇
从没答应过:

> 这要承担很大的风险,要是找我拿针具的村民自己打针打死了,
> 家属一定会来找我麻烦,说是我提供的。所以我不敢提供针具给他
> 们。国家在政策上倡导一人一针一管,也没说让卖也没说不让卖,反
> 正我的原则是不卖,从没卖过,国家也没安排。有的时候国家会发针
> 具给吸毒的人,乡里的中心医院可能有国家政策安排,是针具发放
> 点。一个人反复使用一个针具没关系,多人共同使用不行。我这也给
> 病人打小针,以前他们都会在我们的医疗垃圾里找用过的废弃针管。
> 现在用过的针管我们都用火烧掉,针头和药瓶集中起来深埋,亲自处
> 理这些医疗垃圾。

第四节　运动式动员:镶嵌在地方治理 过程中的禁毒和防艾

一　严打与摘帽:国家动员机制下的禁毒运动

(一) 从中央到地方的禁毒动员

2010 年是凉山州抓禁毒工作最为严厉的一年。随着包括昭觉县在内
的凉山三县被国家禁毒委员会和公安部列为挂牌重点整治区,凉山州委州
政府积极行动,在全州范围内开展了声势浩大的"禁毒摘帽"攻坚行动,
希望"一年摘帽子,两年上台阶,三年固成效"。

2010 年 3 月 17 日,州政府召开动员大会,层层下包,责任到人,
抽调工作组进驻昭觉等县的重点乡镇开展禁毒,强制行动包括吸毒人员
和外流人员的筛查摸底、涉毒人员的定期尿检和对吸毒嫌疑人的直接关
押等。宣传上,凉山州禁毒办开展了包括图片展、专题片播放、签名宣

誓、文艺演出等一系列的活动。6月3日，凉山州17个县（市）禁毒委还在各县（市）分会场，同时举行四川省"万名党员干部讲禁毒"和6月"全民禁毒集中宣传活动"启动仪式。通过强大的宣传和打击力度为昭觉等县"摘帽"，摘帽的考核来自国家禁毒委规定的五项标准和十八项考核要求。

（二）乡派出所的严打执行

昭觉县将"摘帽"视为"政治任务"，"加大对吸贩毒人员的打击力度"，抓了一批吸毒贩毒者。由此吸毒和贩毒行为转入地下，进入低潮期。竹核派出所是毒品和艾滋病重灾区竹核片区"摘帽"任务的先锋队。竹核派出所辖特布鲁乡、格伍乡、庆恒乡、拉一木乡、补约乡、色地乡、尔古乡、竹核乡等8乡，辖区内有46000多人。8个乡中只有竹核中心乡有派出所，且只有10个民警。从2010年开始，每个乡都建了警务室。但笔者在走访中发现，虽然警务室的办公空间都已经建设完毕，但目前因为人手不够等因素的制约，并没有人前去入职。因此，八乡出警任务都由竹核乡派出所来承担。

26岁的马曲布是通过公务员考试进入警察队伍的，他从2008年起在竹核乡派出所任职，他祖籍在尔古乡，爷爷是尔古乡的黑彝，后来搬家到西昌市，现在又迁回尔古乡的尔古村。

由于近年一直是禁毒严打期，乡派出所平日就以"抓吸毒和贩毒分子"为主要工作，治安方面的工作都在做。我第一次前去派出所调查期间，正值2010年第六次全国人口普查前期，办户口成了派出所当时最重要的工作。"村民都跑来办户口。"因为有些彝族乡民没有上户口的习惯，生了几个孩子后却没有上户口，从而成为"黑户"，为人口普查带来困难。派出所的任务就是尽量尽快给辖区内没有上户口的人上户。

竹核坝子里吸毒的人很多。吸毒者被抓后首先考虑就近关押进昭觉县戒毒所。昭觉县戒毒所能容纳六七百人，收容条件比较宽松，有艾滋病的也要，可是现在已经关满了，只能送其他地方，安排送到其他地方的兄弟单位。现在这里的吸毒者被抓到后就送往绵阳戒毒所或成都戒毒所，但是绵阳和成都的戒毒所不收容有艾滋病和肺结核的吸毒者。

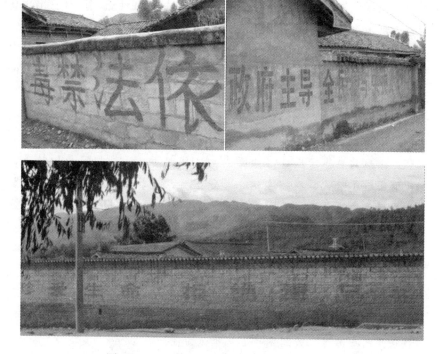

图 7 - 10　村里四处可见的禁毒防艾宣传标语

"现在在农村，在严打高压政策的影响下，一般身体好的人都不吸毒了。只有残疾的、得了艾滋病的人还在吸毒和贩毒，因为戒毒所不收留他们。"马曲布说:"我的建议是村里要和乡上联动，因为乡里有决定将低保发放给哪些残疾人家庭的权力，实行贩毒就不给低保。"

派出所一般抓贩毒分子的程序为:

抓到贩毒（取笔录、取证）——昭觉看守所——起诉到检察院（接受、取证、核实:①不合格，退回重新取证;②合格，递交法院——法院定刑。

马曲布说，坝子里刑事案件不多。比较多的是吸毒、贩毒和打架三种。其中吸毒案子最多，近年在严打高压之下好些。2010 年正在进行的严打摘帽工程中，要对所有记录在案的吸毒者进行尿检，结果呈阳性者一律直接关到戒毒所。"以前抓吸毒人员，必须要有旁证，否则证据不足，不能进行起诉和关押。现在是严打的非常时期，可以直接关。"打架在我们彝族地区也是经常发生的。"一般根据伤情来定性。吵闹的就定性为民事案件,由我们做中间人让他们自己调解或交到法院让法院调解。出现伤人定性为刑事案件,由法医做伤情鉴定后决定判刑期限。"

目前在竹核坝子里,贩毒者比以往少了很多,而且活动日益隐蔽。对于派出所而言,抓贩毒者也是较为困难的事情。因为抓捕毒贩需要很多的取证,包括旁证、人证、物证齐全才能起诉。

马曲布警官说:

> 一般只有当场抓获(贩毒者)才能起诉。否则很容易因缺乏证据而不得不放人。我们在这个坝子里生活,对乡亲们都很熟,都认识。对于谁是吸毒的、谁是贩毒的一般还是有所掌握。但因为程序原因,我们的原则一般是接到举报才行动。但现在是严打期间,我们有时也会在上级部门的统一部署下进行定期的排查行动。做公安工作,没有线人是做不到工作的。不怕告诉你,我自己的亲大哥也吸毒,我亲手把他抓起来送到戒毒所进行强制戒毒都不止一次了。去年我抓他关了一年,今年他继续吸毒,我又把他抓了进去,这次要关 15 个月。现在强制戒毒可以关到两年。这也是为他好。

据他所言,竹核派出所自 2010 年严打以来,截至 10 月份共抓获 6 起贩毒案件,最大的一起涉毒 50 多克。抓到的大多数是零包贩毒,判刑较轻,有的已经被放出来了。

> 现在贩毒几千克也枪毙,判死刑难,一般在中级法院审判后再由高级法院审,才能执行。去年我们抓到过一个贩毒 100 多克的,那次也是运气。当时我们在经过我们坝子的 307 省道上进行例行堵卡车检,上了一辆从西昌到美姑(途经竹核坝子)的公共汽车后,发现一个妇女神情慌张,我们就对她的行李仔细搜查,从中发现了一大包的毒品。不知她是胆子太大还是没什么经验,其实现在像这样明目张胆带毒品的毒贩越来越少了,都是很秘密的。

对于竹核乡派出所的重要任务抓吸毒,马曲则认为这项工作等同于救性命。"这些年,死的都是年轻人,上个月这两乡(竹核坝子里的竹核乡和尔古乡)死掉的我知道的就有四五个。"

抓贩毒者的流程大致为：将所贩毒品拿到乡派出所鉴定，鉴定后和报告一起交给县公安局缉毒队，最终拿到西昌鉴定，由西昌公安系统认定毒品含量，作为判刑年数确定的标准。抓到毒贩缺少物证（毒品）的，一般是把毒贩交给村上处理，不进入程序。

我问马曲则："大家都乡里乡亲的，如果你抓了他们，他们又认识你，会不会有报复行为？"马曲则说："他们在外面犯了事，可能对当地的派出所报复，但是在这里他们反倒不敢。因为他们住在这里，家在这里，是这里的人。如果他们对我们派出所的人进行报复，我们也认识他们，知道他家在哪里，可以去把他抓回来。即使跑了，他总是要回家的。所以我们这里的治安还可以，一般也不会在村里盗窃，因为大家都知道在家乡犯事是不明智的。"

关于乡村熟人社会的治理中，有一种观点认为20世纪90年代后，随着乡村江湖的复兴和发展，乡村混混可能日益成为熟人社会中的"超级权势"，日益脱嵌于村庄的熟人社会而不受其限制。"基层政府对乡村混混的功能性需求、政府的经济发展策略、市场的发育、国家和集体公共资源的市场化，以及当时社会秩序的整体混乱，这些都给乡村混混带来了更多的'发展'机会。许多混混抓住了时代机遇，成功实现了转型，他们日益通过非法侵占公共资源，或在市场中通过不正当竞争的手段谋取利益。乡村江湖的发展似乎日渐与村庄熟人社会无关。"[①] 但在我所调查的这个彝族乡村社会治理实践中，现代性的国家权力运作在倚重治理技术的运用同时，仍然和身体治理和德行治理保持密切的关系，在绝对国家主义面前，以"贩毒者"身份符号出现的乡民在以"派出所警员"符号出现的同时拥有"乡民"和"国家人员"双重身份的乡民面前，其背后所拥有的村落非正式资源被"派出所警员"这一身份背后的国家机器资源和治理需求所压倒，无力对国家治理产生有效反抗。

现在他们在外面偷东西，很多是被城市里的摄像头抓住。但是他们出去没什么谋生本事，出去吃不饱，又留恋城市里面的生活，想留在城市里，只好去偷去抢。

[①] 陈柏峰：《乡村江湖与熟人社会》，《青年文化评论》2010 年第 4 期。

城市中的警察、摄像头等国家暴力机器和国家力量凝视之眼的象征对一些外流的彝族乡民来说,是一种陌生社会中对其生存行为设置的制度性障碍。而他们在现代社会被定义为"盗窃"的行为,在其自身的文化理解中则被认为是情感上可以接受的对陌生汉人社会财富的获得方式,而这本质上是对现代国家制度性限制的跨越性实践。

> 如果他们在自己的家乡偷东西,被人抓住是很丢人的事情,就不用在家乡待了。所以他们在这都很听话,不敢动,所以这的治安还可以。但出去什么都干。他们不怕外面的警察,怕当地警察。

"外面"和"家乡"二元的对立思想在彝族乡民的日常生活逻辑和实践中较为普遍和突出,这两个对立的空间概念背后反映的是对不同社会环境中社会关系与社会结构的经验认知。"外面"是陌生人的社会,外流的彝族乡民的生存实践多以个体主义或基于血缘和地缘的集体主义为中心,对于公共领域中的公众利益或社会秩序较为忽视,其生存所整合的资源也多以老乡和亲戚这样的地缘和血缘关系为纽带。当回到"家乡"这一熟人社会情境,在其社会关系固定化的地方,彝族的乡民往往选择自觉遵从当地的社会习俗,成为一个"体面"的人。当然,随着社会流动的频繁和外部世界对乡村社会影响的加深,熟人社会的德行治理方式对频繁流动的个体的控制力也出现了弱化。

(三) 基层民警的境遇

竹核乡派出所 10 个员工,5 个本地人,5 个外县人。据马曲则说以前人员招聘是通过警校生分配工作的方式,后来进的大多通过考试招进来的,公务员编制。派出所上班时间为周一至周五上午 9 点到下午 5 点半,周六和周日实行轮值制,分两组值班。乡村派出所作为国家警察暴力机构的末梢,也在岗位配置权和财政分配权的上移过程中不断被现代民族国家的制度规范化。"这里以前可逼供,什么都可干。现在不敢打人了,公安部有规定。"2010 年 5 月 30 日,中国最高人民法院、最高人民检察院、公安部、国家安全部和司法部联合发布了《关于办理刑事案件排除非法证据若干问题的规定》,特别强调了采用刑讯逼供等非法手段取得的言词证据,不能作为定案根据。该规定迅速在公安系统从上到下通过文件学习的方式将精神传达到全国各地的基层组织。在实践层面上的贯彻虽然没有调查,但文件精神传达的效率和范围还是可观的。

> 一般警察还是很辛苦的,我是警校生,分配工作到了这里。要有后台有钱的才能当上领导。不过我们的所长是全县 8 个区里最好的一个,我们派出所每年都得奖,在昭觉县内公安系统内部排名经常第一名。昭觉公安系统在整个凉山州今年排第五。

公安系统内部排名的依据主要是对各种违法犯罪打击处理,信息录入(公安信息化建设)和破命案率等。通过数字化的考核体系评比,国家实现了对最基层的公安机关情况的掌握。

警力配置上,竹核乡派出所有巡逻摩托警车一辆,两年前刚刚配的。今年新添捷达轿车一辆,用于日常巡逻和接警出警。以前有一辆长安之星(面包车)。"因为一些乡散布在高山上,有时警车也无法开上去。有一次我们接到线报,去补约乡抓人,车上不去,步行走了一两个小时上村里去抓人,从天黑走到了天亮。回来的时候饿得不行,就敲开老乡家的门吃点东西。犯人抓回来要在 24 小时内取证做笔录完成,所以回来后也没有休息,又突击把犯人审了。"

"派出所上班是很累的,因为随时都要有人在这值班,整理档案啊接受报案啊什么的。要是能换工作的话,做乡干部最好,可以在不同的部门之间调,还不累。他们可来上班可不来上班,不像我们。待遇上,阿坝比我们凉山多。都是自治州,差距还是很大的。我们这边正科级 3000 多一个月,阿坝那边四五千一个月。在四川来说,阿坝州警察的工资是最高的了。刘奇葆(时任四川市委书记)说过三个州(凉山州、阿坝州和甘孜州)要拉平收入,我们希望早点实现。"

对于同为自治州的凉山州和阿坝州有着不同的工资待遇的原因,马曲则认为因为"我们彝族没有干过大事,藏族暴动过"。阿坝地处青藏高原东南缘,为四川省第二大藏区和主要羌族聚居区,因为民族关系和政治敏感性的影响,一直以来为四川地方和中央政权所关注,出于地方维稳的需要,对阿坝的警力投入相对倾斜。这尤其也是在"3·16"阿坝等地区发生打砸抢烧暴力犯罪事件和"5·12"汶川发生特大地震以后的出现的国家应对的体现。

二 从爱国卫生运动到"彝区健康文明新生活运动"

与"摘帽工程"同时,凉山地区还正在开展一项新生活运动"彝区健康文明新生活运动"。它与新中国成立以来的爱国卫生运动传统一脉相承。20世纪50年代在全国范围内开展的爱国卫生运动是在美国细菌战的刺激下发动的。它的序幕是新中国成立初期的1949—1951年在"面对工农兵、预防为主、团结中西医"的口号下针对20种传染病的大规模卫生运动。随着1952年美国和台湾国民党对大陆地区的细菌空投增加,中共中央提出"动员起来,减少疾病,提高健康水平,粉碎敌人的细菌战争"的号召。由此,从1952年起,以粉碎美帝国主义细菌战为中心的全国性爱国卫生运动全面开展。

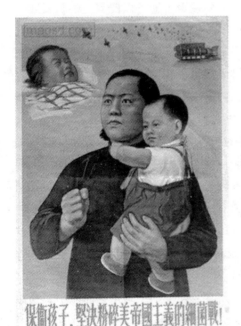

图7-11 爱国卫生运动时期的宣传画

1953年昭觉县城及其周边地区开始开展爱国卫生运动。1954年后宣传"讲究卫生、增强体质、促进生产、改善生活"并开始实施"两管五改"(1972—1977年)。"大跃进"时期,凉山地区持续开展移风易俗,在农村实施睡觉床铺化、吃饭碗筷化、洗脸毛巾化、解便厕所化,提倡洗手、洗脸、洗衣服。1959年竹核乡还在全县率先种植卫生实验田、修公厕和在大锅饭食堂试行牛尾灶。1972年竹核等乡(公社)修建沼气池。这一系列卫生改造都在爱国卫生运动的旗帜下开展,以"迈向文明和现代化"为政治目的。

1978年十一届三中全会以来,随着工作重点从阶级斗争向经济建设的转移,爱国卫生运动逐渐成为"社会主义精神文明建设"的组成部分而丧失其独立地位。群众运动式的遍布全国城乡上下的爱国卫生运动走向"城市化""技术化"和"个体化"。① 昭觉县的卫生运动成果主要体现在农村自来水管的安装和住房建设。通过推广人畜分居、房屋开窗、挖排水沟、修厕所等来改变农村卫生面貌。

2010 年开始，以政治动员的方式开展的"彝区健康文明新生活运动"在大凉山轰轰烈烈地开展起来，并将运动时间限定在 2010 年 5 月到 2012 年底。2010 年 4 月 20 日，首先在凉山州召开动员部署"彝区健康文明新生活"电视电话会议。通过现代大众传媒技术手段，将凉山州委州政府的指示精神传达到下级党委和基层政府:

> 会议要求，集中 3 年左右时间，分 3 个阶段，开展"彝区健康文明新生活运动"活动，使彝区群众现代文明意识明显增强、人居环境明显改善、生活质量明显提高、城乡社会文明和谐程度明显提升，建设新家园、倡导新生活、树立新形象，将凉山建成民族地区现代文明生活方式的示范区。
>
> ……
>
> 凉山州委、州政府制定了《关于开展"彝区健康文明新生活运动"的工作方案》，要求以"板凳工程"、移风易俗、禁毒防艾、科技入户、环境治理、城乡共建、群众性精神文明创建等为主要内容，广泛开展"讲文明、尚科学、改陋习、树新风"宣传教育，着力解决婚丧嫁娶大操大办、铺张浪费、薄养厚葬等突出问题，切实树立清洁卫生、勤劳节俭、自尊自强、厚养薄葬新观念，大力倡导科学、健康、文明的现代生活方式。
>
> 据了解，全面开展"彝区健康文明新生活运动"，将从看似不起眼的板凳开始。为了引导彝区群众从"不坐地下坐板凳、不用锅庄用灶台"，"板凳工程"计划向全州 489138 户彝族农村家庭，每户赠送 3 条板凳。②

---

① 胡宜:《送医下乡:现代中国的疾病政治》，社会科学文献出版社 2011 年版，第 116—117 页。
② 《凉山启动彝区健康文明新生活运动》，《四川日报》2010 年 4 月 21 日。

截至 2010 年底，凉山州各省直机关、州县企业共捐板凳 128 万条。伍合村的村民每家多了 3 个小板凳。

三　那些试图改变人类的项目是如何失败的："文明化"运动的必要性与局限性

以现代卫生标准进行衡量，伍合村乃至整个凉山彝族区的日常生活中确实充满不"卫生"的习惯和行为方式。

首先是人畜共处的室内居住环境的恶劣。在伍合村，大约仍有 1/5 的家庭延续着传统的人畜共处房屋设计。大门一侧是木栏围起来的牛棚和羊圈。因为猪圈特别脏，一般设置在院落里。由于家庭畜牧是当地经济模式的重要组成部分，牲畜就是农户的直接财产。这种财产可以通过市场交换转换为货币也可以直接满足日常生产和生活需求，包括在农耕、运输、节假日、婚丧嫁娶、毕摩仪式等事件中的使用。可以说，牲畜和家禽不但是食品、收入来源，而且与"彝族社会的结构、信仰、权力关系都密切相关"①。所以，彝族人对牲畜十分重视，为了防止财产被盗，他们选择将牲畜圈建在室内，与人处于同一空间。这样，房间内总是充斥着牲畜的体味和粪便的臭味。尤其在夏天，斗大的苍蝇更是扑头盖面。

其次是村落社区排水系统的缺失。排水系统可以分为家庭内排水系统和村落公共领域排水系统。在家庭单位里，猪圈、厨房和厕所的排水往往以地沟的形式流向自己户外空地，由其自然挥发。有些农户会有意识地将人畜排泄物引到自建的化粪池以便发酵，作为农肥上田。无论是放任自流的地沟还是集约成堆的粪池，都没有经过处理，露天地晒在当街。尤其在下雨天，当雨水冲积开地沟，污水混着土路上的泥泞，乡村道路一片狼藉。

饮食上，彝族人日常使用的餐具是木质大盆和勺子，其中的勺在彝语中称为"马什子"。现在随着市场交换的进入，很多人家也从县城商店买来了铁盆、铝盒和不锈钢盆。平时吃饭，会在大碗里盛肉、菜和汤，用马什子捞着吃。所有人都在同一个盛食物的器具里捞食，吃完后的餐具并不

---

① 杨小柳：《参与式行动：来自凉山彝族地区的发展研究》，民族出版社 2008 年版，第 196 页。

会立刻洗刷，而是搁置一边以便下餐继续使用。餐具混用十分普遍。这种餐具的不洁也是导致当地肠胃疾病较为常见的重要原因之一。我在刚到村里调查期间，几乎每日都有腹泻。

彝族社会没有饮用开水的习惯，多直接饮用生水。伍合村的日常生活用水引自后山地下水源，较为纯净，村民称为"山泉水"。但在夏天，由于温度较高，水源仍然容易受到污染而导致因饮水引起的疾病。

彝族传统的杀牲采用放血的方法，用刀子切割牲畜的喉管让其流血致死，然后剥皮切块煮食。彝族男子人人皆会宰杀牲畜，村落中的肉食很少从市场上买来，都是自行宰杀，动物的免疫卫生安全难以得到保障。尤其在节假日和婚丧嫁娶时的聚餐时候，增加了因饮食卫生问题引发群体性中毒、呕吐和腹泻的危险。在牲畜宰杀的过程中，有时会发生误伤流血。彝族男子多不把流血当回事，以彰显自己的男子气概。有一次我就看到村里的某位艾滋病人在家杀羊，不小心被刀子割伤了手指，血液流到肉上，他却毫不在意地继续剥羊皮。

其他卫生习惯方面，很少人有洗澡、洗漱、房屋清洁的习惯。随着外出人员的增加，一些年轻人在城市中养成了清洁的习惯，但回到村庄之后，行为就会再次改变。马海阿博说："我在成都的时候每天都刷牙，回到村里没人刷牙，你一个人在那刷，显得挺傻。"我们注意到，这种对卫生概念的集体无意识并非孤立存在，而是与家庭居住空间的人畜共处以及村落空间的污水、垃圾遍地等共同存在的，由此共同构建了彝族村落在现代卫生意义上的不卫生状态。

我们在用现代意义上的"卫生"概念对凉山彝族的行为习惯进行考量的时候，不只是在公共卫生学范畴内讨论当地生存环境的致病概率，而且暗含着对现代性的支持。因此，一方面在进行社会分析的时候，"卫生"因其科学性而可以成为概念工具，另一方面我们要注意反思在国家和政府的治理思维中对卫生背后的现代性意义解读的逻辑。"卫生"的广泛使用并结合了"民族"、城市甚至是国家意义，使卫生本身在当代中国争取实现看似总是难以把握的现代性状态的过程中，占据了中心地位。①卫生所代表的"先进"和"文明"意涵淋漓尽致地表现在新中国成立以

---

① 罗芙芸：《卫生的现代性：中国通商口岸卫生与疾病的含义》，向磊译，江苏人民出版社2007年版，第2页。

来的历次以卫生为口号的社会运动中，从毛泽东时代的群众卫生运动，到
邓小平时代的爱国卫生运动，再到今天全国对创建"文明卫生城市"的
广泛动员，"卫生"作为核心概念，在中国现代性转变的过程中具有某种
价值倾向的延续性，今日之凉山彝族地区正在轰轰烈烈开展的"文明彝
区"运动正是这一逻辑的延续。

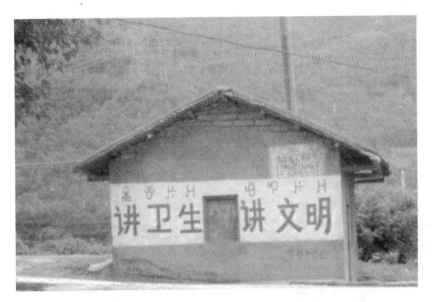

图 7 - 12   村庄里随处可见的"卫生"与"文明"宣传标语

在对俄罗斯集体化和坦桑尼亚、莫桑比克、埃塞俄比亚的强制村庄化
等发生在 20 世纪的由国家发起的乌托邦式大型社会工程失败经验总结的
基础上。斯科特指出，那些项目的失败首先在于重塑社会的国家简单化和
极端现代主义，当然，前两者的潜在危害被激发则是由于一个独裁主义国
家的存在和软弱的公民社会。这使得国家有愿望也有能力使用它所有的强
制权力来使那些极端现代主义的设计成为现实，而社会本身却缺乏抵制这
些国家计划的能力。①

韦伯在讨论国家问题时，首先把国家的制度性发展分为三个阶段，分

---

① ［美］詹姆斯·斯科特：《国家的视角：那些试图改善人类状况的项目是如何失败的》，
王晓毅译，社会科学文献出版社 2004 年版，第 4—6 页。

别是"政治权力""国家"和"现代国家"。① 在"政治权力"阶段，有政治权力，但没有国家；在国家阶段，国家是对一定地域范围实现中央集权的强制性政治组织；现代国家则是具有行政、法律秩序，且后者随立法（legislation）而变，同时，立法也决定了行政人员——他们也一样受到制度的约束——的有组织行为。这一由秩序组成的体系要求对国家的组成成员、公民，以及在很大程度上对其管辖范围内发生的所有事情，拥有令行禁止的权威。梯利（Tilly）将其称之为"直接"统治以区别先前国家所体现的非直接统治，体现了韦伯所谓"理性—法制"（rational - legal）统治。② 具有现代国家特征的中国正是通过对行政和法律秩序的维护来实现国家治理的直接统治。王铭铭认为，中国的国家发展轨迹正如吉登斯所提到的从传统国家（traditional state）、绝对主义国家（absolutist state）到民族—国家（nation - state）三种类型一样，是从城邦国家转变为官僚—继嗣帝国，经历明清的绝对主义国家（此时期从具有世界影响的元帝国，转入严格限定边界的明清帝国），在 20 世纪初进入民族—国家（1911 年以来）的。③ 如果说传统国家时期的中国仍然处于大小传统并存的阶段，绝对主义国家的中国处于权力交错与互动阶段，那么民族—国家在某种意义上已经与现代性合谋而成为一种代表了主流正确性的意识形态，为国家行政力量的社会侵入和监视提供了合法性。这种国家的地方在场在社区中可以表述为从"原有较为自立的社区及其外联区位体系、经历绝对主义国家的行政区位制约、走向行政社区化"④ 的历程。对于大凉山彝族地方社会而言，这一国家过程也同样在地方历史的生产中发挥着日益重要的影响，在动员式运动的国家权力训诫过程中，彝族人作为"公民"不断地被纳入到"民族—国家"的整体历史叙事框架当中。

毒品和艾滋病问题不但是生物学问题，更是社会问题。但国家各级医疗卫生机构往往只关注疾病"生物—文化"二元属性中的生物学面向，

---

① ［英］迈克尔·曼：《社会权力的来源》第 2 卷·上，陈海宏等译，上海世纪出版社2007 年版，第 63 页。

② 同上书，第 65—66 页。

③ 王铭铭：《村落视野中的文化与权力：闽台三村五论》，生活·读书·新知三联书店1997 年版，第 6—7 页。

④ 王铭铭：《村落视野中的文化与权力：闽台三村五论》，生活·读书·新知三联书店1997 年版，第 8 页。

从而在科学主义的医疗技术和公共卫生领域中将艾滋病感染者和艾滋病人客体化、对象化,不但对其进行技术规训,更对其进行政治规训。国家通过将吸毒者和艾滋病患者的在册化处理,将其暴露在国家治理的视野中,以换取国家医疗资源和免费药物的使用。这种将吸毒者和艾滋病感染者剥离出原有文化情境、置于现代国家治理框架中的粗暴做法让他们感到迷失和恐慌,甚至出现逃避。

但是他们无处可逃,城市仍然是国家和市场的空间。作为整体,凉山彝族的年轻人们只能在凉山这一民族地区乡村社会的族群结构性边缘化和汉人地区城市社会的阶层结构性边缘化中进行选择或摆动,除此之外,并无第三条道路。教育或许能够带给这个民族未来的希望,但似乎却要以"汉化"或"现代化"的民族性断裂为代价。

基于科学主义的技术权力、基于国家治理合法性的政治权力和基于资本市场运作逻辑的资本权力同时作用于凉山彝族的艾滋病群体乃至彝族整体。他们处于多重不平衡中结构性边缘的位置,似乎无法逃避无处不在的权力规训和惩罚。事实上,他们在以本土文化作为抗争的资源和策略,进行着疾病抗争,也在试图逃避权力制约的束缚。这种抗争的文本更多的是一种"弱者的武器"。从某种意义上说,随着改革开放以来全球资本的进入和市场机制的建立,对凉山彝族地区来讲,现代国家和市场成为全球化时代"输入式权力"的重要来源,地方性传统文化则成为外来权力冲击的对象和牺牲品,同时也成为彝人唯一可以凭借以进行现代性反抗的资源。

小　结

本章中,我对基于传统的民间禁毒协会、基于资源整合的精英式非政府组织、国家结构性医疗体系以及国家动员式的禁毒防艾和"文明新生活"运动进行艾滋病防控视野下的解读,呈现出多元主体围绕艾滋病防控主题所展开的社区拯救行动。

在第一节《传统的发明:基于家支联合的民间禁毒行动》中,我对自下而上的禁毒组织的出现、发展和转型进行描述。指出国家权力对地方社会中禁毒和艾滋病防治事务的全盘接管挤压了民间自治空间。

在第二节《由外而内:国际组织的艾滋病项目介入与本土 NGO 成长》中,以凉山本土最早最大的非政府组织凉山彝族妇女儿童发展中心为例展现了地方知识分子精英阶层通过资源整合开展民族自救行动的过程,指出中心开展项目的目的在于从社会自救到文化自觉,实现顺利现代转型,拯救民族前途。

第三节《大国防控:国家疾病防控体系的建设、运作与成效》对国家、州、县、乡、村等不同层级的疾病防控部门的艾滋病应对进行描述。提出要发挥民族主体性,进一步整合国家与民间资源,跨越制度性与结构性的障碍,以问题意识为导向,形成更为有效的艾滋病社会控制机制。

第四节《运动式动员:镶嵌在地方治理过程中的禁毒和防艾》考察了声势浩大的"摘帽工程"和"彝区健康文明新生活"两项活动。认为国家运动式自上而下的行政动员由于和民众传统文化基础的割裂,有其失败的必然性。我们应当从民间禁毒协会和凉山彝族妇女儿童发展中心的经验与教训中觉醒,重视地方社会民众和文化传统的主体性,倡导社会自救、文化自觉、民族自强的发展理念。

第八章

结　语

　　本书探讨了改革开放以来凉山彝族自治州日益泛滥的海洛因和艾滋病问题发生、发展、后果、地方和国家应对以及这些议题背后的文化逻辑和社会动力。其核心问题是，在转型时期的中国，民族地区的彝族如何在国家和社会关系的变动中发生人口流动和文化变迁，这一流动和变迁过程中伴随着怎样的社会调适和文化重构，毒品和艾滋病问题与社会文化结构及其变迁之间有着怎样的潜在联系。

　　在从发生学的意义上对毒品和艾滋病问题进行层层论述的过程中，从各个层面论证了权力与凉山艾滋病流行的关系。这些权力问题镶嵌在各类对应的关系之中，包括黑白彝族的对应关系、彝族男青年作为流动人口和城市人口的对应关系、男女彝族的性观念和性行为对应关系、在防治艾滋病过程中的国家和地方的对应关系、社区和家庭的对应关系、现代流行病学观念与地方健康观念的对应关系等。通过对凉山民族地区昭觉县竹核片区伍合村的场景描述和历史追述，本书试图说明艾滋病问题既是民族地区自身社会转型失败之痛，也是国家—社会、传统—现代、城市—乡村、汉族—少数民族等多重结构关系调适失败之后果，更是伴随着现代化、市场化和全球化的发展带来的政治经济不平衡在民族地区的集中表现。

　　今天的彝族和其他各民族一样，共同面对着无法回避的全球化和现代化的影响与冲击，并进行着文化自觉和社会调适。在这一过程中，艾滋病问题正如成长中的阵痛，让这个古老而伟大的民族承受着社会转型过程中的巨大苦难。彝族社会的家庭结构、社会结构和文化意识都受到这一疾病问题的深刻影响。毒品和艾滋病的本质是民族地区农村前途的走向问题。一个有着自身历史发展轨迹和社会文化结构的"独立王国"，在近现代以来，伴随着国家权力的不断渗透和对地方社会结构的瓦解，彝族人日益面临着"传统"与"现代"的两难选择。一方面，现代性的侵入已经使得完整的传统文化保持与传承不再可能；另一方面，地方社会对现代国家意识和规范的接受和适应仍然需要时间过程。传统主义文化机制、现代国家化进程中的革命主义传统和改革开放以来的市场主义传统共同构成了当今彝族社会的不同面向。正是在这种多面而立体的传统面向中，凉山地方社会不得不卷入和适应现代性。

第一节　疾病与权力

一　历史与国家化中的权力

我在书中以区域历史叙事的框架描述了凉山地区的国家化过程。试图结合历史文献和传说对大凉山彝族社会自身的历史与结构进行梳理。这是一种与中央王朝书写的历史并不完全一致的"他者的历史"。在此基础上，我们才有可能重新发现当今彝族社会的运行规则和知识体系，才能理解一些与现代艾滋病相关的地方应对行为背后的文化逻辑。通过对彝文文献、汉文文献和口传历史的解读，试图还原传说时代的彝族演变和王朝时期的国家与地方互动中"中心"与"边缘"的建构历程；描绘了清末民初时期，在西南中国这一"世界鸦片市场和最大鸦片生产地"的鸦片种植、运输和消费过程中，近现代国家如何与地方社会进行互动。指出鸦片的泛滥有力地支持了边疆地区的少数民族和汉人移民定居者对国家权力渗透的抵制；揭示了共产党新政权建立以后，如何通过意识形态宣传和武力打击结合的方式平息凉山地区的彝民抗争，并通过包括禁毒运动在内的系列运动将国家政权建设深入基层，将社会主义国家形象植入人心，从而建构出民族地区对整体民族国家的认知和认同。

二　流动与城市化中的权力

本书以社会空间理论为分析框架，通过一个村庄的故事叙述对改革开放以来凉山地区毒品（海洛因）的再次出现过程进行了梳理。指出城乡二元体制的松动带来的人口流动，是"问题"出现的背景。人的流动带来的社会结构变迁与社会关系再生产，是"问题"出现的原因。描述了20 世纪 80 年代中后期以来竹核坝的彝族青年的城市生存过程。通过个人故事、类型化叙事以及空间分析的手法对他们在都市中的冒险主义生活进行了阐述；指出通过对传统社会资源的异空间移入和对情境中社会关系的再整合的空间实践，外流的彝族乡村青年在都市生活秩序中生产出自我群体的认同和日常生活空间，这一过程伴随着犯罪与毒品；对海洛因从城市流向乡村的原因、过程和后果进行了论述。同时，基于城市化与国家的民族区域自治政策对位于凉山腹地的竹核坝社会结构特殊性与现代境遇进行反思。

三　艾滋病传播中的权力

本书对村庄中因海洛因滥用引起的艾滋病后果进行了宏观把握、微观统计、趋势预测和风险评估。调查到村庄所有死于海洛因、艾滋病或相关原因的年轻人情况，并观察了村庄所有尚在世的艾滋病人生存状况。同时对吸毒与艾滋病死者遗留下的残破家庭生活和活在死亡阴影中的存世艾滋病人家庭生活进行了描述。本书试图指出，艾滋病村庄的社会结构已经残缺。从海洛因到艾滋病，受到伤害的对象包括了个体、家庭、家支、社区乃至整个彝族族群；村庄的艾滋病流行已经呈现出从吸毒的男性感染者通过性途径向配偶或其他性伴侣传播的趋势；指出凉山彝族地区艾滋病流行的文化属性。性的社会网络建构与当地的社会结构、婚姻形式、居住方式、家庭结构、家支制度等因素密切相关。社会文化因素对个体性行为的影响不但体现在性行为中安全套的使用和认知等方面，更重要的是，具有民族和区域特点的性的社会网络也在深刻影响着艾滋病病毒在当地彝族人身体上的流动风险。

四　艾滋病关怀中的权力

本书从地方文化传统应对艾滋病的角度对凉山地方社会基于传统医学和宗教系统的艾滋病治疗和关怀行为进行描述和分析，发现彝族的民间医疗体系、家支社会结构和生死观在面对艾滋病时的文化反应。对彝族社会"神药两解"治疗模式进行研究。通过对毕摩诊断治疗疾病的方法、工具和逻辑的分析，呈现出神解疾病的地方性知识；对彝族社会艾滋病无歧视的现象进行了分析。认为文化体系中对"洁净"与"危险"的认知思维以及社会结构中的"家支整体主义"是出现无歧视的艾滋病观念的深层原因；通过对艾滋病人葬礼过程的仪式观察，深入探讨了彝族社会中独特的生死观、鬼神观和祖先观念，指出艾滋病人死亡处理与其他死因处理的异同以及灵魂归属的终极关怀问题。

五 艾滋病防治中的权力

本书对基于传统的民间禁毒协会、基于资源整合的精英式非政府组织、国家结构性医疗体系以及国家动员式的禁毒防艾和"文明新生活"运动进行艾滋病防控视野下的解读，呈现出多元主体围绕艾滋病防控主题所展开的社区拯救行动。对自下而上的禁毒组织的出现、发展和转型进行了描述，指出国家权力对地方社会中禁毒和艾滋病防治事务的全盘接管挤压了民间自治空间；以凉山本土最早最大的非政府组织凉山彝族妇女儿童发展中心为例展现了地方知识分子精英阶层通过资源整合开展民族自救行动的过程，指出中心开展项目的目的在于从社会自救到文化自觉，实现顺利现代转型，拯救民族前途；对国家、州、县、乡、村等不同层级的疾病防控部门的艾滋病应对进行描述。提出要发挥民族主体性，进一步整合国家与民间资源，跨越制度性与结构性的障碍，以问题意识为导向，形成更为有效的艾滋病社会控制机制；考察了声势浩大的"摘帽工程"和"彝区健康文明新生活"运动两项活动。认为国家运动式自上而下的行政动员由于和民众传统文化基础的割裂，有其失败的必然性。我们应当从民间禁毒协会和凉山彝族妇女儿童发展中心的经验与教训中觉醒，重视地方社会民众和文化传统的主体性，倡导社会自救、文化自觉、民族自强的发展理念。

第二节 民族自觉：世界政治经济体系与地方应对

全球化是当今社会科学无法回避的语境。当前的艾滋病问题在某种意义上正是人与资源的全球流动带来的疾病全球扩散后果。社会科学界在对于全球化的讨论中，将其与"现代性"一起，视为人类必须遭遇的必然命运，并提出了两个影响较大的应对方案。第一个方案在日益扩大的互相关系方面（Held，1999；Beisheim，1999），即在互相依赖、互相组织、跨国流动、身份地位和社会网络的意义上思考和研究全球化问题。第二个方案强调通过时间扬弃空间（Harvey，1990；Giddens，1997）。① 即越来越多的个人进行着跨越边界的生活，全球化本身而不是民族国家成为一种社会空间。

全球资本主义的流动给中国民族地区的乡村社会带来怎样的影响？形式主义者会认为资本市场的地方社会渗透有利于地方经济发展和现代转型。实体论看到资本主义市场经济对农村地区存在的前资本主义的互惠性道义经济的瓦解和带来的整体社会结构的解体。马克思主义政治经济学派则持"附属论"和"中心—边缘"说。沃勒斯坦的世界体系理论认为，中心区和边缘区的统治阶层为维持他们的生产和就业水平而牺牲边缘区。

然而，边远地区仍然处于经济体之中，其诸多原因中包括中心区的资本家需要边远地区的土地和人口所代表的自然区域和潜能以及中心区对边缘区产品——特别是由于生态原因而由边缘区提供的独特产品以及劳动力成本的考虑。② 由此，帝国主义所强加给第三世界两层剥削系统：城市榨取农村的剩余产品和原料，先进国家榨取后进国家的经济剩余。"宗主国"与"附属国"，又或"中心"与"边陲"地区之间的关系是剥削与被剥削的关系。③ 纵观当今世界体系，人口和资本的全球流动一方面带来市场、资本主义生产方式的疯狂复制和世界性扩散，另一方面则强化了世界体系边缘区的边缘性，那里的族群原有文化体系在资本市场逻辑的冲击下出现瓦解，而人口的外流和对资本主义体系的依赖更造成边缘人群日常生活的结构性失衡。艾滋病正是这种政治经济体系全球化的现代性后果之一。乌尔里希·贝克用"风险社会"的概念来描述当前全球化和现代性带来的不确定性，即风险已经从作为纯粹地方性的对个人而言的事情变成

---

① ［德］乌尔里希·贝克：《全球化时代的权力和反权力》，蒋仁祥、胡颐译，广西师范大学出版社 2004 年版，第 2—3 页。

② ［美］伊曼钮尔·沃勒斯坦：《现代世界体系》（第 2 卷），吕丹等译，高等教育出版社，第 169 页。

③ ［美］黄宗智：《中国农村的过密化与现代化：规范认识危机及出路》，上海社会科学院出版社 1992 年版，第 22 页。

一种具有深远政治意义的全球关怀。无论身处世界体系的中心区或边缘区，事实上在这个时代的每个人都已经卷入全球化当中。

尽管当前艾滋病具有全球流动的风险，但是它的重灾区往往处于世界体系的"边缘地区"。① 和艾滋病疫情严重的中南美洲以及非洲地区类似，西南中国的凉山地区也处于世界体系的边缘地带。区域治理作为地方社会组织的一种原则在全球资本主义的冲击下已经出现失效。当现代国家治理与资本主义组织原则之间出现矛盾，国家行政活动将被资本主义发展层次上的生产和消费所需要的不断扩张的空间上的自由需求所折磨。新技术的运用以及基于资本逻辑的人群重组化浪潮带来的"时空压缩"事实上已经让我们的日常生活非地域化（deterritorialized）了。

毛泽东时代的乡村实践，即是通过民主改革和土地改革实现现代国家建制的下沉和社政合一，同时将土地作为生产资料收归国家。这样农民就成为依附于国家生产资料的个体劳动者并组织在国家建制的生产队和公社中，被国家建制权力牢牢地束缚在农村地区。改革开放在政治上打破了国家农村基层建制，在经济上鼓励人力资源和生产资料的自由流动和配置，从而结束了毛泽东时代的计划经济和政府包办社会的国家治理时期，在国内建立起具有中国特色的社会主义市场经济。

同时作为对全球化的回应，中国引入了国际资本来进行市场资源的重新配置。市场作为后共产主义时期重要的权力主体，在改革开放初期显示出巨大的活力并生产出了"中国发展的奇迹"。但是这一时期经济的高速发展是建立在中国全球最低廉的劳动力市场基础上的，从某种意义上说，是建立在乡村社会的牺牲基础上的。同时，由于市场自身的信息滞后性和盲目性等特点，必然带来各种依靠市场逻辑运作导致的失灵。

改革开放带来的经济改革在一定程度上推动了政治体制的变迁，但尚未触及集权制度的根本。具有共产主义传统的中国政府传承了强大的资源动员能力和利益分配能力。但随着社会群体的日益分化，不同群体的利益诉求越来越多元，越来越多的社会群体在集权政治体制与资本的勾结中出现被剥夺感。具体到彝族地方社会，艾滋病作为民族地区现代转型失败的后果并非由地方社会文化导致，而是人口流动带来的文化接触和社会变迁

---

① H. A. Baer, M. Singer and I. Susser, *Medical Anthropology and the World System: A Critical Perspective*, London: Bergin and Garvey, Westport, Connecticut.

后果,更深层次的,则是政治经济体系的不平衡带来的结构性贫困次生
问题。

　　由于生态环境限制、国家资源配置投入不足等自然、历史、社会和文
化原因的综合作用,凉山的农业生产在市场经济兴起的今天仍然主要以自
给自足为目的。但我们同时可以看到,它已经被动卷入世界市场体系和秩
序,并处于加速的商业化过程中。于是,凉山的经济活动出现物物交换的
传统经济和以货币为交易媒介的现代市场经济并行逻辑。国家和地方政府
对凉山农村地区的扶持在农村经济发展和转型的过程中起到重要作用。通
过优良作物品种的推广、基础设施的兴建、农业税的取消等行动与措施,
促进了家庭为生产单位的农业经济产出价值。但是,由于自然生态环境的
限制和农村社会组织化程度的不足,机械化生产和集体规模型经营很难在
当地实现。这样,分散的小农在面对庞大的市场体系时,无力行使议价权
进行对话,从而成为受到市场剥削的对象。本土农业内源性发展动力不
足,更多的劳动力因此外流。

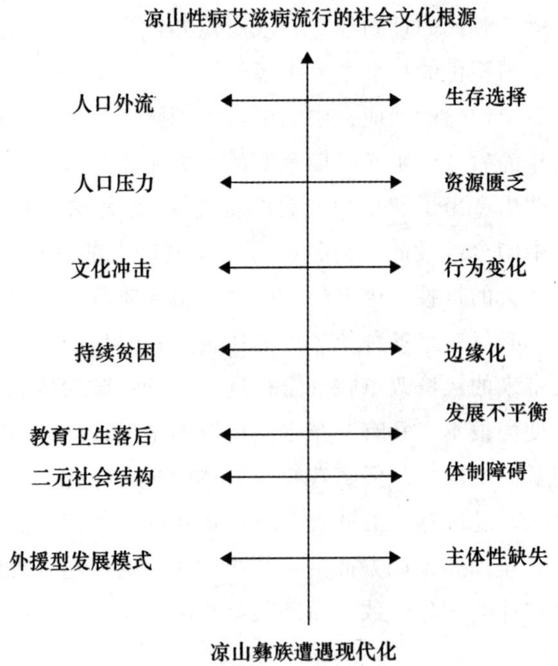

凉山性病艾滋病流行的社会文化根源

人口外流	←→	生存选择
人口压力	←→	资源匮乏
文化冲击	←→	行为变化
持续贫困	←→	边缘化
教育卫生落后	←→	发展不平衡
二元社会结构	←→	体制障碍
外援型发展模式	←→	主体性缺失

凉山彝族遭遇现代化

图 8 - 1　艾滋病流行的社会文化根源

但政治经济批判和贫困理论却仍无法精确解释凉山艾滋病的分布特征。调查期间，我有机会跟随凉山妇女儿童发展中心的侯远高到高山彝区考察，从而在"高山上的彝族"和"坝子里的彝族"的比较视野中重新对艾滋病问题背后的不平等权力进行了思考。这个"高山上的彝族村"是美姑县的九口村，去年才通公路，在山上比较高的地方。而且因为地势险峻，住户十分分散。全村共 92 户，三三两两地居住，有两个比较集中居住的片区，分别有十几户和 30 多户。作为单一家支聚居的自然村落，这里的禁毒工作做得很好，基本上不存在社区内的吸毒青年。这一现象对我当初关于"贫困"结构性因素导致"毒品"和"艾滋病"的想象是一次冲击，因为九口村远比伍合村贫穷。

贫困固然是导致村民外流并走向吸毒和犯罪的原因，但作为连片贫穷的大凉山地区，艾滋病最严重的地方却不是最贫困的高山彝区，而是坝子里的彝区。坝子里的彝族在历史上就有与汉族族群的频繁互动。改革开放以来，随着市场经济的进入和交通道路的铺设，坝子里的彝族也最容易走出封闭的凉山，走向外面的世界。因此，历史和地理原因必须在贫困之外成为考量的重要因素。九口村的无毒现状和村落的地理位置比较封闭有一定关系。

在畜牧农耕经济时代，凉山地区在海拔较高的地区从事畜牧业的牧民生活相对富裕，而山谷的平地区域因为没有那么多的畜牧数量而过着相对贫穷的生活。改革开放 30 多年以来，凉山不同地区的经济和社会发展水平已经出现了较为明显的社会分化甚至结构性变迁。原来相对富裕的居住在高山处的彝人因为农业收入占到全部收入的较大比例而受到自然生态环境和生产力水平的制约，处于相对缓慢的增长阶段。随着现代国家治理和市场经济的地方进入，尤其是随着公路交通的建设，平坦地区凭借地理和区位优势，更容易地和外界的资本经济市场发生关系。原来处于半山和河谷地带的彝人的经济来源多元化程度远高于高山处的彝人，受外部世界影响的程度也更深。伍合村是地处坝子靠近省道的村庄，这在改革开放时期意味着与外部世界进行接触的便利，而全球化和市场化对坝子里的村庄的影响也更加深刻。因此，思考如何在全球化和市场化的语境中恢复一个拥有自身历史、文明和荣耀的古老民族的自尊，唤醒文化自觉和主体性意识，才是顺利实现现代转型的关键。

参考文献

一　中文专著

1. ［美］阿什福德等：《人类行为与社会环境：生物学、心理学与社会学视角》，王宏亮等译，中国人民大学出版社 2005 年版。

2. ［英］埃文思－普理查德：《努尔人》，褚建芳、阎书昌、赵旭东译，华夏出版社 2002 年版。

3. ［法］爱弥尔·涂尔干：《乱伦禁忌及其起源》，汲喆等译，上海人民出版社 2006 年版。

4. ［英］安东尼·吉登斯：《亲密关系的变革：现代社会中的性、爱和爱欲》，陈永国等译，社会科学文献出版社 2000 年版。

5. ［美］拜伦·古德：《医学、理性与经验：一个人类学的视角》，余成普、吕文江、余晓燕译，北京大学出版社 2009 年版。

6. 包亚明：《后现代性与地理学的政治》，上海教育出版社 2001 年版。

7. 包亚明：《现代性与空间的生产》，上海教育出版社 2003 年版。

8. ［美］本尼迪克特·安德森：《想象的共同体：民族主义的起源与散布的新描述》，吴叡人译，上海人民出版社 2003 年版。

9. ［英］伯格理等：《在未知的中国》，东人达等译，云南民族出版社 2003 年版。

10. ［法/美］布迪厄、康华德：《实践与反思》，中央编译出版社 1998 年版。

11. ［法］布迪厄：《实践感》，蒋梓骅译，译林出版社 2003 年版。

12. ［美］布莱恩·特纳：《社会理论指南》，上海人民出版社 2003 年版。

13. 陈华：《寻找健康：医学人类学的调查与研究》，人民日报出版社

2006 年版。

14. 陈琦:《边缘与回归：艾滋病患者的社会排斥研究》，社会科学文献出版社 2009 年版。

15. 陈小申:《中国健康传播研究：基于政府卫生部门的考察与分析》，中国传媒大学出版社 2009 年版。

16. 戴庆中、王良范:《边界漂移的乡土：全球化语境下少数民族的生存智慧与文化突围》，中国社会科学出版社 2008 年版。

17. ［英］丹尼尔·笛福:《伦敦大瘟疫亲历记》，谢萍等译，内蒙古人民出版社 2002 年版。

18. ［美］丹尼尔·哈里森·葛学溥:《华南的乡村生活：广东凤凰村的家族主义社会学研究》，周大鸣译，知识产权出版社 2012 年版。

19. ［美］丹尼斯·朗:《权力论》，陆震纶、郑明哲译，中国社会科学出版社 2001 年版。

20. ［丹］贾斯汀·海斯翠普:《他者的历史，社会人类学与历史制作》，中国人民大学出版社 2009 年版。

21. 邓高如等:《横断山梦：西南大剿匪》，解放军出版社 1998 年版。

22. 邓正来、亚历山大:《国家与市民社会：一种社会理论的研究路径》，中央编译出版社 1999 年版。

23. 邓正来:《国家与社会：中国市民社会研究》，北京大学出版社 2008 年版。

24. ［法］笛卡儿:《第一哲学沉思集》，庞景仁译，中国社会科学出版社出版 2009 年版。

25. ［美］杜赞奇:《为什么历史是反理论的》，载黄宗智《中国研究的范式问题讨论》，社会科学文献出版社 2003 年版。

26. ［美］杜赞奇:《从民族国家拯救历史：民族主义话语与中国现代史研究》，王宪明等译，江苏人民出版社 2009 年版。

27. ［美］杜赞奇:《文化、权力与国家：1900—1942 年的华北农村》，王福明译，江苏人民出版社 2003 年版。

28. ［英］E. 霍布斯鲍姆、T. 兰格:《传统的发明》，顾杭、庞冠群译，译林出版社 2004 年版。

29. 方铁:《西南通史》，中州古籍出版社 2003 年版。

30. 费振钟:《中国人的身体与疾病：医学的修辞及全叙事》，中国书店出版社 2009 年版。

31. [美] 费正清、赖肖尔:《中国:传统与变革》,陈仲丹等译,江苏人民出版社 1992 年版。

32. [美] 弗朗西斯·福山:《国家构建:21 世纪的国家治理与世界秩序》,黄胜强、许铭原译,中国社会科学出版社 2007 年版。

33. [法] 福柯:《规训与惩罚》,刘北成、杨远婴译,三联书店 2007 年 4 月版。

34. [法] 福柯:《性经验历史》,佘碧平译,上海世纪出版集团 2005 年版。

35. [法] 福柯:《主体解释学》,佘碧平译,上海人民出版社 2005 年版。

36. 高其才:《中国少数民族习惯法研究》,清华大学出版社 2003 年版。

37. 龚荫:《中国土司制度》,云南民族出版社 1992 年版。

38. [德] 贡德·弗兰克:《白银资本:重视经济全球化中的东方》,刘北成译,中央编译出版社 2001 年版。

39. 郭于华:《仪式与社会变迁》,中国社会科学出版社 2002 年版。

40. 国家民族事务委员会研究室:《统一多民族的中国和中华民族的多元一体》,民族出版社 2009 年版。

41. 郝瑞:《田野中的族群关系与民族认同:中国西南彝族社区考察研究》,巴莫阿依等译,广西人民出版社 2000 年版。

42. 郝时远主编《中国少数民族分布图集》,中国地图出版社 2002 年版。

43. 胡庆均:《凉山彝族奴隶制社会形态》,中国社会科学出版社 2007 年版。

44. 胡宜:《送医下乡:现代中国的疾病政治》,社会科学文献出版社 2011 年版。

45. 黄金麟:《历史、身体、国家:近代中国的身体形成(1895—1937)》,新星出版社 2006 年版。

46. 黄平、罗红光等编《社会学、人类学新词典》,吉林人民出版社 2003 年版。

47. 黄应贵编《空间、力与社会》,中央研究院民族学研究所,1995 年。

48. [美] 基普尔主编《剑桥世界人类疾病史》,张大庆主译,上海科技教育出版社 2007 年 12 月版。

49. [英] 吉登斯:《民族、国家与暴力》,胡宗泽等译,三联书店 1998

年版。

50. ［英］吉登斯：《现代性的后果》，田禾译，译林出版社 2003 年版。

51. ［美］加尔布雷思：《权力的分析》，陶远华、苏世军译，河北人民出版社 1988 年版。

52. ［法］加缪：《鼠疫》，顾方济、徐志仁译，译林出版社 2003 年版。

53. ［美］贾雷德、戴蒙德：《枪炮、病菌与钢铁：人类社会的命运》，谢延光译，译文出版社 2000 年版。

54. 《剑桥中国史》第 7 卷《明代史》，中国社会科学出版社 1992 年版。

55. ［英］卡尔·波兰尼：《大转型：我们时代的政治与经济起源》，冯钢、刘阳译，浙江人民出版社 2007 年版。

56. ［美］凯博文：《苦痛和疾病的社会根源：现代中国的抑郁、神经衰弱和病痛》，郭金华译，三联书店 2008 年版。

57. ［美］柯克·约翰逊：《电视与乡村的社会变迁：对印度两村庄的民族志调查》，展明辉、张金玺译，中国人民大学出版社 2005 年版。

58. ［美］柯文：《在中国发现历史：中国中心观在美国的兴起》，林同奇译，中华书局 2002 年版。

59. ［英］克里斯·希林：《身体与社会理论》，李康译，北京大学出版社 2010 年 9 月版。

60. ［法］克洛德·列维－斯特劳斯：《结构人类学（1）（2）》，张祖建译，中国人民大学出版社 2006 年版。

61. ［美］孔飞力：《叫魂——1768 年中国的妖术大恐慌》，上海三联书店 1999 年版。

62. ［英］理查德·达文波特－海因斯：《搜寻忘却的记忆：全球毒品 500 年》，蒋平等译，译林出版社 2008 年版。

63. 凉山妇女儿童发展中心：《昭觉县竹核调查资料汇编》（未刊），2006 年版。

64. 梁钊韬主编《文化人类学》，中山大学出版社 1991 年版。

65. ［法］列维－斯特劳斯：《野性的思维》，李幼蒸译，商务印书馆 1997 年版。

66. ［美］流心：《自我的他性：当代中国的自我系谱》，常姝译，世纪出版集团/上海人民出版社 2004 年版。

67. 林耀华：《凉山夷家》，上海书店，中华民国 36 年版。

68. 林耀华:《凉山彝家的巨变》,商务印书馆 1995 年版。

69. 岭光电:《忆往昔:一个彝族土司的自述》,云南人民出版社 1988 年版。

70. 刘超:《历史是怎样炼成的:海德格尔对黑格尔历史哲学观的改造与当代历史哲学方法》,重庆大学出版社 2009 年版。

71. 刘小幸:《彝族医疗保健:一个观察巫术与科学的窗口》,云南人民出版社 2007 年版。

72. 陆韧主编《现代西方学术视野中的中国西南边疆史》,云南大学出版社 2007 年版。

73. 罗芙芸:《卫生的现代性:中国通商口岸卫生与疾病的含义》,向磊译,江苏人民出版社 2007 年版。

74. 马长寿:《凉山罗彝考察报告》,四川出版集团巴蜀书社 2006 年版。

75. 马长寿:《彝族古代史》,上海人民出版社 1987 年版。

76. [德] 马克思、恩格斯:《马克思恩格斯选集》(第 1 卷),中央编译局编译,人民出版社 1995 年版。

77. [德] 马克思:《法兰西内战》,中央编译局译,人民出版社 1961 年版。

78. [德] 马克斯·韦伯:《经济与社会》,阎克文译,上海人民出版社 2010 年版。

79. [德] 马克斯·韦伯:《新教伦理与资本主义精神》,于晓等译,陕西师范大学出版社 2006 年版。

80. [英] 玛丽·道格拉斯:《洁净与危险》,黄剑波等译,民族出版社 2008 年版。

81. [英] 迈克尔·曼:《社会权力的来源》(第 2 卷·上),陈海宏等译,上海世纪出版社 2007 年版。

82. [美] 麦克尔·赫兹菲尔德编《什么是人类常识:社会和文化实践中的人类学理论实践》,刘珩等译,华夏出版社 2005 年版。

83. [美] 麦克尼尔:《瘟疫与人:传染病对人类历史的冲击》,台北:天下远见出版股份有限公司 1998 年版。

84. [法] 米歇尔·福柯:《疯癫与文明》,刘北成等译,三联书店 2007 年版。

85. [法] 米歇尔·福柯:《规训与惩罚》,刘北成、杨远婴译,生活·读书·新知三联书店 1999 年版。

86. ［德］尼采：《论道德的谱系》，周红译，三联书店 1992 年版。

87. ［希腊］尼科斯·波朗查斯：《政治权力与社会阶级》，叶林等译，中国社会科学出版社 1982 年版。

88. ［美］O. 瑞、C. 科塞：《毒品、社会与人的行为》，夏建中等译，中国人民大学出版社 2001 年版。

89. 潘绥铭主编《艾滋病时代的性生活》，南方日报出版社 2004 年版。

90. 秦亚青主编《观念、制度与政策：欧盟软权力研究》，世界知识出版社 2008 年版。

91. 区结成：《当中医遇上西医：历史与省思》，三联书店 2005 年版。

92. ［美］R. 麦克法考尔、费正清：《剑桥中华人民共和国史：革命的中国的兴趣（1949—1965）》，谢亮生等译，中国社会科学出版社 1998 年版。

93. 石玉新、徐俊元等：《近代中国烟毒写真》，河北人民出版社 1997 年版。

94. ［美］斯蒂文·郝瑞：《田野中的族群关系与民族认同：中国西南彝族社区考察研究》，巴莫阿依、曲木铁西译，广西人民出版社 2000 年版。

95. ［美］苏珊·桑塔格：《疾病的隐喻》，程蔚译，上海译文出版社 2003 年版。

96. 汤纲、南炳文：《明史》（上），上海人民出版社 1985 年版。

97. 汪民安、陈永国编《后身体：文化、权力和生命政治学》，吉林人民出版社 2003 年版。

98. 王明珂：《羌在汉藏之间：一个华夏边缘的历史人类学研究》，台北：联经出版公司 2003 年版。

99. 王明珂：《英雄祖先与弟兄民族：根基历史的文本与情境》，中华书局 2009 年版。

100. 王铭铭：《村落视野中的文化与权力：闽台三村五论》，生活·读书·新知三联书店 1997 年版。

101. 王铭铭：《逝去的繁荣：一座老城的历史人类学考察》，浙江人民出版社 1999 年版。

102. 王铭铭：《中国人类学评论》第 9 辑，北京世界图书出版公司 2009

年版。

103. [美] 威廉·富特·怀特:《街角社会:一个意大利人贫民区的社会结构》,商务印书馆 1994 年版。

104. [美] 威廉·I. 罗宾逊:《全球资本主义论:跨国世界中的生产、阶级与国家》,社会科学文献出版社 2009 年版。

105. 韦清风等编《凉山彝族奴隶社会的变革资料摘编》,中国社会科学院民族研究所印,1981 年版。

106. 夏铸九、王志弘编《空间的文化形式与社会理论读本》,台北:明文出版社 1993 年版

107. 夏铸九:《空间、历史与社会:论文选 (1987—1992)》,台北:台湾社会研究业刊,2003 年版。

108. 向德平:《困境与出路:艾滋病患者的社会处境研究》,社会科学文献出版社 2009 年版。

109. 项飚:《跨越边界的社区:北京"浙江村"的生活史》,三联书店 2000 年版。

110. 谢炜:《中国公共政策执行中的利益关系研究》,学林出版社 2009 年版。

111. 严健民:《远古中国医学史》,中医古籍出版社 2006 年 1 月版。

112. 阎云翔:《私人生活的变革:一个中国村庄里的爱情、家庭与亲密关系 (1949—1999)》,龚小夏译,上海书店出版社 2005 年版。

113. 杨念群、黄兴涛、毛丹主编《新史学——多学科对话的图景》,中国人民大学出版社 2003 年版。

114. 杨念群:《空间·记忆·社会转型——"新社会史"研究论文精选集》,上海人民出版社 2000 年版。

115. 杨念群:《再造"病人":中西医冲突下的空间政治 (1832—1985)》,中国人民大学出版社 2006 年版。

116. 杨念群等主编《新史学:多学科对话的图景》,中国人民大学出版社 2003 年 10 月版。

117. 杨念群主编《空间记忆社会转型》,上海人民出版社 2001 年版。

118. 杨小柳:《参与式行动:来自凉山彝族地区的发展研究》,民族出版社 2008 年版。

119. [美] 伊曼纽尔·沃勒斯坦:《现代世界体系》(第 2 卷),吕丹等

译，高等教育出版社 1998 年版。

120. 余安邦：《本土心理与文化疗愈：伦理化的可能探问》，台北："中央"研究院民族学研究所，2008 年版。

121. 余新忠：《清代江南的瘟疫与社会：一项医疗社会史的研究》，中国人民大学出版社 2003 年版。

122. ［加］约翰·奥尼尔：《身体形态：现代社会的五种身体》，张旭春译，春风文艺出版社 1999 年版。

123. ［加］约翰·奥尼尔：《身体五态：重塑关系形貌》，北京大学出版2009 年版。

124. ［英］詹·乔·弗雷泽：《金枝》，徐育新等译，大众文艺出版社1998 年版。

125. ［美］詹姆斯·C. 斯科特：《国家的视角：那些试图改善人类状况的项目是如何失败的》，王晓毅译，社会科学文献出版社 2004 年版。

126. ［美］詹姆斯·C. 斯科特：《农民的道义经济学：东南亚的反叛与生存》，译林出版社 2001 年版。

127. ［美］詹姆斯·C. 斯科特：《弱者的武器：农民反抗的日常形式》，郑广怀等译，译林出版社 2007 年版。

128. 张翠娥：《差异与平等：艾滋病患者的社会性别研究》，社会科学文献出版社 2009 年版。

129. 张大庆：《中国近代疾病社会史（1912—1937）》，山东教育出版社2006 年 3 月版。

130. 张静：《国家与社会》，浙江人民出版社 1998 年版。

131. 张泰山：《民国时期的传染病与社会：以传染病防治与公共卫生建设为中心》，社会科学文献出版社 2008 年版。

132. 张一兵：《社会批判理论纪事》，中央编译出版社 2006 年版。

133. 招子明、陈刚主编《人类学》，中国人民大学出版社 2008 年 2 月版。

134. 赵旭东：《权力与公正》，天津古籍出版社 2003 年版。

135. 中国西南民族学会：《西南民族研究·彝族专辑》，云南人民出版社1987 年版。

136. 周大鸣：《渴望生存：农民工流动的人类学考察》，中山大学出版社2005 年版。

137. 周大鸣：《中国的族群与族群关系》，广西民族出版社 2002 年版。

138. 周泓：《魏公村研究》，中国社会出版社 2009 年版。

139. 周敏：《唐人街：深具社会经济潜质的华人社区》，商务印书馆 1995
年版。

140. 朱子爽：《中国国民党边疆政策》，国民图书出版社 1944 年版。

二 英文专著

1. Aronowitz R. , *Making Sense of illness*：*Science*，*Society and Disease*，
Cambridge：Cambridge University Press，1999.

2. Charles Rosenberg, *The Choleras Year*, Chicago：the University of Chica-
go Press，1962.

3. Didier Fassin, *When Bodies Remember*：*Experiences and Politics of AIDS
in South Africa*, Translated by Amy Jacobs and Gabrielle Varro, Berkeley：
University of California Press，2007.

4. F. Hunter, *Community Power Structure*：*A Study of Decision Makers*,
Chapel Hill：UNC Press，1957.

5. Farmer, Paul, *Pathologies of Power*：*Health*，*Human Rights*，*and the
New War on the Poor*, University of California Press，2003

6. Matthew C. Gutmann, *Fixing Men* ：*Sex*，*Birth Control*，*and AIDS in
Mexico*, Berkeley ：University of California Press，2007.

7. Nancy Scheper – Hughes, Margaret M. Lock, *The Mindful Body*：*A Prole-
gomenon for an Anthropology of the Body*, Medical Anthropology,
1987 Mar.

8. Paul Farmer, *AIDS and Accusation*：*Haiti and the Geography of Blame*,
Berkeley and Los Angeles：University of California Press，1992/2006.

9. R. Dahl, Who Governs, *Democracy and Power in the American City*, New
Haven：Yale University Press，1961.

10. Robert J. Thornton, *Unimagined Community*：*Sex*，*Networks*，*and AIDS
in Uganda and South Africa*, Berkeley：University of California
Press，2008.

11. Rushing W. , *AIDS Epidemic*：*Social Dimensions of an Infectious Disease*,
Boulder：West View Press，1995.

12. Said, Edward, *Orientalism*, London：Penguin, 2003.

13. Schoepf B. G., *International AIDS Research in Anthropology：Taking a Critical Perspective on the Crisis*, Annu. Rev. An－thropol, 2001.

14. Sandra Teresa Hyde, *Eating Spring Rice：The Culture Politics of AIDS in Southwest China*, University of California Press, 2007.

15. Shao－hua Liu, *Passage to Manhood Youth Migration*, *Heroin*, *and AIDS in Southwest*, Stanford：Stanford University Press, 2010.

16. William C. Cockerham, *The Blackwell companion to Medical sociology*, Blackwell Publishers Inc., 2001.

17. Wissler, Clark, *The American Indian：An Introduction to the Anthropology of the New World*, New York：Oxford University Press, 1922.

18. Wissler, Clark, *Man and Culture*, New York：Thomas Y. Crowell Company, 1923.

三　中文论文

1. 阿加特·拉特雷—加陀·劳森：《非洲的妇女与艾滋病：艾滋病的社会文化因素》，《妇女研究》2001 年第 1 期。

2. ［英］布莱恩·特纳：《身体社会学导论》，载汪民安、陈永国编《后身体：文化、权力和生命政治学》，吉林人民出版社 2003 年版。

3. 蔡富莲：《当代凉山彝族家支聚会及其作用》，《民族研究》2008 年第 1 期。

4. 曹树基：《鼠疫流行与华北社会变迁（1580—1644）》，《历史研究》1997 年第 1 期。

5. 陈柏峰：《乡村江湖与熟人社会》，《青年文化评论》2010 年第 4 期。

6. 陈实：《彝族建筑风格初探》，《四川建筑》1994 年第 1 期。

7. 杜丽红：《西方身体史研究述评》，《史学理论研究》2009 年第 3 期。

8. 冯珠娣、汪民安：《日常生活、身体、政治》，《社会学研究》2004 年第 1 期。

9. ［日］沟口雄三：《中国与日本"公私"观念之比较》，载《二十一世纪》（香港）1994 年 2 月刊。

10. 管彦波：《百余年来的南诏史研究综述》，载《中国民族研究年鉴》，民族出版社 2004 年版。

11. 何雪松:《社会理论的空间转向》,《社会》2006 年第 2 期。

12. 胡位钧:《权力的谱系:从"麻风病模式"到"鼠疫模式"》,《读书》2009 年第 10 期。

13. 黄盈盈:《研究综述:身体·性》,《中国"性"研究》2007 年第 1 辑(总第 25 辑)。

14. 黄宗智:《学术理论与中国近现代史研究——四个陷阱和一个问题》,载黄宗智《中国研究的范式问题讨论》,社会科学文献出版社 2003 年版。

15. 焦治平:《转型时期的艾滋病与性别》,硕士学位论文,四川大学,2004 年 5 月。

16. 靳薇:《让女性远离艾滋》,《社会观察》2005 年第 11 期。

17. 景军:《艾滋病谣言的社会渊源:道德恐慌与信任危机》,《社会科学》2006 年第 8 期。

18. 景军:《泰坦尼克定律:中国艾滋病风险分析》,《社会学研究》2006 年第 5 期。

19. 景军:《铁默斯预言:人血买卖与艾滋病的孪生关系》,《开放时代》2006 年第 6 期。

20. 课题组:《"金三角"地区毒品形势系列调查报告(六):金三角毒源变化及其毒品走私态势预测》2007 年第 4 期。

21. 李猛:《日常生活中的权力技术》,硕士学位论文,北京大学社会学系 1996 级(未刊稿)。

22. 李尚仁:《医学、帝国主义与现代性:专题导言》,《台湾社会研究季刊》1994 年 6 月第 54 期。

23. 李玉尚、曹树基:《18—19 世纪云南的鼠疫流行与社会变迁》,载《自然灾害与中国社会历史结构》,复旦大学出版社 2001 年版。

24. [日] 栗原悟:《从明代彝族土司看民族联合的纽带:彝族(罗罗、诺苏支系)史研究报告之一》,《世界民族》1990 年第 2 期。

25. 刘能:《艾滋病、污名和社会歧视:中国乡村社区中两类人群的一个定量分析》,《社会学研究》2005 年第 6 期。

26. [法] 梅谦立(Thierry Meynard):《Eating Spring Rice 书评》,《神州交流》2008 年第 5 期。

27. 马尔子：《浅谈凉山彝族德古》，《凉山民族研究》（创刊号），1992 年。

28. 马林英：《凉山毒品问题现状、趋势及对策研究》，《西南民族学院学报》（哲学社会版）2000 年第 21 卷。

29. 莫色打尔、张健华、张正纯：《凉山彝族地区霍乱流行的特殊性分析》，《预防医学情报杂志》2006 年第 22 卷第 3 期。

30. 潘绥铭、黄盈盈：《"主体建构"：性社会学研究视角的革命及本土发展空间》，《社会学研究》2007 年第 3 期。

31. 潘绥铭：《艾滋病给社会学带来的新视角》，《社会学研究》2001 年第 1 期。

32. 潘绥铭：《艾滋病在中国：性传播的可能性究竟有多大》，会议论文（递交第一届中国艾滋病性病大会，2001 年 11 月 16 日）。

33. 孙光勇：《虽有改观却难以根除：探访金三角，那里依然"有毒"》，《世界博览》2011 年第 11 期。

34. 汪民安：尼采、德勒兹、福柯：《身体和主体》，载［法］让吕克·南茜《身体》编者前言，吉林人民出版社 2003 年版。

35. 王超：《饮酒与权力》，硕士论文，中山大学人类学系 2002 级（未刊稿）。

36. 王健等：《山东省村卫生室服务能力现状分析》，《中国卫生事业管理》1996 年第 10 期。

37. 王若涛、张有春：《艾滋病引起的社会学问题》，《中国党政干部论坛》2003 年第 3 期。

38. 翁乃群：《艾滋病传播的社会文化动力》，《社会学研究》2003 年第 5 期。

39. 翁乃群：《艾滋病的社会文化建构》，《清华社会学评论》2001 年第 1 辑。

40. 翁乃群：《艾滋病与怪罪》，《读书》2003 年第 9 期。

41. 翁乃群等：《海洛因、性、血液及其制品的流动与艾滋病、性病的传播》，《民族研究》2004 年第 6 期。

42. 巫达：《彝族社会中"尔普"形式的变迁》，《民族研究》2004 年第 1 期。

43. 夏国美、杨秀石：《社会性别、人口流动与艾滋病风险》，《中国社会科学》2006 年第 6 期。

44. 项飚:《社区何为:对北京流动人口聚居区的研究》,《社会学研究》
1998 年第 6 期。

45. 徐晓军、张必春:《从想象到现实:艾滋病人社会关系张力与断裂的
逻辑》,《浙江社会科学》2001 年第 1 期。

46. 杨圣敏、王汉生:《北京"新疆村"的变迁:北京"新疆村"调查之
一》,《西北民族研究》2008 年第 2 期。

47. 应星:《身体与乡村日常生活中的权力运作:对中国集体化时期一个
村庄若干案例的过程分析》,载黄宗智主编《中国乡村研究》第 2 辑,
商务印书馆 2003 年版。

48. 余新忠:《从社会到生命——中国疾病、医疗社会史探索的过去、现
实与可能》,载杨念群、黄兴涛、毛丹主编《新史学——多学科对话
的图景》,中国人民大学出版社 2003 年版。

49. 余新忠:《疫病社会史研究:现实与史学发展的共同要求》,《史学理
论研究》2003 年第 4 期。

50. 张大庆:《当代疾病史研究的问题与趋势:从 AIDS 到 SARS》,《科
学》2004 年第 4 期。

51. 张尧均:《隐喻的身体:梅洛–庞蒂的身体现象学研究》,浙江大学,
博士论文,2004 年。

52. 张有春:《人类学与公共卫生:理论与实践》,《广西民族大学学报》
(哲学社会科学版)2007 年第 1 期。

53. 张玉萍:《少数民族防治艾滋病的思考》,《广西民族大学学报》(哲
学社会科学版)2005 年第 3 期。

54. 赵晓华:《凉山彝族人群肠道寄生虫感染率调查》,《现代预防医学》
2005 年第 12 期。

55. 郑娜:《国际 NGO 与彝乡 15 年》,《中国经济周刊》2010 年 11 月。

56. 周如南、周大鸣:《情境中性的社会网络与艾滋病风险:凉山地区通
过性途径传播艾滋病的风险研究》,《开放时代》2012 年第 2 期。

57. 周如南:《白马人族属研究述评兼及族群认同理论反思》,《阿坝师范
高等专科学校学报》2010 年第 4 期。

58. 周如南:《民族地区的艾滋病传播与防控:以凉山彝族地区艾滋病与
地方社会文化调查为例》,《南京医科大学学报》2012 年第 1 期。

59. 周晓虹：《中国研究的可能立场与范式重构》，《社会学研究》2010 年第 2 期。

60. 周星：《关于"时间"的民俗与文化》，《西北民族研究》2005 年第 2 期。

61. 周星：《家支·德古·习惯法》，《社会科学战线》1997 年第 5 期。

62. 朱圣钟：《关于四川凉山彝族土司几个问题的考证》，《中南民族大学学报》（人文社会科学版）2007 年第 2 期。

63. 庄孔韶、杨洪林、富晓星：《小凉山彝族"虎日"民间戒毒行动和人类学的应用实践》，《广西民族学院学报》（哲学社会版）2005 年第 2 期。

64. 庄孔韶：《"虎日"的人类学发现与实践：兼论〈虎日〉影视人类学篇的应用新方向》，《广西民族研究》2005 年第 2 期。

65. 庄孔韶：《中国性病艾滋病防治新态势和人类学理论原则之运用》，《广西民族大学学报》（哲学社会版）2007 年第 1 期。

四　英文论文

1. Edward O. Laumann, John H. Gagnon, Robert T. Michael, Stuart Michaels, "The Social Organization of Sexuality: Sexual Practices in the United States", *The University of Chicago Press*, Chicago and London, 1994.

2. Helen Dunstan: "The Late Mirtg Epidemics: A Preliminary Survey", *Ch'ing Shih Wen – ti.*, Vol. 3.3, 1975.

3. Lock, Margaret M. "Decentering the Natural Body: Making Difference Matter", *Configurations*, Volume 5, Number 2, Spring 1997.

4. Jingjun, "Book Reviews: An Ethnographic Study of HIV/AIDS in China", *The Iancet*, Vol. 370, December 15, 2007.

5. Brooke G. Schoepf, "International AIDS Research in Anthropology: Taking a Critical Perspective on the Crisis", *Annual Review of Anthropology*, Vol. 30.

6. Richard Parker, "Sexuality: Culture and Power in HIV/AIDS Research", *Annual Review of Anthropology*, Vol. 30.

7. Shao Jing（邵京）, "Between Talk and Action: The Critical Predicament of Medical Anthropology"（说与做：医学人类学批判的尴尬）, Horizons

(《视界》), Vol. 13, 2004.

五 调查报告

1. 侯远高、张海洋:《乡村毒品与艾滋病社会控制的人类学实践与反思》, 项目报告。
2. 侯远高:《人类学在凉山彝族乡村社会发展中的行动研究报告》,载凉山彝族妇女儿童发展中心网站 (http://www.lsyzdcwc.ngo.cn/? action - viewnews - itemid - 304)。
3. 凉山州疾病预防控制中心:《凉山州艾滋病防治工作开展情况报告》, 2010 年 7 月 (未刊)。
4. 中华人民共和国卫生部、联合国艾滋病规划署、世界卫生组织:《2011 年中国艾滋病疫情估计》,2011 年 11 月。

六 其他

1. 凉山年鉴编辑部:《记录凉山》 (http://newht.lsz.gov.cn/LSZC_Z/jl.aspx)。
2. 《短命的西康政府》,《凉山日报》2005 年 3 月 26 日。
3. 骆强编辑《凉山解放,建立政权》,《凉山日报》2009 年 9 月 26 日。
4. 凉山彝族妇女儿童发展中心:《凉山妇儿资讯》2005 年第 1 期。
5. 凉山州疾控中心: 《凉山州社区美沙酮维持治疗技术指导方案》, 2010 年。
6. 《凉山启动彝区健康文明新生活运动》,《四川日报》2010 年 4 月 21 日。
7. 西南区禁毒禁烟委员会:《西南区 1950 年禁毒禁烟工作总结》,《新华日报》1951 年 3 月 15 日。